成就"卓越医生"，从解剖开始

德世偶
2021.7.30

■ 暨南大学本科教材资助项目（港澳台侨学生使用教材资助项目）

供基础医学、临床医学、口腔医学、中医学、护理学、预防医学等专业使用

系统解剖学
Systematic Anatomy

主　编　郭国庆　黄文华　张吉凤
副主编　李文生　吕海侠　崔晓军　于光印　周丽华

编　者（以姓氏笔画为序）

于光印（暨南大学）	周丽华（中山大学）
马丽香（复旦大学）	周沁彬（广州美术学院)
王　省（新乡医学院）	郑雪峰（暨南大学）
付　饶（中山大学）	钟光明（中山大学）
吕海侠（西安交通大学）	姜美花（中山大学）
刘　靖（广东药科大学）	宣爱国（广州医科大学）
刘凤霞（新疆医科大学）	郭子墨（华南农业大学)
孙诗竹（中山大学)	郭开华（中山大学）
李　炯（暨南大学）	郭国庆（暨南大学）
李　静（暨南大学）	黄文华（南方医科大学）
李文生（复旦大学）	崔晓军（广东医科大学）
李严兵（南方医科大学）	谢　巍（南华大学）
张吉凤（暨南大学）	廖　华（南方医科大学）
武凤鸣（暨南大学）	熊　鲲（中南大学）
欧阳钧（南方医科大学）	

绘图人员　郭子墨　周沁彬　孙诗竹
秘　　书　于光印　郑雪峰

华中科技大学出版社
http://press.hust.edu.cn
中国·武汉

内 容 简 介

本教材是粤港澳大湾区医学规划教材。

本教材共分为二十一章,内容主要包括绪论,骨学,关节学,肌学,内脏总论,消化系统,呼吸系统,泌尿系统,男性生殖系统,女性生殖系统,乳房、会阴和腹膜,心血管系统,淋巴系统,视器,前庭蜗器等。

本教材适合基础医学、临床医学、口腔医学、中医学、护理学和预防医学等专业学生使用。

图书在版编目(CIP)数据

系统解剖学/郭国庆,黄文华,张吉凤主编.—武汉:华中科技大学出版社,2023.2(2024.9重印)
ISBN 978-7-5680-9112-1

Ⅰ.①系… Ⅱ.①郭… ②黄… ③张… Ⅲ.①系统解剖学 Ⅳ.①R322

中国国家版本馆 CIP 数据核字(2023)第 016816 号

系统解剖学   郭国庆   黄文华   张吉凤   主编
Xitong Jiepouxue

策划编辑:蔡秀芳
责任编辑:曾奇峰 余 琼 毛晶晶
封面设计:廖亚萍
责任校对:张会军
责任监印:周治超
出版发行:华中科技大学出版社(中国·武汉)   电话:(027)81321913
         武汉市东湖新技术开发区华工科技园   邮编:430223
录   排:华中科技大学惠友文印中心
印   刷:武汉市洪林印务有限公司
开   本:889mm×1194mm 1/16
印   张:25.25
字   数:706 千字
版   次:2024 年 9 月第 1 版第 2 次印刷
定   价:98.00 元

系统解剖学是医学生进入医学院修读的第一门专业基础课，旨在让学生掌握正常人体的形态结构，为正确判断正常和异常、理解生理和病理，打下坚实的解剖学基础。20 世纪 80 年代，我校系统解剖学课程为 144 学时，目前已经压缩到 99 学时，随着解剖学学时的压缩，以往所使用教材的内容却在不断增加，如何在有限的学时内，既不增加学生的学习负担，又能把人体结构的形态学知识系统、简明扼要、重点突出地传递给每个学生呢？就需要一本适合我校解剖学教学的简明读本，让学生既能在有限的学时内完成系统解剖学的学习，又能迅速抓住人体结构的形态学特点。本教材的编写正是基于此目的，以适合我校基础医学、临床医学、口腔医学、中医学、护理学和预防医学等专业本科生和研究生教学的需要。

本教材以系统解剖学的"基础知识、基本理论、基本技能"为中心，同时兼具科学性、系统性、整体性和简洁性，特别是围绕特定对象、特定要求和特定知识需求，优化教材内容，达到增强教学针对性的目的。所以，本教材重点加强了以下两方面内容的革新：一方面，与传统系统解剖学教材相比，在教学内容上力求精简、突出重点、解释难点，针对每个章节知识提出应着重掌握的知识点，以方便学生迅速抓住学习的重点；另一方面，我校的解剖学教学一直以面向临床应用为目标，也就是在讲授正常人体结构知识的同时，关注解剖结构的临床应用，所以在组织教材内容时，增加了临床应用要点模块，让学生在学完每个章节知识之后，以疾病为主线加深对解剖结构临床应用的理解。恰好在大学教务部门的支持下，我们组织了全国十三所院校的解剖学专家编写本教材，以契合我校的教学实际情况，规范我校的系统解剖学教学并提升教学水平。

本教材的编写历时近两年，有幸得到兄弟院校各位专家和教授的鼎力支持，本教材的付梓凝结着各位编者辛勤的汗水。教材中 500 副插图由来自华南农业大学的郭子墨同学、广州美术学院的周沁彬同学，以及中山大学的孙诗竹老师共同绘制，她们在完成学业和工作之余，一笔一画地勾绘每一块骨和肌、每一条血管和神经。在此对各位编者辛勤的劳动表示衷心的感谢。然而,由于我们的水平有限,在教材内容的组织上还存在着许多不足之处,疏漏和不尽如人意的地方在所难免,恳请广大读者多提宝贵意见,以利再版的时候进行更正和改进。

主编

于暨南园

目 录

MULU

第二篇　内脏学

第四篇 感觉器

第十四章 视器

第十五章 前庭蜗器

第五篇 神经系统

第十六章 神经系统总论

第十七章 中枢神经系统

第十八章 周围神经系统

第十九章 神经系统传导通路

第一章 绪 论

一、系统解剖学的定义和地位

系统解剖学（systematic anatomy）属于**人体解剖学**（human anatomy）的范畴，是研究正常人体形态结构的科学。学习人体解剖学的目的是让医学生掌握人体各器官系统的正常形态结构及功能，为其他医学课程的学习奠定坚实的形态学基础。只有掌握人体的正常形态结构，才能正确判断正常与异常，正确理解生理现象和病理变化，从而对疾病做出准确的诊断和治疗。人体解剖学与医学其他学科之间联系密切，是医学科学中一门重要的必修课。医学名词中有大量的术语来源于解剖学，人体解剖学是学习医学各学科不可动摇的基石。由于科学发展和技术方法的创新、学科间交叉融合、互相促进与彼此推动，人体解剖学的教学方法和研究水平也在不断拓宽与更新，老树发新芽，形成了许多新的学科。

二、人体解剖学的分科

广义的解剖学包括人体解剖学、组织学、细胞学和胚胎学。人体解剖学经历了大体解剖学、显微解剖学、超微结构解剖学三个阶段，并逐渐分化形成许多新的分支学科。通常把人体解剖学分为系统解剖学和局部解剖学。

系统解剖学是按人体的器官功能系统（如运动系统、消化系统、呼吸系统、泌尿系统、生殖系统、脉管系统、感觉器、神经系统和内分泌系统等）阐述正常人体器官的形态结构及生长发育规律的科学。除系统解剖学外，按人体的某一局部（如头部、颈部、胸部、腹部等）或某一器官，重点描述人体器官的配布、位置关系及层次等，称**局部解剖学**（regional anatomy）。系统解剖学和局部解剖学主要通过肉眼观察来描述人体的形态结构，又称**巨视解剖学**（macroanatomy）；以显微镜观察为学习手段的组织学、细胞学、胚胎学，又称**微视解剖学**（microanatomy），密切联系外科手术的解剖学称**外科解剖学**（surgical anatomy）。研究人体表面形态特征的解剖学称**表面解剖学**（surface anatomy），运用 X 线摄影技术研究人体形态结构的解剖学称 **X 线解剖学**（X-ray anatomy）。研究人体各局部或器官的断面形态结构的解剖学称**断层解剖学**（sectional anatomy）。研究体育运动对人体形态结构产生的影响和发展规律，探索人体机械运动与体育动作关系的解剖学称**运动解剖学**（locomotive anatomy）。以研究脑形态与功能为主的解剖学称**神经解剖学**（neuroanatomy）。研究人体外形轮廓和结构比例，为绘画、雕塑打基础的解剖学为**艺术解剖学**（art anatomy）。当人类进入智能化、信息化和数字化的时代，随之产生了微创解剖学、虚拟解剖学、数字解剖学等新的学科。

三、人体的分部与器官系统

人体从外形上可分成 10 个局部，每个局部又可细分为若干个部分。人体重要的局部有头部（包括颅和面部）、颈部（包括颈部和项部）、背部、胸部、腹部、盆部、会阴部、脊柱区，以及上肢和下肢（包括左、右两个部分）。

细胞是构成人体的基本单位，细胞与细胞间质共同构成组织。人体的基本组织包括上皮

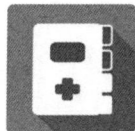

Note

组织、结缔组织、肌肉组织和神经组织。四种组织相互结合,组成器官。人体的诸多器官按功能的不同,分别组成 9 大系统:①运动系统:执行躯体的运动功能,包括人体的骨骼、关节(骨连结)和骨骼肌。②消化系统:主要执行消化食物、吸收营养物质和排出代谢产物的功能。③呼吸系统:执行气体交换功能,吸进氧气,排出二氧化碳,并具有内分泌功能。④泌尿系统:排出机体内溶于水的代谢产物如尿素、尿酸等。⑤生殖系统:主要执行生殖繁衍后代的功能。⑥脉管系统:输送血液和淋巴液在体内周而复始地流动,执行物质运输功能,包括心血管系统和淋巴系统。⑦感觉器:感受机体内、外环境刺激并产生兴奋的装置。⑧神经系统:调控人体全身各系统和器官活动的协调和统一。⑨内分泌系统:协调全身各系统的器官活动。

四、解剖学姿势、方位术语及人体的轴与面

为了能正确地描述人体各器官的形态结构和位置,需要有公认的统一标准和规范化的语言,这在临床医生书写患者的检查记录和病历上尤为重要,以便统一认识,避免错误描述。因此,确定了轴、面和方位等术语。这些概念和术语是人为规定的,又是国际公认的学习解剖学知识必须遵循的基本原则。

(一) 人体的标准解剖学姿势

人体的标准**解剖学姿势**(anatomical position)是指身体直立,面向前方,两眼平视正前方,两足并拢,足尖向前,双上肢下垂于躯干的两侧,掌心向前。描述任何人体结构时,均应以此姿势为标准,即使被观察的客体、标本或模型是俯卧位、仰卧位、横位或倒置,或只是身体的一个局部,仍应按人体的标准解剖学姿势进行描述。

(二) 方位术语

按照人体的标准解剖学姿势,又规定了一些表示方位的术语。

1. 上(superior)和下(inferior) 描述器官或结构距颅顶或足底的相对远近关系的术语。按照解剖学姿势,近颅者为上,近足者为下。如眼位于鼻的上方,而口位于鼻的下方。在比较解剖学上常用**颅侧**(cranial)和**尾侧**(caudal)作为对应名词,利于对人体和四足动物的描述与对比。尤其在描述人脑时,也常用颅侧和尾侧代替上与下。

2. 前(anterior)和后(posterior) 描述与身体前、后面距离相对远近关系的术语。距身体腹侧面近者为前,而距身体背侧面近者为后。在比较解剖学上通常称为**腹侧**(ventral)和**背侧**(dorsal)。在描述手时则常用掌侧和背侧分别与前、后对应。

3. 内侧(medial)和外侧(lateral) 描写人体各局部或器官、结构与人体正中矢状面相对距离关系的术语。如眼位于鼻的外侧、耳的内侧。

4. 内(internal)和外(external) 描述空腔器官相互位置关系的术语,近内腔者为内,离内腔远者为外,内、外与内侧和外侧是有显著区别的,初学者必须注意这一点。

5. 浅(superficial)和深(profundal) 描述与皮肤表面相对距离关系的术语,近皮肤者为浅,远离皮肤而距人体内部中心近者为深。

在四肢,距肢根部较近者称为**近侧**(proximal),反之为**远侧**(distal)。上肢的**尺侧**(ulnar)与**桡侧**(radial),以及下肢的**胫侧**(tibial)与**腓侧**(fibular)分别与内侧和外侧相对应,该术语是按前臂的尺骨与桡骨和小腿的胫骨与腓骨的排列关系而规定的,在前臂近尺骨者为尺侧,而近桡骨者为桡侧;在小腿亦然,距胫骨近者为胫侧,距腓骨近者为腓侧。

还有一些术语诸如**左**(left)、**右**(right)、**垂直**(vertical)、**水平**(horizontal)、**中央**(central)等则与一般概念相同。

(三) 人体的轴与面

轴和面是描述人体器官的形态,尤其是叙述关节运动时常用的术语。人体可设计互相垂

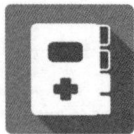

直的 3 种轴,即垂直轴、矢状轴和冠状轴;依据上述 3 种轴,还可设计出互相垂直的 3 种面,即矢状面、冠状面与水平面(图 1-1)。

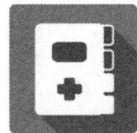

图 1-1 人体的轴和面

1. 轴

(1) **垂直轴**(vertical axis):上自头侧,下至尾侧并与地平面相垂直的轴。

(2) **矢状轴**(sagittal axis):从腹侧面至背侧面,同时与垂直轴呈直角交叉的轴。

(3) **冠状轴**(frontal axis):左、右方向与水平面平行,与前两个轴相垂直的轴。

2. 面

(1) **矢状面**(sagittal plane):前、后方向,将人体分为左、右两部的切面,该切面与地平面垂直。经过人体正中的矢状面称为正中矢状面,它将人体分成左右相等的两半。

(2) **冠状面**(frontal plane):左、右方向,将人体分为前、后两部的切面,该切面与水平面及矢状面互相垂直。

(3) **水平面**(horizontal plane):又称横切面,是指与地平面平行,与矢状面和冠状面相互垂直,将人体分为上、下两部的平面。

在描述器官切面时,常以器官自身的长轴为标准,与其长轴平行的切面称纵切面,与其长轴垂直的切面为横切面,而不用冠状面、矢状面和水平面来描述。

五、人体器官的变异与畸形

人体解剖学中描述的器官形态、构造、位置、大小及血液供应和神经配布均指正常状态,在统计学上为绝大多数。人体的有些结构与正常形态虽不完全相同,但与正常值比较接近,差异不显著,称**变异**(variation)。如超出一般变异范围,统计学上出现率极低,甚至影响正常生理功能者,称为**异常**(abnormal)。人体结构虽基本相同,但高矮、胖瘦及器官形态等均有各自的特点,这些特点在人体上的综合表现称体型。通常人体可分为矮胖型、瘦长型和适中型。

Note

六、学习人体解剖学的方法

医学生学习人体解剖学是从人体标本开始的,要全面正确地认识人体结构,把静止固化的东西学活,在理解的基础上记忆,就必须以辩证唯物主义的观点为指导,运用理论联系实际的方法去探讨、研究人体。学习人体解剖学时,要坚持进化发展的观点、形态与功能相互影响的观点、局部与整体统一的观点、理论与实际相结合的观点。

人体解剖学是一门形态学科,形态结构描述多、名词多,假如死记硬背,则如同嚼蜡,不仅索然无味,而且事倍功半。因此,学好人体解剖学必须坚持理论联系实际,做到三个结合:①理论学习与观察实物(标本、模型等)相结合:通过对标本和模型的观察、辨认和识别、活体触摸,建立形态概念,形成形象记忆,这是学好人体解剖学最重要、最基本的方法。②图文结合:图可将名词概念形象化,学习时将文字和图形结合起来,辅以 3D 数字解剖学系统,建立初步的形态印象,能帮助理解和记忆。③理论知识与临床应用相结合:人体解剖学是为临床服务的,在学习人体解剖学的过程中适当联系临床应用,可激发医学生学习兴趣,增强对某些结构重要性的认识。

七、临床应用要点

(一)解剖与临床

解剖学是医学的基石,没有解剖学就没有医学。现代医学的萌芽是从研究人体解剖结构开始的,医学的发展很大一部分是建立在解剖学基础上的。因为临床工作面对的是人,体格检查、实验室检查、诊断、治疗,每一个环节都无法回避人体的结构。对于外科医生而言更是如此。只有解剖清楚了,才能知道手术进程,做到手术层次分明,避免不必要的损伤和事故。解剖学为手术提供了结构基础,手术方式的革命也给解剖学提出了新的挑战,解剖学科分支也越来越细,数字解剖学、腔镜解剖学等新的学科应运而生。随着解剖学的发展,原有的手术禁区不断被打破,新的治疗方法和手术途径不断产生,治疗的模式也在逐渐发生变化。想成为一名合格的医生,学好解剖学是必然的要求。

(二)手术体位与方位术语

为了显露手术野利于操作,医生在手术时会把患者摆放成一定的体位。仰卧位、俯卧位、侧卧位、截石位是外科手术常用的四大体位,它们适合不同专科、不同部位的手术。但随着医疗技术的飞跃发展,逐渐延伸出人字位、沙滩椅位、美人鱼位等特殊体位。然而无论是什么体位,正确的方位术语是每个外科医生需要牢记的,因为无论是什么体位,各个脏器的位置仍然以解剖学姿势为标准,谁在左,谁在右,谁在前,谁在后,这是不变的。临床上,由于疏忽了方位的变化,本来要切除发炎的阑尾,却在左侧髂区做切口,本来要去除左肾的肿瘤,弄错方位,把完好的右肾切了下来,这些都有可能发生。所以,解剖学姿势、方位术语需要根植于每位医学生的大脑中。

本章知识点

1. 系统解剖学的定义。
2. 解剖学姿势、轴、面和方位术语。

(郭国庆)

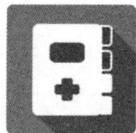

·第一篇·
运动系统

　　运动系统由骨、骨连结和骨骼肌三个部分组成,起支持、保护和运动的功能。骨以不同形式(不动、微动或可动)连接在一起,构成**骨骼**(skeleton),形成了人体的基本形态,并为肌肉提供附着点。肌肉是运动系统的动力装置,在神经系统的支配下,肌肉收缩,牵拉其所附着的骨,以骨连结为枢纽,做杠杆运动。

第二章 骨 学

第一节 总 论

骨（bone）以骨质维持其形态，表面有较厚的致密结缔组织膜（即骨膜）包被，骨髓腔及小梁间隙分布有骨髓。骨膜含丰富的血管、淋巴管及神经，能不断进行新陈代谢和生长发育，并有修复、再生和改建的能力。骨是体内最坚硬的结缔组织，体内99％的钙以羟基磷灰石形式储存于骨内，因而骨为体内最大的钙库。骨髓具有造血功能。

一、骨的分类

成人有206块骨，其中6块听小骨归入感觉器。骨按部位可分为颅骨、躯干骨和四肢骨，前二者合称为中轴骨（图2-1）。按形态，骨可分为以下4类（图2-2）。

（一）长骨

长骨（long bone）主要位于四肢，呈长管状，可分为一体两端。体又称骨干（diaphysis，shaft），内有空腔容纳骨髓，称髓腔（medullary cavity）。体表面可见血管出入的孔，称滋养孔。两端膨大，称骺（epiphysis），表面有光滑的关节面，与相邻关节面构成关节。骨干与骺相邻的部分称干骺端（metaphysis），幼年时保留透明软骨成分，称骺软骨（epiphysial cartilage），骺软骨细胞不断分裂增殖和骨化，使骨不断加长。成年后，骺软骨骨化，骨干与骺融为一体，遗留的痕迹称骺线（epiphysial line）。骺软骨损伤会导致儿童长骨骨骺与干骺端之间形成骨性连接即骨桥，使骺板全部或部分提前闭合，造成肢体短缩或成角畸形。

（二）短骨

短骨（short bone）为形状各异的短柱状或立方形骨块，多成群分布于连接牢固且运动较灵活的部位，如腕骨和跗骨。

（三）扁骨

扁骨（flat bone）呈板状，参与构成颅腔、胸腔和盆腔壁，可保护脏器，如颅盖骨和肋。

（四）不规则骨

不规则骨（irregular bone）形状不规则，如椎骨。有些不规则骨内有与外界相通的腔洞，称含气骨（pneumatic bone），如上颌骨。

还有一些扁圆形的骨位于肌腱内，称籽骨（sesamoid bone），在运动中起着减少摩擦和改变肌肉牵拉方向的作用。髌骨是人体最大的籽骨，其他部位的籽骨不恒定。

二、骨的表面形态

骨表面常有肌肉附着、血管和神经通过，或与邻近器官接触。这些因素会影响并赋予骨特定的形态结构。

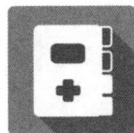

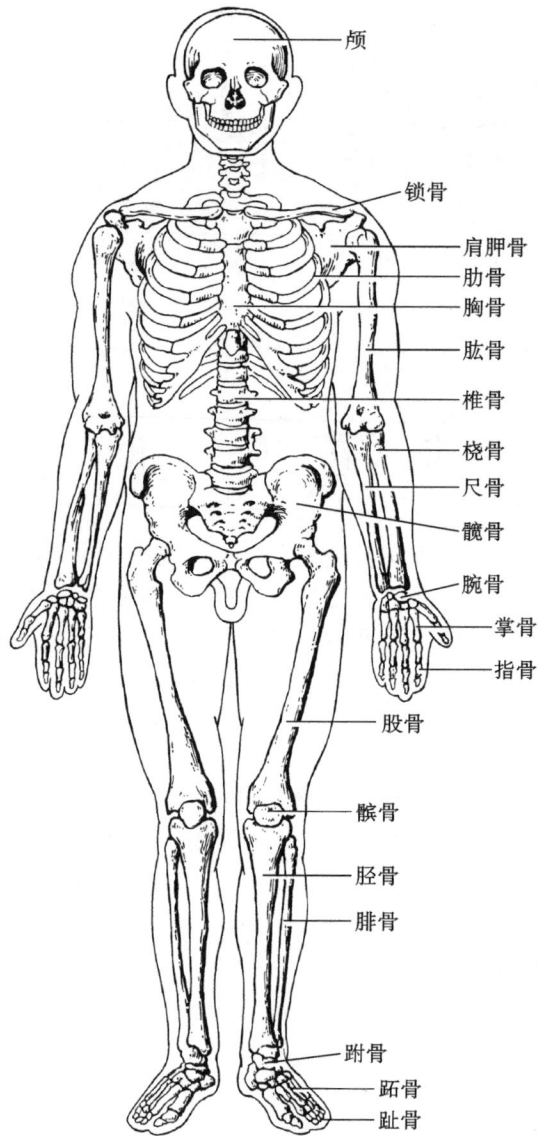

图 2-1 全身骨骼

颅
锁骨
肩胛骨
肋骨
胸骨
肱骨
椎骨
桡骨
尺骨
髋骨
腕骨
掌骨
指骨
股骨
髌骨
胫骨
腓骨
跗骨
跖骨
趾骨

骨密质
骨小梁
短骨
外板 骨膜
内板 板障
扁骨

骨松质
骨密质
髓腔
长骨

图 2-2 骨的内部构造

（一）骨面突起

因肌腱或韧带的牵拉，骨表面形成程度不同的突起，其中明显高起于骨面的称**突**（process）；较尖锐的小突起称**棘**（spine）；基底较广的突起称**隆起**（eminence）；表面粗糙的隆起称**粗隆**（tuberosity）或**结节**（tubercle）；线形的高隆起称**嵴**（crest）；低而粗涩的嵴称**线**（line）。

（二）骨面凹陷

因骨与邻位器官、结构相接触或肌肉附着而形成。大而浅的光滑凹面称**窝**（fossa）；略小的窝称**凹**（fovea）或**小凹**（foveola）；长形的凹称**沟**（sulcus）；浅凹陷称**压迹**（impression）。

（三）骨的空腔

骨的空腔为容纳空气，或因某些结构穿行而成。骨内较大的腔洞称**腔**（cavity）、**窦**（sinus）或**房**（antrum）；小腔称**小房**（cellules）；长形通道称**管**（canal）或**道**（meatus）；腔或管的开口称**口**（aperture）或**孔**（foramen）；边缘不完整的孔称**裂孔**（hiatus）。

（四）骨端的膨大

骨端圆形膨大称**头**（head）或**小头**（capitulum）；头下略细部分称**颈**（neck）；椭圆形膨大称**髁**（condyle）；髁的突出处称**上髁**（epicondyle）。

（五）其他特征

平滑骨面称**面**（surface）；骨的边缘称**缘**（border）；边缘的缺口或凹入称**切迹**（notch），常为血管、神经或肌腱通过处。

三、骨的构造

骨由骨质、骨膜和骨髓构成（图 2-3）。

（一）骨质

骨质由骨组织构成，分为**骨密质**（compact bone）和**骨松质**（spongy bone）。骨密质质地致密，位于骨的表面；骨松质呈海绵状，由相互交织的**骨小梁**（bone trabecula）排列而成，配布于骨的内部。骨小梁的排列方向与骨所承受的压力和张力的方向平行。扁骨的骨密质配布于表层，称内板和外板。骨松质配布于中间，称**板障**（diploe），有板障静脉经过。短骨和长骨的骨骺，外周是薄层的骨密质，内部为大量的骨松质。

（二）骨膜

骨膜（periosteum）主要由纤维结缔组织构成，被覆于关节面以外的骨表面，含有丰富的神经、血管和淋巴管，对骨的营养、再生和感觉有重要作用。骨膜可分内、外两层，外层致密，有许多胶原纤维束穿入骨质，使之固着于骨面；内层疏松。骨髓腔和骨松质的网眼也衬有一层菲薄的结缔组织膜，称**骨内膜**（endosteum）。骨膜的内层和骨内膜有分化成骨细胞和破骨细胞的能力，可产生新骨质、破坏原骨质以重塑骨。幼年期骨膜功能活跃，以促进骨的生长；成年时相对静止，维持骨的生理状态。骨损伤（如骨折）时，骨膜成骨功能重新活跃，以促进骨折的修复愈合。

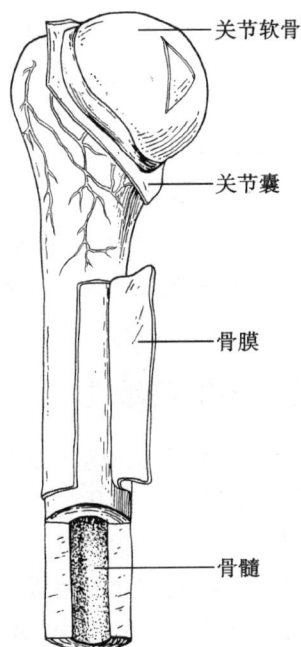

图 2-3 长骨的构造

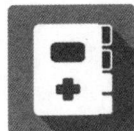

Note

（三）骨髓

骨髓（bone marrow）为充填于骨髓腔和骨松质间隙内的软组织，分为红骨髓和黄骨髓。

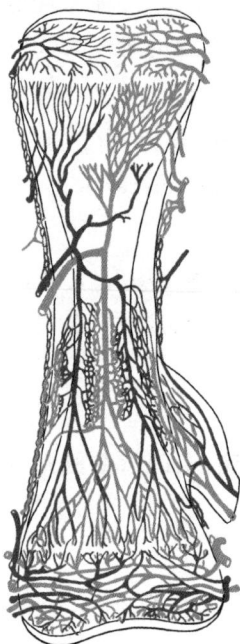

图 2-4　长骨血供示意图

红骨髓（red bone marrow）含有不同发育阶段的红细胞和其他幼稚型血细胞，呈红色，有造血和免疫功能。胎儿和幼儿的骨髓均为红骨髓，5 岁以后，长骨骨干内的红骨髓逐渐被脂肪组织代替，呈黄色，称**黄骨髓**（yellow bone marrow），失去造血能力。失血过多或重度贫血时，黄骨髓能转化为红骨髓，恢复造血功能。椎骨、髂骨、肋骨、胸骨以及肱骨和股骨等长骨的骺内终生存在红骨髓，临床常选髂前上棘或髂后上棘等处进行骨髓穿刺，检查骨髓象。

（四）骨的血管、淋巴管和神经

长骨的动脉包括滋养动脉、干骺端动脉、骺动脉及骨膜动脉。滋养动脉是长骨的主要动脉，经骨干滋养孔进入骨髓腔，发出分支分布于骨干密质的内层、骨髓和干骺端。干骺端动脉和骺动脉均发自邻近动脉，从骺软骨附近穿入骨质（图 2-4）。不规则骨、扁骨和短骨的动脉来自骨膜动脉或滋养动脉。大多数动脉有静脉伴行。骨膜有丰富的淋巴管。神经伴滋养血管进入骨内，以内脏传出纤维（无髓）居多，分布至血管壁；躯体传入纤维（有髓）则多分布于骨膜。

四、骨的化学成分和物理性质

骨由有机质和无机质组成。有机质主要是胶原纤维束和黏多糖蛋白等，构成骨的支架，赋予骨弹性和韧性。无机质主要是碱性磷酸钙，使骨坚硬结实。脱钙骨（去除无机质）仍具原骨形状，但柔软有弹性；煅烧骨（去除有机质）虽形状不变，但脆而易碎。两种成分的比例随年龄的增长发生变化。幼儿时期骨的有机质和无机质各占一半，故弹性较大、柔软、易变形，在外力作用下不易骨折或折而不断，称青枝骨折。成年人骨的有机质和无机质的比例约为 3∶7，最为合适，因而骨具有较大的硬度和一定的弹性。老年人骨的无机质所占比例更大，脆性增加，但因激素水平下降，影响钙、磷的吸收和沉积，骨质呈现多孔性，骨组织总量减少，出现骨质疏松，此时骨的脆性较大，易发生骨折。

五、骨的可塑性

骨的基本形态由遗传因素调控，但环境因素也会影响骨的生长发育，如神经、内分泌、营养、疾病及其他物理、化学因素等。神经系统参与调节骨的营养过程，协助骨质的增生，使骨坚韧粗壮。神经调节功能减弱时会出现骨质疏松。内分泌对骨的发育影响较大，成年之前，垂体生长激素分泌亢进会促使骨过度生长，导致巨人症；若分泌不足，则发育停滞，导致侏儒症。成年人生长激素分泌亢进，则出现肢端肥大症。维生素 D 可促进肠道对钙、磷的吸收，维生素 D 缺乏时体内钙、磷减少，影响骨的钙化，在儿童期可造成佝偻病，在成年人则导致骨软化。此外，机械因素对骨的生长发育也有重要作用，体育锻炼可使骨得到正常发育。长期对骨的不正常压迫，可引起骨变形。骨折后，折断处形成骨痂，经过一定时间的吸收和改建，骨可基本恢复原有的形态结构。

第二节 中 轴 骨

中轴骨包括躯干骨和颅骨。

一、躯干骨

躯干骨包括 24 块椎骨、1 块骶骨、1 块尾骨、1 块胸骨和 12 对肋,分别参与构成脊柱、骨性胸廓和骨盆。

（一）椎骨

幼年时为 32 或 33 块,分别为颈椎 7 块、胸椎 12 块、腰椎 5 块、骶椎 5 块、尾椎 3～4 块。成年后 5 块骶椎融合成 1 块骶骨,3～4 块尾椎融合成尾骨。

1. 椎骨的一般形态 椎骨(vertebra)由前方短圆柱形的椎体和后方板状的椎弓组成。

椎体(vertebral body)是椎骨负重的主要部分,内部充满骨松质,表面的骨密质较薄,上、下面粗糙,借椎间盘与邻近椎骨相接。椎体后面微凹陷,与椎弓共同围成**椎孔**(vertebral foramen)。各椎孔上下贯通,构成容纳脊髓的**椎管**(vertebral canal)。

椎弓(vertebral arch)为弓形骨板,其紧连椎体的缩窄部分称**椎弓根**(pedicle of vertebral arch),根的上、下缘分别称椎上、下切迹。相邻椎骨的上、下切迹共同围成**椎间孔**(intervertebral foramen),有脊神经和血管通过。椎弓根向后内扩展变宽,称**椎弓板**(lamina of vertebral arch),两侧椎弓板于中线会合。由椎弓发出 7 个突起:①**棘突**(spinous process)1个,由椎弓后面正中伸向后方或后下方,尖端可在体表扪到。②**横突**(transverse process)1对,伸向两侧。棘突和横突都是肌和韧带的附着处。③**关节突**(articular process)2 对。在椎弓根与椎弓板结合处分别向上、下方突起,即上关节突和下关节突,相邻关节突构成关节突关节。

2. 各部椎骨主要的形态特征

（1）**胸椎**(thoracic vertebra)（图 2-5）:椎体自上向下逐渐增大,横断面呈心形。其矢径较

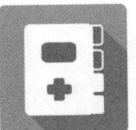

上面　　　　　　　　　　　　　侧面

图 2-5　胸椎

横径略长,上部胸椎体近似颈椎,下部则近似腰椎。在椎体两侧面后份的上缘和下缘处,有半圆形浅凹,称上、下肋凹,与肋头形成关节。在横突末端前面,有横突肋凹与肋结节形成关节。关节突的关节面呈冠状位,上关节突关节面朝向后,下关节突关节面则朝向前。棘突较长,向后下方倾斜,各相邻棘突呈叠瓦状排列。

第 1 胸椎棘突粗大并水平向后,椎体有一圆形的全肋凹和一半圆形的下肋凹。第 9 胸椎可能存在下半肋凹缺如,第 10 胸椎只有一个上肋凹,第 11、12 胸椎各有一个全肋凹,横突无肋凹。

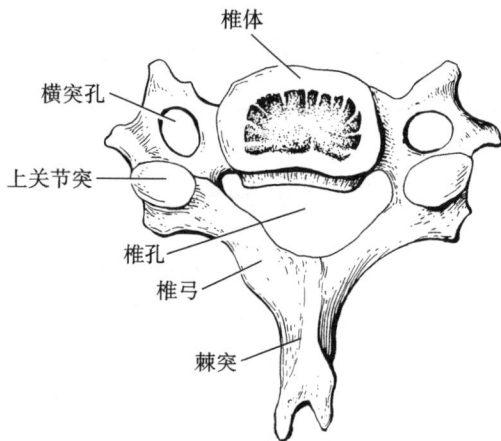

图 2-6　颈椎(上面)

(2) **颈椎**(cervical vertebra)(图 2-6): 椎体较小,横断面呈椭圆形。上、下关节突的关节面呈水平位。第 3~7 颈椎体上面侧缘向上突起,称**椎体钩**(uncus of vertebrate body)。椎体钩与上位椎体下面的两侧唇缘相接,形成钩椎关节,又称 Luschka 关节。如椎体钩过度增生肥大,可致椎间孔狭窄,压迫脊神经,产生颈椎病的症状和体征。颈椎椎孔较大,呈三角形。横突有孔,称**横突孔**(transverse foramen),有椎动脉(穿 1~6 横突孔)和椎静脉通过。第 6 颈椎横突末端前方有明显的隆起,称颈动脉结节,有颈总动脉经其前方。第 2~6 颈椎的棘突较短,末端分叉。

第 1 颈椎又名**寰椎**(atlas)(图 2-7),呈环状,无椎体、棘突和关节突,由前弓、后弓及侧块组成。前弓较短,后面正中有**齿突凹**(dental fovea),与枢椎的齿突形成关节。侧块连接前、后两弓,上面各有一椭圆形关节面,与枕髁形成关节;下面有圆形关节面与枢椎上关节面形成关节。后弓较长,上面可见横行的椎动脉沟,有椎动脉通过。

图 2-7　寰椎

第 2 颈椎又名**枢椎**(axis)(图 2-8),椎体向上伸出**齿突**(dens),与寰椎齿突凹形成关节。齿突原为寰椎椎体,发育过程中脱离寰椎而与枢椎椎体融合。

第 7 颈椎又名**隆椎**(prominent vertebra)(图 2-9),棘突长,末端不分叉,活体易于触及,常作为计数椎骨序数的标志。

(3) **腰椎**(lumbar vertebra)(图 2-10):椎体粗壮,横断面呈肾形。椎孔呈卵圆形或三角形。上、下关节突粗大,关节面几呈矢状位。上关节突后缘的卵圆形隆起称乳突。棘突宽短呈板状,水平伸向后方。各棘突的间隙较宽,临床上可于此做腰椎穿刺术。

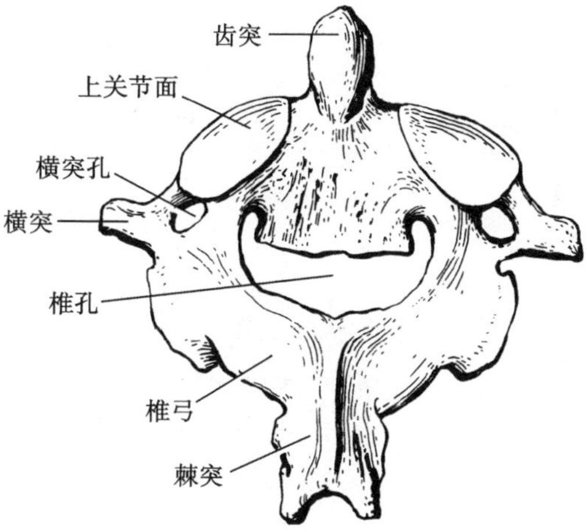

图 2-8　枢椎（上面）

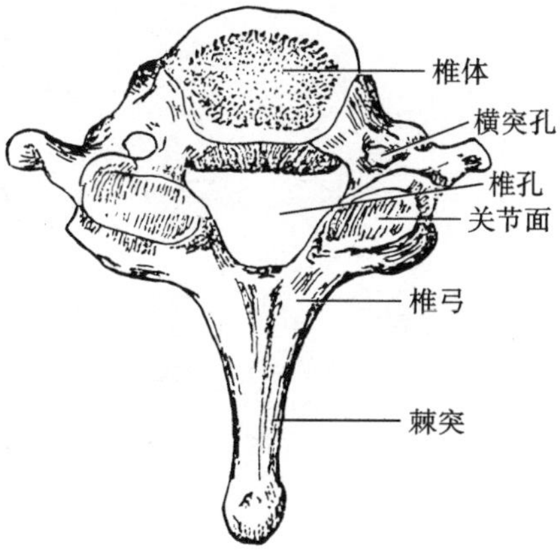

图 2-9　第 7 颈椎（上面）

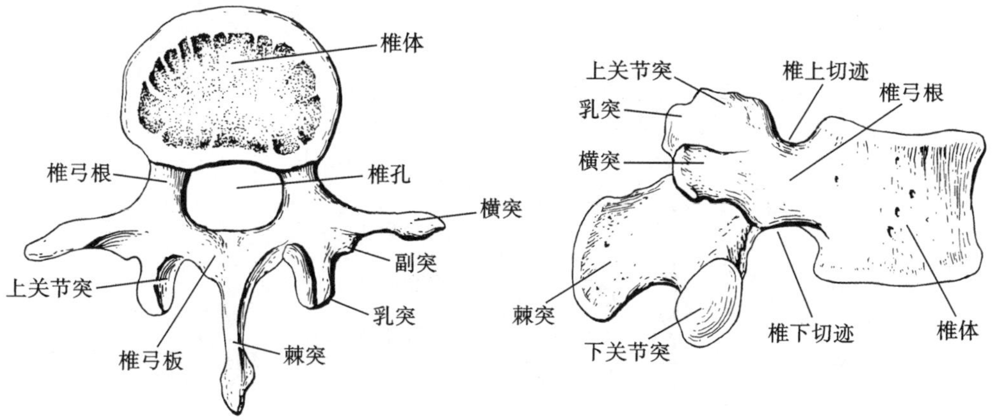

上面

侧面

图 2-10　腰椎

（4）**骶骨**（sacrum）（图 2-11）：由 5 块骶椎融合而成，呈三角形，底向上，尖朝下，盆面（前面）凹陷，上缘中份向前隆凸，称**岬**（promontory）。盆面中部可见四条横线，是椎体融合的痕迹。横线两端有 4 对骶前孔。背面粗糙隆凸，正中线处为骶正中嵴，嵴外侧有 4 对骶后孔。骶前、后孔分别有骶神经前、后支通过。骶前、后孔均与骶管相通，骶管上通连椎管，下端的裂孔称**骶管裂孔**（sacral hiatus），裂孔两侧有向下突出的**骶角**（sacral cornu），骶管麻醉常以骶角作为标志。骶骨外侧部上宽下窄，上份有耳状面与髂骨的耳状面构成骶髂关节，耳状面后方骨面凹凸不平，称骶粗隆。骶骨参与构成骨盆后壁，上连第五腰椎，下接尾骨。

（5）**尾骨**（coccyx）（图 2-11）：由 3～4 块退化的尾椎融合而成。上接骶骨，下端游离为尾骨尖。

（二）胸骨

胸骨（sternum）为长方形扁骨，位于胸前壁正中，前凸后凹，自上而下可分柄、体和剑突三个部分（图 2-12）。**胸骨柄**（manubrium sterni）上宽下窄，上缘中份为**颈静脉切迹**（jugular notch），两侧有锁切迹与锁骨连结。柄外侧缘上份接第 1 肋软骨。柄与体连接处微向前突，称**胸骨角**（sternal angle），可在体表扪及，两侧平对第 2 肋，是计数肋的重要标志。胸骨角向后平对第 4 胸椎体下缘。**胸骨体**（body of sternum）呈长方形，外侧缘连接第 2～7 肋软骨。**剑突**（xiphoid process）扁而薄，形状变化较大，下端游离。

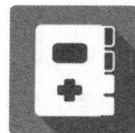

Note

13

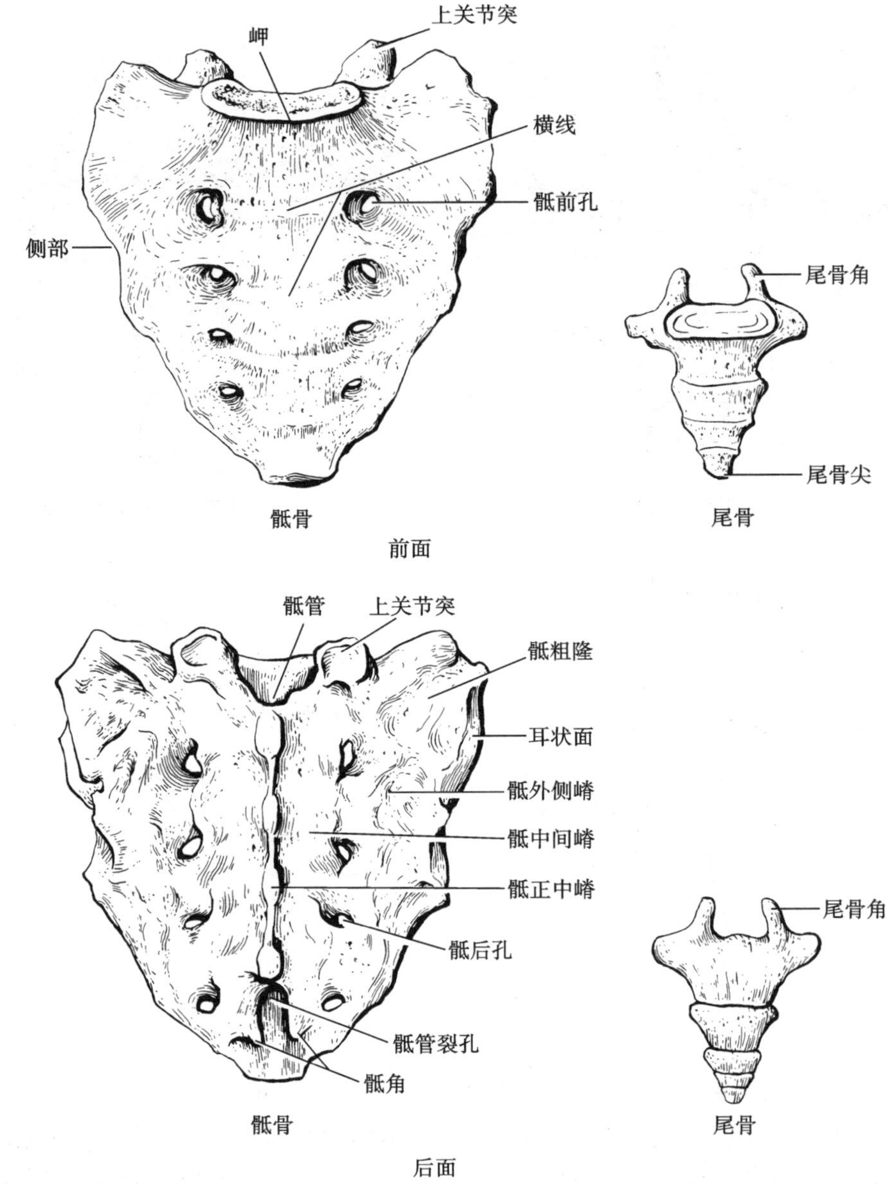

图 2-11　骶骨和尾骨

（三）肋

肋（rib）由肋骨与肋软骨组成，共 12 对。第 1～7 对肋前端直接与胸骨相连，称真肋。其中第 1 对肋与胸骨柄间为软骨结合，第 2～7 对肋与胸骨构成微动的胸肋关节。第 8～10 对肋不直接与胸骨相连，称假肋。肋前端借肋软骨与上位肋软骨连接，形成**肋弓**（costal arch）。第 11～12 对肋前端游离于腹壁肌层中，称浮肋。

1. 肋骨（costal bone）　属扁骨，分为体和前、后两端（图 2-13）。后端膨大，称**肋头**（costal head），有关节面与胸椎上、下肋凹形成关节。肋头外侧稍细，称**肋颈**（costal neck）。颈外侧的粗糙突起，称**肋结节**（costal tubercle），与相应的胸椎横突肋凹形成关节。**肋体**（shaft of rib）长而扁，分内、外两面和上、下两缘。内面近下缘处有**肋沟**（costal groove），肋间神经和血管走行其中。体的后份急转处称**肋角**（costal angle）。前端稍宽，与肋软骨相接。

第 1 肋骨扁宽而短，分上、下面和内、外缘，无肋角和肋沟。内缘前份有前斜角肌结节，为前斜角肌附着处。其前、后方分别有锁骨下静脉和锁骨下动脉经过的压迹（沟）。第 2 肋骨为

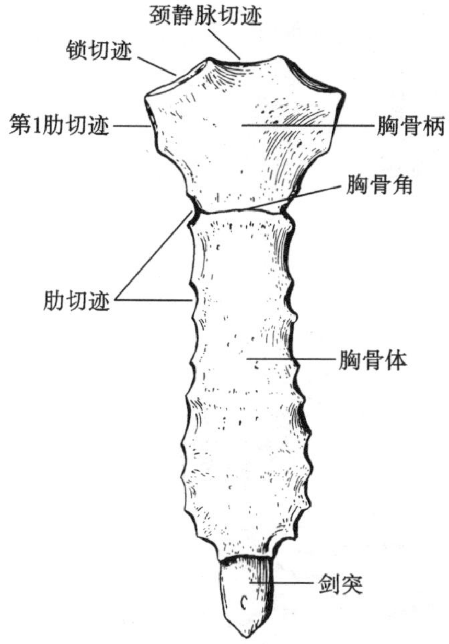

图 2-12 胸骨(前面)

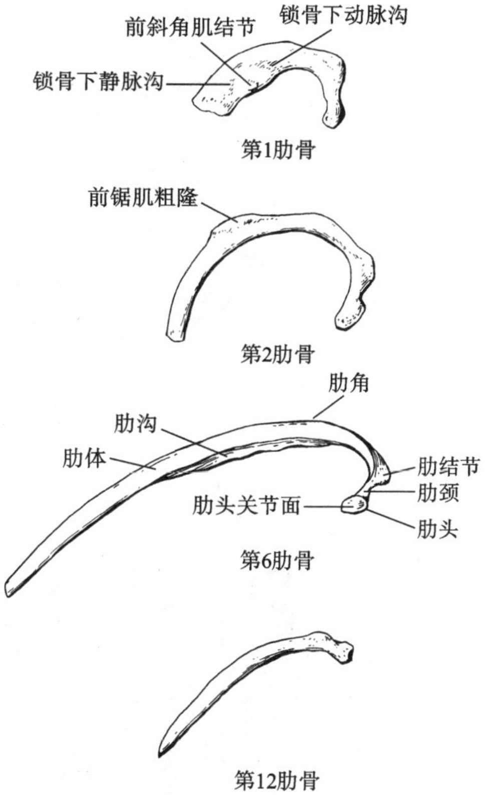

图 2-13 肋骨

过渡型。第 11、12 肋骨无肋结节、肋颈及肋角。

2. 肋软骨(costal cartilage) 位于各肋骨前端,由透明软骨构成,终生不骨化。

二、颅骨

颅骨有 23 块(不包括 6 块听小骨),除下颌骨和舌骨外,彼此借缝或软骨牢固连接形成**颅**(skull),保护并支持脑和感觉器,并构成消化和呼吸系统的起始部。以眶上缘、外耳门上缘和枕外隆凸的连线为界,颅分为后上部的脑颅与前下部的面颅。

(一)脑颅骨

脑颅骨共 8 块,不成对的有额骨、筛骨、蝶骨和枕骨,成对的有颞骨和顶骨,参与构成颅腔。颅腔的顶为穹隆形的**颅盖**(calvaria),由额骨、顶骨和枕骨构成。颅腔的底由中部的蝶骨、后方的枕骨、两侧的颞骨、前方的额骨和筛骨构成。筛骨仅有一小部分参与脑颅的构成,其余构成面颅。

1. 额骨(frontal bone)(图 2-14) 位于颅的前上方,分三部:①额鳞:贝壳状,中央隆起称额结节,内含空腔称额窦,开口于鼻腔。②眶部:后伸的水平薄骨板,构成眶上壁。③鼻部:位于两侧眶部之间,呈马蹄铁形,与筛骨和鼻骨连接,缺口处为筛切迹。

2. 筛骨(ethmoid bone)(图 2-15) 脆弱的含气骨。位于两眶之间,额骨与蝶骨之间,参与构成鼻腔上部、鼻腔外侧壁和鼻中隔。筛骨在冠状切面上呈"巾"字形,分三部:①筛板:多孔的水平骨板,构成鼻腔的顶,板的前份有向上伸出的骨嵴,称鸡冠,其两侧有多个筛孔。②垂直板:自筛板中线下垂,居正中矢状位,构成骨性鼻中隔上部。③筛骨迷路:位于垂直板两侧,有许多小腔,称筛窦。迷路内侧壁附有两个卷曲小骨片,称上鼻甲和中鼻甲。迷路外侧壁骨质极薄,构成眶的内侧壁,称眶板。

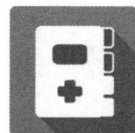

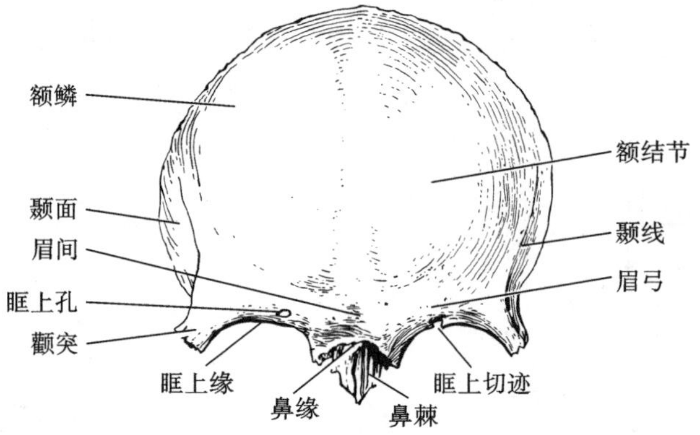

图 2-14　额骨(前面)

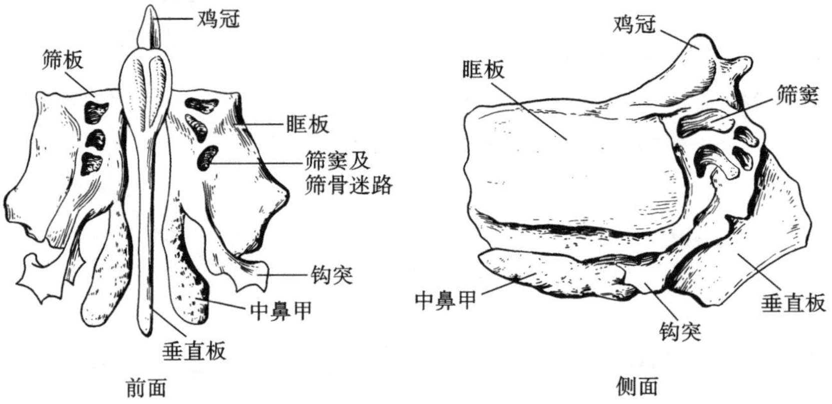

图 2-15　筛骨

3. 蝶骨(sphenoid bone)(图 2-16、图 2-17)　蝴蝶状,居颅底中央,分体、大翼、小翼和翼突四部。①体:中间部的立方形骨块,内含蝶窦,蝶窦分隔为左、右两半,分别向前开口于蝶筛隐窝。体上面呈马鞍状,称蝶鞍,中央的凹陷为**垂体窝**(hypophysial fossa)。体部两侧有由后向前穿行的浅沟,称颈动脉沟,颈内动脉经颈动脉管入颅后行于此沟内。②**大翼**(greater wing):自蝶骨体两侧伸向上方,分为凹陷的大脑面、前内侧的眶面和外下方的颞面。颞面借颞下嵴分上、下两部:上部为颞窝的一部分,下部构成颞下窝的顶。大翼根部自前内向后外可见圆孔(foramen rotundum)、**卵圆孔**(foramen ovale)和**棘孔**(foramen spinosum),分别通过重要的神经和血管。③**小翼**(lesser wing):三角形薄板,从体的前上份发出。其上面为颅前窝的后部,

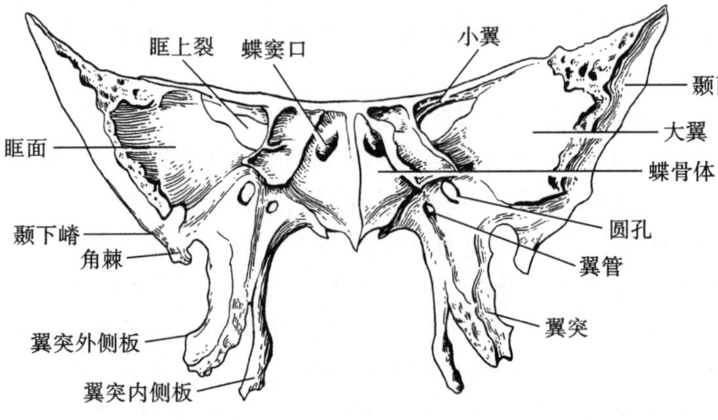

图 2-16　蝶骨(前面)

下面构成眶上壁的后部。小翼与体的交界处可见**视神经管**（optic canal）。两视神经管内口之间有交叉前沟连通。小翼与大翼间的裂隙为**眶上裂**（superior orbital fissure）。④**翼突**（pterygoid process）：自体与大翼连接处下垂，向后敞开形成内侧板和外侧板。翼突根部呈矢状贯通的细管，称**翼管**（pterygoid canal），向前通翼腭窝。

图 2-17 蝶骨（上面）

4. 颞骨（temporal bone）（图 2-18、图 2-19）

位于颅两侧，并延至颅底，参与构成颅底和颅腔侧壁，形状不规则，以外耳门为中心分三部。①**鳞部**（squamous part）：位于外耳门前上方，呈鳞片状。内面有脑回的压迹和脑膜中动脉沟；外面光滑，前下部有前伸的颧突，与颧骨的颞突构成颧弓。颧突根部下面的深窝称**下颌窝**（mandibular fossa），窝前缘的横行突起，称**关节结节**（articular tubercle）。②**鼓部**（tympanic part）：位于下颌窝后方，为弯曲的骨片。从前、下、后三面围绕外耳道。③**岩部（锥部）**（petrous part（pyramid））：呈三棱锥形，尖指向前内，紧临蝶骨体，底与颞鳞、乳突部

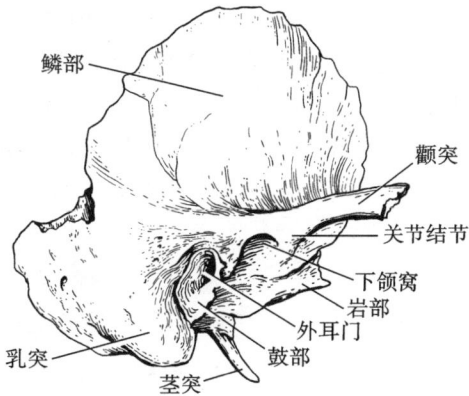

图 2-18 颞骨（外面）

相接。岩部前面朝向颅中窝，中央有弓状隆起，隆起外侧较薄的部分，称鼓室盖，近尖端处有光滑的三叉神经压迹。后面中央部可见**内耳门**（internal acoustic pore），通入内耳道。下面凹凸不平，中央有颈动脉管外口，向前内通**颈动脉管**（carotid canal）。此管先垂直上行，继而折向前内，开口于岩部尖端，称颈动脉管内口。颈动脉管外口后方的深窝为颈静脉窝，后外侧的细长骨突称**茎突**（styloid process）。岩部后份肥厚的突起，位于外耳门后方，称**乳突**（mastoid process），其内的含气小腔隙称乳突小房，茎突根部后方的孔为**茎乳孔**（stylomastoid foramen）。

图 2-19 颞骨（内面）

5. 枕骨（occipital bone） 位于颅的后下部,呈勺状。前下部有**枕骨大孔**（foramen magnum）。枕骨借此孔分为四部:前为基底部,后为枕鳞,两侧为侧部。侧部的下方有椭圆形关节面,称枕髁。枕骨大孔后方有枕外嵴延伸至枕外隆凸,隆凸向两侧延伸为上项线,其下方有与之平行的下项线。

6. 顶骨（parietal bone） 外隆内凹,呈四边形,居颅顶中部,左右各一。两块顶骨间以矢状缝相连。前方经冠状缝同额骨相连,后方经人字缝与枕骨相连。

（二）面颅骨

面颅骨共 15 块,成对的有上颌骨、腭骨、颧骨、鼻骨、泪骨及下鼻甲,不成对的有犁骨、下颌骨和舌骨。面颅诸骨连接构成眼眶、鼻腔和口腔的骨性支架。

1. 下颌骨（mandible）**（图 2-20）** 最大的面颅骨,分为一体两支:①下颌体为弓状板,有上、下两缘及内、外两面。下缘圆钝,为下颌底;上缘构成牙槽弓,有容纳下牙根的牙槽。体外面正中前凸形成颏隆凸。其前外侧面有**颏孔**（mental foramen）。内面正中有两个小棘,称颏棘,为肌肉附着处。其下外方的椭圆形浅窝称二腹肌窝。②**下颌支**（ramus of mandible）为体后方的方形骨板,其外面后下部粗糙,为咬肌所附着,称咬肌粗隆;下颌支末端有两个突起,前方的称冠突,为颞肌附着处,后方的称髁突,两突之间的凹陷为下颌切迹。髁突上端的膨大为**下颌头**（head of mandible）,与下颌窝形成关节,头下方较细处为**下颌颈**（neck of mandible）。下颌支后缘与下颌底相交处,称**下颌角**（angle of mandible）。下颌支内面中央有**下颌孔**（mandibular foramen）,孔的前缘有伸向上后的骨突,称下颌小舌。

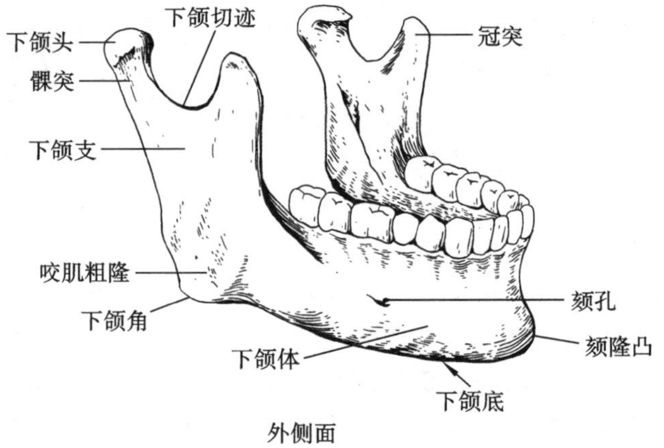

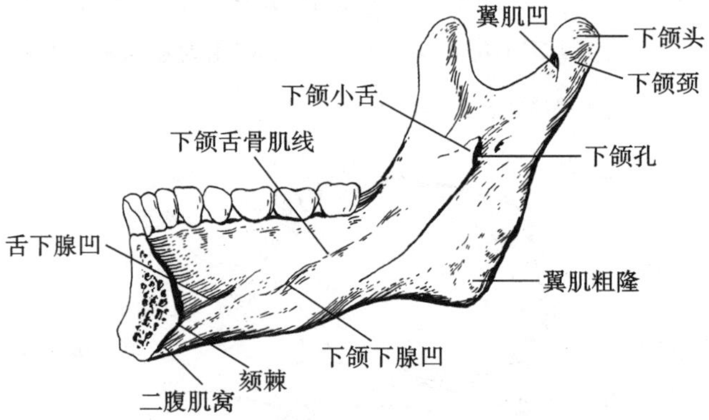

图 2-20 下颌骨

2. 舌骨（hyoid bone）**（图 2-21）** 舌骨居下颌骨下后方,呈马蹄铁形。中间部称体,向后外延伸的长突为大角,向上的短突为小角。

图 2-21 舌骨

3. 犁骨（vomer） 斜方形骨板，组成骨性鼻中隔后下份。

4. 上颌骨（maxilla）（图 2-22） 成对，构成颜面的中央部，几乎与全部面颅骨相接，可分为一体和四突：上颌体内含上颌窦，分前面、颞下面、眶面及鼻面。前面上份有**眶下孔**（infraorbital foramen），孔下方凹陷，称尖牙窝。颞下面朝向后外，中部有小的牙槽孔。眶面构成眶的下壁，有矢状位的眶下沟，向前下连于眶下管。鼻面构成鼻腔外侧壁，后份有大的上颌窦裂孔，通上颌窦，前份有纵行的泪沟。

额突（frontal process）突向上方，接额骨、鼻骨和泪骨。**颧突**（zygomatic process）伸向外侧，接颧骨。**牙槽突**（alveolar process）由体向下伸出，其下缘有牙槽，容纳上颌牙根。**腭突**（palatine process）由体向内水平伸出，于中线与对侧腭突结合，组成骨腭的前份。

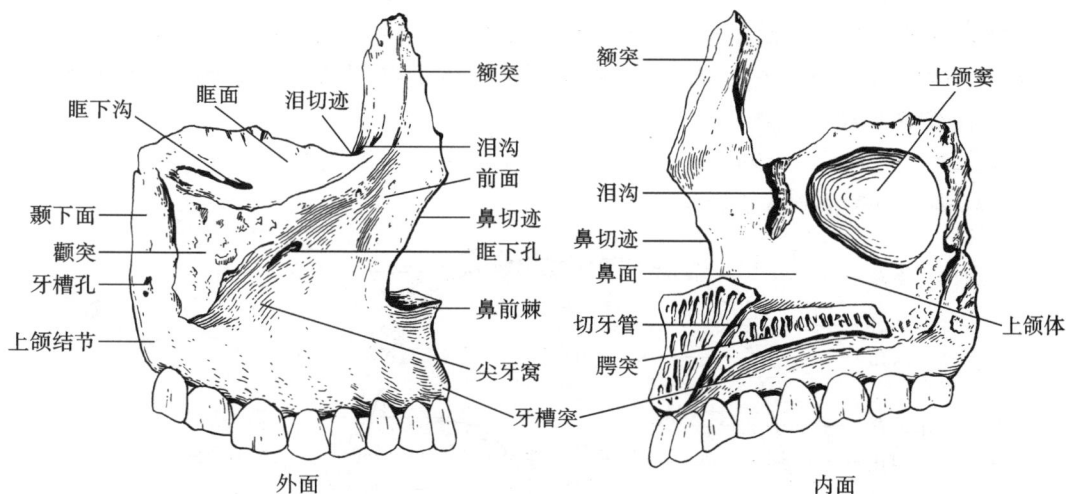

图 2-22 上颌骨

5. 腭骨（palatine bone）（图 2-23） 成对，呈"L"形，位于上颌骨腭突与蝶骨翼突之间，分为水平板和垂直板两部，水平板组成骨腭的后份，垂直板构成鼻腔外侧壁的后份。

6. 鼻骨（nasal bone） 成对的长条形小骨片，上窄下宽，主要构成鼻背。

7. 泪骨（lacrimal bone） 菲薄的方形小骨片，位于眶内侧壁的前份。前接上颌骨额突，后连筛骨眶板。

8. 下鼻甲（inferior nasal concha） 薄而卷曲的小骨片，附于上颌体和腭骨垂直板的鼻面。

9. 颧骨（zygomatic bone） 位于眶的外下方，呈菱形，形成面颊的骨性突起。颧骨的颞突向后接颞骨的颧突，构成颧弓。

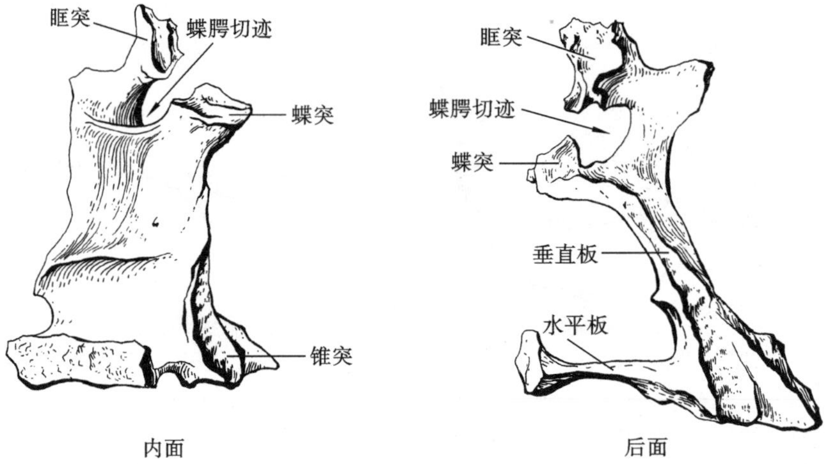

内面   后面

图 2-23 腭骨

（三）颅的整体观

除下颌骨和舌骨外，颅骨借膜和软骨牢固结合成一整体。

1. 颅顶面观 呈卵圆形，前窄后宽，光滑隆凸。顶骨中央最隆凸处，称顶结节。额骨与两侧顶骨连接构成**冠状缝**（coronal suture），两侧顶骨连接为**矢状缝**（sagittal suture），两侧顶骨与枕骨连接成**人字缝**（lambdoid suture）。矢状缝后份两侧常有一小孔，称顶孔。

2. 颅后面观 可见人字缝和枕鳞。枕鳞中央最突出部为**枕外隆凸**（external occipital protuberance）。隆凸向两侧的弓形骨嵴称上项线，其下方有与之平行的下项线。

3. 颅内面观 颅盖内面凹陷，有许多与脑沟回对应的压迹与骨嵴。两侧有树枝状动脉沟，是脑膜中动脉及其分支的压迹。正中线上可见纵行浅沟，为上矢状窦沟，沟两侧分布许多颗粒小凹，为蛛网膜粒的压迹。

颅底内面凹凸不平，自前向后有三个呈阶梯状加深的陷窝，分别称颅前、中、后窝。窝中有诸多孔、裂，多数与颅底外面相通（图 2-24）。

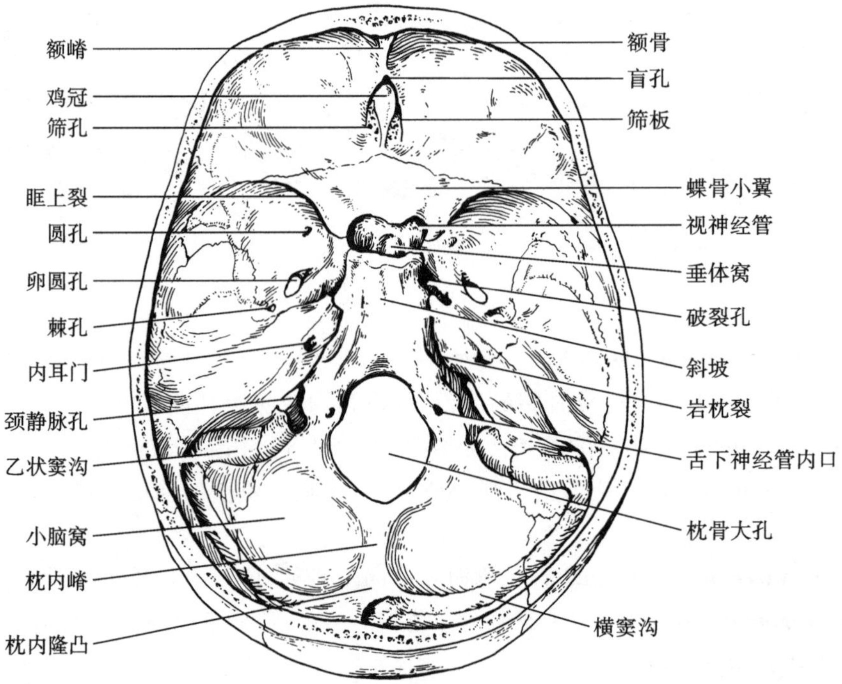

图 2-24 颅底内面观

（1）**颅前窝**（anterior cranial fossa）：位置最高，由额骨眶部、筛骨筛板和蝶骨小翼构成。自正中线由前至后，有额嵴、盲孔、鸡冠等结构。筛板上有筛孔通鼻腔。

（2）**颅中窝**（middle cranial fossa）：由蝶骨体及大翼、颞骨岩部等构成。中间狭窄，两侧宽广。以颞骨岩部上缘及鞍背与颅后窝分界。中央为蝶骨体，上面有垂体窝，窝前外侧为视神经管，通入眶腔，管口外侧有突向后方的前床突。垂体窝前方圆形的骨隆起为鞍结节，后方横位的骨隆起称鞍背。鞍背两侧角向上突起为后床突。垂体窝和鞍背统称蝶鞍，其两侧浅沟为颈动脉沟，沟向前外侧通入眶上裂，沟后端有孔，称**破裂孔**（foramen lacerum），续于颈动脉管内口。蝶鞍两侧，由前内向后外，依次可见圆孔、卵圆孔和棘孔。脑膜中动脉沟自棘孔向外上方走行。弓状隆起与颞鳞之间的薄骨板为鼓室盖，岩部尖端的浅窝称三叉神经压迹。

（3）**颅后窝**（posterior cranial fossa）：位置最深，主要由枕骨和颞骨岩部后部构成。窝中央可见枕骨大孔，孔前上方的平坦斜面称**斜坡**（clivus）。孔前外缘有舌下神经管内口，孔后上方可见十字形隆起，其交汇处称**枕内隆凸**（internal occipital protuberance）。由此向上延续为上矢状窦沟，该沟向下续于枕内嵴，向两侧续于横窦沟，横窦沟继转向前下内改称乙状窦沟，末端终于**颈静脉孔**（jugular foramen）。颞骨岩部后面有向前内的开口，即内耳门，通入内耳道。

4. 颅底外面观（图 2-25） 颅底外面高低不平，神经、血管通过的孔、裂甚多。自前向后可见：由两侧牙槽突合成的牙槽弓，以及由上颌骨腭突与腭骨水平板构成的骨腭。骨腭正中可见腭中缝，其前端为切牙孔，通入切牙管。骨腭近后缘两侧有腭大孔。骨腭以上，鼻后孔被鼻中隔后缘（犁骨）分成左、右两半。鼻后孔两侧的垂直骨板即翼突内侧板。翼突外侧板根部后外方，可见较大的卵圆孔和较小的棘孔。鼻后孔后方中央可见枕骨大孔，孔前方为枕骨基底部，与蝶骨体直接结合；孔两侧的椭圆形关节面称枕髁，髁前外侧稍上有舌下神经管外口；髁后方为不恒定的髁管开口。枕髁外侧枕骨与颞骨岩部交界处有不规则的颈静脉孔，其前方圆孔为颈动脉管外口。颈静脉孔的后外侧，有细长的茎突，茎突根部后方可见茎乳孔。额弓根部后方为下颌窝，与下颌头形成关节。窝前缘的隆起称关节结节。蝶骨、枕骨基底部和颞骨岩部会合处，围成不规则的破裂孔，活体为软骨所封闭。

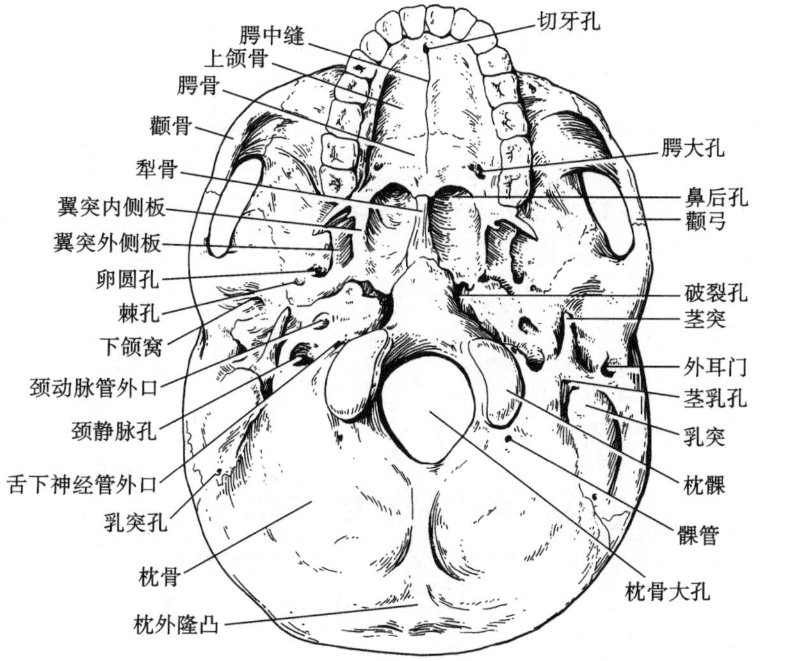

图 2-25 颅底外面观

5. 颅的侧面观（图 2-26） 由额骨、蝶骨、顶骨、颞骨及枕骨构成,亦可见面颅的颧骨和上、下颌骨。侧面中部有外耳门,其后方为乳突,前方为颧弓,二者均可在体表触及。颧弓将颅侧面分为上方的颞窝和下方的颞下窝。

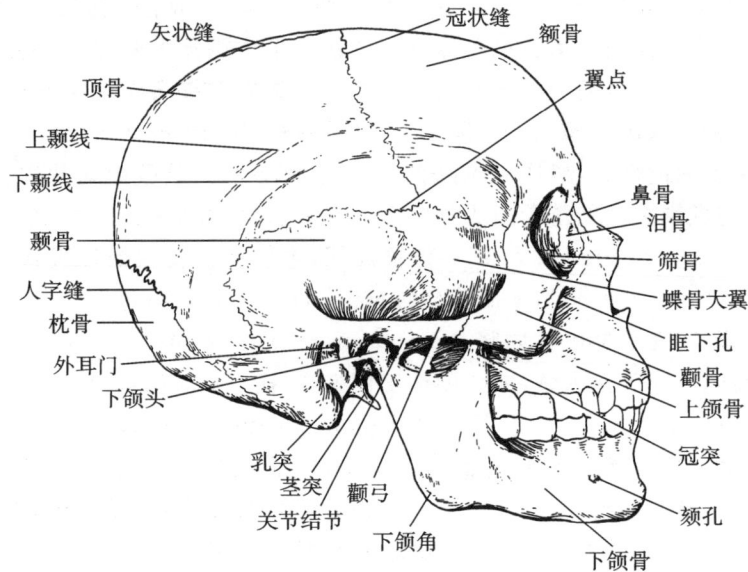

图 2-26 颅的侧面观

（1）**颞窝**(temporal fossa):上界为颞线,起自额骨与颧骨相接处,弯向上后,经额骨和顶骨,继转向下前达乳突根部。颞窝前下部较薄,在额骨、顶骨、颞骨、蝶骨汇合处最为薄弱,此处常构成 H 形的缝,称**翼点**(pterion),位于颧弓中点上方两横指处。其内面常有血管沟,脑膜中动脉前支由此沟通过。此处骨板薄弱,骨折时易伤及该动脉,形成硬膜外血肿。

（2）**颞下窝**(infratemporal fossa):位于颧弓平面以下,是上颌骨体和颧骨后方的不规则间隙,容纳咀嚼肌、血管、神经等,向上与颞窝连通。窝前壁为上颌骨体和颧骨,内壁为翼突外侧板,外壁为下颌支,下壁与后壁缺如。此窝向上经卵圆孔和棘孔与颅中窝相通,向前经眶下裂通眶,向内经上颌骨与蝶骨翼突之间的翼上颌裂通翼腭窝。

（3）**翼腭窝**(pterygopalatine fossa)（图 2-27）:上颌骨体、蝶骨翼突和腭骨之间的窄间隙,深藏于颞下窝内侧。此窝向外通颞下窝;向前借眶下裂通眶;向内借腭骨与蝶骨围成的蝶腭孔通鼻腔;向后借圆孔通颅中窝,借翼管通颅底外面,向下移行于腭大管,继经腭大孔通口腔。翼腭窝内有重要的血管、神经等结构通过。

图 2-27 翼腭窝

6. 颅的前面观(图 2-28) 可见额骨和面颅诸骨,面部中央为梨状孔,向后通鼻腔。孔的外上方为眶,下方为上、下颌骨围成的骨性口腔。分为额区、眶、骨性鼻腔和骨性口腔。

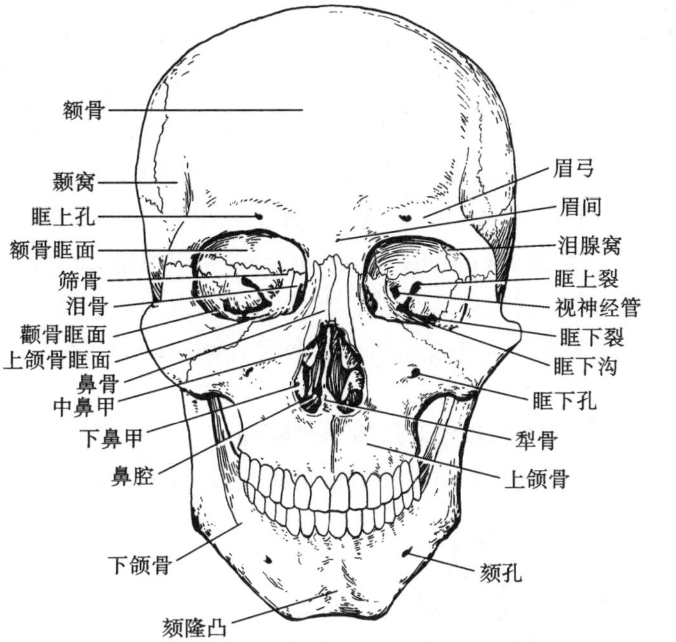

额骨
额窝
眶上孔
额骨眶面
筛骨
泪骨
颧骨眶面
上颌骨眶面
鼻骨
中鼻甲
下鼻甲
鼻腔
下颌骨
颏隆凸

眉弓
眉间
泪腺窝
眶上裂
视神经管
眶下裂
眶下沟
眶下孔
犁骨
上颌骨
颏孔

图 2-28 颅的前面观

(1) 额区:眶以上的部分,由**额鳞**(frontal squama)组成。两侧可见隆起的额结节,结节下方有与眶上缘平行的弓形隆起,称眉弓,其内侧份的深面有额窦。左、右眉弓间的平坦部,称眉间。眉弓与眉间都是重要的体表标志。

(2) 眶(orbit):底朝前外、尖向后内的一对四棱锥形深腔,可分上、下、内侧、外侧四壁,容纳眼球及附属结构(图 2-29)。底即眶口,略呈四边形,向前下外倾斜。眶上缘中、内 1/3 交界处有眶上孔或眶上切迹,眶下缘中份下方有眶下孔。尖指向后内,尖端的圆形孔即视神经管口,通入颅中窝。上壁由额骨眶部及蝶骨小翼构成,与颅前窝相邻,前外侧份的深窝称泪腺窝,容纳泪腺。内侧壁最薄,自前向后由上颌骨额突、泪骨、筛骨眶板和蝶骨体组成,与筛窦和鼻腔相邻。前下份有一长圆形窝,容纳泪囊,称泪囊窝,此窝向下经**鼻泪管**(nasolacrimal duct)通鼻腔。下壁主要由上颌骨构成,壁下方为上颌窦。下壁和外侧壁交界处后份,有**眶下裂**(inferior

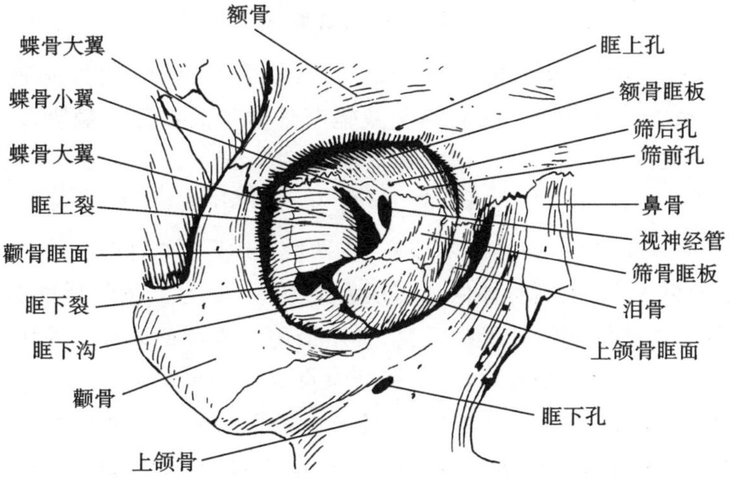

蝶骨大翼
蝶骨小翼
蝶骨大翼
眶上裂
颧骨眶面
眶下裂
眶下沟
颧骨
上颌骨

额骨
眶上孔
额骨眶板
筛后孔
筛前孔
鼻骨
视神经管
筛骨眶板
泪骨
上颌骨眶面
眶下孔

图 2-29 眶

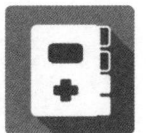

orbital fissure)向后通入颞下窝和翼腭窝,裂中部有前行的眶下沟,向前入眶下管,并开口于眶下孔。外侧壁较厚,由颧骨和蝶骨大翼构成。外侧壁与上壁交界处的后份有**眶上裂**(superior orbital fissure),向后通入颅中窝。

(3) **骨性鼻腔**(bony nasal cavity)(图 2-30):顶窄底宽的狭长腔隙,位于面颅中央,介于两眶和上颌骨之间,由犁骨和筛骨垂直板构成的骨性鼻中隔将其分为左、右两半。鼻腔顶主要由筛骨筛板构成,有筛孔通颅前窝。底为骨腭,由上颌骨腭突和腭骨水平板构成。前端有切牙管通口腔。外侧壁由上颌骨、泪骨、下鼻甲、筛骨迷路、腭骨垂直板及蝶骨翼突构成。自上而下可见三个向下弯曲的突出骨片,称上、中、下鼻甲,每个鼻甲下方为相应的鼻道,分别称**上鼻道**(superior nasal meatus)、**中鼻道**(middle nasal meatus)和**下鼻道**(inferior nasal meatus),各鼻甲与鼻中隔之间的共同狭窄腔隙称总鼻道。上鼻甲后上方与蝶骨之间的间隙,称蝶筛隐窝。中鼻甲后方有蝶腭孔,通翼腭窝。中鼻道位于中鼻甲外侧,其外侧壁前、中部可见筛泡,内含中筛窦。筛泡前下方的弧形嵴状隆起为钩突,构成筛骨内侧壁的上部。筛泡和钩突之间的半月形裂隙称半月裂孔。裂孔向前下和外上延伸形成筛漏斗。下鼻道前上方有鼻泪管开口,位于下鼻甲附着处下方(图 2-31)。鼻腔前方开口称梨状孔,后方开口称鼻后孔,通咽腔。

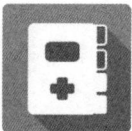

图 2-30　骨性鼻腔

(4) **鼻旁窦**(paranasal sinus)(图 2-31、图 2-32):上颌骨、额骨、蝶骨及筛骨内的骨腔,位于鼻腔周围并开口于鼻腔。其具有发音共鸣和减轻颅骨重量的作用。**额窦**(frontal sinus)居眉弓深面,左、右各一,窦口向后下,开口于中鼻道前部的筛漏斗处。**筛窦**(ethmoidal sinus)又称筛骨迷路,呈蜂窝状,分前、中、后三群,前、中群开口于中鼻道,后群开口于上鼻道。**蝶窦**(sphenoidal sinus)居蝶骨体内,被内板隔成左、右两腔,多不对称,向前开口于蝶筛隐窝。**上颌窦**(maxillary sinus)最大,居上颌骨体内。窦顶为眶下壁,底为上颌骨牙槽突,与第一、二磨牙及第二前磨牙紧邻。前壁的凹陷处称尖牙窝,骨质最薄。内侧壁即鼻腔外侧壁,有窦的开口通入中鼻道半月裂孔。窦口高于窦底,故窦内积液时直立位不易引流。

(5) **骨性口腔**(oral cavity):由上颌骨、腭骨及下颌骨围成。顶即骨腭,其前方正中有切牙孔,后方两侧有腭大孔和腭小孔。前壁和外侧壁由上、下颌骨牙槽部及牙围成,向后通咽,底由软组织封闭。

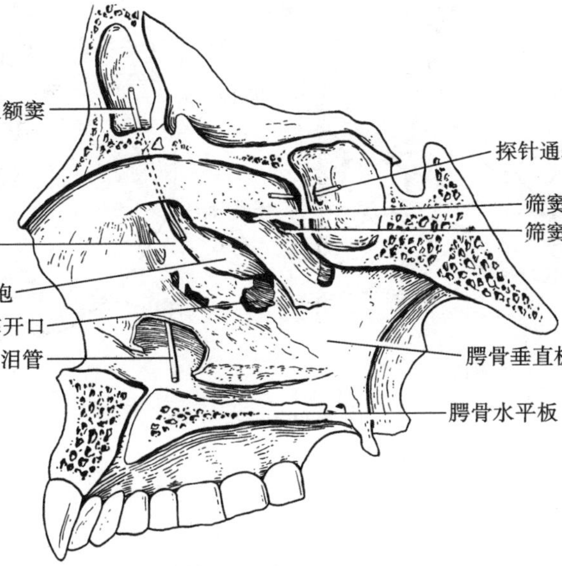

图 2-31 鼻腔外侧壁（切除部分鼻甲）

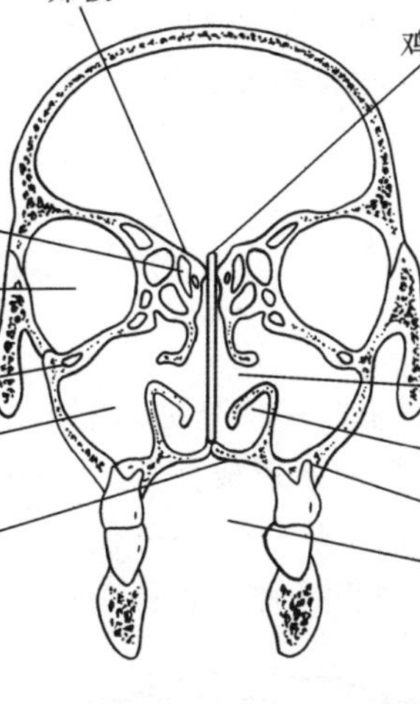

探针通额窦
探针通蝶窦口
筛窦开口
筛窦开口
钩突
筛泡
上颌窦开口
探针通鼻泪管
腭骨垂直板
腭骨水平板

图 2-32 颅的冠状切面（通过第三磨牙）

筛板
鸡冠
筛窦
眶
眶下管
上颌窦
腭骨水平板
中鼻道
下鼻道
牙槽突
口腔

（四）新生儿颅的特征

新生儿颅的脑颅远大于面颅，面颅占全颅的 1/8，而成人占 1/4。从颅顶观察，新生儿颅呈五角形。额骨正中缝尚未愈合，额窦尚未发育，眉弓及眉间不明显。颅顶各骨尚未完全发育，骨缝间充满纤维组织膜，在多骨交接处，间隙的膜较大，称**颅囟**（cranial fontanelle）。**前囟**（anterior fontanelle）最大，呈菱形，位于矢状缝与冠状缝相接处。**后囟**（posterior fontanelle）位于矢状缝与人字缝会合处，呈三角形。另外，还有位于顶骨前下角的蝶囟和顶骨后下角的乳突囟。前囟在 1～2 岁时闭合，其余各囟均于出生后不久闭合。新生儿颅的上、下颌骨不发达，下颌角呈钝角。鼻旁窦尚未发育，乳突不明显（图 2-33）。

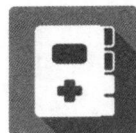

Note

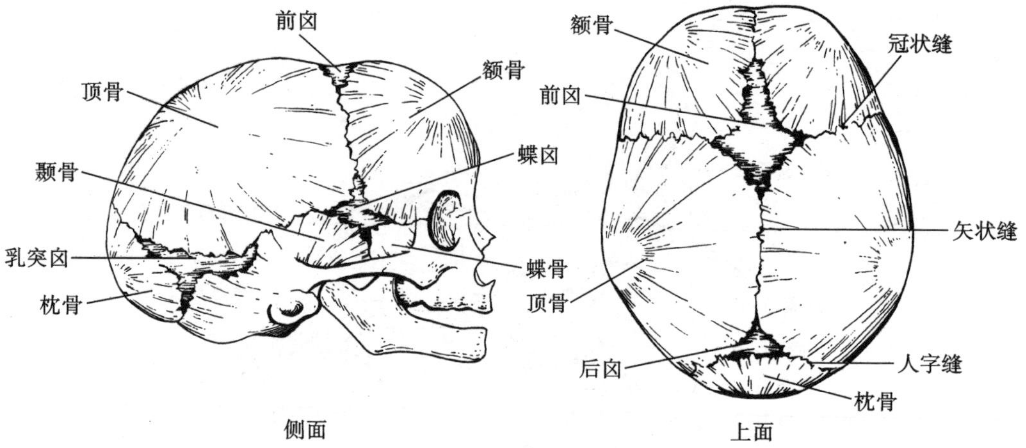

图 2-33　新生儿颅

第三节　附　肢　骨

附肢骨包括上肢骨和下肢骨。上、下肢骨分别由与躯干相连接的肢带骨和游离的自由肢骨组成。上、下肢骨的数目和排列方式基本相同,上肢骨每侧 32 块,共 64 块,下肢骨每侧 31块,共 62 块。上肢骨纤细轻巧,下肢骨粗大坚固。

一、上肢骨

(一) 上肢带骨

上肢带骨包括锁骨和肩胛骨。

1. 锁骨(clavicle)(图 2-34) 　呈"～"形弯曲,横架于胸廓前上方。全长可在体表扪到。内侧端粗大,为胸骨端,有关节面与胸骨柄形成关节。外侧端扁平,为肩峰端,有小关节面与肩胛骨肩峰形成关节。内侧 2/3 突向前,呈三棱形;外侧 1/3 突向后,呈扁平形。锁骨上面光滑,下面粗糙,形似长骨,但无骨髓腔。锁骨是唯一直接与躯干相连的上肢骨。

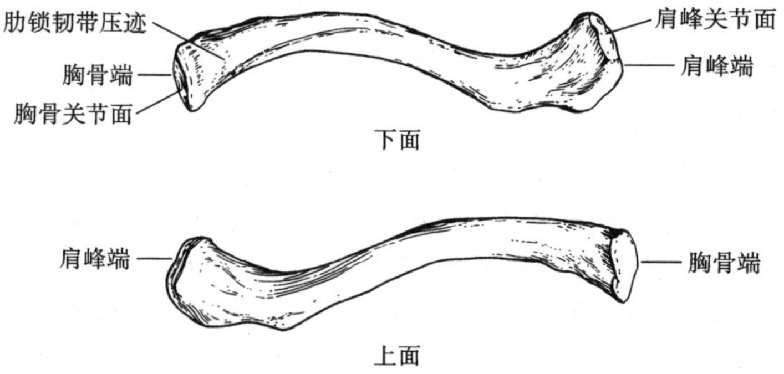

图 2-34　锁骨

2. 肩胛骨(scapula)(图 2-35、图 2-36) 　三角形扁骨,贴于胸廓后外面,介于第 2 至第 7 肋之间,可分二面、三缘和三个角。腹侧面或肋面与胸廓相对,称**肩胛下窝**(subscapular fossa)。背侧面的横嵴称**肩胛冈**(spine of scapula)。冈上、下方的窝,分别称**冈上窝**(supraspinous fossa)和**冈下窝**(infraspinous fossa)。肩胛冈向外侧延伸的扁平突起,称**肩峰**(acromion),与

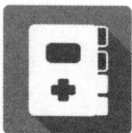

锁骨外侧端相接。上缘短而薄,外侧份有肩胛切迹和指状突起的**喙突**(coracoid process)。内侧缘薄而锐利,称脊柱缘。外侧缘肥厚,称腋缘。上角为上缘与脊柱缘会合处,平对第 2 肋。下角为脊柱缘与腋缘会合处,平对第 7 肋或第 7 肋间隙,为计数肋的标志。外侧角为腋缘与上缘会合处,较肥厚,朝外侧方的梨形浅窝,称**关节盂**(glenoid cavity),与肱骨头形成关节。盂上、下方各有一粗糙隆起,分别称盂上结节和盂下结节。

图 2-35 肩胛骨(前面)

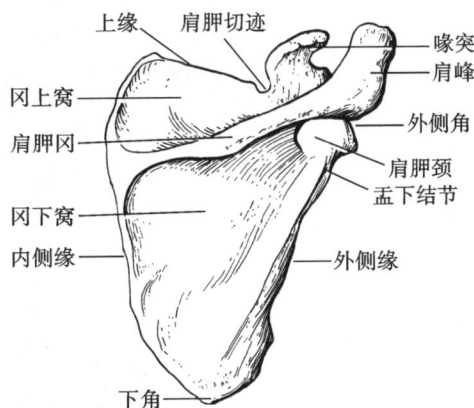

图 2-36 肩胛骨(后面)

(二) 自由上肢骨

自由上肢骨包括肱骨、尺骨、桡骨和手骨。

1. 肱骨(humerus)(图 2-37) 上肢最大的管状骨,分为肱骨体及上、下两端。上端有朝向上后内方呈半球形的**肱骨头**(head of humerus),与肩胛骨的关节盂形成关节。头周围的环状浅沟称**解剖颈**(anatomical neck)。肱骨头的外侧和前方有隆起的**大结节**(greater tubercle)和**小结节**(lesser tubercle),大、小结节向下分别延伸为大结节嵴和小结节嵴。两结节间的纵沟称结节间沟。上端与体交界处稍细,称**外科颈**(surgical neck),是肱骨头骨松质和肱骨干骨皮质交界的部位,较易发生骨折。

肱骨体上半部呈圆柱形,下半部呈三棱柱形。中部外侧面有粗糙的**三角肌粗隆**(deltoid tuberosity)。后面中部可见自内上斜向外下的浅沟,称**桡神经沟**(sulcus for radial nerve),桡神经和肱深动脉沿此沟经过,肱骨中部骨折可能伤及桡神经。

肱骨下端较扁,外侧部前面有半球状的**肱骨小头**(capitulum of humerus),与桡骨形成关节;内侧部有滑车状的**肱骨滑车**(trochlea of humerus),与尺骨形成关节。滑车前上方可见冠突窝;肱骨小头前上方为桡窝;滑车后上方为鹰嘴窝,伸肘时容纳尺骨鹰嘴。小头外侧和滑车内侧各有一突起,分别称**外上髁**(lateral epicondyle of humerus)和**内上髁**(medial epicondyle of humerus)。内上髁后方的浅沟称尺神经沟,尺神经由此经过。下端与体交界处,即肱骨内、外上髁稍上方,骨质较薄弱,受暴力可发生肱骨髁上骨折。肱骨大结节和内、外上髁均可在体表扪及。

2. 桡骨(radius)(图 2-38) 居前臂外侧,分一体两端。上端膨大部称**桡骨头**(head of radius),头上面的关节凹与肱骨小头形成关节,其周围的环状关节面与尺骨形成关节。头下方略细,称**桡骨颈**(neck of radius)。颈的内下侧突起称**桡骨粗隆**(radial tuberosity),是肱二头肌腱的附着处。桡骨体呈三棱柱形,内侧缘为薄锐的骨间缘,与尺骨的骨间缘相对。外侧面中点的粗糙面为旋前圆肌粗隆。下端前凹后凸,外侧向下突出,称**茎突**(styloid process)。下端内面有关节面,称尺切迹,与尺骨头形成关节。下面有腕关节面与腕骨形成关节。体表可扪及桡骨茎突和桡骨头。

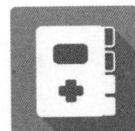

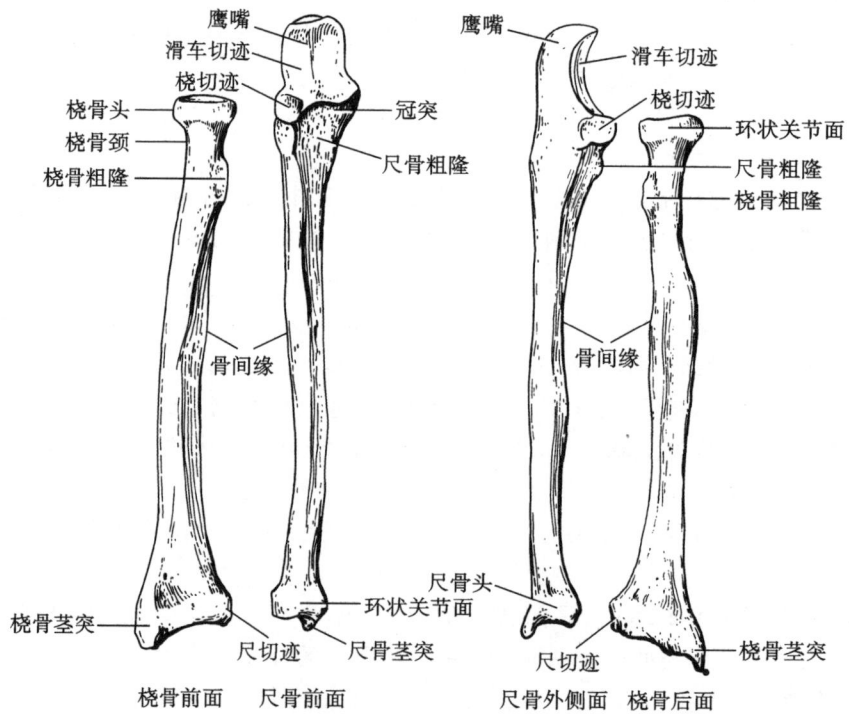

图 2-37 肱骨

肱骨头
大结节
小结节
结节间沟
解剖颈
大结节嵴
外科颈
小结节嵴
大结节
三角肌粗隆
肱骨体
桡神经沟
滋养孔
冠突窝
桡窝
内上髁
外上髁
肱骨髁
鹰嘴窝
肱骨小头
肱骨滑车
尺神经沟
前面　　　　后面

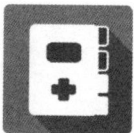

图 2-38　桡骨和尺骨

鹰嘴
滑车切迹
桡切迹
桡骨头
冠突
桡骨颈
尺骨粗隆
桡骨粗隆
鹰嘴
滑车切迹
桡切迹
环状关节面
尺骨粗隆
桡骨粗隆
骨间缘
骨间缘
桡骨茎突
尺骨头
环状关节面
尺切迹
尺骨茎突
尺切迹
桡骨茎突
桡骨前面　尺骨前面
尺骨外侧面　桡骨后面

3. 尺骨(ulna)(图 2-38) 居前臂内侧,分一体两端。上端粗大,前面有一半圆形深凹,称**滑车切迹**(trochlear notch),与肱骨滑车形成关节。切迹后上方的突起为**鹰嘴**(olecranon),前下方的突起为**冠突**（coronoid process）。冠突外侧面有桡切迹，与桡骨头形成关节。冠突下方的粗糙隆起，称**尺骨粗隆**（ulnar tuberosity）。尺骨体上段粗、下段细，外缘锐利，为骨间缘，与桡骨骨间缘相对。下端为**尺骨头**（head of ulna），其前、外、后有环状关节面与桡骨的尺切迹形成关节，下面光滑，借三角形的关节盘与腕骨分隔。尺骨头后内侧的锥状突起，称尺骨茎突。鹰嘴、后缘全长、尺骨头和茎突均可在体表扪及。

4. 手骨 包括腕骨、掌骨和指骨（图 2-39）。**腕骨**（carpal bone）属于短骨，共 8 块，排成近、远两列。近侧列从桡侧到尺侧分别为手舟骨、月骨、三角骨和豌豆骨；远侧列为大多角骨、小多角骨、头状骨和钩骨。8 块腕骨构成掌面凹陷的腕骨沟。各骨相邻的关节面形成腕骨间关节。手舟骨、月骨和三角骨近端形成的椭圆形关节面，与桡骨腕关节面及尺骨下端的关节盘构成桡腕关节。**掌骨**（metacarpal bone）共 5 块，从桡侧到尺侧，依次为第 1～5 掌骨。近端为底，接腕骨；远端为头，接指骨；中间部为体。第 1 掌骨短而粗，其底有鞍状关节面，与大多角骨的鞍状关节面形成关节。**指骨**（phalanx）属长骨，共 14 块。拇指有 2 节，分为近节指骨和远节指骨；其余各指为 3 节，分别为近节指骨、中节指骨和远节指骨。每节指骨的近端为底，中间部为体，远端为滑车。远节指骨远端掌面粗糙，称远节指骨粗隆。

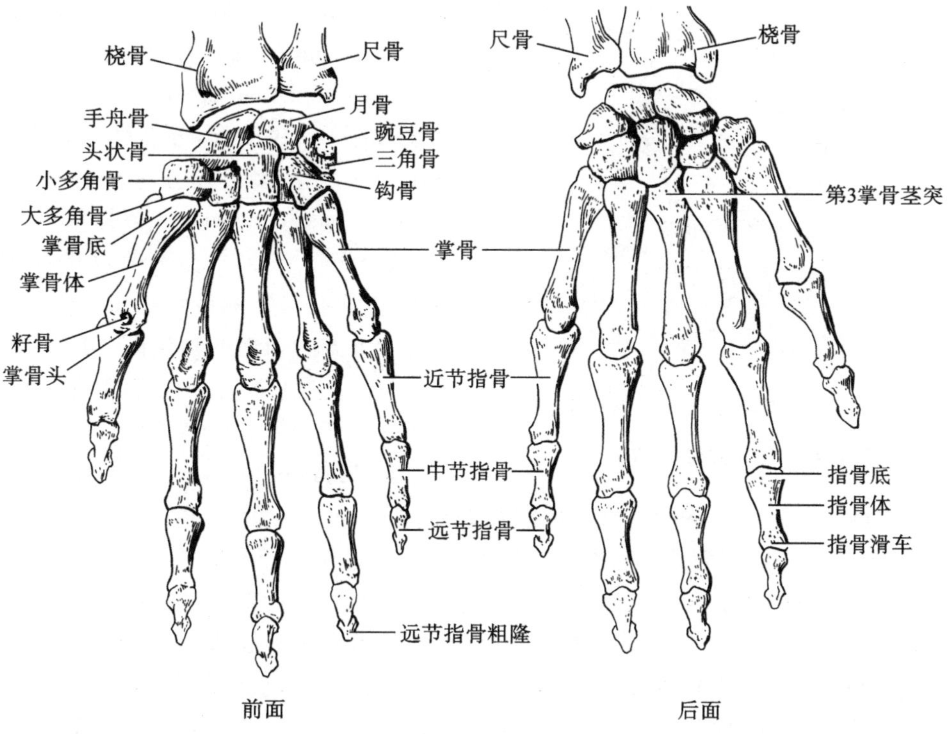

桡骨　尺骨
尺骨　桡骨
手舟骨　月骨
头状骨　豌豆骨
小多角骨　三角骨
大多角骨　钩骨
掌骨底
掌骨体　掌骨
第3掌骨茎突
籽骨
掌骨头
近节指骨
中节指骨
指骨底
远节指骨
指骨体
指骨滑车
远节指骨粗隆

前面　　　　后面

图 2-39　手骨

二、下肢骨

（一）下肢带骨

下肢带骨仅由髋骨组成。**髋骨**（hip bone）（图 2-40、图 2-41、图 2-42）为不规则骨，上部扁阔，中部窄厚，有朝向下外的深窝，称髋臼；下部的大孔称闭孔。左、右髋骨与骶、尾骨组成骨盆。髋骨由髂骨、耻骨和坐骨融合而成。

1. 髂骨（ilium） 形成髋骨的上部，分为肥厚的髂骨体和扁阔的髂骨翼。髂骨体构成髋臼的上 2/5，翼上缘肥厚，形成弓形的**髂嵴**（iliac crest）。两侧髂嵴最高点的连线约平对第 4 腰椎棘突，是计数椎骨的标志。髂嵴前端为**髂前上棘**（anterior superior iliac spine），后端为**髂后上**

Note

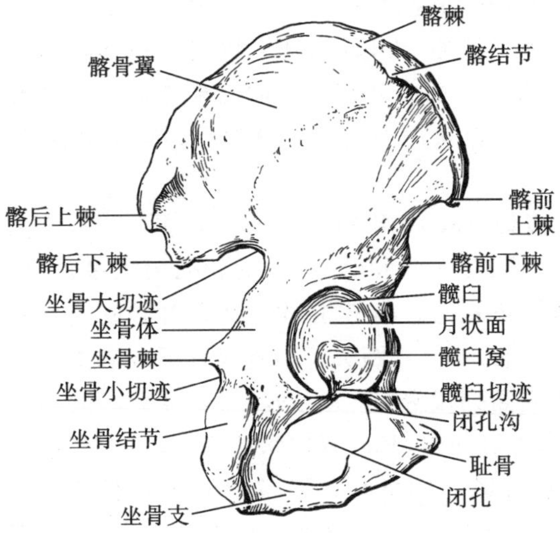

图 2-40 髋骨(外面)

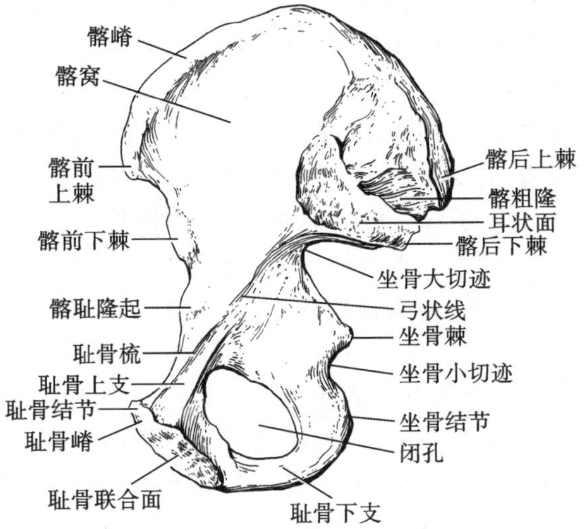

图 2-41 髋骨(内面)

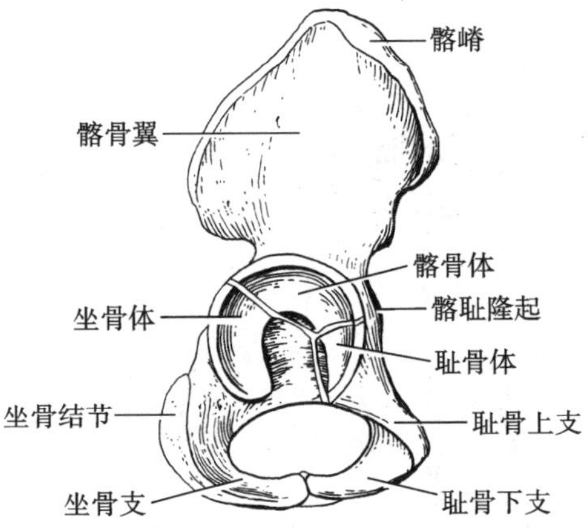

图 2-42 幼儿髋骨(6 岁)

棘(posterior superior iliac spine)。髂前上棘后方 5~7 cm 处,髂嵴外唇向外突起,称髂结节(tubercle of iliac crest)。在髂前、后上棘的下方各有一薄锐突起,分别称髂前下棘和髂后下棘。髂后下棘下方有深陷的坐骨大切迹(greater sciatic notch)。髂骨翼内面的浅窝称髂窝(iliac fossa),为大骨盆的侧壁。髂窝下界有圆钝骨嵴,称弓状线(arcuate line)。髂骨翼后下方为粗糙的耳状面,与骶骨耳状面形成关节。耳状面后上方有髂粗隆,与骶骨借韧带相连。髂骨翼外面称臀面,有臀肌附着。

2. 坐骨(ischium)　分坐骨体和坐骨支。体组成髋臼的后下 2/5,后缘有突起的坐骨棘(ischial spine),棘下方为坐骨小切迹(lesser sciatic notch)。坐骨棘与髂后下棘之间为坐骨大切迹。坐骨体下后部向前、上、内延伸为较细的坐骨支,其末端与耻骨下支结合。坐骨体与坐骨支移行处的后部可见粗糙隆起,称坐骨结节(ischial tuberosity),坐骨结节是坐位时体重的承受点,为坐骨最低部,可在体表扣及。

3. 耻骨(pubis)　构成髋骨前下部,分体和上、下两支。体组成髋臼前下 1/5。与髂骨体的结合处骨面粗糙隆起,称髂耻隆起,由此向前内伸出耻骨上支,其末端急转向下,成为耻骨下支。耻骨上支上面的锐嵴称耻骨梳(pecten pubis),向后移行于弓状线,向前终于耻骨结节(pubic tubercle)。耻骨结节到中线的粗钝上缘为耻骨嵴,可在体表扣到。耻骨上、下支相互移行处内侧的椭圆形粗糙面,称耻骨联合面(symphysial surface),两侧联合面借纤维软骨相接,构成耻骨联合。耻骨下支伸向后下外,与坐骨支结合。耻骨与坐骨共同围成闭孔(obturator foramen),活体有闭孔膜封闭。孔上缘可见闭孔沟。

髋臼(acetabulum)由髂骨、坐骨、耻骨三骨的体合成。窝内半月形的关节面称月状面(lunate surface)。窝中央的凹陷部分称髋臼窝。髋臼边缘下部的缺口称髋臼切迹。

(二) 自由下肢骨

自由下肢骨包括股骨、胫骨、腓骨和足骨。

1. 股骨(femur)(图 2-43)　人体最长、最结实的长骨,其长度约为体高的 1/4,分一体两

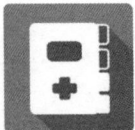

端。上端有朝向内上的**股骨头**(femoral head)，与髋臼形成关节。头中央稍下可见小的股骨头凹，为股骨头韧带的附着处。头下外侧的缩细部称**股骨颈**(femoral neck)。颈与体的夹角称颈干角，男性平均为 132°、女性平均为 127°。颈与体连接处上外侧的方形隆起，称**大转子**(greater trochanter)；内下方的隆起，称**小转子**(lesser trochanter)，有肌肉附着。大转子内侧面的凹陷称转子窝，为闭孔内、外肌腱及上、下孖肌腱附着处。大、小转子之间，前面有转子间线，后面有转子间嵴。两者连成环线的部位称股骨粗隆间，是骨折多发处。大转子是重要的体表标志，可在体表扪及。

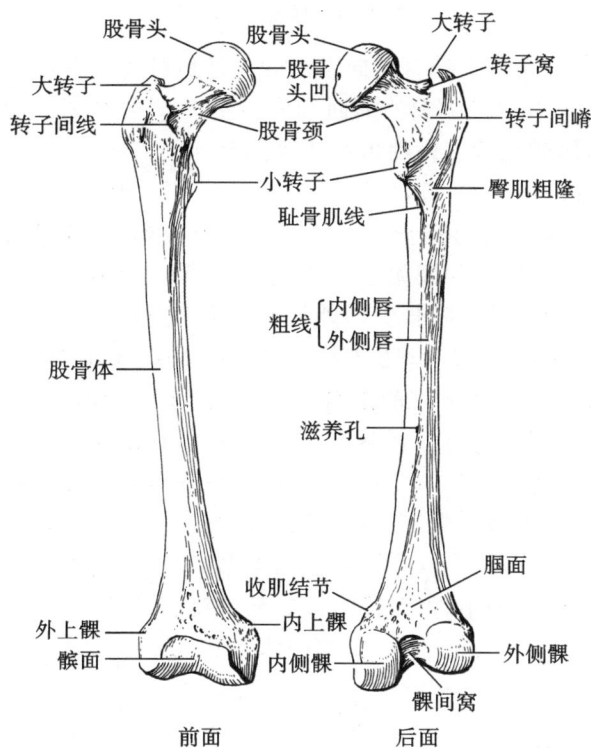

图 2-43　股骨

　　股骨体略弓向前，上段呈圆柱形，中段呈三棱柱形，下段前后略扁。体后面有纵行骨嵴，称**粗线**(linea aspera of femur)。此线上端分叉，向上外侧延续于粗糙的**臀肌粗隆**(gluteal tuberosity)，向上内侧延续为耻骨肌线。粗线下端也分为内、外两线，两线间的骨面为腘面。

　　下端有两个膨大，为**内侧髁**(medial condyle)和**外侧髁**(lateral condyle)。内、外侧髁的前面、下面和后面都是光滑的关节面。两髁前方的关节面彼此相连，形成髌面，与髌骨相接。两髁后份之间的深窝称**髁间窝**(intercondylar fossa)。两髁侧面最突起处，分别为**内上髁**(medial epicondyle)和**外上髁**(lateral epicondyle)。内上髁上方的小突起，称**收肌结节**(adductor tubercle)，为内收肌腱附着处。它们均为体表可扪及的重要标志。

　　2. 髌骨(patella)(图 2-44)　　人体最大的籽骨，位于股骨下端前面、股四头肌腱内，上宽下尖，前面粗糙，后面为关节面，与股骨髌面形成关节。髌骨具有保护膝关节、避免股四头肌腱对股骨髁软骨面的摩擦、增加膝关节稳定性的功能。髌骨可在体表扪及。

　　3. 胫骨(tibia)(图 2-45)　　居小腿内侧，属粗大长骨，为小腿主要承重骨。分一体两端。上端膨大，向两侧突出，形成内侧髁和外侧髁。两髁上面各有上关节面，与股骨髁形成关节。两上关节面之间的粗糙小隆起，称**髁间隆起**(intercondylar eminence)。外侧髁后下方有腓关节面与腓骨头形成关节。上端前面的隆起称**胫骨粗隆**(tibial tuberosity)。内、外侧髁和胫骨粗隆于体表均可扪到。胫骨体呈三棱柱形，较锐的前缘和平滑的内侧面位于皮下，外侧缘有小

图 2-44　髌骨(右侧)

腿骨间膜附着,称骨间缘。后面上份有斜向下内的比目鱼肌线。胫骨下端稍膨大,其内下方的突起称**内踝**(medial malleolus)。下端的下面和内踝的外侧面有关节面与距骨形成关节。下端的外侧面有腓切迹与腓骨相接。内踝可在体表扪及。

4. 腓骨(fibula)(图 2-45)　细长,位于胫骨外后方,分一体两端。上端稍膨大,称**腓骨头**(fibular head),有腓骨头关节面与胫骨形成关节。头下方缩窄,称**腓骨颈**(fibular neck)。体内侧缘锐利,称骨间缘,有小腿骨间膜附着。下端膨大,形成**外踝**(lateral malleolus)。其内侧有外踝关节面,与距骨形成关节。腓骨头和外踝可在体表扪及。

5. 足骨　包括跗骨、跖骨及趾骨(图 2-46)。**跗骨**(tarsal bone)共 7 块,属短骨,分前、中、后三列。后列包括上方的距骨和下方的跟骨;中列为位于距骨前方的足舟骨;前列为内侧楔骨、中间楔骨、外侧楔骨及跟骨前方的骰骨。**跖骨**(metatarsal bone)共 5 块,从内侧到外侧分别为第 1~5 跖骨,形状和排列大致与掌骨相当,但较掌骨粗大。每一跖骨近端为底,与跗骨相接,中间为体,远端称头,与近节趾骨底相接。第 5 跖骨底向后突出,称第 5 跖骨粗隆,可在体表扪及。**趾骨**(phalange of toe)共 14 块。踇趾为 2 节,其余各趾为 3 节。形态和命名与指骨相同。踇趾骨粗壮,其余趾骨细小,第 5 趾的远节趾骨甚小,往往与中节趾骨长合。

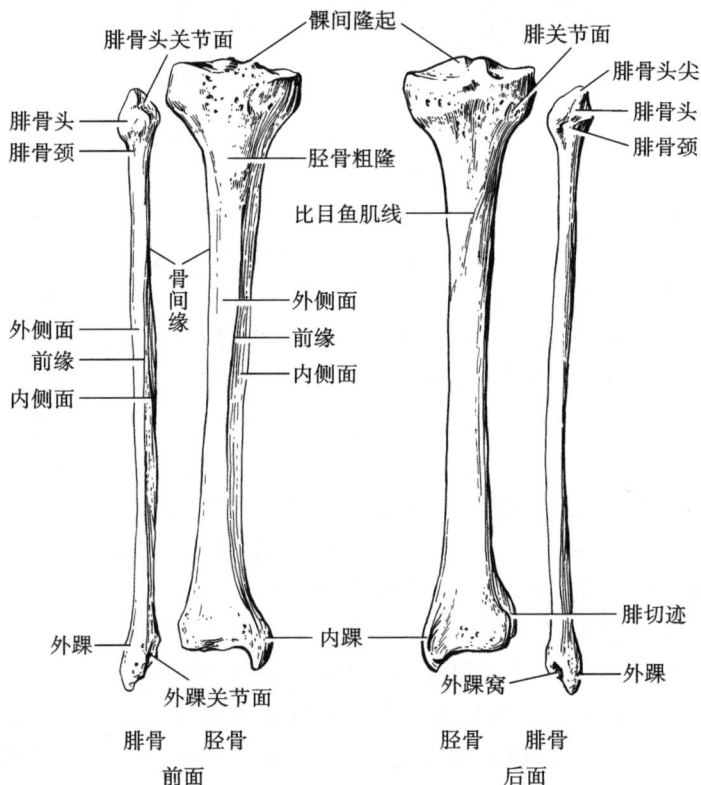

图 2-45　胫骨和腓骨(右侧)

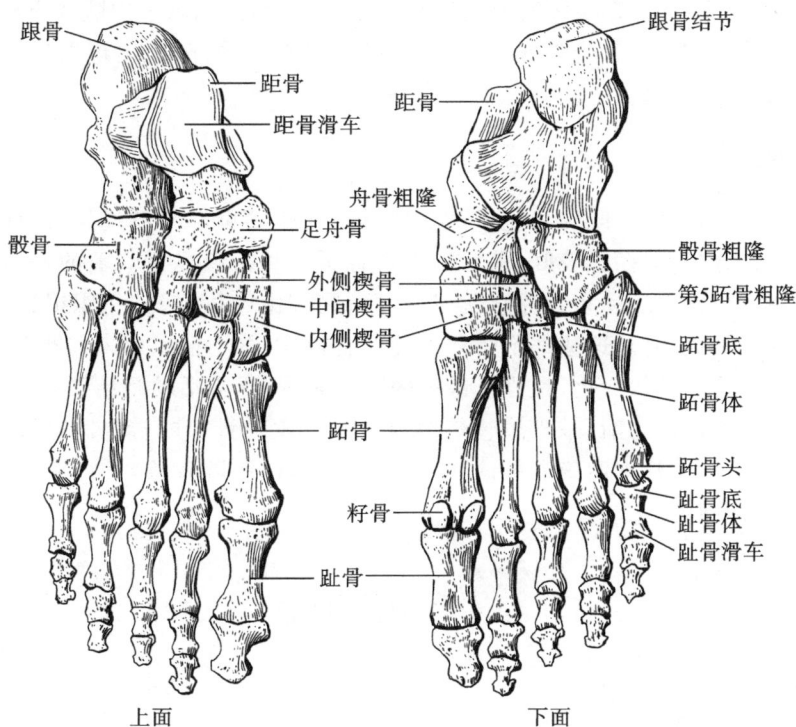

跟骨 距骨 距骨滑车 骰骨 足舟骨 外侧楔骨 中间楔骨 内侧楔骨 跖骨 籽骨 趾骨

跟骨结节 距骨 舟骨粗隆 骰骨粗隆 第5跖骨粗隆 跖骨底 跖骨体 跖骨头 趾骨底 趾骨体 趾骨滑车

上面　　　　　　　　　　　下面

图 2-46　足骨

第四节　临床应用要点

一、骨性标志与定位

骨性标志指在人体某些部位的骨,在体表形成较明显的隆起或凹陷,临床上常用于定位。例如胸骨角,其位于胸骨柄与胸骨体的连接处,胸骨角的两侧平对第 2 肋,在心电图操作中,可根据胸骨角找到右侧第 4 肋间隙,从而准确地找出放置 V_1 导联电极的位置;另外,胸骨角平面又相当于左、右主支气管分叉处,主动脉弓下缘水平,心房上缘,上下纵隔交界部,进行颈胸交界区 CT 或 MRI 检查,或对该区域病变进行手术治疗时,胸骨角就能准确提供定位。但也要根据患者的实际情况进行判断,比如老年人胸椎随着年龄的增长出现骨质疏松、老龄性磨损和椎间盘退变,导致椎体变形、脊柱曲度变形等,胸骨角对应胸椎平面会有所降低或出现不同程度的分布变异,此时需要根据患者情况并结合解剖学知识进行分析判断。全身可以触摸到的骨性标志有很多,临床上都有各自的用途。同学们可以找找其他的骨性标志在临床中具有什么作用。

二、鼻旁窦与鼻窦炎

鼻旁窦又名副鼻窦、鼻窦,由于鼻旁窦黏膜与鼻腔黏膜相续,故鼻腔炎症可蔓延至鼻旁窦引起鼻窦炎。依据窦体和窦口的位置关系,每个鼻窦的炎症都有其各自的特点。例如,上颌窦位于上颌骨内,其开口的位置高于窦体。若前额部疼,晨起轻、午后重,有面颊部胀痛或上列磨牙疼痛,多是上颌窦炎。额窦位于眉弓深面,其开口低于窦体,若晨起感前额部疼,渐渐加重,

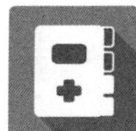

Note

33

午后减轻，至晚间全部消失，则是额窦炎的表现。若头痛较轻，局限于内眦或鼻根部，也可能放射至头顶部，多由筛窦炎引起；若眼球深处疼痛，可放射到头顶部，还出现早晨轻、午后重的枕部头痛，则为蝶窦炎的表现。

三、骨与骨折

骨包括骨质和骨膜，骨质既硬又脆，易发生骨折，骨膜则可以帮助成骨，以促进骨折愈合。小儿的骨质有机成分多，柔韧性较好，多发生青枝骨折。骨折多见于骨骼的暴力损伤，其重要的三大特征是"畸形、异常活动和骨擦感"。骨折后，局部由于出血、软组织损伤等会产生明显的疼痛、肿胀、活动受限，但是这些都不是骨折的专有特征，并不能以此来判断有没有骨折。畸形是指外伤后肢体发生形状变化，是骨折错位的特有表现；异常活动是指肢体在原本没有关节活动的部位发生了不正常的活动；骨擦感是指查体时可发现骨折断端之间摩擦的感觉。如果外伤后发生以上情况，可基本明确骨折诊断，需要立即前往医院就诊，进行局部 X 线或 CT 检查，并进行手术复位固定。

本章知识点

1. 运动系统的组成和功能。

2. 骨的形态、构造和功能。

3. 躯干骨的组成以及重要的骨性标志。

4. 椎骨的一般形态和各部椎骨的特征。

5. 胸骨的基本形态结构，胸骨角的特征和意义。

6. 颅的组成和功能、各脑颅和各面颅诸骨的位置，以及颅底内面观、外面观、前面观、侧面观的重要形态结构。

7. 新生儿颅的特征及出生后变化。

8. 鼻旁窦的名称、位置、开口。

9. 上肢骨的组成与排列、各肩带骨的主要结构，以及肱骨、桡骨、尺骨的形态、位置及主要结构，腕骨的排列顺序。

10. 下肢骨的组成及排列，以及髋骨的位置、形态和各部的主要结构。股骨的主要结构、胫骨和腓骨的主要结构，以及跗骨的排列位置。

（张吉凤）

第三章 关 节 学

第一节 总 论

全身骨借结缔组织、软骨或骨相连,形成骨连结。骨连结按其方式,可分为直接连结和间接连结。

一、直接连结

直接连结较牢固,不活动或少许活动,可分为**纤维连结**(fibrous joint)、**软骨连结**(cartilaginous joint)和**骨性结合**(synostosis)三种类型(图 3-1)。

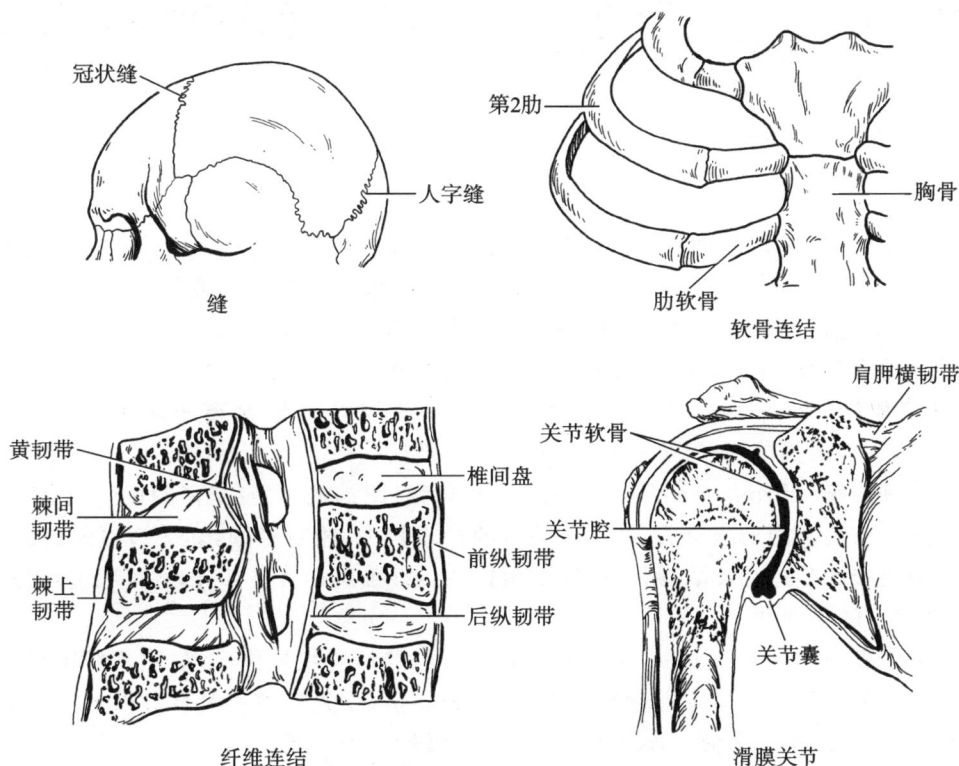

缝

软骨连结

纤维连结

滑膜关节

冠状缝　人字缝

第2肋　胸骨　肋软骨

黄韧带　椎间盘　棘间韧带　前纵韧带　棘上韧带　后纵韧带

肩胛横韧带　关节软骨　关节腔　关节囊

图 3-1　骨连结的分类

(一) 纤维连结

两骨之间借纤维结缔组织相连,可分为两类。连接两骨的条索状或膜板状纤维结缔组织,称**韧带连结**(syndesmosis),如椎骨棘突之间的棘间韧带、前臂骨间膜等。借少量纤维结缔组织相连的缝(suture),如颅的矢状缝和冠状缝等,如果缝骨化,则成为骨性结合。

(二)软骨连结

两骨之间借软骨相连,分为两类。如长骨骨干与骺之间的骺软骨、蝶骨与枕骨的结合等,称为**透明软骨结合**(synchondrosis);椎骨的椎体之间的椎间盘及耻骨联合等处的结合,称为**纤维软骨联合**(symphysis)。

(三)骨性结合

两骨之间以骨组织相连,常由纤维连结或透明软骨骨化而成,如骶椎椎骨之间的骨性结合,以及髂骨、耻骨、坐骨之间在髋臼处的骨性结合等。

二、间接连结

间接连结又称为**关节**(articulation)或**滑膜关节**(synovial joint),骨面间有间隙,仅借周围的结缔组织相连,通常具有较大的活动性。

(一)关节的基本结构

关节的基本结构包括关节面、关节囊和关节腔三个部分(图 3-2)。

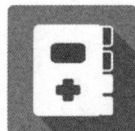

图 3-2 关节的构造

1. 关节面(articular surface) 参与组成关节的各相关骨的接触面。每一关节至少包括两个关节面,一般为一凸一凹,凸者称为关节头,凹者称为关节窝。关节面上被覆**关节软骨**(articular cartilage),多数由透明软骨构成,少数为纤维软骨,其厚薄因关节和年龄不同而异。关节软骨光滑有弹性,在运动时可以减少关节面的摩擦,缓冲震荡和冲击。

2. 关节囊(articular capsule) 由纤维结缔组织膜构成的囊,附着于关节的周围,并与骨膜融合续连,它包围关节,封闭关节腔,分为内、外两层。

外层为**纤维膜**(fibrous membrane),由致密结缔组织构成,含有丰富的血管和神经。纤维膜的厚薄通常与关节的功能有关,如下肢关节的负重较大,相对稳固,其关节囊的纤维膜则厚而坚韧。而上肢关节运动灵活,则纤维膜薄而松弛。纤维膜的有些部分,还可明显增厚形成韧带,以增强关节的稳固性。

内层为**滑膜**(synovial membrane),由薄层的疏松结缔组织膜构成,衬贴于纤维膜的内面,其边缘附着于关节软骨的周缘,包被着关节内除关节软骨、关节唇和关节盘以外的所有结构。滑膜富含血管网,能产生**滑液**(synovial fluid)。滑液能润滑关节。

3. 关节腔(articular cavity) 关节囊滑膜层和关节面共同围成的密闭腔隙,腔内含有少量滑液,呈负压,对维持关节的稳固有一定作用。

(二)关节的辅助结构

某些关节为适应其功能还形成了特殊的辅助结构,以增加关节的灵活性或稳固性(图3-2)。

1. 韧带（ligament） 连于相邻两骨之间的致密纤维结缔组织束，有加强关节的稳固性或限制其过度运动的作用。位于关节囊外的称囊外韧带，有的与囊相贴，由囊的局部纤维增厚而形成，如髋关节的髂股韧带；有的与囊不相贴，如膝关节的腓侧副韧带；有的是关节周围肌腱的直接延续，如膝关节的髌韧带。位于关节囊内的称囊内韧带，有滑膜包裹，如膝关节内的交叉韧带等。

2. 关节盘（articular disc）和关节唇（articular labrum） 关节腔中两种不同形态的纤维软骨。关节盘位于两骨的关节面之间，多呈圆盘状，中部稍薄，周缘略厚，附着于关节囊，将关节腔分成两个部分。有的关节盘呈半月形，称关节半月板。关节盘使关节面更为适配，减少外力对关节的冲击和震荡。此外，分隔而成的两个腔可增加关节运动的形式和范围。关节唇是附着于关节窝周缘的纤维软骨环，它加深关节窝，增大关节面，如髋臼唇等，增加了关节的稳固性。

3. 滑膜襞（synovial fold）和滑膜囊（synovial bursa） 关节囊的滑膜重叠卷折并突入关节腔形成滑膜襞。有时此襞内含脂肪，则形成滑膜脂垫。在关节运动时，关节腔的形状、容积、压力发生改变，滑膜脂垫可起调节或填充作用。滑膜襞和滑膜脂垫在关节腔内扩大了滑膜的面积，有利于滑液的分泌和吸收。有时滑膜也可从关节囊纤维膜的薄弱或缺如处呈囊状膨出，充填于肌腱与骨面之间，形成滑膜囊，可减少肌肉活动时与骨面之间的摩擦。

（三）关节的运动

关节面的复杂形态、运动轴的数量和位置，决定了关节的运动形式和范围。关节的运动形式基本上是沿三个互相垂直的轴所做的运动。

移动（translation）是最简单的一个骨关节面在另一个骨关节面的滑动，如跗跖关节、腕骨间关节等。**屈**（flexion）和**伸**（extension）是指关节沿冠状轴进行的运动。运动时，形成关节的两骨之间的角度变小称为屈，反之，称为伸。但踝关节例外，足背向小腿前面靠拢为踝关节的伸，习惯上称为**背屈**（dorsiflexion），足尖下垂为踝关节的屈，习惯上称为**跖屈**（plantar flexion）。**收**（adduction）和**展**（abduction）是关节沿矢状轴进行的运动，骨向正中矢状面靠拢称为收，反之称为展。对于手指和足趾的收展，则人为地规定以中指和第2趾为中轴的靠拢或散开的运动。拇指的收展是围绕冠状轴进行的，拇指向示指靠拢称为收，远离示指称为展。**旋转**（rotation）是关节沿垂直轴进行的运动。如肱骨围绕骨中心轴向前内侧旋转，称**旋内**（medial rotation），而向后外侧旋转，则称**旋外**（lateral rotation）。在前臂，将手背转向前方的运动称**旋前**（pronation），将手掌恢复到向前而手背转向后方的运动称**旋后**（supination）。**环转**（circumduction）是骨的一端在原位转动，另一端做圆周运动，运动时全骨描绘出一个圆锥形的轨迹。能沿两轴及以上运动的关节均可做环转运动（如肩关节、髋关节和桡腕关节），环转运动实际上是屈、展、伸、收依次结合的连续动作。

（四）关节的分类

关节的组成形式有多种（图3-3）。有的按构成关节的骨数目分成单关节（两块骨构成）和复关节（两块以上的骨构成）。有的按一个或多个关节同时运动的方式分成单动关节（如肘关节、肩关节等）和联动关节（如两侧的颞下颌关节等）。常用的关节分类则是按关节运动轴的数目和关节面的形态分为单轴关节、双轴关节和多轴关节三类。单轴关节只能绕一个运动轴做一组运动，包括屈戌关节（如指间关节）和车轴关节（如寰枢正中关节）。双轴关节能绕两个互相垂直的运动轴进行两组运动，也可进行环转运动，包括椭圆关节（如桡腕关节）和鞍状关节（如拇指腕掌关节）。多轴关节具有两个以上的运动轴，可做多方向的运动，包括球窝关节（如肩关节）和平面关节（如腕骨间关节）。

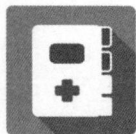

车轴关节

鞍状关节

椭圆关节

球窝关节

滑车关节

图 3-3　关节的分类

第二节　中轴骨的连接

中轴骨的连接包括躯干骨和颅骨的连接。

一、躯干骨的连接

躯干骨的连接包括椎骨间连接形成脊柱和由 12 块胸椎、12 对肋和 1 块胸骨连接构成胸廓。

（一）脊柱

脊柱（vertebral column）由 24 块椎骨、1 块骶骨和 1 块尾骨连接而成，构成人体的中轴，上承载颅，下连肢带骨。

1. 椎骨间的连接　各椎骨之间借韧带、软骨和关节相连，可分为椎体间的连接和椎弓间的连接。

（1）椎体间的连接：椎体之间借椎间盘及前、后纵韧带相连。**椎间盘**（intervertebral disc）是连接相邻两个椎体的纤维软骨盘（第 1 及第 2 颈椎之间除外），成人有 23 个椎间盘。椎间盘由中央柔软而富有弹性的胶状**髓核**（nucleus pulposus）和周围多层环形的纤维软骨即**纤维环**（anulus fibrosus）构成，牢固连接各椎体上、下面，保护髓核并限制髓核向周围膨出。椎间盘既坚韧又富弹性，承受压力时被压缩，除去压力后复原，具有"弹性垫"样作用，可缓冲外力对脊柱的震动，也可增加脊柱的运动幅度（图 3-4）。当纤维环破裂时，髓核容易向后外侧脱出，突入椎管或椎间孔，压迫相邻的脊髓或神经根引起牵涉性痛，临床称为椎间盘脱出症。

前纵韧带（anterior longitudinal ligament）是椎体和椎间盘前面纵行的纤维束，宽而坚韧，上起自枕骨大孔前缘，下达第 1 或第 2 骶椎椎体，有防止脊柱过度后伸和椎间盘向前脱出的作用。**后纵韧带**（posterior longitudinal ligament）位于椎管内椎体的后面，窄而坚韧，起自枢椎并与覆盖枢椎椎体的覆膜相续，下达骶骨，有限制脊柱过度前屈的作用（图 3-5）。

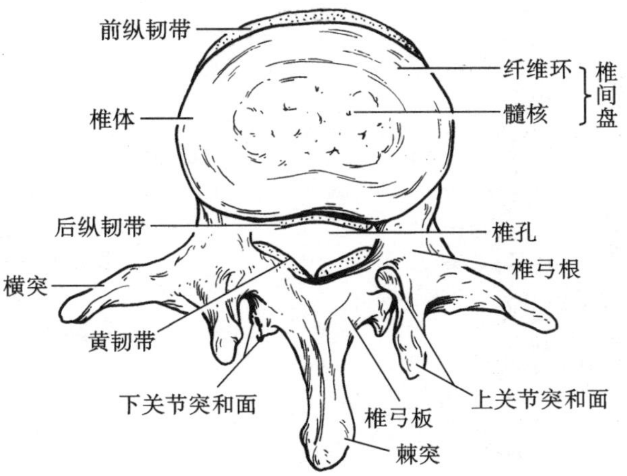

图 3-4 椎间盘的关节突(腰椎上面)

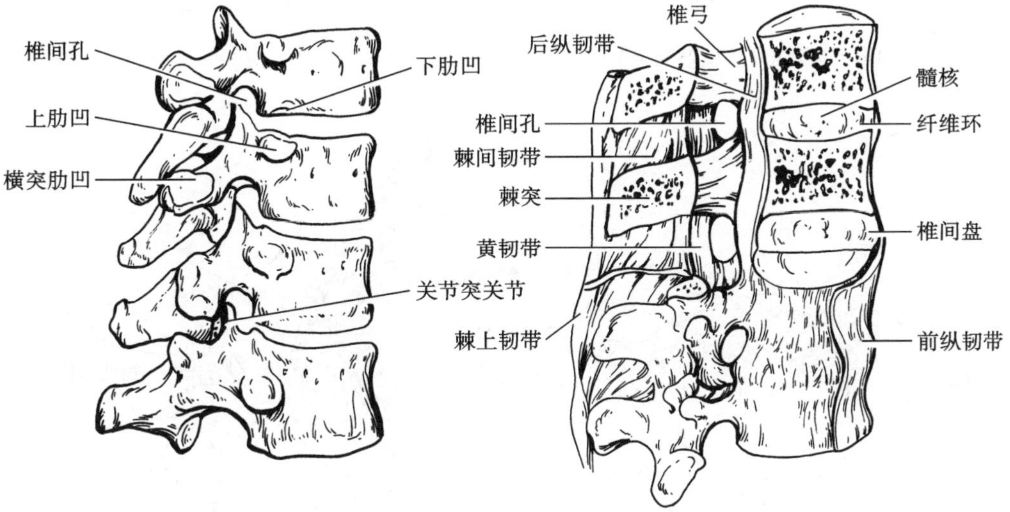

前纵韧带
椎体
后纵韧带
横突
黄韧带
下关节突和面
纤维环 } 椎间盘
髓核
椎孔
椎弓根
上关节突和面
椎弓板
棘突

图 3-5 椎骨间的连接

椎间孔
上肋凹
横突肋凹
后纵韧带
椎间孔
棘间韧带
棘突
黄韧带
关节突关节
棘上韧带
下肋凹
椎弓
髓核
纤维环
椎间盘
前纵韧带

（2）椎弓间的连接：包括椎板和各突起之间的连接,以及上、下关节突之间的关节。**黄韧带**(ligament flava)位于椎管内,连接相邻两椎弓板间的韧带,由黄色的弹性纤维构成。黄韧带协助围成椎管,并有限制脊柱过度前屈的作用(图 3-6)。在相邻棘突间有**棘间韧带**(interspinal ligament)；连接胸椎、腰椎、骶椎各棘突尖之间的纵行韧带,称**棘上韧带**(supraspinal ligament)；连接颈椎棘突尖并向后扩展成三角形板状的弹性膜层,称为**项韧带**(ligamentum nuchae)；横突之间有**横突间韧带**(intertransverse ligament)。这些韧带主要起连接椎骨和限制活动的作用,也为肌肉提供附着点(图 3-7)。

上、下关节突之间的关节包括关节突关节、寰枕关节和寰枢关节。**关节突关节**(zygapophyseal joint)由相邻椎骨的上、下关节突的关节面构成,属平面关节,只能做轻微滑动。**寰枕关节**(atlantooccipital joint)是由两侧枕髁与寰椎侧块的上关节凹构成的双轴性椭圆关节。两侧关节同时活动,可使头做俯仰和侧屈运动。**寰枢关节**(atlantoaxial joint)包括 3 个滑膜关节,即 2 个由寰椎侧块的下关节面与枢椎的上关节面构成的寰枢外侧关节和 1 个由齿突与寰椎前弓后方的关节面和寰椎横韧带构成的寰枢正中关节。寰枢关节沿齿突垂直轴运动,使头连同寰椎进行旋转。寰枕关节、寰枢关节的联合活动能使头做俯仰、侧屈和旋转运动(图 3-8)。

图 3-6 黄韧带（腰椎前面观）

黄韧带间隙
与关节突关节囊混合部
椎弓根
黄韧带
椎弓板

图 3-7 项韧带

枕外隆凸
椎动脉
项韧带
棘间韧带
关节突关节
前纵韧带
第7颈椎棘突

前弓
齿突
寰枢正中关节
寰椎横韧带
覆膜
后弓

寰枕前膜
齿突尖韧带
寰枢正中关节
覆膜
寰枕后膜
寰椎横韧带

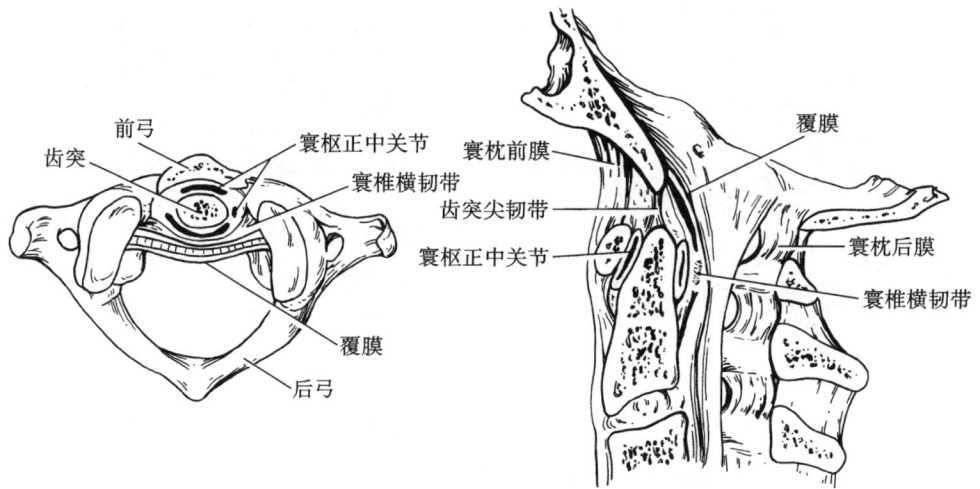

图 3-8 寰枕关节和寰枢关节

齿突尖韧带
翼状韧带
寰椎横韧带
覆膜
枕骨
寰枕关节
寰枢外侧关节
枢椎

Note

2. 脊柱的整体观及其运动

（1）脊柱的整体观（图 3-9）：①脊柱前面观：从前面观察脊柱，自第 2 颈椎到第 3 腰椎的椎体宽度，自上而下随负载增加而逐渐加宽，到第 2 骶椎为最宽。骶骨耳状面以下，由于重力经髂骨传到下肢骨，椎体已无承重意义，体积也逐渐缩小。从前面观察脊柱，正常人的脊柱有轻度侧屈。②脊柱后面观：从后面观察脊柱，可见所有椎骨棘突连贯形成纵嵴，位于背部正中。颈椎棘突短而分叉，近水平位。胸椎棘突细长，斜向后下方，呈叠瓦状。腰椎棘突呈板状，水平伸向后方，临床常在第 3、4 腰椎棘突间做腰椎穿刺。③脊柱侧面观：从侧面观察脊柱，可见 4 个生理性弯曲，颈曲和腰曲凸向前，胸曲和骶曲凸向后。脊柱的这些弯曲增大了脊柱的弹性，对维持人体重心的稳定和减轻震荡有重要意义。胸曲和骶曲凸向后，在胚胎时已形成。颈曲和腰曲凸向前，婴儿出生后开始抬头时，出现颈曲，能坐起及站立行走时，出现腰曲。脊柱的弯曲都有功能意义，颈曲支持头的抬起，腰曲使身体重心垂线后移，保持稳固的直立姿势，而胸曲和骶曲在一定意义上扩大了胸腔和盆腔的容积。

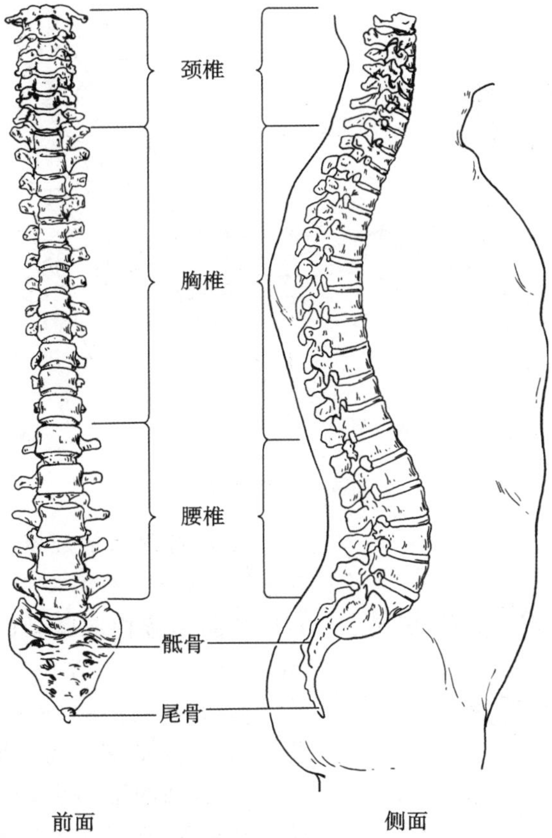

前面　　　　　　　　侧面

图 3-9　脊柱

脊柱的功能是支持躯干和保护脊髓。成年男性脊柱长约 70 cm，女性的略短。其长度可因姿势不同而略有差异，静卧时比站立时长，这是由于站立时椎间盘被压缩所致。椎间盘的总厚度约为脊柱全长的 1/4。老年人因椎间盘胶原成分改变而变薄，骨质疏松而致椎体加宽、高度减小，以及脊柱肌肉动力学下降致胸曲和颈曲的凸度增加，导致脊柱变短。

（2）脊柱的运动：脊柱的运动在相邻两椎骨之间是有限的，但整个脊柱的活动范围较大，可做屈、伸、侧屈、旋转和环转运动。脊柱各部的运动性质和范围主要取决于关节突关节的方向和形状、椎间盘的厚度、韧带的位置及厚薄等，同时也与年龄、性别和锻炼程度有关。颈椎关节突的关节面略呈水平位，关节囊松弛，椎间盘较厚，故屈伸及旋转运动的幅度较大。胸椎与

Note

肋骨相连,椎间盘较薄,关节突的关节面呈冠状位,棘突呈叠瓦状,这些因素限制了胸椎的运动,故活动范围较小。腰部的椎间盘最厚,屈伸运动灵活,关节突的关节面几乎呈矢状位,限制了旋转运动。由于颈、腰部运动灵活,故损伤也较多见。

(二) 胸廓

胸廓(thoracic cage)由 12 块胸椎、12 对肋、1 块胸骨和它们之间的骨连结构成。它上窄,下宽,前后扁平。肋骨、椎骨和胸骨通过不同的关节和软骨连接构成胸廓。

1. 肋骨与椎骨的连接 肋后端与胸椎连接,称**肋椎关节**(costovertebral joint),包括肋头的关节面与相邻胸椎椎体边缘的肋凹构成的肋头关节,以及肋结节关节面与相应椎骨的横突肋凹构成的肋横突关节(图 3-10)。这两个关节在功能上是联合关节,运动时肋骨沿肋头至肋结节的轴线旋转,使肋上升或下降,以增加或缩小胸廓的前后径和横径,从而改变胸腔的容积,有助于呼吸。

图 3-10　肋椎关节

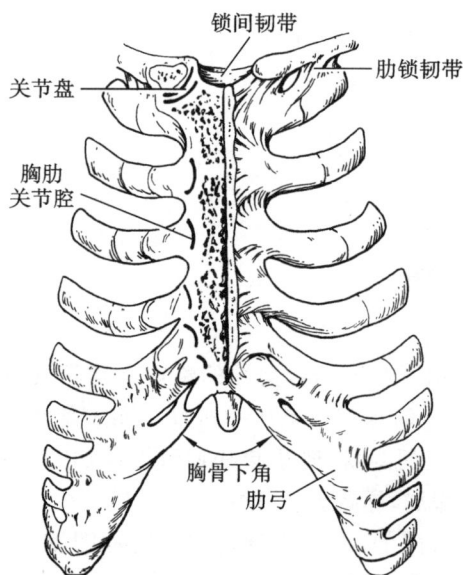

图 3-11　胸肋关节和胸锁关节

2. 肋与胸骨的连接 第 1 肋与胸骨柄之间为软骨连结,属于不动关节。第 2~7 肋软骨与胸骨相应的肋切迹构成微动的**胸肋关节**(sternocostal joint)(图 3-11)。第 8~10 肋软骨依次与上位肋软骨形成软骨连结,两侧各形成一个肋弓。第 11 肋和第 12 肋前端游离于腹壁肌肉之中。

3. 胸廓的形态和功能 成人胸廓(图 3-12)近似圆锥形,容纳胸腔脏器。胸廓有上、下两口和前、后、外侧壁。胸廓上口较小,由胸骨柄上缘、第 1 肋和第 1 胸椎椎体围成。胸廓上口的平面向前下倾斜,故胸骨柄上缘约平对第 2 胸椎体下缘。胸廓下口宽而不整,由第 12 胸椎、第 11~12 对肋前端、肋弓和剑突围成,膈肌封闭胸腔底。两侧肋弓在中线构成向下开放的胸骨下角。角的尖部有剑突,剑突尖约平对第 10 胸椎下缘。胸廓前壁最短,由胸骨、肋软骨及肋骨前端构成。后壁较长,由胸椎和肋角内侧的部分肋骨构成。外侧壁最长,由肋骨体构成。相邻两肋之间称肋间隙。

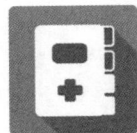

图 3-12 胸廓(前面)

胸廓除具有保护、支持功能外,主要参与呼吸运动。吸气时,在肌肉作用下,肋的前部抬高,肋体向外扩展,胸骨上升,从而加大了胸廓的前后径和横径,胸腔容积增大。呼气时,在重力和肌肉作用下,胸廓做相反的运动,使胸腔容积减小。

二、颅骨的连接

颅骨的连接可分为纤维连结、软骨连结和关节三种。

(一)颅骨的纤维连结和软骨连结

颅盖诸骨是在膜的基础上骨化的,骨与骨之间留有薄层结缔组织膜,构成缝。随着年龄的增长,有的缝可发生骨化而成为骨性结合。

颅底诸骨是在软骨基础上骨化的,骨与骨之间的连接是软骨性的。随着年龄的增长,都先后骨化而成为骨性结合。

(二)颅骨的关节

颞下颌关节(temporomandibular joint),又称下颌关节,由下颌骨的下颌头与颞骨的下颌窝和关节结节构成(图 3-13)。其关节面表面覆盖的是纤维软骨。关节囊松弛,上方附着于下颌窝和关节结节的周围,下方附着于下颌颈,囊外有外侧韧带加强。关节囊内有纤维软骨构成的关节盘,其周缘与关节囊相连,将关节腔分为上、下两个部分。关节囊的前份较薄弱,下颌关节易向前脱位。

颞下颌关节属于联合关节,下颌骨可做上提、下降、前进、后退和侧方运动。上提和下降运动发生在下关节腔,前进和后退运动发生在上关节腔,侧方运动是一侧的下颌头对关节盘做旋转运动,而对侧的下颌头和关节盘一起对关节窝做前进运动。张口是下颌骨下降并伴有向前的运动,故大张口时,下颌体降向下后方,而下颌头随同关节盘滑至关节结节下方。如果张口过大且关节囊过分松弛,下颌头可滑至关节结节前方而不能退回关节窝,造成下颌关节脱位。手法复位时,必须先将下颌骨拉向下,超过关节结节,再将下颌骨向后推,才能将下颌头回纳至下颌窝内。闭口则是下颌骨上提并伴下颌头和关节盘一起滑回关节窝的运动。

Note

图 3-13 颞下颌关节

第三节 附肢骨的连接

一、上肢骨的连接

上肢骨的连接包括上肢带骨的连接和自由上肢骨的连接。

（一）上肢带骨的连接

1. 胸锁关节（sternoclavicular joint） 上肢骨与躯干骨连接的唯一关节。由锁骨的胸骨端与胸骨的锁切迹及第 1 肋软骨的上面构成。关节囊坚韧并由囊外韧带加强。囊内有纤维软骨构成的关节盘，使关节头和关节窝相适应（图 3-14）。胸锁关节允许锁骨外侧端向前、后和上、下运动，并绕冠状轴做微小的旋转和环转运动。

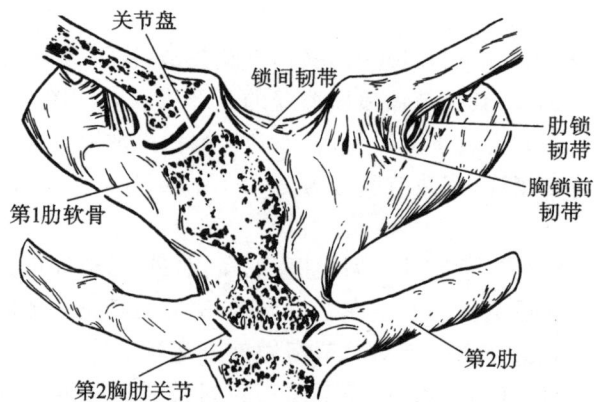

图 3-14 胸锁关节

2. 肩锁关节（acromioclavicular joint） 由锁骨的肩峰端与肩峰的关节面构成。关节的上方有肩锁韧带，下方有喙锁韧带加强。囊内的关节盘常出现于关节上部，关节活动度小。

（二）自由上肢骨的连接

1. 肩关节（shoulder joint） 由肱骨头与肩胛骨关节盂构成，也称盂肱关节（图 3-15）。肩关节的特点是肱骨头大、关节盂浅而小，虽然关节盂周缘有纤维软骨构成的盂唇来加深关节窝，但仍仅能容纳关节头的 1/4～1/3。

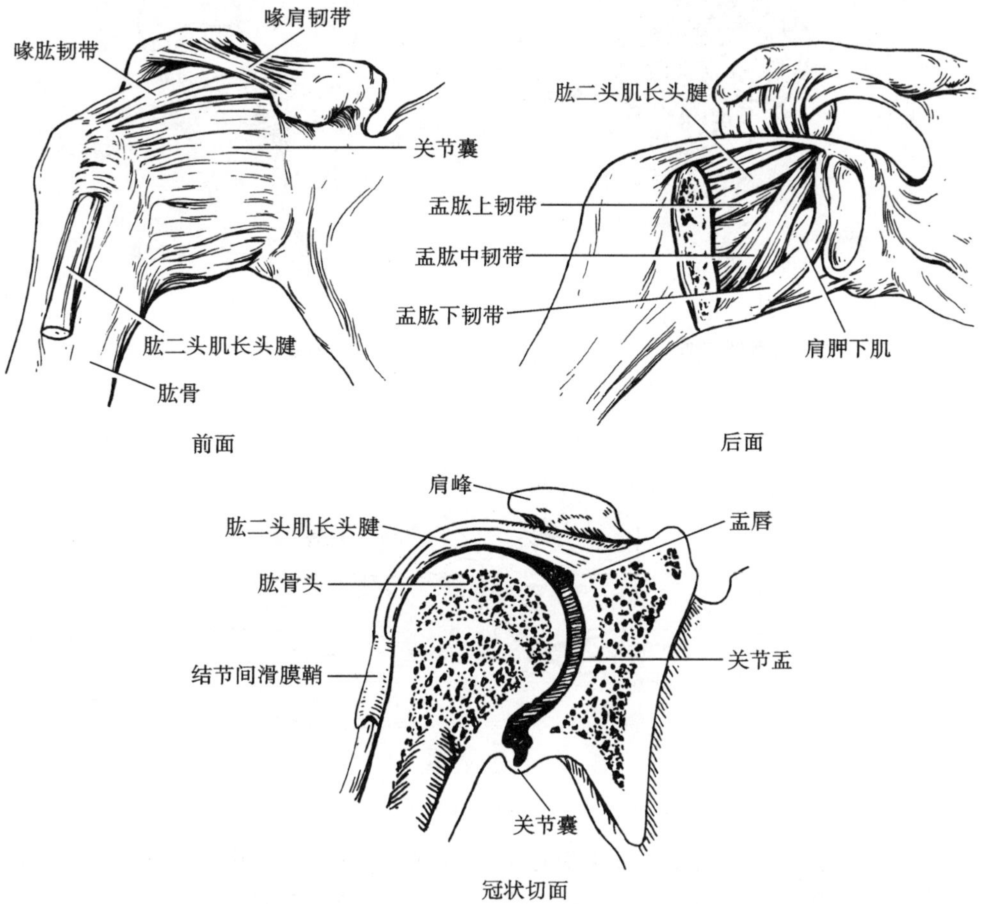

图 3-15 肩关节

肩关节囊薄而松弛，起于关节盂缘，止于肱骨解剖颈，在内侧可达肱骨外科颈。关节囊的滑膜层膨出形成滑液鞘或滑膜囊，以利于肌腱的活动。肱二头肌长头腱就在结节间滑液鞘内穿过关节。关节囊的上壁有喙肱韧带，前壁和后壁也有许多肌腱加入，以增加关节的稳固性。囊的下壁相对较为薄弱，故肩关节脱位时，肱骨头常从下壁脱出，发生前下方脱位。肩关节是全身最灵活的关节，可做三轴运动，即冠状轴上的屈和伸，矢状轴上的收和展，垂直轴上的旋内、旋外及环转运动。

2. 肘关节（elbow joint） 由肱骨下端与尺骨、桡骨上端构成的复关节，包括三个关节（图 3-16）。

（1）**肱尺关节**（humeroulnar joint）：由肱骨滑车和尺骨滑车切迹构成。

（2）**肱桡关节**（humeroradial joint）：由肱骨小头和桡骨头关节凹构成。

（3）**桡尺近侧关节**（proximal radioulnar joint）：由桡骨环状关节面和尺骨桡切迹构成。

肘关节囊将上述 3 个关节共同包裹，前、后壁薄而松弛，两侧壁厚而紧张，并有**桡侧副韧带**（radial collateral ligament）和**尺侧副韧带**（ulnar collateral ligament）加强。囊的后壁最薄弱，故常见桡骨、尺骨两骨向后脱位，移向肱骨的后上方。在桡骨环状关节面的周围有**桡骨环状韧带**（annular ligament of radius），其两端附着于尺骨桡切迹的前、后缘，与尺骨桡切迹共同构成

Note

45

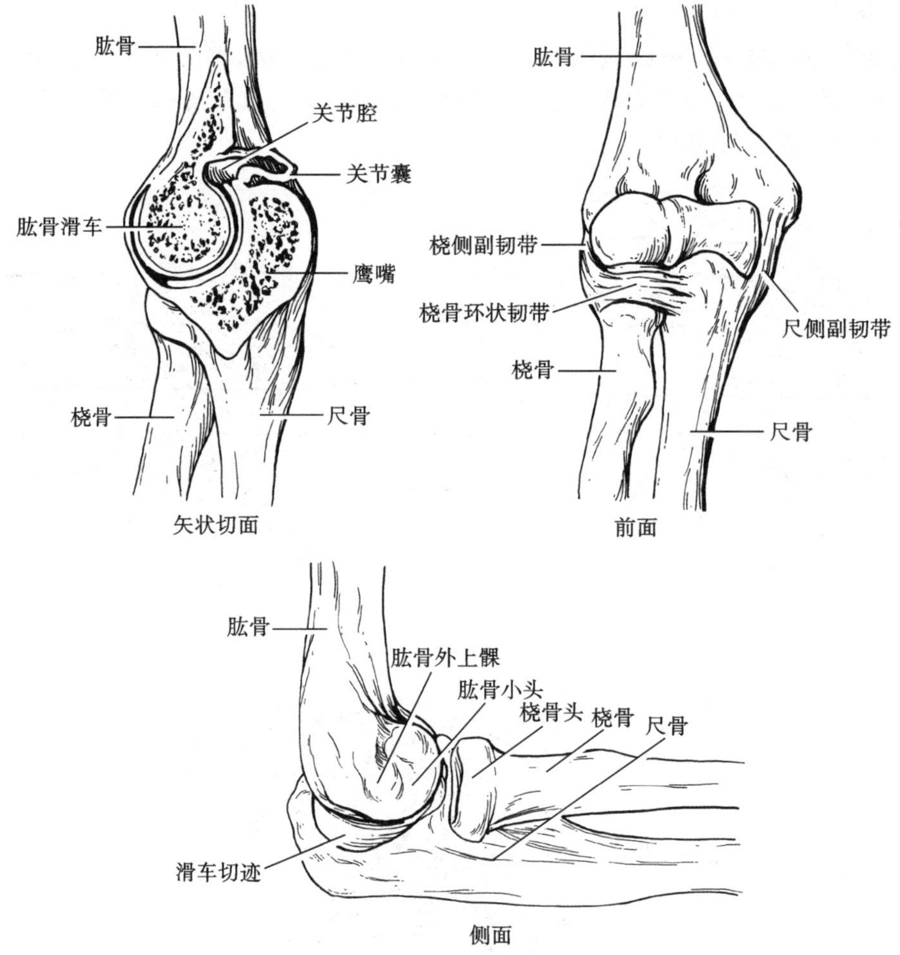

矢状切面

前面

侧面

图 3-16　肘关节

一个上口大、下口小的骨纤维环来容纳桡骨头,防止桡骨头脱出。幼儿 4 岁前,桡骨头尚在发育中,环状韧带松弛,在肘关节伸直位猛力牵拉前臂时,桡骨头易被环状韧带卡住,或环状韧带部分夹在肱骨、桡骨之间,从而发生桡骨小头半脱位。

肘关节的运动以肱尺关节为主,可做屈、伸运动。肱桡关节能做屈、伸和旋前、旋后运动,桡尺近侧关节与桡尺远侧关节联合可使前臂旋前和旋后。

肱骨内、外上髁和尺骨鹰嘴都易在体表扪及。当肘关节伸直时,此三点位于一条直线上,当肘关节屈至 90°时,此三点的连线构成一尖端朝下的等腰三角形。肘关节发生脱位时,鹰嘴移位,三点的位置关系发生改变,而肱骨髁上骨折时,三点的位置关系不变。

3. 桡尺连结　桡骨、尺骨借桡尺近侧关节、桡尺远侧关节和前臂骨间膜相连。

(1) **桡尺近侧关节**:见"肘关节"部分。

(2) **桡尺远侧关节**(distal radioulnar joint):由尺骨头环状关节面构成关节头,桡骨的尺切迹及自下缘至尺骨茎突根部的关节盘共同构成关节窝。关节盘为三角形纤维软骨板,将尺骨头与腕骨隔开。关节囊松弛,附着于关节面和关节盘周缘。桡尺近侧和远侧关节是联合关节,前臂可做旋转运动。运动时,桡骨头在原位自转,而桡骨下端连同关节盘围绕尺骨头旋转,实际上只是桡骨做旋转运动。当桡骨转至尺骨前方并与之相交叉时,手背向前,称为旋前;与此相反的运动,即桡骨转回到尺骨外侧,称为旋后。

(3) **前臂骨间膜**(interosseous membrane of forearm):连接尺骨和桡骨的骨间缘之间的坚韧纤维膜(图 3-17)。纤维方向是从桡骨斜向下内达尺骨。当前臂处于旋前或旋后位时,骨间膜松弛。前臂处于半旋前位时,骨间膜最紧张。因此,处理前臂骨折时,应将前臂固定于半旋前或半旋后位,以防骨间膜挛缩,影响前臂愈合后的旋转功能。

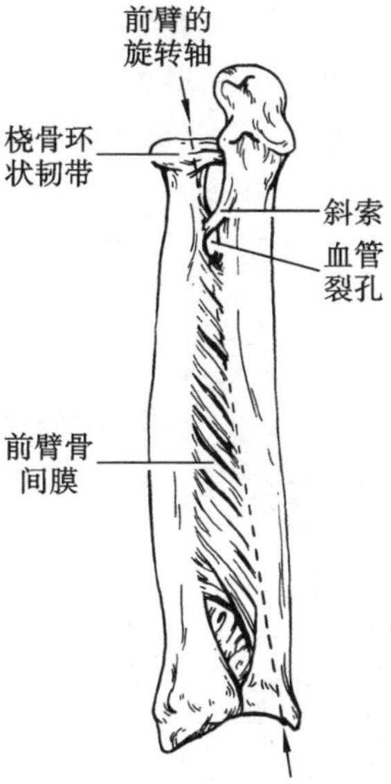

图 3-17　前臂骨的连接

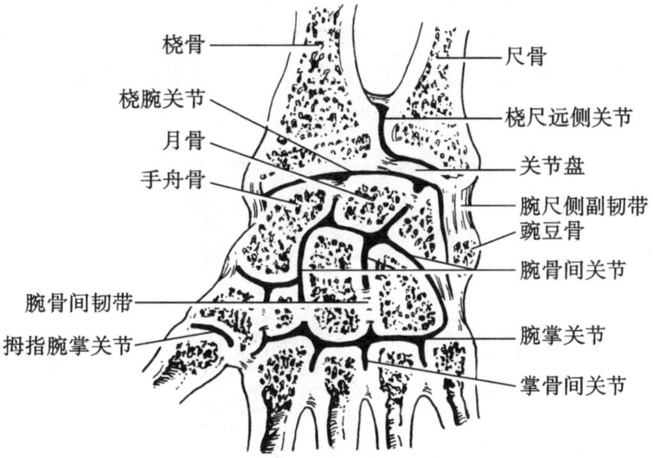

图 3-18　手关节(冠状切面)

4. 手关节(joint of hand)(图 3-18)　包括桡腕关节、腕骨间关节、腕掌关节、掌骨间关节、掌指关节和指骨间关节。

(1) **桡腕关节**(radiocarpal joint):又称**腕关节**(wrist joint),由手舟骨、月骨和三角骨的近侧关节面作为关节头,桡骨的腕关节面和尺骨头下方的关节盘作为关节窝而构成。关节囊松弛,周围都有韧带加强,其中掌侧韧带最为坚韧,所以腕的后伸运动受限。桡腕关节可做屈、伸、展、收及环转运动。

(2) **腕骨间关节**(intercarpal joint):相邻各腕骨之间构成的关节,在近侧列和远侧列之间的为腕中关节。各腕骨间关节腔彼此相通,只能做轻微的滑动和转动。

(3) **腕掌关节**(carpometacarpal joint):由远侧列腕骨与 5 个掌骨底构成。除拇指和小指的腕掌关节外,其余各指的腕掌关节运动范围极小。**拇指腕掌关节**(carpometacarpal joint of thumb)是由大多角骨与第 1 掌骨底构成的鞍状关节。关节囊厚而松弛,可做屈、伸、收、展、环转和对掌运动。由于第 1 掌骨的位置向内侧旋转了近 90°,故拇指的屈、伸运动发生在冠状面上,即拇指在手掌平面上向掌心靠拢为屈,离开掌心为伸。而拇指的收、展运动发生在矢状面上,即拇指在与手掌垂直的平面上离开示指为展,靠拢示指为收。对掌运动则是拇指向掌心、拇指尖与其余四指尖掌侧面相接触的运动。这一运动加深了手掌的凹陷,是人类进行握持和精细操作时所必需的主要动作。

(4) **掌骨间关节**(intermetacarpal joint):第 2～5 掌骨底相互之间的平面关节,其关节腔与腕掌关节腔交通。

(5) **掌指关节**(metacarpophalangeal joint):由第 1～5 掌骨头与近节指骨底构成。关节囊薄而松弛,其前、后有韧带增强,可做屈、伸、收、展及环转运动。

(6) **指骨间关节**(interphalangeal joint of hand):共 9 个,由各指相邻两节指骨的底和滑车构成,是典型的滑车关节。关节囊松弛,两侧有韧带加强,只能做屈、伸运动。

二、下肢骨的连接

下肢骨的连接包括下肢带骨的连接和自由下肢骨的连接。下肢带骨的连接为髋骨的连

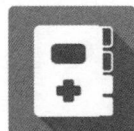

接。自由下肢骨的连接包括髋关节、膝关节、胫骨和腓骨之间的连接、足关节。

（一）下肢带骨的连接

1. 骶髂关节（sacroiliac joint） 由髂骨和骶骨的耳状面构成,关节面凹凸不平,彼此结合得十分紧密。关节囊紧张,有骶髂前、后韧带加强。对妊娠妇女,其活动度可稍增大。

2. 髋骨与脊柱之间的连接 借**髂腰韧带**（iliolumbar ligament）、**骶结节韧带**（sacrotuberous ligament）和**骶棘韧带**（sacrospinous ligament）加固。其中骶棘韧带与坐骨大切迹围成坐骨大孔,骶棘韧带、骶结节韧带和坐骨小切迹围成坐骨小孔,有肌肉、血管和神经等从盆腔经坐骨大、小孔达臀部和会阴（图3-19）。

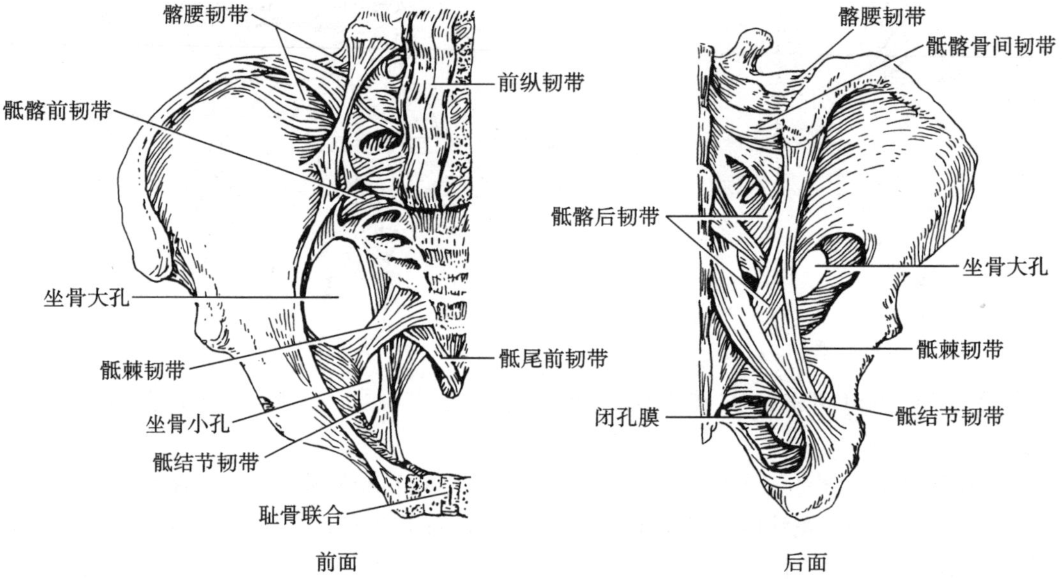

图 3-19 骨盆的韧带

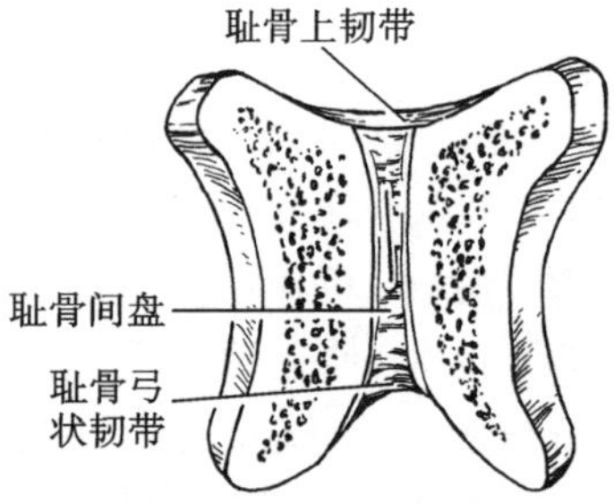

图 3-20 耻骨联合（冠状切面）

3. 耻骨联合（pubic symphysis） 由两侧耻骨联合面借纤维软骨构成的耻骨间盘连接而成,其上、下方分别有连接两侧耻骨的耻骨上韧带和耻骨弓状韧带。耻骨联合的活动甚微,但在分娩过程中,耻骨间盘中的裂隙增宽,以增大骨盆的径线（图3-20）。

4. 髋骨的固有韧带 此即**闭孔膜**（obturator membrane）,它封闭闭孔并为盆内、外肌肉提供附着面。膜的上部与闭孔沟围成**闭膜管**（obturator canal）,有神经、血管通过。

5. 骨盆（pelvis） 由左、右髋骨和骶骨、尾骨以及其间的骨连结构成。骨盆可由骶骨岬向两侧经弓状线、耻骨梳、耻骨结节至耻骨联合上缘构成的环状线,分为上方的大骨盆（假骨盆）和下方的小骨盆（真骨盆）。

大骨盆（greater pelvis）由界线上方的髂骨翼和骶骨构成。由于骨盆向前呈倾斜状,故大骨盆几乎没有前壁。

小骨盆（lesser pelvis）是大骨盆向下延伸的骨性狭窄部,可分为骨盆上口、骨盆下口和骨盆腔。骨盆上口由上述界线围成。骨盆下口由尾骨尖、骶结节韧带、坐骨结节、坐骨支、耻骨支和耻骨联合下缘围成。两侧坐骨支与耻骨下支连成耻骨弓,它们之间的夹角称为耻骨下角。骨盆上、下口之间的腔称为骨盆腔,腔内有直肠、膀胱和部分生殖器官。小骨盆腔是一前壁短、侧壁和后壁较长的弯曲通道,其中轴为骨盆轴,分娩时,胎儿循此轴娩出（图3-21）。

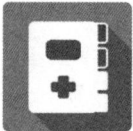

图 3-21 骨盆径线

骨盆是躯干与自由下肢骨之间的骨性成分,起着传导重力和支持、保护盆腔脏器的作用。人体直立时,体重自第 5 腰椎、骶骨经两侧的骶髂关节、髋臼传导至两侧的股骨头,再由股骨头往下到达下肢。当人在坐位时,重力由骶髂关节传导至两侧坐骨结节(图 3-22)。

图 3-22 骨盆的力传导方向

女性骨盆是胎儿娩出的产道,故男、女性骨盆有明显的差异,主要差别见表 3-1。

表 3-1 男性和女性骨盆的特点

部位	男性	女性
骨盆上口	心形	椭圆形
骨盆下口	较窄小	较宽大
骨盆腔	高而窄,呈漏斗形	短而宽,呈圆筒形
岬	突出较大	突出较小
耻骨下角	小,70°～75°	大,90°～100°

（二）自由下肢骨的连接

1. 髋关节(hip joint)　由髋臼与股骨头构成。髋臼周有髋臼唇加深,股骨头大部分陷入髋臼内。髋关节的关节囊坚韧致密,向上附着于髋臼周缘及横韧带,向下附着于股骨颈,前面

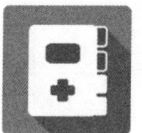

Note

达转子间线,后面包裹股骨颈的内侧 2/3(图 3-23、图 3-24),使股骨颈骨折有囊内、囊外骨折之分。关节囊周围有韧带加强,其中最坚韧的是**髂股韧带**(iliofemoral ligament),起自髂前下棘,呈"人"字形向下经囊的前方,止于转子间线,可限制大腿过伸,对维持人体直立姿势有重要作用。关节囊内还有**股骨头韧带**(ligament of head of femur),连接于股骨头凹和髋臼横韧带之间,为滑膜所包被,内含营养股骨头的血管。

髋关节可做三轴的屈、伸、展、收、旋内、旋外以及环转运动,但运动幅度远不及肩关节,具有较大的稳固性。髋关节囊的后下部相对较薄弱,髋关节脱位时,股骨头易向下方脱出。

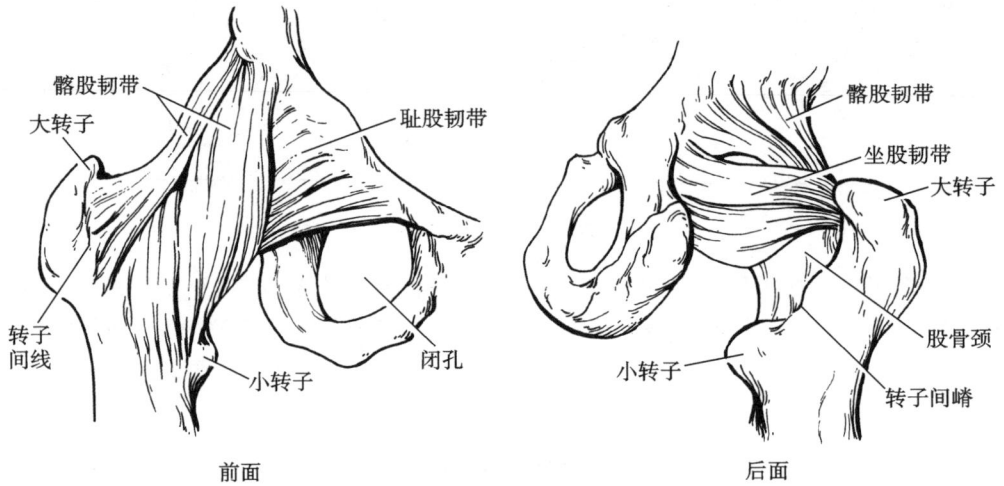

图 3-23　髋关节

图 3-24　髋关节(冠状切面)

2. 膝关节(knee joint)　由股骨下端、胫骨上端和髌骨构成,是人体最大、最复杂的关节。髌骨与股骨的髌面相接,股骨的内、外侧髁分别与胫骨的内、外侧髁相对。膝关节的关节囊薄而松弛,周围有韧带加固,以增加关节的稳定性。囊的前壁有股四头肌腱、髌骨和附于胫骨粗隆的**髌韧带**(patellar ligament),它是股四头肌腱的延续。后壁有**腘斜韧带**(oblique popliteal ligament);关节内、外侧有**胫侧副韧带**(tibial collateral ligament)、**腓侧副韧带**(fibular collateral ligament)。关节囊内还有**前交叉韧带**(anterior cruciate ligament)、**后交叉韧带**(posterior cruciate ligament),两者相互交叉,连于股骨与胫骨之间,可防止胫骨沿股骨向前、后移位。前交叉韧带在伸膝时最紧张,能防止胫骨前移。后交叉韧带在屈膝时最紧张,可防止胫骨后移(图 3-25)。

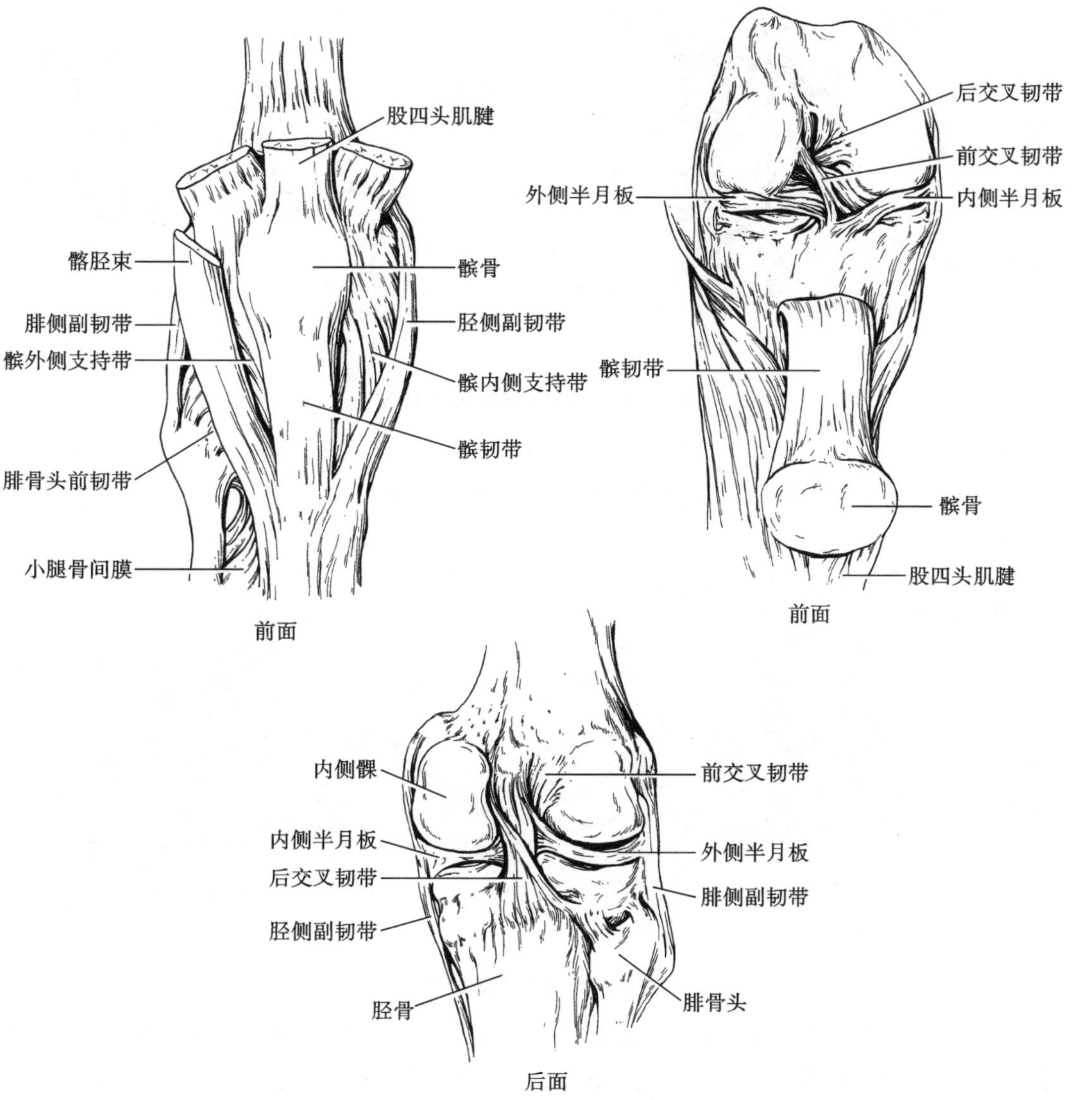

图 3-25 膝关节

在关节囊内，垫在股骨内、外侧髁与胫骨内、外侧髁关节面之间的两块半月形纤维软骨板，分别称为内、外侧半月板。**内侧半月板**（medial meniscus）较大，呈"C"形，前端窄后端宽，外缘与关节囊及胫侧副韧带紧密相连。**外侧半月板**（lateral meniscus）较小，近似"O"形，外缘亦与关节囊相连（图 3-26）。

3. 胫骨和腓骨之间的连接 上端由胫骨外侧髁与腓骨头构成微动的胫腓关节，两骨干之间有坚韧的小腿骨间膜相连，下端借胫腓前、后韧带构成坚强的韧带连结。小腿两骨间的活动度甚小。

4. 足关节（joint of foot） 包括距小腿关节、跗骨间关节、跗跖关节、跖骨间关节、跖趾关节和趾骨间关节。

（1）**距小腿关节**（talocrural joint）（图 3-27）：亦称**踝关节**（ankle joint），由胫骨、腓骨的下端与距骨滑车构成。关节囊附着于各关节面的周围，囊的前、后壁薄而松弛，两侧有韧带增厚加强。内侧有**内侧韧带**（medial ligament），又称三角韧带。**外侧韧带**（lateral ligament）由不连续的三条独立的韧带组成，前为**距腓前韧带**（anterior talofibular ligament），中为**跟腓韧带**

Note

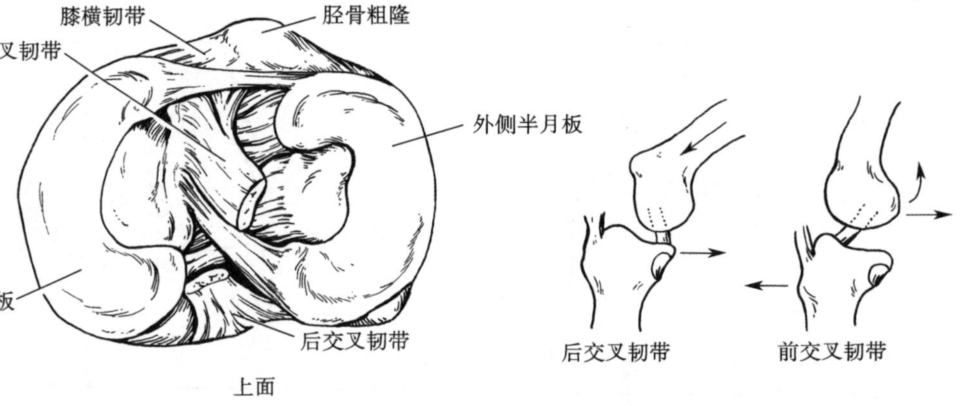

图 3-26 膝关节内韧带和软骨

（calcaneofibular ligament），后为**距腓后韧带**（posterior talofibular ligament）。三条韧带均起自外踝，分别向前、向下和向后内止于距骨及跟骨，均较薄弱。

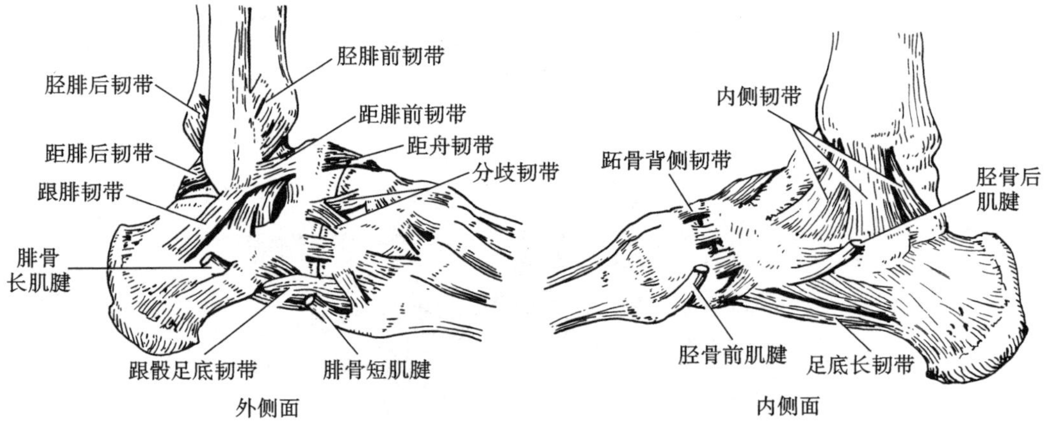

图 3-27 踝关节周围韧带

踝关节可做背屈（伸）和跖屈（屈）运动。距骨滑车前宽后窄，当背屈时，较宽的滑车前部嵌入关节窝内，踝关节较稳定。当跖屈时，由于较窄的滑车后部进入关节窝内，足能做轻微的侧方运动，关节不够稳定，故踝关节扭伤多发生在跖屈（如下山、下坡、下楼梯）的情况。

（2）**跗骨间关节**（intertarsal joint）（图 3-28）：均属于微动的平面关节，以距跟关节（talocalcaneal joint）、**距跟舟关节**（talocalcaneonavicular joint）和**跟骰关节**（calcaneocuboid joint）较为重要，足部其他关节与手相似。跟骰关节和距跟舟关节联合构成**跗横关节**（transverse tarsal joint），又称 Chopart 关节，其关节线横过跗骨中份，呈横位的"S"形，内侧部凸向前，外侧部凸向后，临床上常可沿此线进行足的离断。

5. 足弓（arch of foot）　跗骨和跖骨借其骨连结形成的凸向上的弓，称为足弓（图 3-29）。在灵长目动物中，只有人类的足是基于骨骼的形态而形成明显的弓形。足弓是动态的，它与肌肉、韧带一起构成了功能上不可分割的复合体。足弓习惯上可分为前后方向的内、外侧纵弓和内外方向的一个横弓。足弓增加了足的弹性，使足成为具有弹性的"三脚架"，在行走和跳跃时发挥弹性垫和缓冲震荡的作用。除了依靠各骨的骨连结之外，足底的韧带以及足底的长、短肌腱的牵引对维持足弓也起着重要作用。这些韧带虽然十分坚韧，但缺乏主动收缩能力，一旦被拉长或受损，足弓便有可能塌陷，成为扁平足。

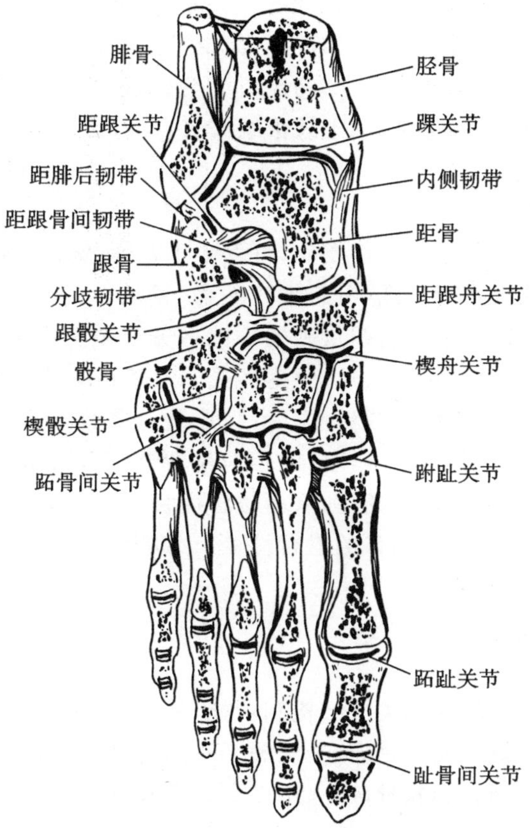
腓骨
胫骨
距跟关节
踝关节
距腓后韧带
内侧韧带
距跟骨间韧带
距骨
跟骨
分歧韧带
距跟舟关节
跟骰关节
骰骨
楔舟关节
楔骰关节
跖骨间关节
跗跖关节
跖趾关节
趾骨间关节

图 3-28　足关节(水平切面)

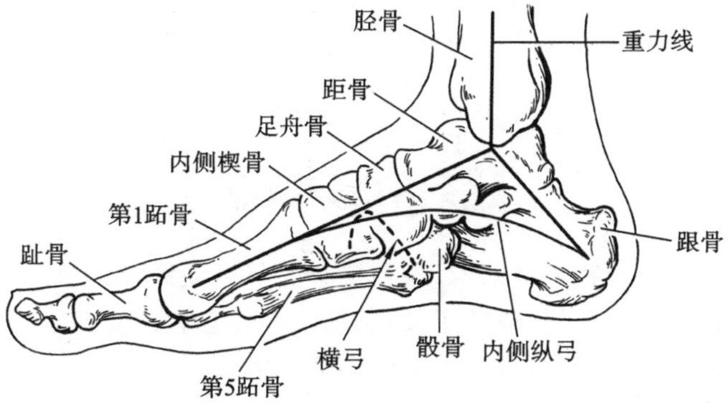
胫骨
重力线
距骨
足舟骨
内侧楔骨
第1跖骨
趾骨
跟骨
横弓
骰骨
内侧纵弓
第5跖骨

图 3-29　足弓

第四节　临床应用要点

一、关节脱位

关节脱位也称脱臼，是指构成关节的上、下两个骨端失去了正常位置，发生错位。关节外伤性脱位大多发生于活动范围大、关节囊和周围韧带不坚强、结构不稳定的关节。以肩、肘、下颌及手指关节较易发生脱位。关节脱位的表现，一是关节处疼痛剧烈；二是关节的正常活动能力丧失;三是关节部位出现畸形。关节脱位后,关节囊、韧带、关节软骨及肌肉等软组织也会受损。一般四肢关节脱位并不会损伤血管和神经,但如果是椎骨的脱位,就有可能损害神经或脊髓,危及生命。X线检查关节正、侧位片可确定有无脱位、脱位的类型和有无合并骨折。需要在麻醉下尽早手法复位,适当固定,以利于软组织修复;及时活动,以恢复关节功能。

二、椎间盘突出症

椎间盘突出症是常见的脊柱退行性疾病,可发生于颈椎、腰椎、胸椎的各个脊柱节段,以腰椎常见。主要表现为髓核含水量降低,引起椎体失稳、松动,以及纤维环坚韧程度降低。在外力因素的作用下,纤维环破裂,髓核组织从破裂处向后方或椎管内突出(或脱出),导致相邻脊神经根受刺激或压迫,从而产生颈、肩、腰、腿疼痛或麻木等相应神经症状。大多数患者可以采用保守治疗方案,经非手术治疗缓解或治愈。治疗原理并非将退行性变突出的椎间盘组织回复原位,而是改变椎间盘组织与受压神经根的相对位置或部分回纳,减轻对神经根的压迫,或者松解神经根的粘连,消除神经根的炎症,从而缓解症状。椎间盘突出症是在退行性变基础上由积累伤导致,积累伤又会加重椎间盘的退行性变,因此预防的重点在于加强腰背肌训练,增加脊柱的内在稳定性,减少积累伤。

三、人工关节置换术

人工关节置换术是指根据人体关节结构和功能,将人工材料制成关节假体,通过手术植入体内,代替患病关节,达到缓解关节疼痛、恢复关节功能的目的。其适用于严重的骨性关节炎,以及其他原因导致的关节面骨和软骨破坏、中度到重度持续性疼痛、活动功能障碍,保守治疗后关节的功能和疼痛无法改善的患者。人工关节置换术的主要目的是缓解关节疼痛,纠正关节畸形,恢复关节功能,让患者重新恢复到正常的工作生活中。目前,膝关节置换术和髋关节置换术已日臻成熟,肩关节、肘关节、踝关节等关节置换术也取得了良好的效果。腕关节、指间关节、跖趾关节等小关节置换术因手术操作较简单,手部关节活动的改善明显,在临床上也逐渐得到广泛的开展。

本章知识点

1. 滑膜关节的基本结构和辅助结构,以及滑膜关节运动形式。
2. 椎间盘的形态结构、功能及临床意义,黄韧带的位置和功能。
3. 脊柱的组成,以及脊柱整体观的形态与功能的特点。
4. 胸廓的组成、形态和功能,以及骨性胸廓的运动。
5. 颞下颌关节的形态、结构及其运动。
6. 肩关节的组成、形态、结构和功能特点。
7. 肘关节的组成、形态结构和运动。
8. 桡尺关节的组成及运动形式、功能意义。
9. 桡腕关节的形态、结构和运动。
10. 拇指腕掌关节的构成与特殊运动形式、功能意义。
11. 骨盆的构成、形态、结构及大、小骨盆分界线。
12. 髋关节、膝关节的形态结构和功能。
13. 距骨小腿关节(踝关节)的组成、形态、结构及其运动。

(于光印)

第四章 肌 学

第一节 总 论

　　肌(muscle)可根据组织结构和功能不同分为心肌、平滑肌和骨骼肌。**心肌**(cardiac muscle)为心壁主要组成部分,**平滑肌**(smooth muscle)主要分布于内脏的中空性器官及血管壁,心肌与平滑肌不直接受人的意志支配。**骨骼肌**(skeletal muscle)是运动系统的动力部分,多数附着于骨骼,主要存在于躯干和四肢,受人的意识控制,又称**随意肌**(voluntary muscle)。骨骼肌在人体内分布极为广泛,有600多块,约占体重的40%。每块肌都具有一定的位置、形态、结构和辅助装置,并有丰富的血管、淋巴管和神经分布,执行一定的功能,所以每块肌都可视为一个器官。

一、肌的形态和构造

　　肌包括肌腹和肌腱两个部分。**肌腹**(muscle belly)为肌性部分,主要由肌纤维即肌细胞组成,色红而柔软,有收缩能力。**肌腱**(tendon)主要由平行致密的胶原纤维束构成,色白、强韧而无收缩功能,其抗张强度为肌腹的100多倍。肌多借肌腱附着于骨骼。

　　肌的形态多样,按其外形大致可分为长肌、短肌、扁肌和轮匝肌四种(图4-1)。**长肌**(long muscle)的肌束与肌的长轴平行,收缩时肌显著缩短,可引起大幅度的运动,多见于四肢。有些长肌起端有2个及以上的头,以后合成1个肌腹,称为二头肌、三头肌或四头肌;有些长肌的肌腹被中间腱分成两个部分,如肩胛舌骨肌等,或由腱划分成多个部分,如腹直肌;还有些长肌肌束斜行排于腱的两侧或一侧,形如羽毛或半侧羽毛,称为羽肌或半羽肌,如趾长屈肌、趾长伸肌等,多个小的半羽肌或羽肌组成多羽肌,如三角肌等。**短肌**(short muscle)外形小而短,具有明显的节段性,收缩幅度较小,多见于躯干深层。**扁肌**(flat muscle)宽扁呈薄片状,除具有运动功能外,还兼有保护内脏的作用,多见于胸腹壁,其腱性部分呈薄膜状,称**腱膜**(aponeurosis)。**轮匝肌**(orbicular muscle)主要由环形肌纤维构成,位于孔裂周围,收缩时可以关闭孔裂。

二、肌的起止、配置和作用

　　肌通常以两端附于两块或两块以上的骨,中间跨过一个或多个关节。肌收缩时,两块骨彼此靠近或分离而产生运动,其中一块骨的位置相对固定,而另一块骨相对移动。肌在固定骨上的附着点,称为起点或定点;在移动骨上的附着点,称为止点或动点(图4-2)。通常把靠近身体正中面或四肢,位于近侧端的附着点看作起点,反之为止点。肌在骨上的起点、止点是相对的,在一定条件下可以互相转换。

　　肌在关节周围的配置方式与关节的运动轴密切相关,即在一个运动轴的相对侧至少配置两组作用相反的肌或肌群,这些在作用上相互对抗的肌或肌群称为**拮抗肌**(antagonist

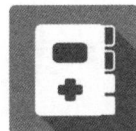

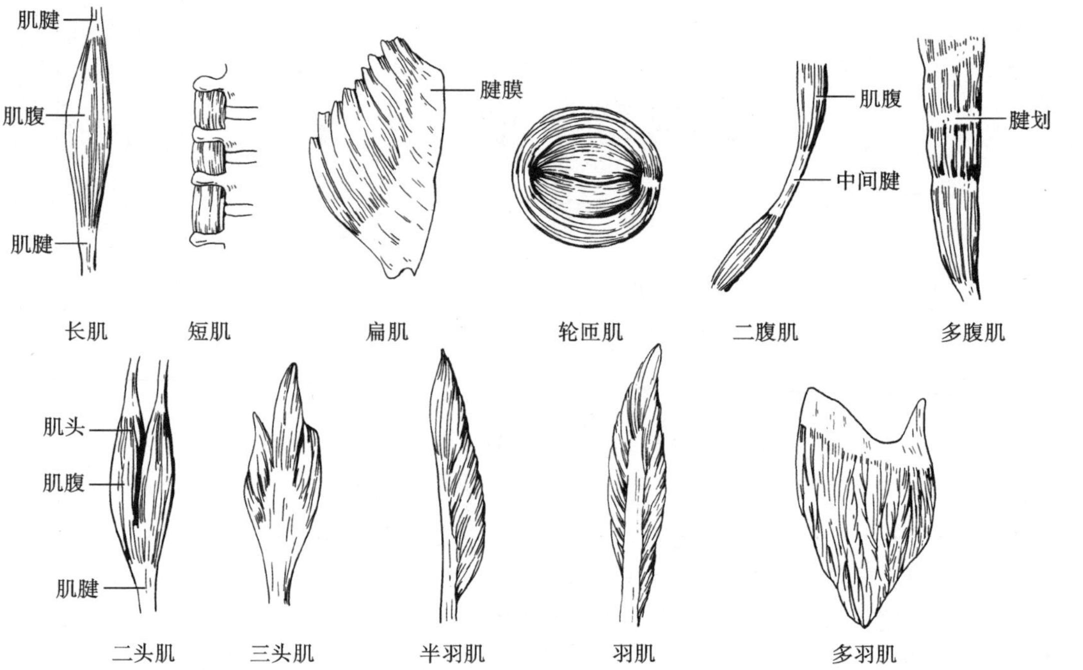

图 4-1　肌的各种形态

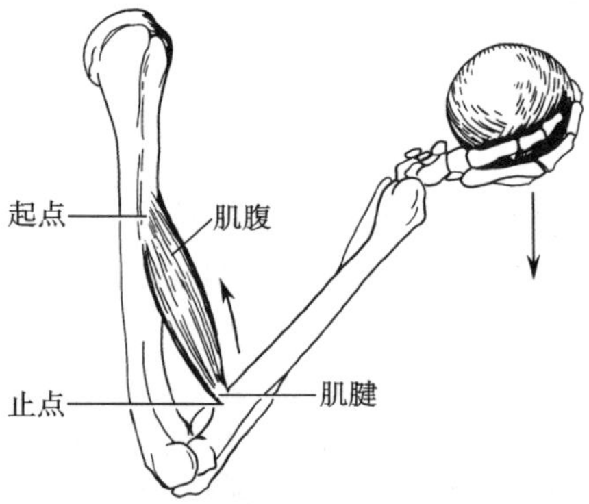

长肌　　短肌　　扁肌　　轮匝肌　　二腹肌　　多腹肌

二头肌　　三头肌　　半羽肌　　羽肌　　多羽肌

图 4-2　肌的起、止点

muscle）；而位于关节运动轴同侧并具有相同作用的两块或多块肌，称为**协同肌**（synergist muscle）。各关节运动轴数目不同，因而其周围配置的肌组数量也不相同。一块肌如与两个以上的关节运动有关，即可产生两个以上的动作，如股四头肌跨过髋关节和膝关节的前方，故既能屈髋关节，又能伸膝关节。

三、肌的命名

肌通常按照其位置、形态、大小、起止点、作用或肌束走行方向等来命名。如肋间内肌、肋间外肌等按其位置命名；斜方肌、三角肌等按其形态命名；肱二头肌、小腿三头肌等按肌的位置和形态综合命名；胸大肌、臀大肌等按肌的位置和大小综合命名；胸锁乳突肌、肩胛舌骨肌等按其起止点命名；旋后肌、拇收肌等按其作用命名；腹外斜肌、腹横肌等是根据肌位置和肌束走行方向命名的。

四、肌的辅助装置

肌的周围有筋膜、滑膜囊、腱鞘和籽骨等辅助装置，具有保持肌的位置、保护和协助肌活动的作用。

（一）筋膜

筋膜（fascia）由结缔组织构成，分为浅筋膜和深筋膜两种（图 4-3）。**浅筋膜**（superficial fascia）又称皮下筋膜、皮下组织或皮下脂肪，位于真皮之下，包被全身各部，由疏松结缔组织构成，富含脂肪；浅筋膜内还有浅动脉、皮下静脉、皮神经及淋巴管，有些局部还可有乳腺和皮肌。某些部位如下腹部及会阴部，浅筋膜分两层，浅层含脂肪较多，深层呈膜状。**深筋膜**（deep fascia）又称固有筋膜，位于浅筋膜的深面，包被体壁和四肢的肌、血管和神经等，由致密结缔组

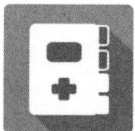

织构成。深筋膜与肌的关系密切,可随肌的分层而分层;在四肢,深筋膜插入肌群之间,并附着于骨,形成肌间隔,将功能、发育过程和神经支配不同的肌群分隔开来,肌间隔与包被肌群的深筋膜构成筋膜鞘,可保证肌群单独进行活动;在腕部和踝部,深筋膜增厚形成支持带,对经过其深部的肌腱有支持和约束作用;在某些部位,它可供肌附着。深筋膜还包绕血管、神经形成血管神经鞘。

图 4-3 大腿中部水平切面(示筋膜)

(二) 滑膜囊

滑膜囊(synovial bursa)为封闭的结缔组织囊,形扁、壁薄,内有滑液,多位于肌或肌腱与骨面相接触处,以减少两者之间的摩擦。

(三) 腱鞘

腱鞘(tendinous sheath)是包围在肌腱外面的鞘管,存在于活动性较大的部位,如腕、踝、手指和足趾等处。腱鞘可分为纤维层和滑膜层两个部分,腱鞘的**纤维层**(fibrous layer)又称**腱纤维鞘**(fibrous sheath of tendon),位于腱鞘外层,为深筋膜增厚所形成的骨性纤维性管道,起滑车和约束肌腱的作用;腱鞘的**滑膜层**(synovial layer)又称**腱滑膜鞘**(synovial sheath of tendon),位于腱纤维鞘内,是由滑膜构成的双层圆筒形鞘。其内层包在肌腱表面,称为脏层,外层紧贴在纤维层的内面和骨面,称为壁层。脏、壁两层相互移行,形成腔隙,内含少量滑液,使肌腱能在鞘内自由滑动。腱滑膜鞘从骨面移行到肌腱的部分,称为**腱系膜**(mesotendon),供应肌腱的血管由此通过(图 4-4)。

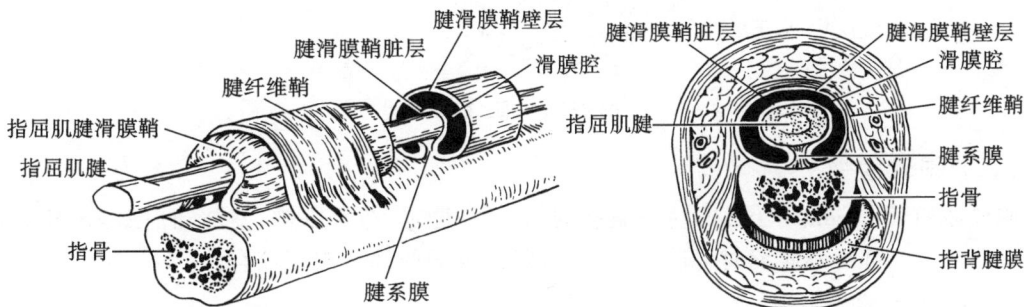

图 4-4 腱鞘示意图

（四）籽骨

籽骨（sesamoid bone）是发生在某些肌腱内的扁圆形小骨，髌骨是人体最大的籽骨。在运动中，籽骨可减少肌腱与骨面的摩擦并改变骨骼肌的牵引方向。

第二节　头　肌

头肌（muscle of head）可分为面肌和咀嚼肌两个部分。

一、面肌

面肌（facial muscle）为面部扁薄的皮肌，位置浅表，大多起自颅骨的不同部位，止于面部皮肤，主要分布于面部口、眼、鼻等孔、裂周围，可分为环形肌和辐射状肌两种，有闭合或开大上述孔、裂的作用，同时牵动面部皮肤显示喜、怒、哀、乐等各种表情，故面肌又称表情肌。

（一）颅顶肌

颅顶肌（epicranius）为颅顶部阔而薄的肌，如左、右各一的枕额肌（图 4-5、图 4-6）。**枕额肌**（occipitofrontalis）由前、后两个肌腹及中间的**帽状腱膜**（galea aponeurotica）构成。前部的肌腹称**额腹**（frontal belly），位于额部皮下，止于眉部皮肤；后部的肌腹称**枕腹**（occipital belly），位于枕部皮下，起自枕骨。

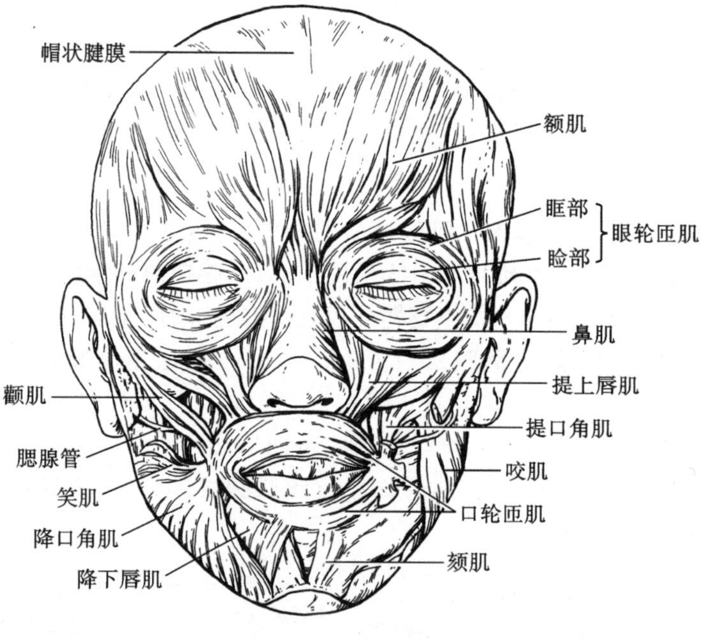

图 4-5　头肌（前面）

（二）眼轮匝肌

眼轮匝肌（orbicularis oculi）位于眼裂周围，呈椭圆形，分为眶部、睑部和泪囊部（图 4-5、图 4-6、图 4-7）。睑部纤维收缩时可眨眼，与眶部纤维共同收缩使眼裂闭合。

（三）口周围肌

口周围肌包括环形肌和辐射状肌。环绕口裂的环形肌称**口轮匝肌**（orbicularis oris），收缩

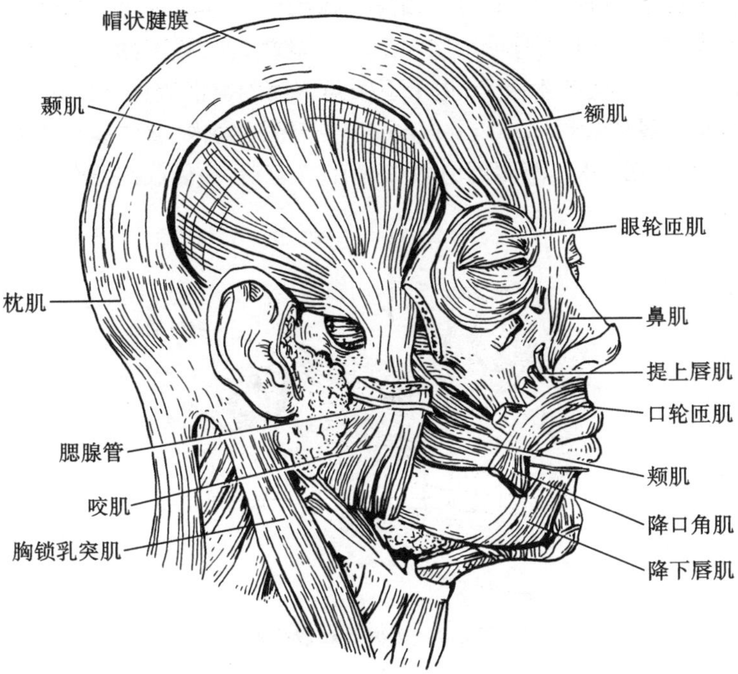

图 4-6 头肌(侧面)

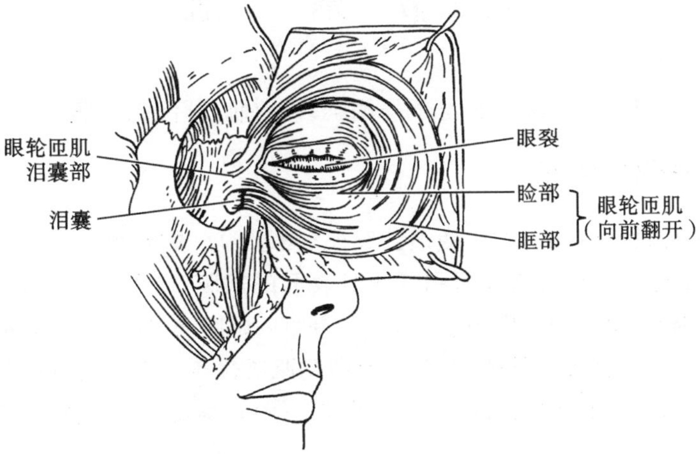

帽状腱膜
颞肌
额肌
眼轮匝肌
枕肌
鼻肌
提上唇肌
口轮匝肌
腮腺管
颊肌
咬肌
降口角肌
胸锁乳突肌
降下唇肌

图 4-7 眼轮匝肌分部

眼轮匝肌
泪囊部
眼裂
睑部
眼轮匝肌
(向前翻开)
泪囊
眶部

时闭口,并使上、下唇与牙贴紧(图 4-5、图 4-6)。辐射状肌分别位于口、唇的上、下方,能上提上唇、降下唇或拉口角向上、向下或向外侧。辐射状肌中较重要的是**颊肌**(buccinator),起自面颊深层,止于口角(图 4-6)。收缩时使唇、颊贴紧牙齿,帮助咀嚼和吸吮,并可将口角拉向外侧。

（四）鼻肌

鼻肌(nasalis)为几块不发达的薄扁小肌,分布在鼻孔周围,有开大或缩小鼻孔的作用(图 4-5、图 4-6)。

二、咀嚼肌

咀嚼肌(masticatory muscle)包括咬肌、颞肌、翼内肌和翼外肌,配布于颞下颌关节周围,参与咀嚼运动。**咬肌**(masseter)起自颧弓的下缘和内面,肌纤维斜向后下止于咬肌粗隆(图

Note

4-6),收缩时上提下颌骨,同时向前牵引下颌骨。**颞肌**(temporalis)起自颞窝,肌束如扇形向下会聚,通过颧弓的深面,止于下颌骨的冠突(图 4-6),收缩时上提下颌骨,并可向后牵拉下颌骨。**翼内肌**(medial pterygoid)起自翼突窝,止于下颌角内面的翼肌粗隆(图 4-8),收缩时上提下颌骨,并使其向前运动。**翼外肌**(lateral pterygoid)位于颞下窝内,起自蝶骨大翼下面和翼突外侧面,向后外止于下颌颈(图 4-8),两侧同时收缩做张口运动;一侧收缩则使下颌移向对侧。

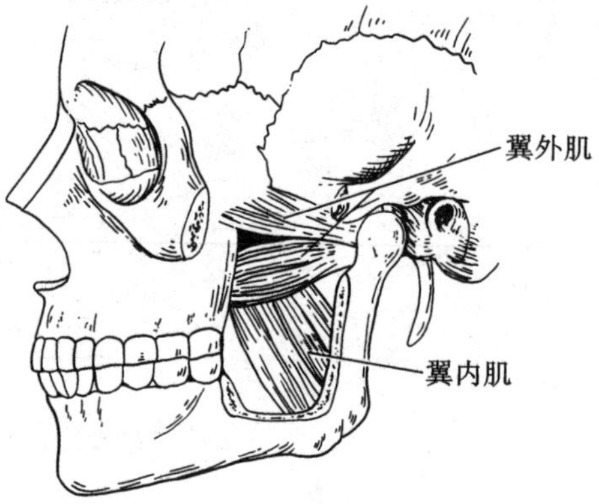

图 4-8　翼内肌和翼外肌

第三节　颈　　肌

颈肌可依其所在位置分为颈浅肌与颈外侧肌、颈前肌、颈深肌三群。

一、颈浅肌与颈外侧肌

颈浅肌与颈外侧肌包括颈阔肌和胸锁乳突肌(图 4-9)。**颈阔肌**(platysma)是位于颈部浅筋膜内的皮肌,薄而宽阔。起自胸大肌和三角肌表面的筋膜,向上内止于口角、下颌骨下缘及面下部皮肤,收缩时拉口角及下颌向下,并使颈部皮肤出现皱褶。**胸锁乳突肌**(sternocleidomastoid)位于颈部两侧,大部分为颈阔肌所覆盖。起自胸骨柄前面和锁骨的胸骨端,二头会合斜向后上方,止于颞骨的乳突,作用是一侧收缩使头向同侧倾斜,脸转向对侧;两侧同时收缩使头后仰。

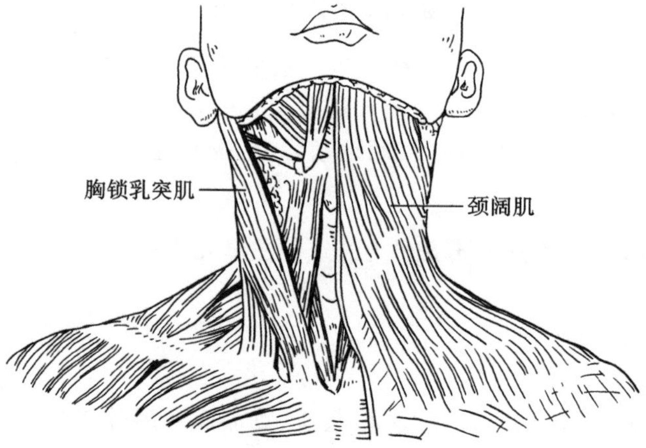

图 4-9　颈浅肌与颈外侧肌(前面)

二、颈前肌

颈前肌包括舌骨上肌群和舌骨下肌群(图 4-10、图 4-11、图 4-12)。

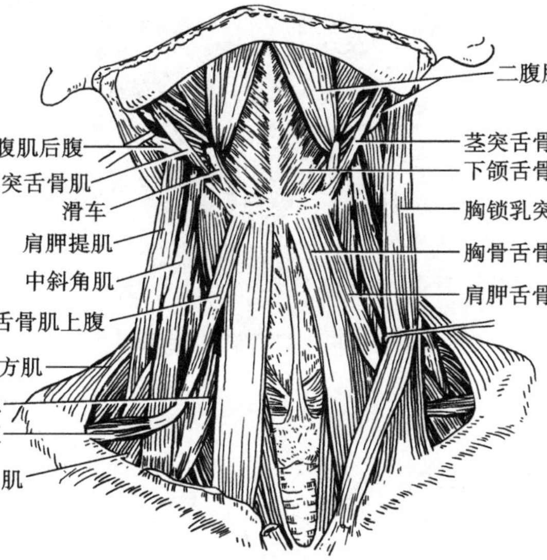

图 4-10 颈肌(前面)

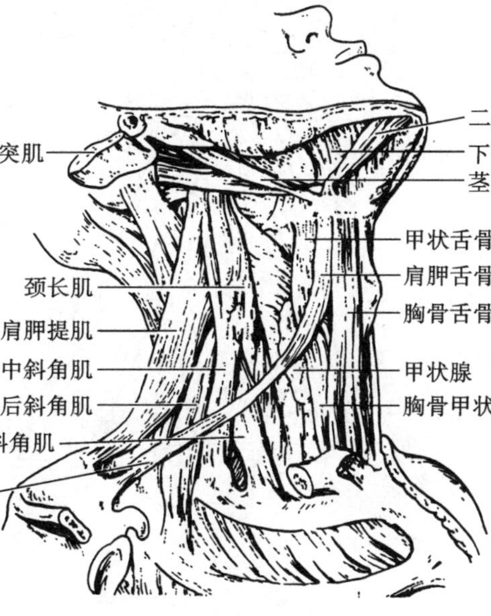

图 4-11 颈肌(侧面)

舌骨上肌群位于舌骨与下颌骨和颅底之间,每侧有 4 块肌,皆止于舌骨,分别是**二腹肌**(digastric)、**下颌舌骨肌**(mylohyoid)、**茎突舌骨肌**(stylohyoid)和**颏舌骨肌**(geniohyoid)。

舌骨下肌群位于颈前部、舌骨下方正中线的两旁,居喉、气管、甲状腺的前方。每侧有 4 块肌,分浅、深两层排列,各肌的起、止点与其名称相一致,分别是**胸骨舌骨肌**(sternohyoid)、**肩胛舌骨肌**(omohyoid)、**胸骨甲状肌**(sternothyroid)和**甲状舌骨肌**(thyrohyoid)。

舌骨上肌群的作用是上提舌骨,并可使舌升高;当舌骨固定时,可拉下颌骨向下而张口。舌骨下肌群的作用是下降舌骨和喉。

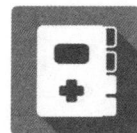

Note

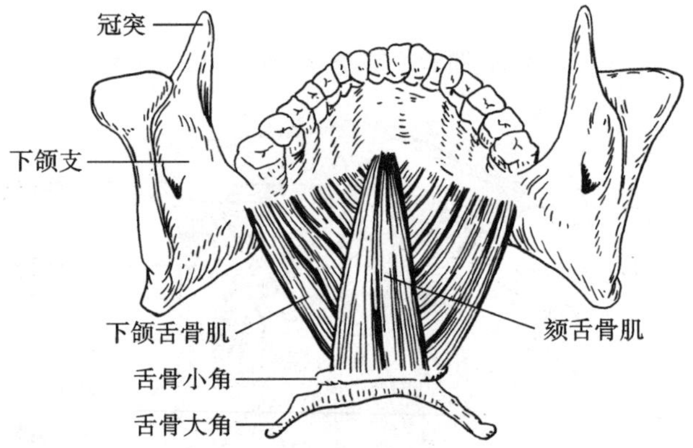

图 4-12　口底部肌(后面)

三、颈深肌

颈深肌可分为内、外侧两群(图 4-13)。

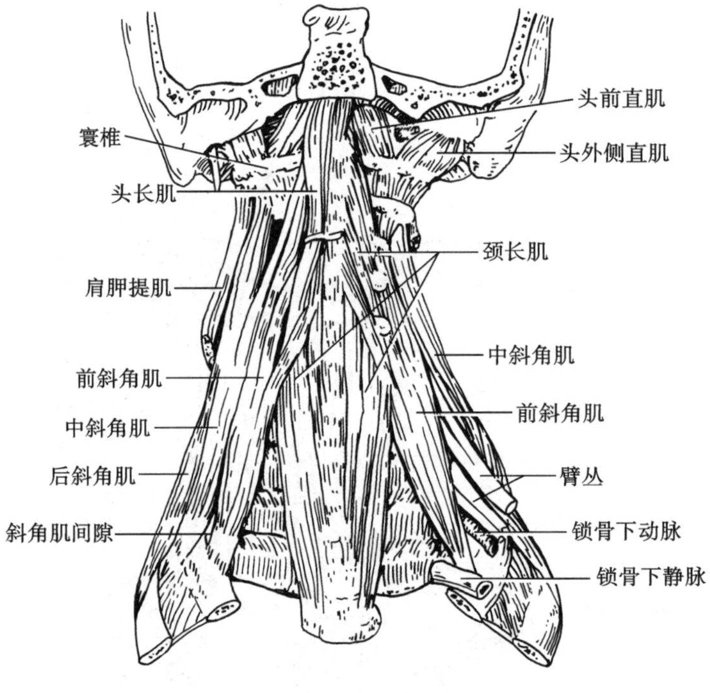

图 4-13　颈深肌群

外侧群位于脊柱颈段的两侧,有**前斜角肌**(scalenus anterior)、**中斜角肌**(scalenus medius)和**后斜角肌**(scalenus posterior)。各肌均起自颈椎横突;前、中斜角肌止于第 1 肋,后斜角肌止于第 2 肋。前、中斜角肌与第 1 肋之间的间隙为**斜角肌间隙**(scalene fissure),有锁骨下动脉和臂丛神经通过。当胸廓固定时,一侧斜角肌收缩使颈向同侧屈,两侧同时收缩使颈前屈;当颈部固定时,两侧肌收缩可上提第 1、2 肋助吸气。

内侧群位于脊柱颈段前面、正中线的两侧,每侧有**头长肌**(longus scapitis)、**颈长肌**(longus colli)、**头前直肌**(rectus capitis anterior)和**头外侧直肌**(rectus capitis lateralis)共 4 块肌。其中,一侧头长肌和颈长肌收缩使颈向同侧屈;两侧同时收缩使颈前屈。

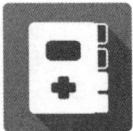

第四节 躯 干 肌

躯干肌可分为背肌、胸肌、膈肌、腹肌和会阴肌。会阴肌(包括盆肌)在生殖系统中叙述。

一、背肌

背肌位于背部,分为背浅肌和背深肌两群。

(一) 背浅肌

背浅肌分为两层,均起自脊柱的不同部位,止于上肢带骨或肱骨。浅层有斜方肌和背阔肌,其深面有肩胛提肌和菱形肌(图 4-14)。

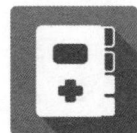

图 4-14 背肌

1. 斜方肌(trapezius) 位于项部和背上部的浅层,为三角形的扁肌,左、右两侧合在一起呈斜方形。以腱膜起自上项线、枕外隆凸、项韧带、第 7 颈椎棘突及全部胸椎棘突,上部纤维斜向外下方,中部纤维平行向外侧,下部纤维斜向外上方,止于锁骨外侧 1/3、肩峰和肩胛冈。作用为拉肩胛骨向脊柱靠拢,上部肌束可上提肩胛骨,下部肌束使肩胛骨下降;如果肩胛骨固定,一侧肌收缩使颈向同侧屈、脸转向对侧,两侧同时收缩可使头后仰。该肌瘫痪时,产生"塌肩"。

2. 背阔肌(latissimus dorsi) 全身最大的扁肌,位于背的下半部及胸的后外侧,以腱膜起自下 6 个胸椎棘突、全部腰椎棘突、骶正中嵴及髂嵴后部等,肌纤维向外上方集中,止于肱骨小结节嵴。收缩时,使肩关节后伸、内收及旋内;当上肢上举固定时,可引体向上。

3. 肩胛提肌(levator scapulae) 位于项部两侧、斜方肌的深面。起自上位颈椎横突,止于

Note

肩胛骨上角和内侧缘的上部。收缩时上提肩胛骨;如肩胛骨固定,可使颈向同侧屈。

4. 菱形肌(rhomboideus) 菱形的扁肌,位于斜方肌的深面,起自下位2个颈椎和上位4个胸椎的棘突,肌纤维行向外下,止于肩胛骨内侧缘。收缩时牵引肩胛骨向内上并向脊柱靠拢。

（二）背深肌

背深肌在脊柱两侧排列,分为长肌和短肌。长肌位置较浅,主要有竖脊肌和夹肌(图4-14);短肌位于深部。

1. 竖脊肌(erector spinae) 位于脊柱棘突两侧、斜方肌和背阔肌深面,起自骶骨背面、髂嵴后部和腰椎棘突,肌纤维向外上分为3组,沿途分别止于肋骨、椎骨及颞骨乳突等。作用为一侧肌收缩使脊柱向同侧屈;两侧同时收缩使脊柱后伸和仰头。

2. 夹肌(splenius) 位于上后锯肌深面。起自项韧带下半、下位颈椎棘突、上位胸椎棘突及棘上韧带,向外上止于上位第2～3颈椎横突、颞骨乳突和上项线。作用为一侧肌收缩使头向同侧旋转,两侧同时收缩使头后仰。

（三）背部筋膜

斜方肌和背阔肌表面的深筋膜较薄弱。被覆于背部深层肌的深筋膜发达,称为**胸腰筋膜**(thoracolumbar fascia)(图4-14、图4-15)。向上通过上后锯肌前面与项部颈筋膜浅层相续,胸段内侧附着于胸椎棘突,外侧附着于肋角。在腰部,筋膜明显增厚,分为浅、中、深三层,包裹竖脊肌和腰方肌,浅层位于竖脊肌的后面,向下附着于髂嵴后部和骶骨背面,内侧附着于腰、骶椎棘突和棘上韧带;中层位于第12肋与髂嵴之间,分隔竖脊肌和腰方肌,浅、中两层筋膜在竖脊肌外侧缘愈合,构成竖脊肌鞘;深层覆盖在腰方肌的前面。三层筋膜于腰方肌外侧缘会合,成为腹内斜肌和腹横肌的起点。

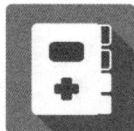

图 4-15　胸腰筋膜

二、胸肌

胸肌分为胸上肢肌和胸固有肌两群(图4-16、图4-17)。

（一）胸上肢肌

胸上肢肌为扁肌,位于胸壁的前面及侧面浅层,起自胸廓,止于上肢带骨或肱骨,包括胸大肌、胸小肌和前锯肌(图4-16)。**胸大肌**(pectoralis major)位于胸廓前上部的浅层,为扇形扁肌,可分为锁骨部、胸肋部和腹部三个部分。起自锁骨内侧2/3段、胸骨前面和第1～6肋软骨前面等,各部肌束聚合向外侧,以扁腱止于肱骨大结节嵴。胸大肌收缩时,肩关节内收和旋内,锁骨部肌束还可使肩关节前屈;当上肢固定时,可牵引躯体向上,与背阔肌一起完成引体向上的动作,也可提肋助吸气。**胸小肌**(pectoralis minor)位于胸大肌深面,呈三角形。起自第3～

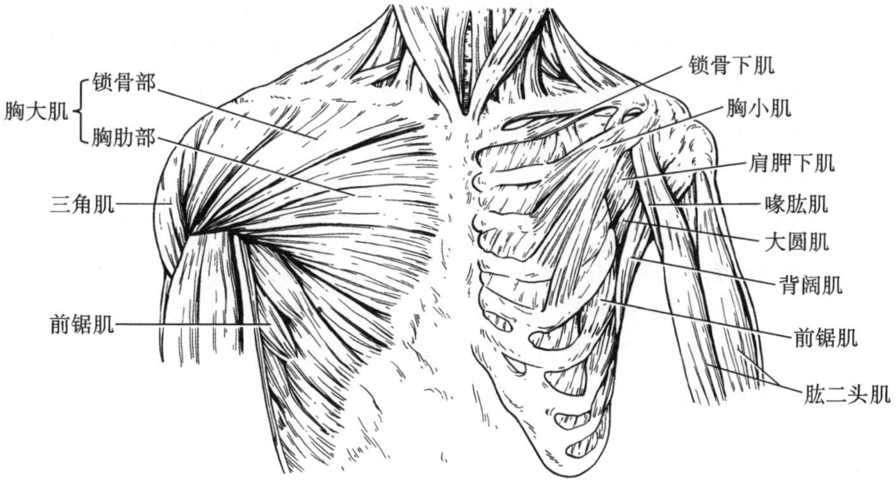

图 4-16 胸肌(前面)

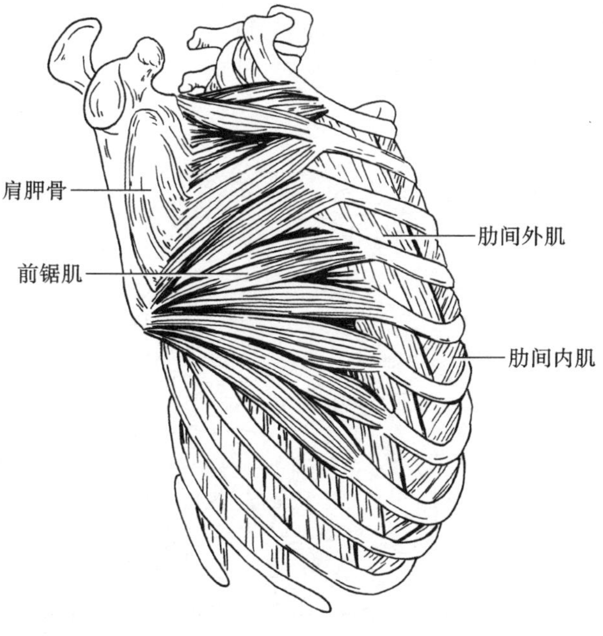

图 4-17 胸肌(侧面)

5 肋骨,肌束行向上外方,止于肩胛骨的喙突。作用是拉肩胛骨向前下方;当肩胛骨固定时,可提肋助吸气。**前锯肌**(serratus anterior)位于胸廓侧壁,为宽大的扁肌。以肌齿起自上 8~9 个肋骨外面,肌束向后绕胸廓侧面,经肩胛下肌前方,止于肩胛骨内侧缘和下角。收缩时,拉肩胛骨向前并紧贴胸廓,下部肌束使肩胛骨下角旋外,助外展的臂举高;当肩胛骨固定时,可上提肋骨助深吸气。若此肌瘫痪,则肩胛骨内侧缘与下角离开胸廓而突出于皮下,称为"翼状肩"。

（二）胸固有肌

胸固有肌参与构成胸壁,包括肋间外肌、肋间内肌、肋间最内肌和胸横肌(图 4-17)。**肋间外肌**(intercostale externi)共 11 对,位于各肋间隙的浅层。起自上位肋骨下缘,肌束斜向前下,止于下位肋骨上缘,其前部肌束仅达肋骨与肋软骨的结合处,在肋软骨间隙处,移行为一片结缔组织膜,称**肋间外膜**(external intercostal membrane)(图 4-17)。作用是提肋,使胸廓前后径及横径皆扩大,助吸气。**肋间内肌**(intercostale interni)位于肋间外肌的深面。起自下位肋骨上缘,肌束斜向前上,止于上位肋骨下缘,其后部肌束仅达肋角,自此向后移行为一片结缔组

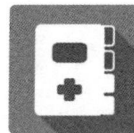

织膜,称**肋间内膜**(internal intercostal membrane)。作用是降肋助呼气。**肋间最内肌**(intercostale intimi)位于肋间隙中份、肋间内肌深面,肌束方向和作用与肋间内肌相同。**胸横肌**(transversus thoracis)位于胸前壁的内面。起自胸骨下部,纤维行向上外,止于第2～6肋的内面。作用是降肋助呼气。

（三）胸部筋膜

胸部筋膜包括浅筋膜、深筋膜和胸内筋膜。浅筋膜主要由脂肪组织组成,与皮肤结合疏松,内有乳腺。深筋膜分浅、深二层,浅层较薄弱,覆盖在胸大肌表面,称**胸肌筋膜**(pectoral fascia);深层位于胸大肌深面,包裹锁骨下肌和胸小肌,向上附于锁骨,其中在喙突、锁骨下肌与胸小肌上缘之间增厚的部分称**锁胸筋膜**(clavipectoral fascia),有血管和神经穿过。在胸壁内面和膈的上面衬有胸内筋膜。

三、膈肌

膈肌(diaphragm)为向上膨隆呈穹隆形的扁薄阔肌,位于胸、腹腔之间,构成胸腔的底和腹腔的顶。膈肌的周边是肌性部,中央为腱膜,称**中心腱**(central tendon)。肌性部纤维起自胸廓下口的周缘和腰椎前面,可分为三部:胸骨部起自剑突后面;肋部起自下6对肋骨和肋软骨;腰部以左、右两个膈脚起自上2～3个腰椎以及内、外侧弓状韧带。各部肌束均止于中心腱(图4-18、图4-19)。

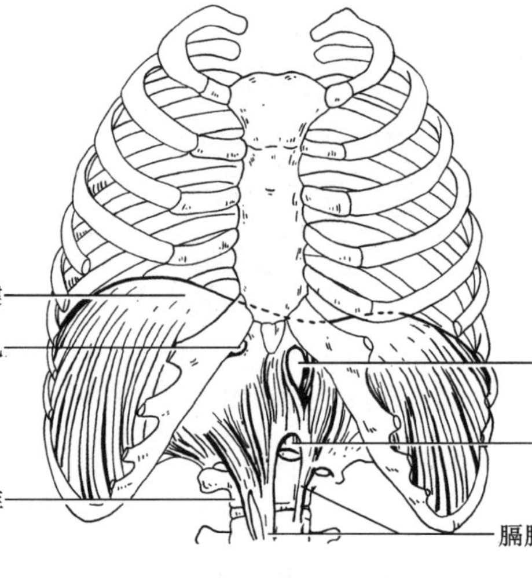

图 4-18 膈肌的位置

膈肌上有三个裂孔:**主动脉裂孔**(aortic hiatus)位于第12胸椎前方,左、右两个膈脚与脊柱之间,有主动脉和胸导管通过;**食管裂孔**(esophageal hiatus)位于主动脉裂孔左前上方,约平对第10胸椎,有食管和迷走神经通过;**腔静脉孔**(vena caval foramen)位于食管裂孔右前上方的中心腱内,约平对第8胸椎,有下腔静脉通过。

膈肌的三个起始部之间常留有三角形的小间隙,无肌纤维,仅覆盖结缔组织,为薄弱区,其中位于胸骨部与肋部起点之间的间隙称**胸肋三角**(sternocostal triangle),有腹壁上血管和来自腹壁及肝上面的淋巴管通过;位于腰部与肋部起点之间,尖向上的三角形区域称**腰肋三角**(lumbocostal triangle)。腹部脏器若经上述的三角区突入胸腔,则形成膈疝。

膈肌为主要的呼吸肌,收缩时,膈肌穹隆下降,胸腔容积扩大,以助吸气;松弛时,膈肌穹隆上升恢复原位,胸腔容积减小,以助呼气。膈肌与腹肌同时收缩,则能增加腹压,协助排便、呕吐、咳嗽、打喷嚏及分娩等活动。

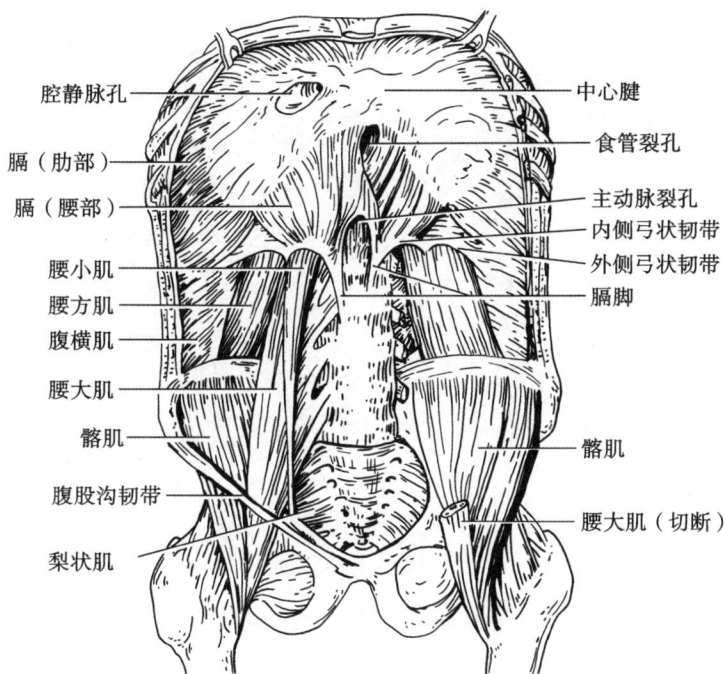

图 4-19 膈肌与腹后壁肌

腔静脉孔　中心腱　膈（肋部）　食管裂孔　膈（腰部）　主动脉裂孔　腰小肌　内侧弓状韧带　腰方肌　外侧弓状韧带　腹横肌　膈脚　腰大肌　髂肌　髂肌　腹股沟韧带　腰大肌（切断）　梨状肌

四、腹肌

腹肌位于胸廓与骨盆之间，参与腹壁的组成，可分为前外侧群和后群两个部分。

（一）前外侧群

前外侧群肌构成腹腔的前外侧壁，包括腹外斜肌、腹内斜肌、腹横肌和腹直肌。

1. 腹外斜肌（obliquus externus abdominis）（图 4-20）　位于腹前外侧部浅层，为宽阔扁肌。以 8 个肌齿起自下 8 位肋骨的外面，与背阔肌及下部前锯肌的肌齿交错，肌纤维斜向前下，后部肌束向下止于髂嵴前部，其余肌束向前下移行为腱膜，经腹直肌前面，参与构成腹直肌鞘前层，止于白线。腱膜下缘卷曲增厚，连于髂前上棘与耻骨结节之间，形成**腹股沟韧带**（inguinal ligament），也称**腹股沟弓**（inguinal arch）。位于腹股沟韧带内侧端的一小束腱纤维向下后方反折至耻骨梳，称**腔隙韧带**（lacunar ligament），又称陷窝韧带。腔隙韧带延伸并附于耻骨梳的部分称**耻骨梳韧带**（pectineal ligament）。腹外斜肌腱膜在耻骨结节外上方形成三角形的裂孔，称**腹股沟管浅环**（superficial inguinal ring），又称腹股沟管皮下环。

2. 腹内斜肌（obliquus internus abdominis）（图 4-20、图 4-21）　位于腹外斜肌深面。起自胸腰筋膜、髂嵴和腹股沟韧带外侧 1/2。肌束呈扇形，后部肌束几乎垂直向上止于下位 3 个肋骨；大部分肌束向前上方移行为腱膜，其中，上 2/3 腱膜在腹直肌外侧缘分为前、后两层包裹腹直肌，参与构成腹直肌鞘的前层及后层，下 1/3 腱膜全部行于腹直肌前面，参与构成腹直肌鞘前层，腱膜至腹正中线止于白线；下部起自腹股沟韧带的肌束呈弓形行向前下，越过男性精索或女性子宫圆韧带后移行为腱膜，与腹横肌相应腱膜结合，形成**腹股沟镰**（inguinal falx），又称**联合腱**（conjoined tendon），止于耻骨梳内侧端及耻骨结节附近。腹内斜肌最下部发出一些细散肌束，与腹横肌最下部的肌束一起包绕精索和睾丸，称为**提睾肌**（cremaster），可反射性地上提睾丸。

3. 腹横肌（transversus abdominis）（图 4-21）　位于腹内斜肌深面，为腹壁最深层的扁肌。起自下 6 对肋软骨的内面、胸腰筋膜、髂嵴和腹股沟韧带外侧 1/3，肌束横行向前内侧移行为

Note

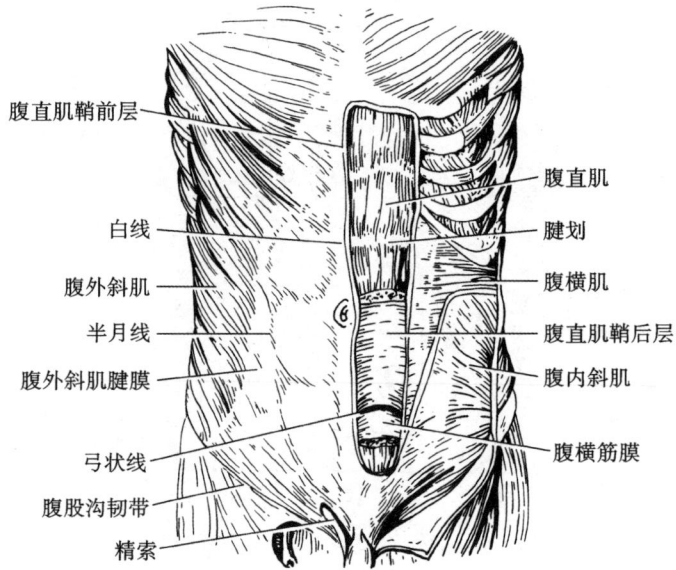

图 4-20 腹前外侧壁肌

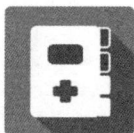

图 4-21 腹前外侧壁肌(下部)

腱膜,行于腹直肌后面(上 2/3)或前面(下 1/3),参与构成腹直肌鞘后层或前层,止于白线。腹横肌最下部的肌束和腱膜下缘的内侧部分分别参与构成提睾肌和腹股沟镰。

4. 腹直肌(rectus abdominis)(图 4-20)   位于腹前壁正中线两侧,居腹直肌鞘中,上宽下窄。起自耻骨联合和耻骨嵴,肌束向上止于胸骨剑突和第 5~7 肋软骨的前面。肌的全长被 3~4 条横行的**腱划**(tendinous intersection)分成多个肌腹。腱划为肌节愈合的痕迹,由结缔组织构成,与腹直肌鞘的前层紧密结合,在腹直肌的后面,腱划不明显,不与腹直肌鞘的后层愈合,因而腹直肌的后面是游离的。

腹前外侧群肌的作用是保护腹腔脏器,维持腹压。收缩时,增加腹压,协助排便、呕吐、咳嗽及分娩等活动;使脊柱前屈、侧屈和旋转;降肋助呼气。

（二）后群

后群有腰大肌和腰方肌(图 4-19)。腰大肌将在下肢肌中叙述。

腰方肌(quadratus lumborum)呈长方形,位于腹后壁、腰大肌外侧,起自髂嵴后份,向上止于第 12 肋和第 1～4 腰椎横突。作用是下降第 12 肋并使脊柱侧屈。

（三）腹直肌鞘

腹直肌鞘（sheath of rectus abdominis）位于腹前壁，由腹外侧壁三块扁肌的腱膜构成，包绕腹直肌，分前、后两层。鞘的上 2/3，前层由腹外斜肌腱膜与腹内斜肌腱膜的前层构成；后层由腹内斜肌腱膜的后层与腹横肌腱膜构成。鞘的下 1/3，由于三块扁肌的腱膜全部行于腹直肌前面，构成鞘的前层，因而腹直肌鞘后层下部缺如，其下端游离，在脐下 4～5 cm 水平，形成一突向上方的弧形下缘，称**弓状线**（arcuate line），又称半环线。此线以下腹直肌后面与腹横筋膜相贴（图 4-20、图 4-22）。

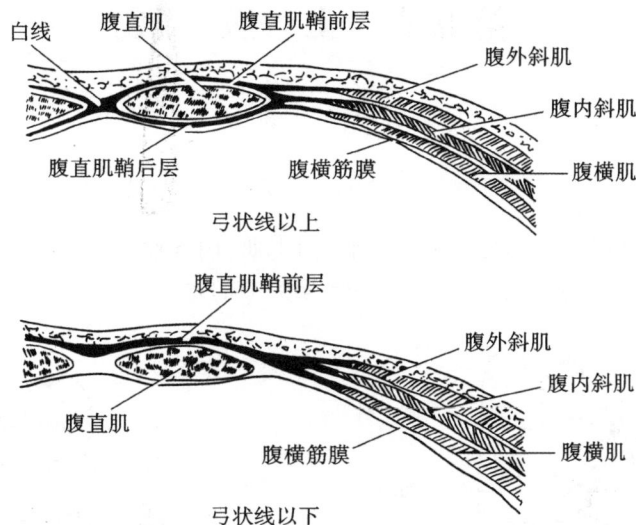

白线　腹直肌　腹直肌鞘前层
腹外斜肌
腹内斜肌
腹直肌鞘后层　腹横筋膜　腹横肌

弓状线以上

腹直肌鞘前层
腹外斜肌
腹内斜肌
腹直肌　腹横筋膜　腹横肌

弓状线以下

图 4-22　腹直肌鞘

（四）白线

白线（linea alba）位于腹前壁正中线上，是由两侧腹直肌鞘的纤维彼此交织形成的腱性结构，上自剑突，下至耻骨联合（图 4-20、图 4-22）。白线上宽下窄，坚韧而缺少血管，约在中点处有疏松的瘢痕组织区，即**脐环**（umbilical ring），为胚胎脐带附着处，是腹壁的一个薄弱点，若腹部脏器经此处膨出，则称为脐疝。

（五）腹股沟管

腹股沟管（inguinal canal）为腹前外侧壁三层扁肌和腱之间的一条裂隙，位于腹前外侧壁下部、腹股沟韧带内侧半上方，由外上斜向内下，长约 4.5 cm，有男性精索或女性子宫圆韧带通过（图 4-21）。

腹股沟管有两个口和四个壁。内口称**腹股沟管深(腹)环**（deep inguinal ring），位于腹股沟韧带中点上方约 1.5 cm 处，为腹横筋膜向外突而形成的卵圆形孔；外口即**腹股沟管浅(皮下)环**（superficial inguinal ring）。前壁为腹外斜肌腱膜和腹内斜肌；后壁为腹横筋膜和腹股沟镰；上壁为腹内斜肌和腹横肌的弓状下缘；下壁为腹股沟韧带。

（六）腹股沟三角（海氏三角）

腹股沟三角（inguinal triangle）（**海氏三角**（Hesselbach's triangle））位于腹前壁下部，是由腹直肌外侧缘、腹股沟韧带和腹壁下动脉围成的三角区。

腹股沟管和腹股沟三角都是腹壁下部的薄弱区。在病理情况下，腹腔内容物可经腹股沟管深环进入腹股沟管，再经浅环突出，下降入阴囊，形成腹股沟斜疝；若腹腔内容物不经深环，而从腹股沟三角处膨出，则为腹股沟直疝。

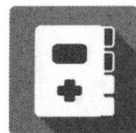

Note

（七）腹部筋膜

腹部筋膜包括浅筋膜、深筋膜和腹内筋膜。浅筋膜在腹上部为一层,脐平面以下分为浅、深两层。浅层内含大量脂肪,称 Camper 筋膜,向下与股部浅筋膜、会阴浅筋膜及阴囊肉膜相续,内侧止于白线;深层为膜性层,富含弹性纤维,称 Scarpa 筋膜,在中线处附着于白线,向下与股部阔筋膜愈着。深筋膜可分为数层,分别覆盖在前外侧群各肌的表面和深面。腹内筋膜贴附在腹腔各壁的内面。各部筋膜的名称大多与所覆盖的肌相同。

第五节　上　肢　肌

上肢肌分为上肢带肌、臂肌、前臂肌和手肌。

一、上肢带肌

上肢带肌配布于肩关节周围,包括三角肌、冈上肌、冈下肌、小圆肌、大圆肌和肩胛下肌,均起自上肢带骨,止于肱骨,能运动肩关节并能增强关节的稳固性(图 4-23、图 4-24)。

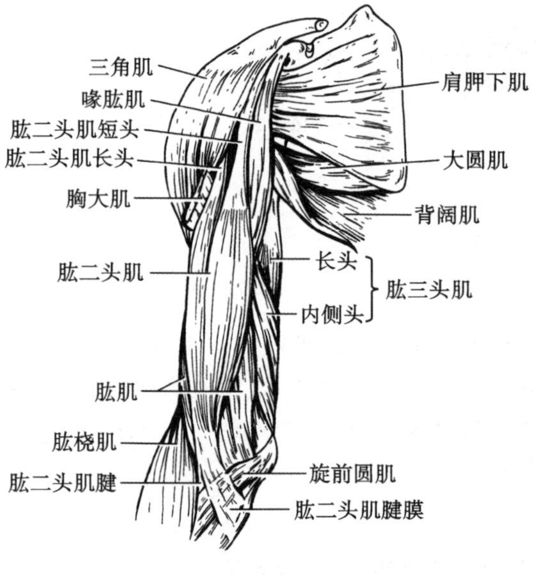

图 4-23　上肢带肌与臂肌前群

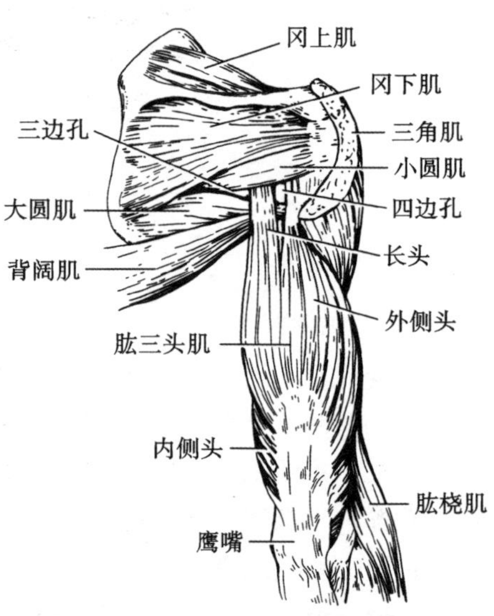

图 4-24　上肢带肌与臂肌后群

三角肌(deltoid)位于肩部,呈三角形。其起点恰与斜方肌的止点相对应,即锁骨外侧1/3、肩峰和肩胛冈,肌束逐渐向外下方集中,止于肱骨体外侧的三角肌粗隆。主要作用是使肩关节外展,前部肌束可以使肩关节屈和旋内,后部肌束能使肩关节伸和旋外。**冈上肌**(supraspinatus)位于斜方肌深面。起自肩胛骨冈上窝,肌束向外侧经肩峰和喙肩韧带下方汇合成肌腱,越过肩关节上方并与肩关节囊融合,止于肱骨大结节上部。作用是使肩关节外展。**冈下肌**(infraspinatus)位于冈下窝内。起自冈下窝,肌束向外侧移行为肌腱,经肩关节囊的后面,止于肱骨大结节中部。收缩时肩关节旋外。**小圆肌**(teres minor)位于冈下肌下方。起自肩胛骨外侧缘上 2/3 的背面,肌束向上外方移行为扁腱,经肩关节囊的后面,止于肱骨大结节下部。收缩时肩关节旋外。**大圆肌**(teres major)位于小圆肌下方。起自肩胛骨下角背面,肌束向上外方集中,经臂的内侧、肱三头肌长头前面,止于肱骨小结节嵴。收缩时肩关节后伸、内收和旋内。**肩胛下肌**(subscapularis)位于肩胛骨前面,呈三角形。起自肩胛下窝,肌束向上外方移行为扁腱,经肩关节囊前面,止于肱骨小结节。收缩时肩关节内收和旋内。

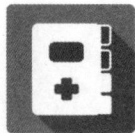

肩胛下肌、冈上肌、冈下肌和小圆肌的肌腱在经过肩关节囊前面、上面和后面时,与关节囊紧贴,且有许多腱纤维编入关节囊内,形成**"肌腱袖"**(muscle tendinous cuff),对肩关节的稳定起重要作用。

二、臂肌

臂肌覆盖肱骨,分为前、后两群,前群为屈肌,后群为伸肌。

(一)前群

前群包括浅层的肱二头肌,以及深层的肱肌和喙肱肌(图 4-23)。

肱二头肌(biceps brachii)呈梭形。近侧端有长、短两个头,长头以长腱起自肩胛骨盂上结节,通过肩关节囊,经肱骨结节间沟下降,周围包以结节间腱鞘;短头位于长头内侧,与喙肱肌共同以扁腱起自肩胛骨喙突。两头在臂下部合并成一个肌腹,向下移行为肌腱,止于桡骨粗隆。此肌收缩时,屈肘关节,当前臂在旋前位时能使其旋后;协助屈肩关节。**喙肱肌**(coracobrachialis)位于臂上 1/2 的前内侧,肱二头肌短头后内方,与肱二头肌短头共同以扁腱起自肩胛骨喙突,止于肱骨中部的内侧。作用是使肩关节前屈和内收。**肱肌**(brachialis)位于肱二头肌下半部深面。起自肱骨体下半部的前面,止于尺骨粗隆。作用是屈肘关节。

(二)后群

后群仅有肱三头肌(图 4-24)。

肱三头肌(triceps brachii)近侧端有长头、内侧头和外侧头三个头,长头以扁腱起自肩胛骨盂下结节,向下行经大、小圆肌之间,肌束于外侧头内侧、内侧头浅面下降;外侧头与内侧头分别起自肱骨后面桡神经沟外上方和内下方的骨面。三个头向下会合,以一坚韧的肌腱止于尺骨鹰嘴,作用是伸肘关节,长头还可使肩关节后伸和内收。

三、前臂肌

前臂肌位于桡骨、尺骨的周围,大多数是长肌,近侧为肌腹,远侧为细长的腱。分为前(屈肌)、后(伸肌)两群。主要运动肘关节、腕关节和手关节。

(一)前群

前群共 9 块肌,分四层排列(图 4-25、图 4-26)。

第一层(浅层)有 5 块肌,自桡侧向尺侧依次为**肱桡肌**(brachioradialis)、**旋前圆肌**(pronator teres)、**桡侧腕屈肌**(flexor carpi radialis)、**掌长肌**(palmaris longus)、**尺侧腕屈肌**(flexor carpi ulnaris)。肱桡肌起自肱骨外上髁上方,下 1/3 为扁腱,止于桡骨茎突;作用是屈肘关节,当前臂处于旋前位时能使其旋后。其余四肌共同以屈肌总腱起自肱骨内上髁以及前臂深筋膜。旋前圆肌止于桡骨外侧面中部,作用是使前臂旋前和屈肘关节。桡侧腕屈肌以长腱止于第 2 掌骨底掌面,作用是屈和外展腕关节、屈肘关节。掌长肌肌腹小而腱细长,向下连于掌腱膜,作用是屈腕关节和紧张掌腱膜。尺侧腕屈肌向下移行为肌腱,止于豌豆骨,作用是屈和内收腕关节,屈肘关节。

第二层只有 1 块肌,即**指浅屈肌**(flexor digitorum superficialis),肌的上端为浅层肌所覆盖。起自肱骨内上髁和尺骨、桡骨前面,肌束向下移行为 4 条腱,经腕管入手掌,每条腱在近节指骨中部分为两脚,分别止于第 2～5 指中节指骨体两侧。作用是屈第 2～5 指近侧指骨间关节和掌指关节,屈腕关节和肘关节。

第三层有 2 块肌。**拇长屈肌**(flexor pollicis longus)位于外侧半,起自桡骨上端前面及附近的骨间膜,肌下行移行为腱,经腕管入手掌,止于拇指远节指骨底掌面。作用是屈拇指指骨间关节和掌指关节。**指深屈肌**(flexor digitorum profundus)位于内侧半,起自尺骨上端前面及附近的骨间膜,肌向下移行为 4 条腱,经腕管入手掌,穿经指浅屈肌各相应腱两脚之间,分别止于第 2～5 指远节指骨底掌面,作用是屈第 2～5 指远侧、近侧指骨间关节和掌指关节,屈腕关节。

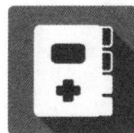

Note

图 4-25　前臂肌前群(浅层)

图 4-26　前臂肌前群(深层)

第四层只有 1 块肌,即**旋前方肌**(pronator quadratus),为扁的四方形小肌。起自尺骨下 1/4 的前面,肌束横行,止于桡骨下端的前面。作用是使前臂旋前。

(二) 后群

后群共 10 块肌,分浅、深两层排列(图 4-27、图 4-28)。

浅层有 5 块肌,以一个共同的腱即伸肌总腱起自肱骨外上髁以及邻近的深筋膜,自桡侧向尺侧依次如下:① **桡侧腕长伸肌**(extensor carpi radialis longus),向下移行为长腱至手背,止于第 2 掌骨底。② **桡侧腕短伸肌**(extensor carpi radialis brevis),在桡侧腕长伸肌的后内侧,止于第 3 掌骨底。上述二肌的主要作用是伸和外展腕关节。③ **指伸肌**(extensor digitorum),肌腹向下移行为 4 条腱,经手背以指背腱膜分别止于第 2～5 指中节和远节指骨底,作用是伸第 2～5 指和伸腕关节。④ **小指伸肌**(extensor digiti minimi),一条细长的肌,附于指伸肌内侧,肌腱移行为指背腱膜,止于小指中节和远节指骨底,作用是伸小指。⑤ **尺侧腕伸肌**(extensor carpi ulnaris)止于第 5 掌骨底。作用是伸和内收腕关节。

深层也有 5 块肌,从上外向下内依次如

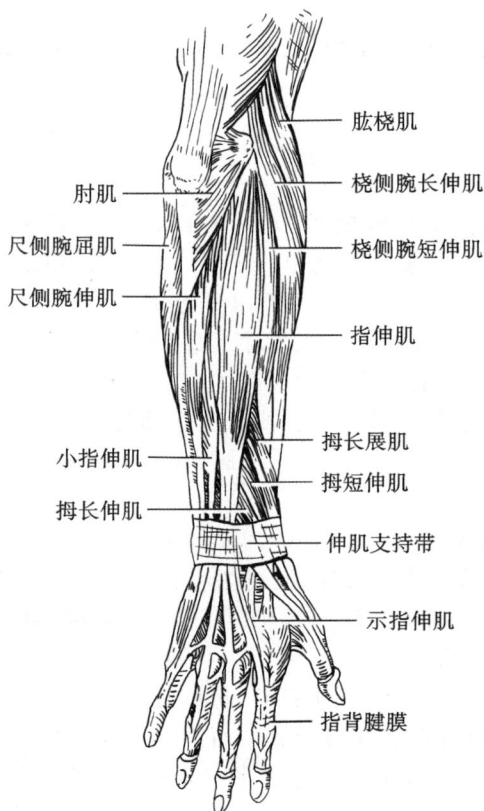

图 4-27　前臂肌后群(浅层)

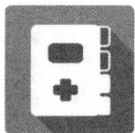

下:①**旋后肌**(supinator)位置较深,起自肱骨外上髁和尺骨近侧端,肌束斜向下外并向前包绕桡骨,止于桡骨上 1/3 的前面。作用是使前臂旋后。②**拇长展肌**(abductor pollicis longus):止于第 1 掌骨底。③**拇短伸肌**(extensor pollicis brevis),止于拇指近节指骨底。④**拇长伸肌**(extensor pollicis longus),止于拇指远节指骨底。⑤**示指伸肌**(extensor indicis),止于示指的指背腱膜。后四肌皆起自桡骨、尺骨和骨间膜的背面。各肌的作用与其名称一致。

四、手肌

手肌位于手的掌侧,是一些短小的肌,其作用为运动手指。手肌分为外侧、中间和内侧三群。

(一) 外侧群

外侧群较为发达,在手掌拇指侧形成一隆起,称**鱼际**(thenar),共 4 块肌,分浅、深两层排列(图 4-29)。各肌的作用与其名称一致:**拇短展肌**(abductor pollicis brevis)位于浅层外侧,**拇短屈肌**(flexor pollicis brevis)位于浅层内侧,**拇对掌肌**(opponens pollicis)位于拇短展肌的深面,**拇收肌**(adductor pollicis)位于拇对掌肌的内侧。

(二) 内侧群

内侧群位于手掌小指侧,形成一隆起,称**小鱼际**(hypothenar),有 3 块肌,也分浅、深两层排列(图 4-29)。各肌的作用与其名称一致:**小指展肌**(abductor digiti minimi)位于浅层内侧,**小指短屈肌**(flexor digiti minimi brevis)位于浅层外侧,**小指对掌肌**(opponens digiti minimi)位于上述两肌深面。

(三) 中间群

中间群位于掌心,包括蚓状肌和骨间肌(图 4-29、图 4-30、图 4-31)。

蚓状肌(lumbricales)为 4 条细束状小肌,位于手掌中部,掌腱膜深面。第 1、2 蚓状肌分别起自第 2、3 指深屈肌腱外侧,第 3、4 蚓状肌分别起自第 3～5 指深屈肌腱相邻侧,4 条肌依次经第 2～5 指掌指关节外侧,止于指背腱膜。收缩时屈第 2～5 指掌指关节和伸其指骨间关节。

骨间掌侧肌(palmar interossei)共 3 块,位于指深屈肌腱和蚓状肌深面,第 2、4、5 掌骨掌侧面。起自第 2 掌骨内侧面和第 4、5 掌骨外侧面,分别经第 2、4、5 指近节指骨底相应侧,止于指背腱膜。收缩时内收第 2、4、5 指(向中指靠拢),屈第 2、4、5 指掌指关节和伸其指骨间关节。

骨间背侧肌(dorsal interossei)共 4 块,位于 4 个掌骨间隙的背侧。起自第 1～5 掌骨的相邻侧,分别经第 2 指近节指骨底外侧、第 3 指近节指骨底两侧和第 4 指近节指骨底内侧,止于第 2～4 指指背腱膜。收缩时固定第 3 指,外展第 2、4 指(远离中指),屈第 2～4 指掌指关节和伸其指骨间关节。

手固有肌主要完成手的精细动作,而来自前臂的长肌(外部肌)主要完成手和手指的用力运动。长肌、短肌共同作用,使手能执行一系列重要功能,如抓、捏、握持、夹、提等。

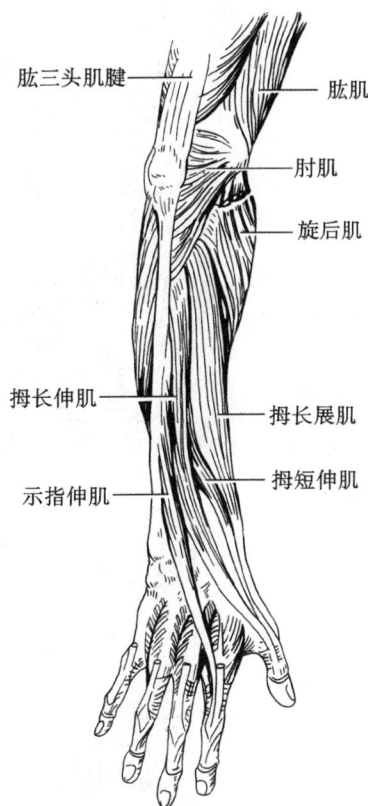

图 4-28 前臂肌后群(深层)

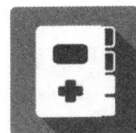

肱三头肌腱
肱肌
肘肌
旋后肌
拇长伸肌
拇长展肌
拇短伸肌
示指伸肌

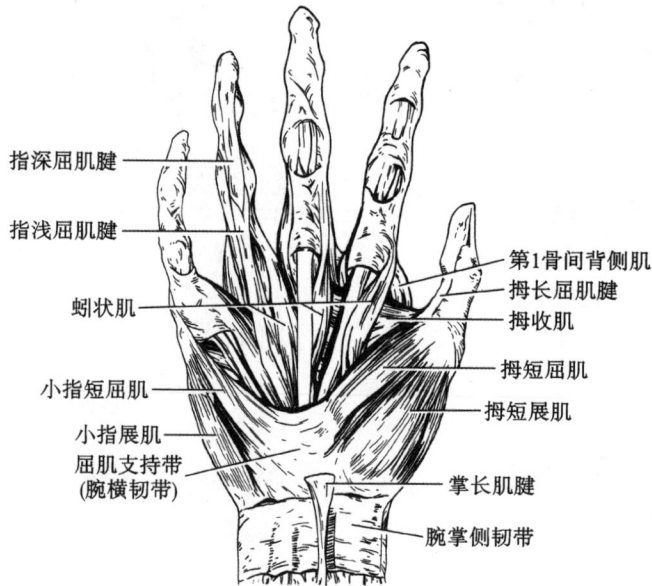

图 4-29　手肌（浅层）

指深屈肌腱
指浅屈肌腱
蚓状肌
小指短屈肌
小指展肌
屈肌支持带
（腕横韧带）

第1骨间背侧肌
拇长屈肌腱
拇收肌
拇短屈肌
拇短展肌
掌长肌腱
腕掌侧韧带

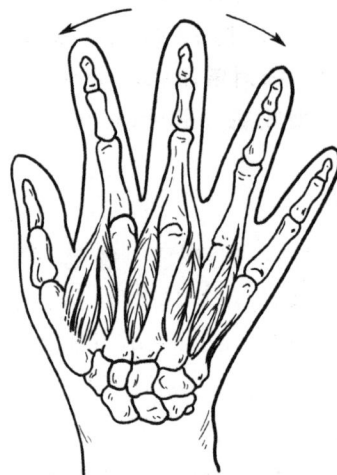

图 4-30　屈肌腱和指背腱膜

指深屈肌腱
腱纽
指背腱膜
蚓状肌
骨间背侧肌
指伸肌腱
指浅屈肌腱

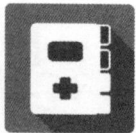

骨间掌侧肌作用示意图　　　　骨间背侧肌作用示意图

图 4-31　骨间肌的作用

第六节　下　肢　肌

下肢肌分为髋肌、大腿肌、小腿肌和足肌。由于下肢的功能主要是维持直立姿势、支持体重和行走，故下肢肌比上肢肌粗壮。

一、髋肌

髋肌又叫盆带肌，主要起自骨盆的内面和外面，跨过髋关节，止于股骨上部，主要运动髋关节。按其所在的部位和作用，可分为前、后两群。

（一）前群

前群有髂腰肌和阔筋膜张肌 2 块肌（图 4-32）。

髂腰肌（iliopsoas）由腰大肌和髂肌组成。**腰大肌**（psoas major）位于脊柱腰部两侧，起自腰椎体侧面和横突；**髂肌**（iliacus）位于腰大肌外侧，呈扇形，起自髂窝。两肌向下会合，经腹股沟韧带深面，止于股骨小转子。此肌收缩时，使髋关节前屈和旋外；下肢固定时，可使躯干前屈，如仰卧起坐。**阔筋膜张肌**（tensor fasciae latae）位于大腿上部前外侧。起自髂前上棘，肌腹在阔筋膜两层之间，向下移行于髂胫束，止于胫骨外侧髁。作用是紧张阔筋膜和屈髋关节。

（二）后群

后群主要位于臀部，故又称臀肌，有 7 块（图 4-33、图 4-34、图 4-35、图 4-36）。

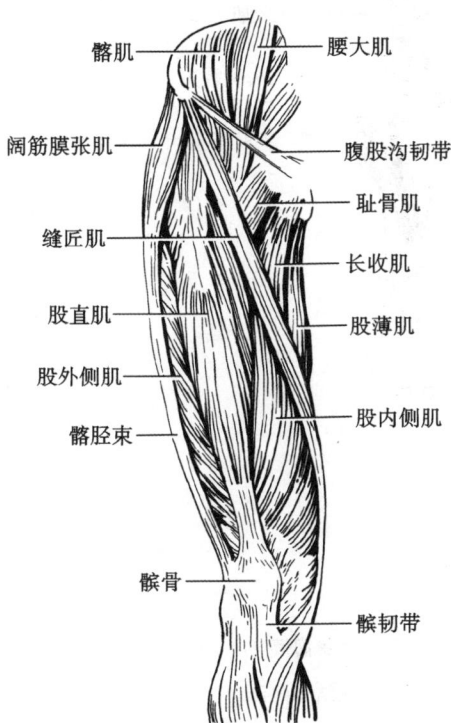

图 4-32 髋肌、大腿肌前群及内侧群

图 4-33 髋肌和大腿肌后群（浅层）

图 4-34 臀肌深层（后面、外面及下面观）

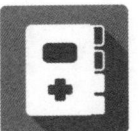

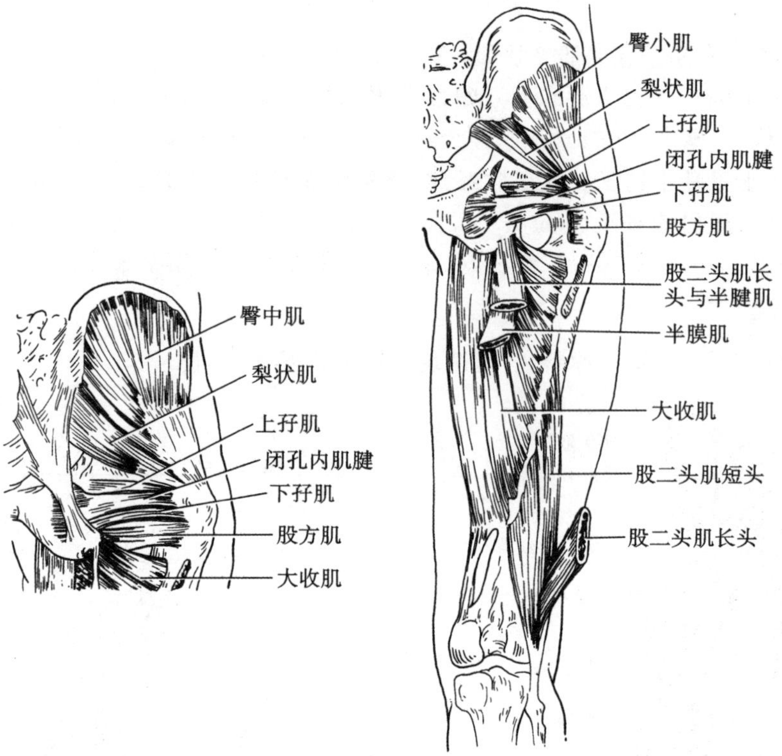

图 4-35　髋肌和大腿肌后群(深层)

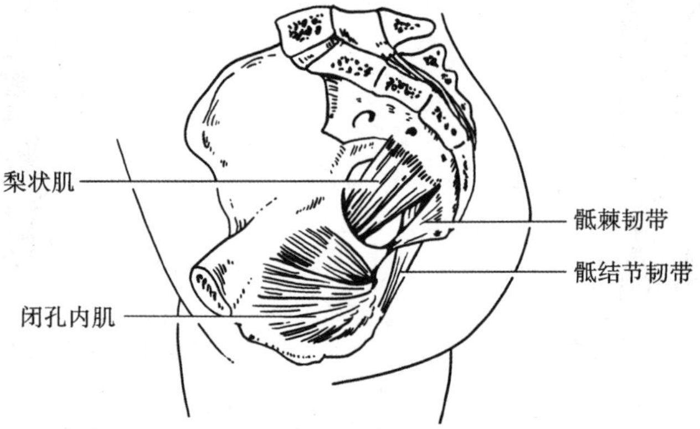

图 4-36　骨盆内面肌(右侧)

臀大肌(gluteus maximus)位于臀部肌的浅层,大而肥厚。起自髂骨翼外面和骶骨背面,肌束斜向下外,止于髂胫束和股骨的臀肌粗隆。此肌收缩时,使髋关节伸和旋外;下肢固定时能伸直躯干,防止躯干前倾。**臀中肌**(gluteus medius)前上部位于皮下,后下部位于臀大肌的深面。**臀小肌**(gluteus minimus)位于臀中肌的深面。臀中肌和臀小肌都呈扇形,皆起自髂骨翼外面,肌束向下集中形成短腱,止于股骨大转子。二肌的作用是使髋关节外展,前部肌束可使髋关节旋内,后部肌束使髋关节旋外。

梨状肌(piriformis)位于臀中肌的下方。起自盆内骶骨前面、骶前孔的外侧,肌束向外出坐骨大孔达臀部,止于股骨大转子尖端。此肌收缩时,髋关节外展和旋外。

闭孔内肌(obturator internus)起自闭孔膜内面及周围骨面,肌束向后集中成为肌腱,穿坐骨小孔出骨盆后,呈直角转折向外侧,并与其上、下方的上孖肌和下孖肌部分融合,止于转子窝。作用是使髋关节旋外。

Note

76

股方肌（quadratus femoris）位于闭孔外肌的浅面。起自坐骨结节，向外止于转子间嵴。作用是使髋关节旋外。

闭孔外肌（obturator externus）位于股方肌深面。起自闭孔膜外面及其周围骨面，经股骨颈的后方，止于转子窝。作用是使髋关节旋外。

除臀大肌之外，其余六肌皆经髋关节囊后面，均可使髋关节旋外，但它们的主要作用类似于上肢肩关节周围的"肌腱袖"，是髋关节的固定肌。

二、大腿肌

大腿肌分为前群、后群和内侧群。

（一）前群

前群有缝匠肌和股四头肌 2 块肌（图 4-32）。

缝匠肌（sartorius）位于大腿前面及内侧面浅层，是全身最长的肌，呈扁带状。起自髂前上棘，经大腿前面斜向下内，止于胫骨上端的内侧面。此肌的作用是屈髋关节和膝关节，并使已屈的膝关节旋内。**股四头肌**（quadriceps femoris）位于大腿前面，是全身最大的肌，有四个头，即股直肌、股内侧肌、股外侧肌和股中间肌。股直肌起自髂前下棘；股内侧肌和股外侧肌分别起自股骨粗线内、外侧唇；股中间肌位于股直肌深面和股内、外侧肌之间，起自股骨体前面。四个头向下构成髌腱，包绕髌骨的前面和两侧，向下续为髌韧带，止于胫骨粗隆。此肌的作用是屈髋关节和伸膝关节。

（二）内侧群

内侧群共 5 块肌，分层排列，分别是耻骨肌、长收肌、股薄肌、短收肌和大收肌（图 4-32、图 4-37）。均起自耻骨支、坐骨支和坐骨结节等前面，除股薄肌止于胫骨上端内侧面外，其他各肌都止于股骨粗线等，大收肌还有一个腱止于股骨内上髁上方的收肌结节。

图 4-37 大腿肌内侧群（深层）

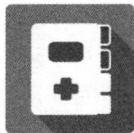

耻骨肌（pectineus）位于髂腰肌的内侧，为长方形的短肌。**长收肌**（adductor longus）位于耻骨肌内侧，呈三角形。**股薄肌**（gracilis）位于最内侧，为长肌。**短收肌**（adductor brevis）位于耻骨肌和长收肌的深面，为近似三角形的扁肌。**大收肌**（adductor magnus）位于上述肌的深面，大而厚，呈三角形。大收肌止于收肌结节的腱与股骨之间形成一裂孔，称为**收肌腱裂孔**（adductor tendinous opening），为收肌管下口，向下通腘窝，有股血管通过。内侧群的作用是使髋关节内收和旋外。

（三）后群

后群共 3 块肌，分别是股二头肌、半腱肌和半膜肌。均起自坐骨结节，向下跨过髋关节和膝关节的后面（图 4-33）。

股二头肌（biceps femoris）位于股后部外侧，有长、短两个头，长头起自坐骨结节，短头起自股骨粗线，两头会合后，以长腱止于腓骨头。**半腱肌**（semitendinosus）位于股后部的内侧。肌腱细长，约占肌的下半，止于胫骨上端内侧。**半膜肌**（semimembranosus）位于半腱肌深面。上部是扁薄的腱膜，几乎占肌的一半，肌的下端以腱止于胫骨内侧髁的后面。

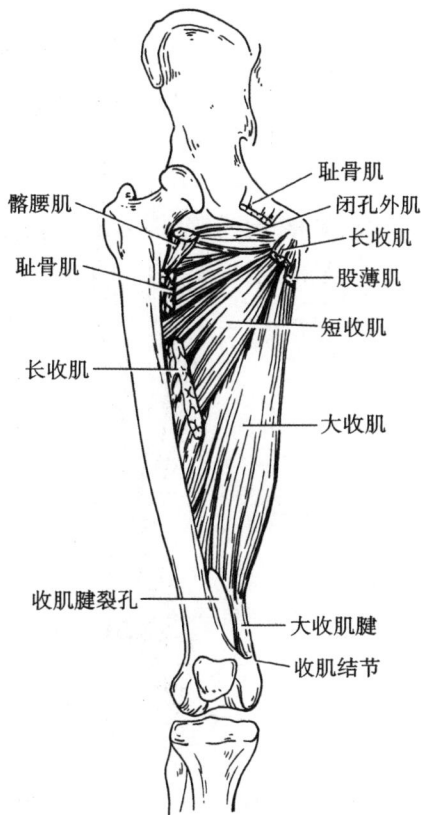

Note

后群的作用是屈膝关节和伸髋关节;屈膝时股二头肌可以使膝关节旋外,而半腱肌和半膜肌使膝关节旋内。

三、小腿肌

小腿肌分为前群、后群和外侧群。

（一）前群

前群有 3 块肌,胫骨前肌、趾长伸肌和踇长伸肌(图 4-38)。

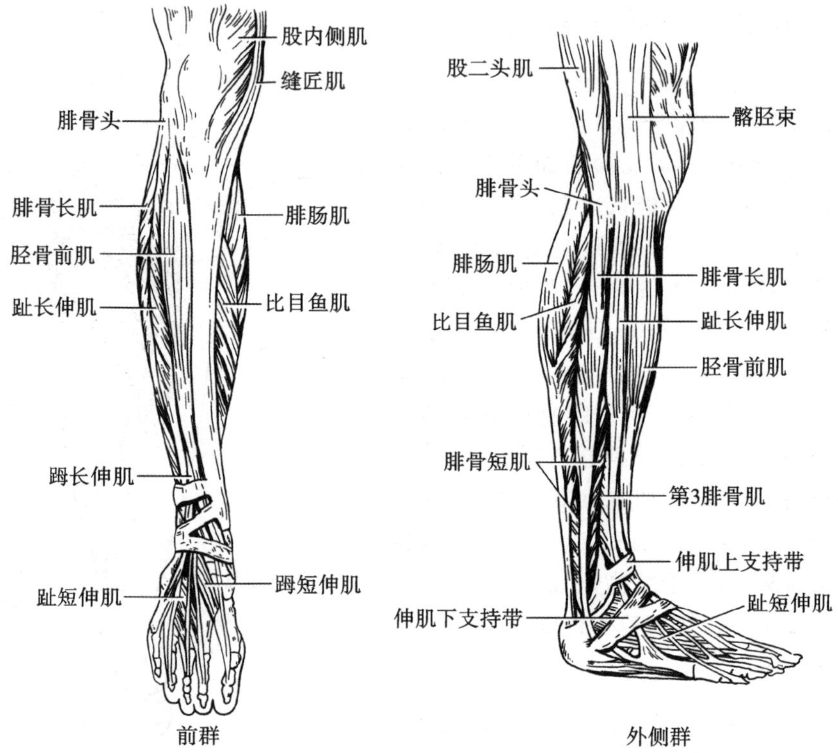

图 4-38　小腿肌前群和外侧群肌

胫骨前肌(tibialis anterior)起自胫骨上端外侧面,肌腱向下经伸肌上、下支持带深面,止于内侧楔骨内侧面和第 1 跖骨底。作用是伸踝关节(背屈)和使足内翻。**趾长伸肌**(extensor digitorum longus)起自腓骨前面、胫骨上端和小腿骨间膜,向下经伸肌上、下支持带深面至足背,分为 4 条腱到第 2~5 趾背,形成趾背腱膜止于中节、远节趾骨底。作用是伸踝关节和伸第 2~5 趾。**踇长伸肌**(extensor hallucis longus)位于胫骨前肌和趾长伸肌之间。起自胫骨、腓骨上端和骨间膜前面,肌束行向远端移行为肌腱,止于踇趾远节趾骨底的背面。作用是伸踝关节和伸踇趾。

（二）外侧群

外侧群有 2 块肌,即**腓骨长肌**(peroneus longus)和**腓骨短肌**(peroneus brevis)(图 4-38)。皆起自腓骨外侧面,长肌起点较高,并掩盖短肌,两肌的腱经外踝后方转向前,在跟骨外侧面分开,其中,腓骨短肌腱向前止于第 5 跖骨粗隆;腓骨长肌腱绕至足底,斜行向足内侧,止于内侧楔骨和第 1 距骨底。

（三）后群

后群分浅、深两层(图 4-39)。

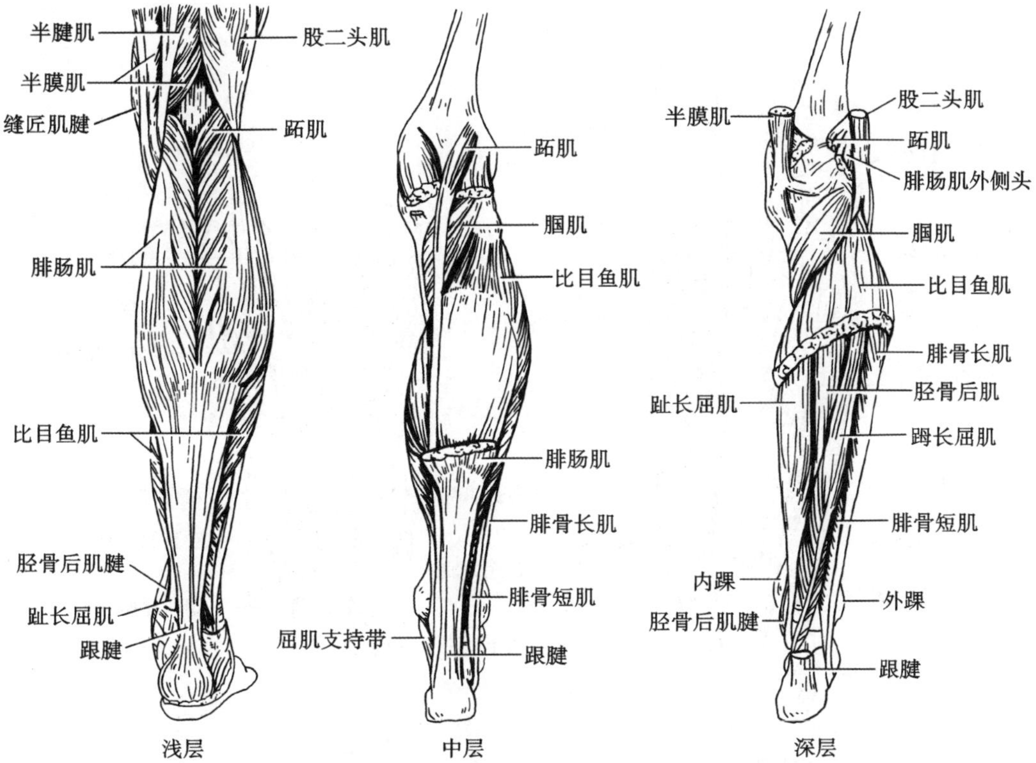

图 4-39 小腿后群肌

　　浅层仅有 1 块强大的**小腿三头肌**（triceps surae），由浅层的**腓肠肌**（gastrocnemius）和深层的**比目鱼肌**（soleus）组成。腓肠肌有内、外侧两个头，分别起自股骨内、外上髁后面，两头会合，约在小腿中点移行为腱性结构；比目鱼肌位置较深，起自腓骨后面的上部和胫骨比目鱼肌线，肌束向下移行为肌腱。两肌腱合成粗大的**跟腱**（tendo calcaneus）止于跟骨。小腿三头肌收缩时，屈踝关节和膝关节；站立时可固定上述两关节，防止身体前倾。

　　深层有 4 块肌，腘肌在上方，另 3 块肌在下方。**腘肌**（popliteus）斜位于腘窝底。起自股骨外侧髁的外侧面上缘，止于胫骨比目鱼肌线以上的骨面，作用是屈膝关节并使小腿旋内。**趾长屈肌**（flexor digitorum longus）位于胫侧。起自胫骨后面中 1/3，肌束向下移行为长腱，经内踝后方、屈肌支持带深面至足底，然后分为 4 条肌腱，止于第 2～5 趾的远节趾骨底，作用是屈踝关节和屈第 2～5 趾。**踇长屈肌**（flexor hallucis longus）起自腓骨后面下 2/3，肌腱经内踝后方至足底，止于踇趾远节趾骨底。作用是屈踝关节和屈踇趾。**胫骨后肌**（tibialis posterior）位于趾长屈肌和踇长屈肌之间。起自小腿骨间膜后面上 2/3 及邻近的胫骨、腓骨，肌腱经内踝后方至足底内侧，止于足舟骨粗隆及楔骨，作用是屈踝关节和使足内翻。

四、足肌

　　足肌可分为足背肌和足底肌（图 4-40）。

　　足背肌较弱小，为伸踇趾的踇短伸肌和伸第 2～4 趾的趾短伸肌。足底肌的配布情况和作用与手掌肌相似，也分为内侧群、外侧群和中间群，但无与拇指和小指相当的对掌肌。内侧群有踇展肌、踇短屈肌和踇收肌；外侧群有小趾展肌和小趾短屈肌；中间群由浅入深排列有趾短屈肌、足底方肌、4 条蚓状肌、3 块骨间足底肌和 4 块骨间背侧肌。各肌的作用同其名，主要作用在于维持足弓。

Note

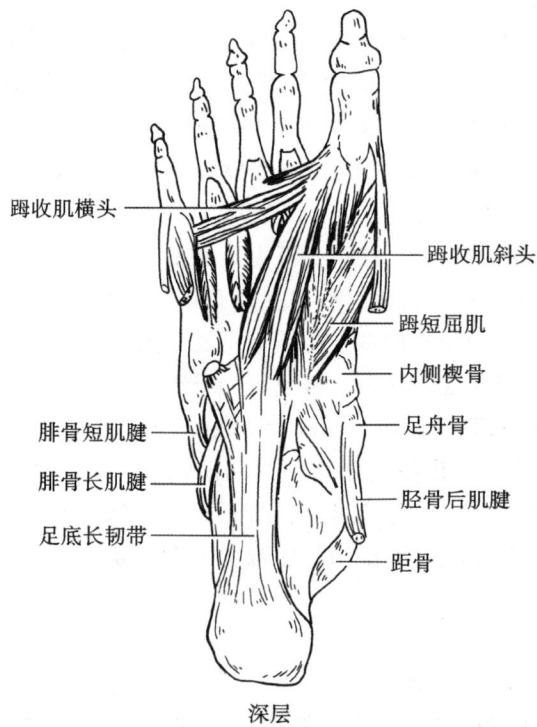

骨间肌腱

趾长屈肌腱

第1蚓状肌

小趾短屈肌

趾短屈肌

小指展肌

足底腱膜

跟骨

姆长屈肌腱

姆收肌

姆短屈肌

姆展肌

浅层

姆收肌

姆展肌

第1、2蚓状肌

腓骨长肌腱

足底方肌

足底长韧带

足舟骨

趾长屈肌腱

姆长屈肌腱

中层

姆收肌横头

姆收肌斜头

姆短屈肌

内侧楔骨

足舟骨

腓骨短肌腱

腓骨长肌腱

足底长韧带

胫骨后肌腱

距骨

深层

图 4-40 足底肌

第七节　临床应用要点

一、肌内注射

肌内注射是临床上常用的药物注射方法,把药液通过注射器注入肌肉组织内,达到治病的目的。不是什么情况下都能进行肌内注射的,如注射部位有硬结、感染,就不宜做肌内注射治疗。肌内注射主要适用于不宜或不能做静脉注射,要求比皮下注射更快起效,以及注射刺激性较强或药量较大的药物时。肌内注射最常用的注射部位是臀大肌,其次为臀中肌、臀小肌、股外侧肌及三角肌。肌内注射很重要的是对注射的部位进行精确定位。臀大肌注射有两种定位方法,一种叫十字法,从臀裂顶点画一水平线,再从髂嵴最高的部位向下画一条垂直线。水平线、垂直线把臀部分成四个象限,避开内角选择外上象限注射。第二种方法叫连线法,是取髂前上棘和尾骨连线之间画一条直线,选择这条直线的外 1/3 作为注射部位。上臂三角肌一般在臂外侧肩峰下 2～3 横指处注射,但三角肌臀部肌肉薄,只适宜做小剂量注射。

二、肌筋膜炎

肌筋膜炎是一种常见的疼痛性疾病,又称肌筋膜疼痛综合征,主要是由于外伤、劳损、受凉等原因导致肌肉和筋膜发生的非特异炎症变化。肌筋膜炎的特征是在骨骼肌纤维中可触及异常敏感的结节,称为触发点,刺激触发点会引起局部区域肌肉疼痛。好发于颈肩、腰背等部位。主要症状为局部肌肉疼痛及牵涉痛、肌肉紧张、活动受限,部分患者可触及痛性硬结或肌索。大多数患者休息后症状即可得到缓解,局部进行理疗和按摩等也可缓解疼痛。消炎镇痛类药物或者局部痛点封闭能迅速减轻疼痛。按摩、热浴、电刺激治疗、红外线治疗、超短波治疗等物理治疗效果良好。如果治疗不及时,或者用药不合理,会转为慢性肌筋膜炎,严重影响生活质量。

三、骨筋膜室综合征

由骨、骨间膜、肌间隔和深筋膜形成的骨筋膜室内容纳肌肉和神经,因急性缺血、缺氧而产生的一系列压迫症状和体征,称急性筋膜间室综合征、骨筋膜间隔区综合征。多见于前臂掌侧和小腿。常由创伤骨折形成血肿和组织水肿,骨筋膜室内内容物体积增加,或外包扎过紧、局部压迫,使骨筋膜室容积减小而导致骨筋膜室内压力增高所致。当压力达到一定程度时,供应肌肉的小动脉关闭,形成缺血—水肿—缺血的恶性循环。骨筋膜室综合征的早期临床表现以局部表现为主。若不及时处理,缺血将继续加重,发展为缺血性肌挛缩和坏疽,症状和体征也将随之改变。缺血性肌挛缩的 5 个主要临床表现(5P):①由疼痛(pain)转为无痛;②苍白(pallor)或发绀、大理石花纹等;③感觉异常(paresthesia);④麻痹(paralysis);⑤无脉(pulselessness)。骨筋膜室综合征一经确诊,应立即切开筋膜减压。早期彻底切开筋膜减压是防止肌肉和神经发生缺血性坏死的唯一有效方法。切不可等到出现 5P 体征后才行切开减压术,导致不可逆的缺血性肌挛缩。

四、腱鞘与(狭窄性)腱鞘炎

腱鞘就是套在肌腱外面的双层套管样密闭的滑膜管,是保护肌腱的滑液鞘。当关节活动时,肌腱与腱鞘之间会产生相互摩擦,肌腱长期在此过度摩擦,腱鞘会发生水肿甚至出现炎性

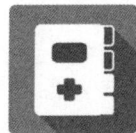

反应,引起肿胀,称为腱鞘炎。临床表现为局部疼痛、压痛、关节活动受限等。"弹响指"和"弹响拇"是狭窄性腱鞘炎的特征性表现。手指弯曲时会产生扳机样动作及弹响,严重时手指不能弯曲或者不能伸直。腱鞘炎好发于手部和腕部,多见于长期、过度使用手指和腕关节的人群,如中老年劳动者、软件工程师、纺织工人、管弦乐器演奏家等。随着手机及计算机的普及,"键盘侠""鼠标手"日益增多,腱鞘炎也愈发常见。工作时需要保持正确姿势,避免关节的过度劳损。一般采用局部封闭,无效者可选择手术治疗,切开腱鞘减压。

五、疝

疝指人体组织或器官的一部分离开其正常解剖部位,通过先天或后天形成的薄弱点、缺损或空隙进入另一部位。疝可以发生在身体任何薄弱的部位,如腹股沟管、腹股沟三角、股部、脐、膈等处,也会从手术切口处突出,形成腹股沟斜疝、腹股沟直疝、股疝、白线疝、切口疝、膈疝等。以腹股沟斜疝最多见,其本质为腹腔内脏器或组织通过腹壁薄弱处或孔隙即腹股沟管突出到体表,形成肿块。一般情况下,站立时会突出,仰卧后消失,局部常有坠胀和不适感,按压即可回纳入腹腔。但是,如果发生嵌顿,疼痛会加剧,肿块紧张发硬。若嵌顿的时间较长,千万不要盲目地把肿块推回腹腔。因为被嵌顿的肠管可能已发生缺血性坏死,假如强行推回到腹腔,则有可能发生肠坏死、穿孔。疝的主要治疗方法为填充、修补缺损部位,目前大多采用补片等人工材料进行修补、填充,可以有效缓解因疝引起的腹腔内容物突出。

目 本章知识点

1. 骨骼肌的形态、构造及起止点的含义。
2. 肌群配布与关节运动轴的关系以及肌的辅助装置。
3. 头肌的组成,面肌的名称、分布特点、作用,咀嚼肌的名称、位置和功能。
4. 胸锁乳突肌的起止、作用。
5. 斜方肌、背阔肌、胸大肌、前锯肌、肋间肌、竖脊肌的位置和作用;腹前外侧壁肌群的层次;膈肌的位置、形态结构及运动。
6. 斜角肌间隙的构成及通过的结构。
7. 三角肌的起止、位置和作用。
8. 上臂肌的分群、层次及功能。
9. 前臂肌的分群、分层、排列和作用。
10. 手中间群各肌的名称、位置和作用。
11. 髋肌的分群,髂腰肌、臀大肌、臀中肌的位置及作用。
12. 大腿前、后、内侧三群肌的位置及各群肌的功能。
13. 小腿前、外、后侧三群肌的位置和功能。

(郑雪峰)

·第二篇·

内脏学

第五章 内脏学总论

解剖学上,通常将消化、呼吸、泌尿和生殖系统 4 个系统的器官,统称为**内脏**(viscera)。这 4 个系统的大部分器官位于胸腔、腹腔和盆腔内,并通过孔道与外界相通。内脏器官的主要功能是进行物质代谢和繁殖后代。研究内脏各器官的位置、形态结构和功能的学科,称为**内脏学**(splanchnology)。一般把与内脏密切相关的结构,如胸膜、腹膜和会阴等,也归于内脏学范畴。

一、内脏的一般结构

内脏各器官虽然各有其自身特征,但从基本构造来看,可分为中空性器官和实质性器官两大类(图 5-1)。

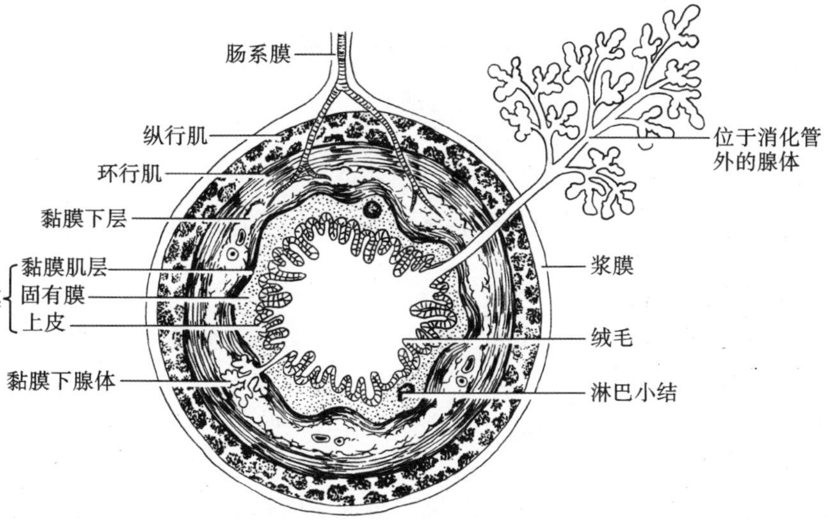

图 5-1 肠壁的一般构造模式图

(一)中空性器官

此类器官呈管状或囊状,内部均有空腔,如消化道、呼吸道、尿道和生殖道。中空性器官的壁由数层组织构成,其中,消化道各器官的壁均由 4 层组织构成,而呼吸道、尿道和生殖道各器官的壁由 3 层组织构成。以肠管为例,由内向外依次为黏膜、黏膜下层、肌层和外膜(图 5-1)。呼吸道没有肌层,尿道和生殖道没有黏膜下层。但细支气管和终末细支气管有环行平滑肌纤维。

(二)实质性器官

此类器官内部没有特定的空腔,多属腺组织,表面覆以结缔组织的被膜或浆膜,如肝、胰、肾及生殖腺等。结缔组织被膜深入器官实质内,将器官的实质分割成若干个小单位,称小叶,如肝小叶。分布于实质性器官的血管、神经和淋巴管,以及该器官的导管等出入器官之处,常

系统解剖学·

为一凹陷,此处称为该器官的**门**(hilum 或 porta),如**肺门**(hilum of lung)和**肝门**(porta hepatis)等。

二、胸部标志线和腹部分区

内脏大部分器官在胸、腹、盆腔内占据相对固定的位置,而掌握内脏器官的正常位置,对于临床诊断检查和治疗有重要的实用意义。为了描述胸腔、腹腔内各器官的位置及其体表投影,通常在胸部、腹部的体表确定一些标志线,并划分一些区域(图 5-2)。

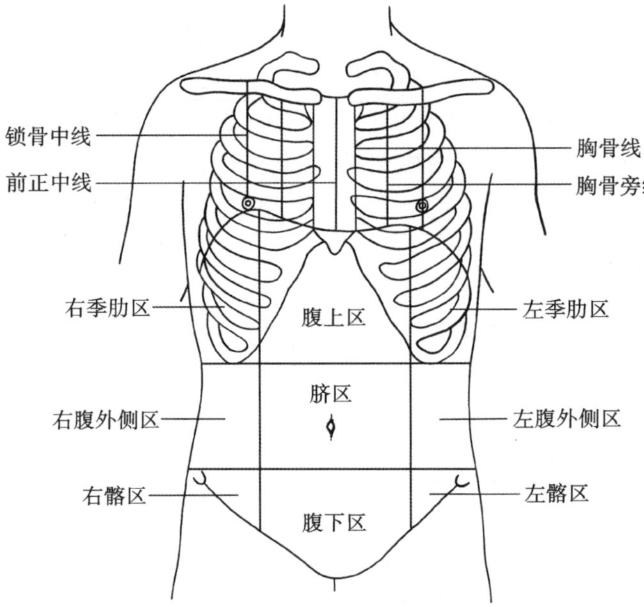

图 5-2 胸腹部的标志线及分区

（一）胸部的标志线

1. **前正中线**(anterior median line)　沿身体前面正中线所作的垂直线。
2. **胸骨线**(sternal line)　沿胸骨外侧缘所作的垂直线。
3. **锁骨中线**(midclavicular line)　经锁骨中点向下所作的垂直线。
4. **胸骨旁线**(parasternal line)　经胸骨线与锁骨中线之间连线的中点所作的垂直线。
5. **腋前线**(anterior axillary line)　沿腋前襞向下所作的垂直线。
6. **腋后线**(posterior axillary line)　沿腋后襞向下所作的垂直线。
7. **腋中线**(midaxillary line)　沿腋前、后线之间连线的中点所作的垂直线。
8. **肩胛线**(scapular line)　经肩胛骨下角所作的垂直线。
9. **后正中线**(posterior median line)　经身体后面正中即沿各椎骨棘突所作的垂直线。

（二）腹部的分区

为便于描述腹腔脏器的位置,可将腹部分成若干区域,方法较多。临床上常用的简便方法是通过脐各作一水平面和矢状面,将腹部分为左上腹、右上腹、左下腹和右下腹 4 个区,称为四区分法。然而,更准确的是九区分法,即通过两侧肋弓最低点(或第 10 肋的最低点)所作的肋下平面,以及通过两侧髂结节所作的结节间平面,将腹部分成上腹部、中腹部和下腹部,再由两侧腹股沟中点所作的两个矢状面,将腹部分成 9 个区域,包括上腹部的腹上区和左、右季肋区,中腹部的脐区和左、右腹外侧区(腰区),下腹部的腹下区(耻区)和左、右髂区(腹股沟区)(图 5-2)。

86

三、临床应用要点

（一）脏器的结构与损伤的特征

中空性器官和实质性器官的损伤有明显的区别。实质性器官，如肝和脾，一旦受损，最常见的问题就是出血，脾破裂导致大出血或肝破裂导致大出血。止血是实质性器官受损后需要处理的首要问题。而对于中空性器官，损伤后最常见的问题是穿孔，由于消化液或者内容物的漏出而导致局限性或全腹的腹膜炎，甚至感染中毒性休克，常见的如胃穿孔、小肠和结肠穿孔。由于腹膜腔被污染，患者常表现出弥漫性腹痛，同时伴有腹胀，停止排气、排便，或恶心、呕吐。当医生查体时，中空性器官穿孔的患者局部腹肌紧张，板状腹，伴有明显的压痛、反跳痛。

（二）腹部脏器的位置

腹部分区是为了临床体格检查时更为精确地确定患者不舒服的位置。比如肝、胆在右上腹，右上腹不舒服考虑肝胆的疾病；胃在上腹正中，患者有胃部疾病时，一般会出现上腹疼痛；而胰腺、脾以及部分结肠等脏器则在左上腹。但是四区分法和九区分法各有优缺点。四区分法简单易行，但定位较粗略，难以准确定位。九区分法较细，定位准确，但因各区较小，包含的脏器常超过一个分区，加之体型不同，脏器位置略有差异，特别是左、右上腹部和左、右下腹部范围很小，应用不便。临床上常用四区分法，虽有不足之处，但可以用九区分法加以补充，如在四区分法的基础上加用上腹、中腹、下腹和左、右侧腹部，基本可以方便而准确地对腹部脏器进行定位。

本章知识点

1. 内脏的概念。
2. 内脏的形态分类。

（李文生）

第六章　消化系统

消化系统(alimentary system)负责将摄取的食物进行物理性和化学性消化,吸收营养物质,并将食物残渣排出体外。其由消化管和消化腺两个部分组成(图 6-1)。**消化管**(alimentary canal)是指从口腔到肛门的管道,包括口腔、咽、食管、胃、小肠(十二指肠、空肠和回肠)和大肠(盲肠、阑尾、结肠、直肠和肛管)。临床上通常把从口腔到十二指肠的这部分管道称上消化道,空肠及以下的部分称下消化道。**消化腺**(alimentary gland)可分为大消化腺和小消化腺两种。大消化腺位于消化管壁外,成为独立的器官,所分泌的消化液经导管流入消化管腔内,如大唾液腺、肝和胰。小消化腺分散分布于消化管壁内,如唇腺、颊腺、舌腺、食管腺、胃腺和肠腺等。

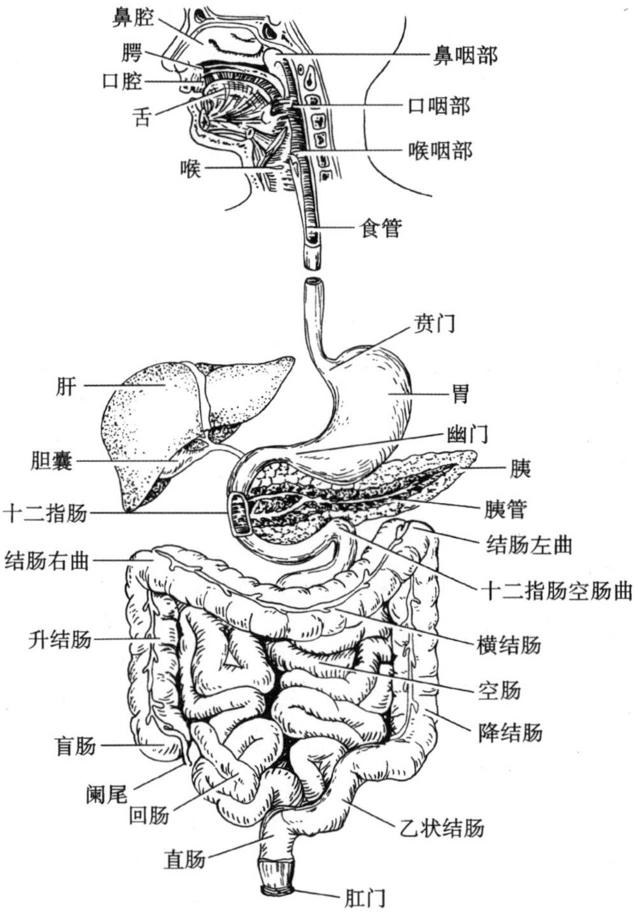

图 6-1　消化系统模式图

第一节　口　　腔

　　口腔（oral cavity）是消化管的起始部，其前壁为上、下唇，侧壁为颊，上壁为腭，下壁为口腔底，向后借咽峡与咽相通。

　　整个口腔借上、下牙弓和牙龈分为前外侧部的**口腔前庭**（oral vestibule）和后内侧部的**固有口腔**（oral cavity proper）（图 6-2）。

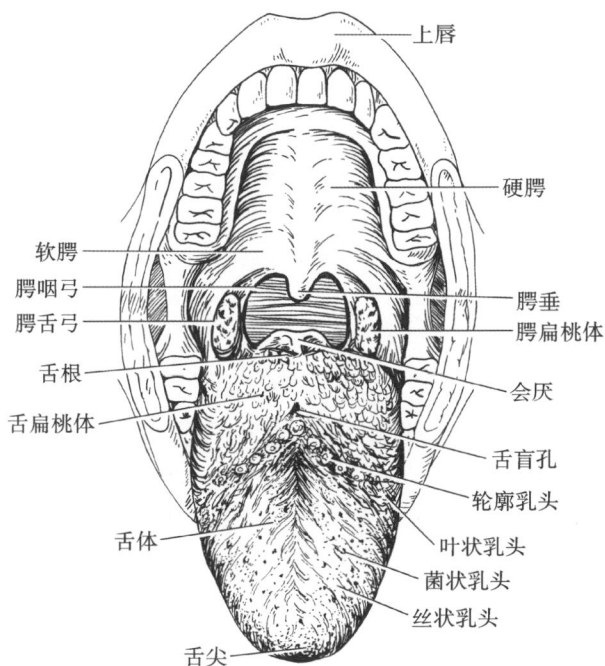

上唇
硬腭
软腭
腭咽弓
腭垂
腭舌弓
腭扁桃体
舌根
会厌
舌扁桃体
舌盲孔
轮廓乳头
舌体
叶状乳头
菌状乳头
丝状乳头
舌尖

图 6-2　口腔及咽峡

一、口唇

　　口唇（oral lip）由上唇和下唇组成。上、下唇两端结合处称口角，在上、下唇内面正中线上，分别有上、下唇系带从口唇连于牙龈基部。在上唇外面中线处有一纵行浅沟，称**人中**（philtrum），为人类所特有。在上唇的外面两侧与颊部交界处，各有一斜行的浅沟，称**鼻唇沟**（nasolabial sulcus）。

二、颊

　　颊（cheek）是口腔的侧壁，自外向内分别由皮肤、颊肌、颊脂体和口腔黏膜构成。在上颌第二磨牙牙冠相对的颊黏膜上有**腮腺管乳头**（papilla of parotid duct），其上有腮腺管的开口。

三、腭

　　腭（palate）构成口腔上壁，分隔鼻腔与口腔。腭分硬腭和软腭两个部分。

　　硬腭（hard palate）位于腭的前 2/3，由上颌骨的腭突和腭骨的水平板构成，表面覆盖黏膜，黏膜厚而致密，与骨膜紧密相贴。

Note

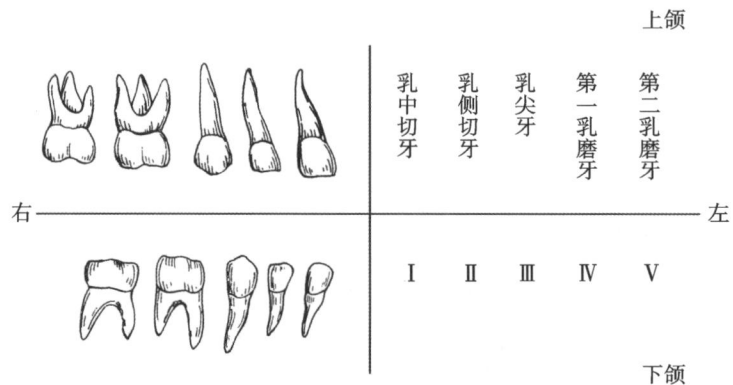

图 6-3　腭肌

软腭（soft palate）位于腭的后 1/3，主要由腭腱膜、腭肌、腭腺和黏膜构成。软腭的前份呈水平位；后份斜向后下，称腭帆（velum palatinum）。腭帆后缘游离，其中部有垂向下方的突起，称腭垂（uvula）或悬雍垂。自腭帆两侧各向下方分出两条黏膜皱襞，前方的一对为腭舌弓（palatoglossal arch），延续于舌根的外侧；后方的一对为腭咽弓（palatopharyngeal arch），向下延至咽侧壁。两弓间的三角形凹陷区称扁桃体窝，容纳腭扁桃体。腭垂、腭帆游离缘、腭舌弓及舌根共同围成咽峡（isthmus of fauces），它是口腔和咽之间的分界（图 6-2、图 6-3）。

四、牙

牙（teeth）是人体最坚硬的器官，具有咀嚼食物和辅助发音等作用。牙位于口腔前庭与固有口腔之间，镶嵌于上、下颌骨的牙槽内，分别排列成上牙弓（upper dental arch）和下牙弓（lower dental arch）。

（一）牙的种类和排列

在人的一生中，先后有两组牙发生，第一组称乳牙（deciduous teeth），第二组称恒牙（permanent teeth）。乳牙一般在出生后 6 个月时开始萌出，到 3 岁左右出齐，共 20 个，上、下颌各 10 个。6 岁左右，乳牙开始脱落，逐渐更换成恒牙。恒牙中，第一磨牙首先长出，除第三磨牙外，其他各牙在 14 岁左右出齐。第三磨牙萌出时间最晚，有的迟至 28 岁或更晚萌出，故又称智牙（wisdom tooth），因该牙通常到青春期才萌出，所以也称为迟牙。恒牙全部出齐共 32 个，上、下颌各 16 个。

根据牙的形状和功能，乳牙和恒牙均可分为切牙（incisor）、尖牙（canine tooth）和磨牙（molar）三种，其中前磨牙（premolar）也属于磨牙。切牙、尖牙分别用来咬切和撕扯食物，磨牙和前磨牙则有研磨和粉碎食物的功能。

乳牙和恒牙的名称及排列顺序如图 6-4 和图 6-5 所示。临床上，为了记录牙的位置，常以被检查者的方位为准，以"＋"记号划分成 4 区，并以罗马数字Ⅰ～Ⅴ标示乳牙，用阿拉伯数字 1～8 标示恒牙，如"Ⅴ⌐"表示右下颌第二乳磨牙，"⌐6"则表示左上颌第一磨牙。

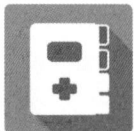

图 6-4　乳牙的名称及符号

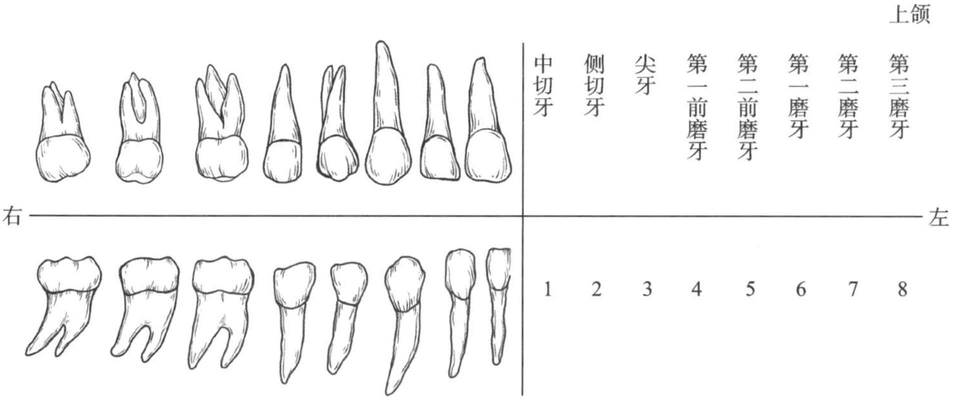

图 6-5 恒牙的名称及符号

（二）牙的形态和构造

牙的形状和大小虽然各不相同,但基本形态是相同的,即每个牙均可分为**牙冠**（crown of tooth）、**牙颈**（neck of tooth）和**牙根**（root of tooth）三个部分（图 6-6）。暴露在口腔内的部分叫牙冠；嵌于上、下颌骨牙槽内的部分叫牙根；介于牙冠和牙根之间的部分叫牙颈,牙颈被牙龈包绕。

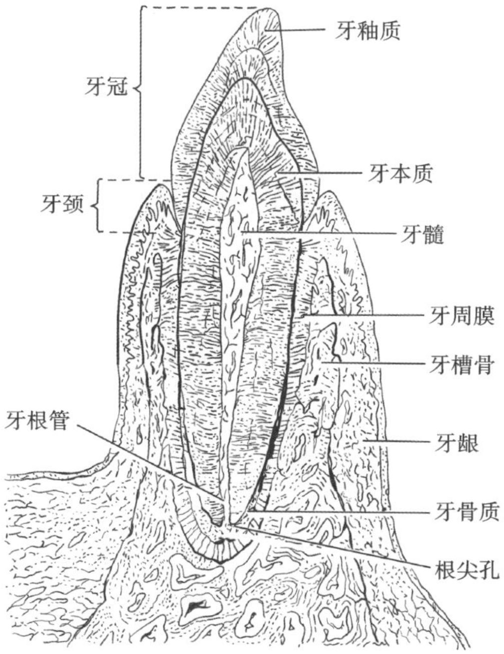

图 6-6 下颌切牙（矢状切面）

牙主要由**牙本质**（dentin）组成,在牙冠部牙本质的外面覆有**牙釉质**（enamel）,为人体内最坚硬的组织。牙中央的空腔叫**牙髓腔**（dental pulp cavity）,里面容纳**牙髓**（dental pulp）,牙的神经、血管、淋巴管从牙根的**牙根管**（root canal）进入牙髓腔。

牙周组织包括**牙周膜**（periodontal membrane）、**牙槽骨**（alveolar bone）和**牙龈**（gingiva）三个部分,对牙起保护、固定和支持作用。牙周膜是介于牙槽骨与牙根之间的致密结缔组织。牙龈是口腔黏膜的一部分,紧贴于牙颈周围及邻近的牙槽骨上,血管丰富,呈淡红色,坚韧而有弹性,因缺少黏膜下层,直接与骨膜紧密相连,故牙龈不能移动。

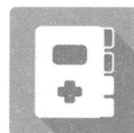

五、舌

舌(tongue)位于口腔底,是肌性器官。由纵、横和垂直三个不同方向的骨骼肌交织而成,表面被覆黏膜,具有协助咀嚼、吞咽和感受味觉的功能,也是辅助发音的器官。

(一)舌的形态

舌分上、下两面。上面称背面,其后部有一倒"V"字形的界沟(terminal sulcus),将舌分为前面 2/3 的**舌体**(body of tongue)和后面 1/3 的**舌根**(root of tongue)。舌体的前端称**舌尖**(apex of tongue)。界沟的尖端处有一小凹,称**舌盲孔**,是胚胎时期甲状舌管的遗迹。舌根的背面朝后对向咽部(图 6-7)。

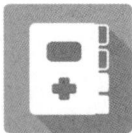

图 6-7 舌(背面)

(二)舌黏膜

舌体背面黏膜呈淡红色,其表面可见许多形状各异的小突起,统称为**舌乳头**(papilla of tougue)(图 6-7)。

舌乳头分为丝状乳头、菌状乳头、叶状乳头和轮廓乳头 4 种。**丝状乳头**(filiform papilla)数目最多,体积最小,呈白色,遍布于舌背前 2/3;**菌状乳头**(fungiform papilla)稍大于丝状乳头,数目较少,呈红色,散在于丝状乳头之间,多见于舌尖和舌侧缘;**叶状乳头**(foliate papilla)位于舌侧缘的后部、腭舌弓的前方,每侧为 4～8 条并列的叶片形的黏膜皱襞,小儿较清楚;**轮廓乳头**(vallate papilla)体积最大,7～11 个,排列于界沟前方,其中央隆起,周围有环状沟。轮廓乳头、菌状乳头、叶状乳头以及软腭、会厌等处的黏膜上皮中含有味蕾,为味觉感受器,具有感受酸、甜、苦、咸等味觉功能。丝状乳头中无味蕾,故无味觉功能。

舌根背面黏膜表面,可见由淋巴组织组成的大小不等的丘状隆起,称**舌扁桃体**(lingual tonsil)。

舌下面黏膜在舌的正中线上,形成一黏膜皱襞,向下连于口腔底前部,称**舌系带**(frenulum of tongue)。在舌系带根部的两侧各有一小黏膜隆起,称**舌下阜**(sublingual caruncle),其上有下颌下腺管和舌下腺大管的开口。由舌下阜向口底后外侧延续的带状黏膜皱襞称**舌下襞**(sublingual fold),其深面藏有舌下腺。舌下腺小管开口于舌下襞表面(图 6-8)。

图 6-8　舌下面

标注：舌尖、舌尖腺、舌静脉、舌神经、舌动脉、舌下腺、下颌下腺管和舌下腺大管、下颌下腺管及舌下腺大管开口、舌体、伞襞、舌系带、舌下腺小管开口、舌下襞、舌下阜

（三）舌肌

舌肌为骨骼肌，分**舌内肌**（intrinsic lingual muscle）和**舌外肌**（extrinsic lingual muscle）。舌内肌的起、止点均在舌内，有纵肌、横肌和垂直肌（图 6-9），收缩时，可改变舌的形态。舌外肌起于舌周围各骨，止于舌内，有颏舌肌、舌骨舌肌和茎突舌肌等（图 6-10），收缩时可改变舌的位置。在临床上，以**颏舌肌**（genioglossus）较为重要，它是一对强而有力的肌，起自下颌体后面的颏棘，肌纤维呈扇形向后上方分散，止于舌正中线两侧。两侧颏舌肌同时收缩，拉舌向前下方，即伸舌；单侧收缩可使舌尖伸向对侧。如一侧颏舌肌瘫痪，当患者伸舌时，舌尖偏向瘫痪侧。

图 6-9　舌（矢状切面）

标注：舌上纵肌、舌横肌、舌下纵肌、下唇、口轮匝肌、颏舌肌、下颌骨、颏舌骨肌、下颌舌骨肌、舌黏膜、舌垂直肌、舌盲孔、舌扁桃体、会厌、舌骨

六、唾液腺

唾液腺（salivary gland）位于口腔周围，能分泌唾液并经过导管排入口腔。唾液腺分大、小两类。**大唾液腺**（major salivary gland）有 3 对，即腮腺、下颌下腺和舌下腺（图 6-11）。小唾液腺位于口腔各部黏膜内，属黏液腺，如唇腺、颊腺、腭腺和舌腺等。

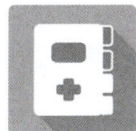

Note

图 6-10　舌外肌

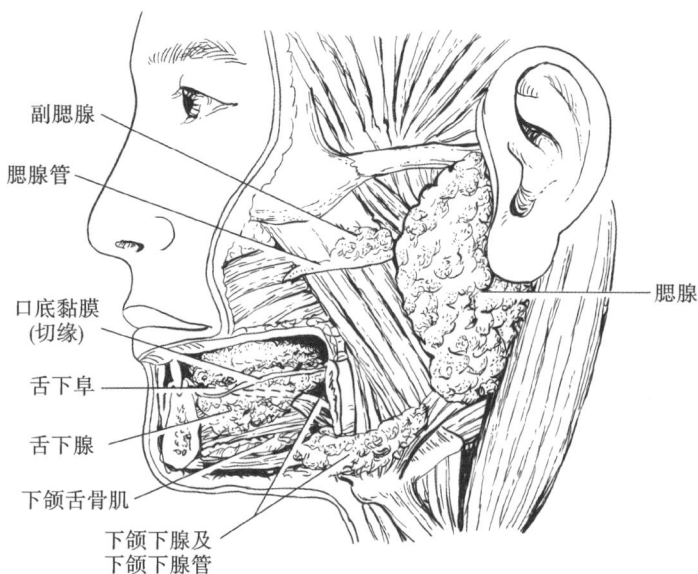

图 6-11　大唾液腺

（一）腮腺

腮腺（parotid gland）最大，重 15～30 g，形状不规则，可分为浅部和深部。浅部略呈三角形，上达颧弓，下至下颌角，前至咬肌后 1/3 的浅面，后续腺的深部。深部伸入下颌支与胸锁乳突肌之间的下颌后窝内。**腮腺管**（parotid duct）自腮腺浅部前缘发出，于颧弓下一横指处向前横越咬肌表面，斜穿颊肌，开口于平对上颌第二磨牙牙冠颊黏膜上的腮腺管乳头。腮腺炎患者面颊部肿胀、疼痛，可见腮腺管开口处红肿。

（二）下颌下腺

下颌下腺（submandibular gland）呈椭圆形，重约 15 g。位于下颌骨体下缘及二腹肌前、后腹所围成的下颌下三角内，下颌下腺管自下颌下腺的内侧面发出，沿口腔底黏膜深面前行，开口于舌下阜。

（三）舌下腺

舌下腺（sublingual gland）较小，重 2～3 g。位于口腔底舌下襞的深面。舌下腺导管有大、小两种，大管有 1 条，与下颌下腺管共同开口于舌下阜；小管有 5～15 条，短而细，直接开口于舌下襞黏膜表面。

第二节 咽

一、咽的位置和形态

咽(pharynx)是前后略扁的漏斗形肌性管道,位于第 1～6 颈椎前方,上端起于颅底,下端约在第 6 颈椎下缘或环状软骨的高度移行于食管。长约 12 cm,可分为鼻咽、口咽和喉咽三个部分(图 6-12)。

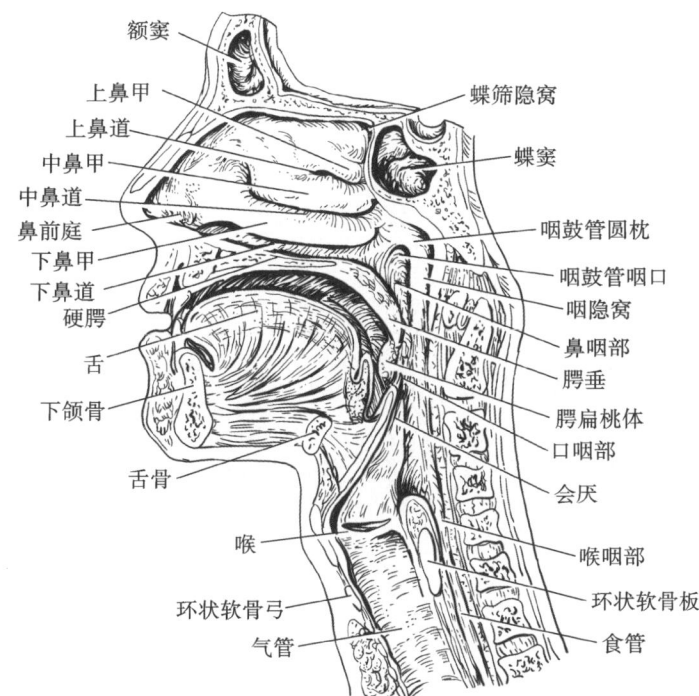

图 6-12 头颈部正中矢状切面

二、咽的分部

以腭帆游离缘和会厌上缘平面为界,咽分为鼻咽、口咽和喉咽三个部分。其中,口咽和喉咽两个部分是消化道与呼吸道的共同通道。

(一)鼻咽

鼻咽(nasopharynx)是咽的上部,介于颅底与软腭之间。鼻咽部的两侧壁上,相当于下鼻甲后方约 1.5 cm 处,各有一个**咽鼓管咽口**(pharyngeal opening of auditory tube)。咽腔经此口通过咽鼓管与中耳的鼓室相通。咽鼓管咽口平时是关闭的,当吞咽或用力张口时,空气通过咽鼓管进入鼓室,以维持鼓膜两侧的气压平衡。咽部感染时,细菌可经咽鼓管侵入中耳,引起中耳炎。由于小儿的咽鼓管较短而宽,且略呈水平位,故儿童患急性中耳炎远较成人为多。咽鼓管咽口的前、上、后方的弧形隆起称**咽鼓管圆枕**(tubal torus),它是寻找咽鼓管咽口的标志。咽鼓管圆枕后方与咽后壁之间的纵行深窝称**咽隐窝**(pharyngeal recess),咽隐窝是鼻咽癌的好发部位。位于咽鼓管咽口周围至软腭之间的颗粒状淋巴组织,称**咽鼓管扁桃体**(tubal tonsil),

是咽扁桃体的延续(图6-12)。

（二）口咽

口咽(oropharynx)位于口腔的后方，介于软腭和会厌上缘之间，向前经咽峡与口腔相通，上续鼻咽部，下通喉咽部。口咽的前壁主要为舌根后部，此处有一呈矢状位的黏膜皱襞，称**舌会厌正中襞**(median glossoepiglottic fold)，连于舌根后部正中与会厌之间。舌会厌正中襞两侧的深窝称**会厌谷**(epiglottic vallecula)，为异物易停留处(图6-13)。口咽的侧壁在腭咽弓和腭舌弓之间的凹陷称扁桃体窝，容纳**腭扁桃体**(palatine tonsil)(图6-12)。

咽后上方的咽扁桃体，两侧的咽鼓管扁桃体、腭扁桃体，下方的舌扁桃体，共同构成咽淋巴环，对消化道和呼吸道具有防御功能。

（三）喉咽

喉咽(laryngopharynx)是咽的最下部，稍狭窄，上起自会厌上缘平面，下至第6颈椎体下缘平面与食管相续。喉咽部的前壁上份有喉口通入喉腔。在喉口的两侧各有一深窝，称**梨状隐窝**(piriform recess)，常为异物滞留之处(图6-13)。

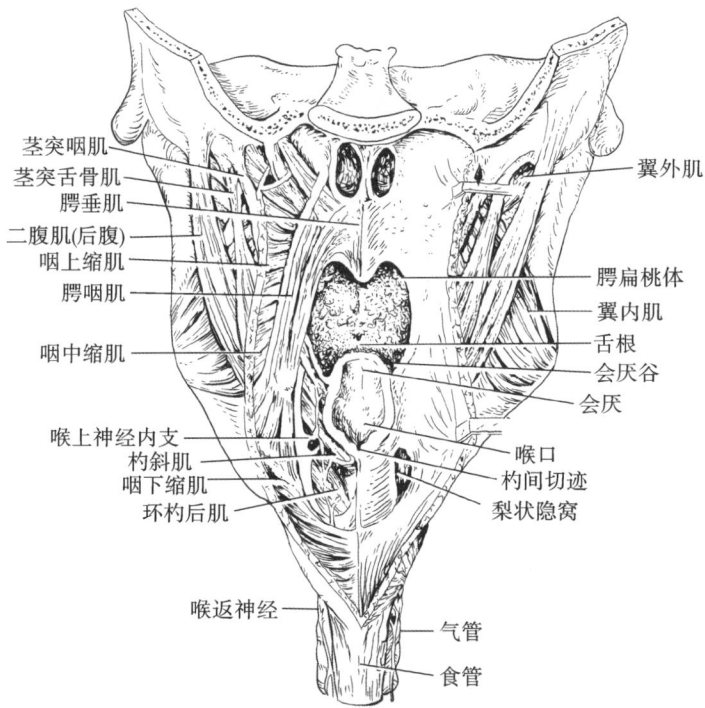

图6-13　咽腔(切开咽后壁)

（四）咽壁肌

咽壁肌为骨骼肌，包括咽缩肌和咽提肌。咽缩肌包括上、中、下三部，呈叠瓦状排列，即咽下缩肌覆盖于咽中缩肌下部，咽中缩肌覆盖于咽上缩肌下部。当吞咽时，各咽缩肌自上而下依次收缩，即将食团推向食管(图6-14)。

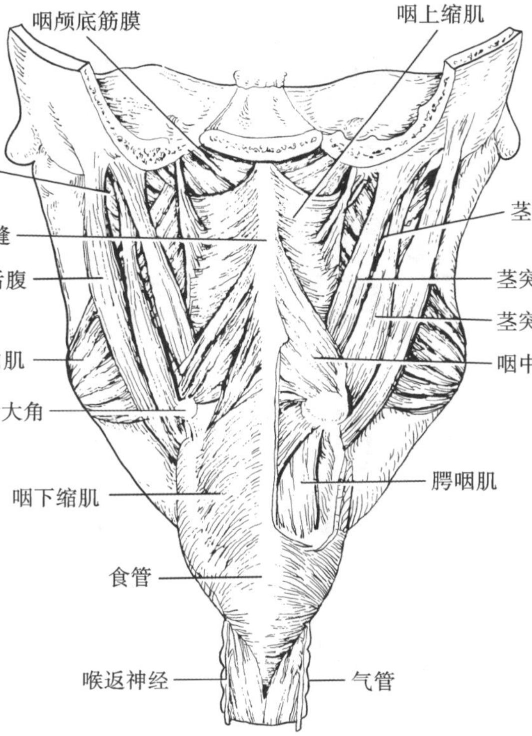

咽颅底筋膜　　　　　咽上缩肌

翼外肌　　　　　　　　　　　　茎突

咽缝　　　　　　　　　　　　　茎突咽肌

二腹肌后腹　　　　　　　　　　茎突舌骨肌

翼内肌　　　　　　　　　　　　咽中缩肌

舌骨大角

咽下缩肌　　　　　　　　　　　腭咽肌

食管

喉返神经　　　　　　气管

图 6-14　咽肌(后面)

第三节　食　　管

一、食管的位置和分部

　　食管（esophagus）为前后扁平的肌性管状器官。食管上端在第 6 颈椎体下缘平面与咽相接，下端约平第 11 胸椎体高度与胃的贲门连接，长约 25 cm，可分为颈部、胸部和腹部三个部分（图 6-15）。颈部长约 5 cm，为自食管起始端至平对胸骨颈静脉切迹平面的一段。胸部最长，长 18～20 cm，位于胸骨颈静脉切迹平面至膈的食管裂孔之间。腹部最短，仅 1～2 cm，自食管裂孔至贲门。

二、食管的狭窄部

　　食管全长有 3 个生理性狭窄（图 6-15）：第 1 个狭窄在食管的起始处，相当于第 6 颈椎体下缘水平，距中切牙约 15 cm；第 2 个狭窄位于食管与左主支气管的交叉处，相当于第 4、5 胸椎体之间水平，距中切牙约 25 cm；第 3 个狭窄在食管通过膈的食管裂孔处，相当于第 10 胸椎水平，距中切牙约 40 cm。这些狭窄部常为异物滞留和食管肿瘤的好发部位，也是临床上进行食管插管时要注意避免损伤的部位。

Note

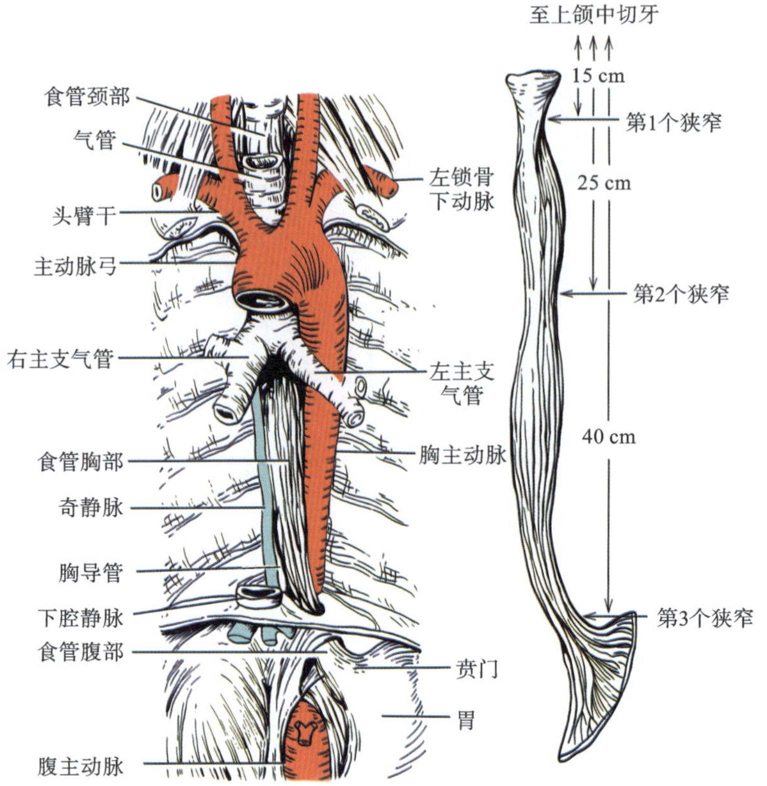

至上颌中切牙

15 cm

第1个狭窄

25 cm

第2个狭窄

40 cm

第3个狭窄

食管颈部

气管

头臂干

主动脉弓

右主支气管

食管胸部

奇静脉

胸导管

下腔静脉

食管腹部

腹主动脉

左锁骨下动脉

左主支气管

胸主动脉

贲门

胃

图 6-15　食管的位置及 3 个狭窄

第四节　胃

胃（stomach）是消化管中最膨大的部分，上连食管，下续十二指肠。其具有容纳食物、分泌胃液和初步消化的功能。成人胃的容量约 1500 mL。

一、胃的形态和分部

胃的形态受体位、体型、年龄、性别和胃的充盈状态等多种因素的影响。胃在完全空虚时略呈管状，高度充盈时可呈球囊形。

胃分前、后壁，大、小弯，入、出口（图 6-16）。胃前壁朝向前上方，后壁朝向后下方。**胃小弯**（lesser curvature of stomach）凹向右上方，其最低点弯度明显折转处称**角切迹**（angular incisure）。**胃大弯**（greater curvature of stomach）大部分凸向左下方。胃的近端与食管连接处是胃的入口，称**贲门**（cardia）。贲门的左侧，食管末端左缘与胃底之间形成的锐角称**贲门切迹**（cardiac incisure）。胃的出口称**幽门**（pylorus），通十二指肠。

通常将胃分为四部（图 6-16、图 6-17）：贲门附近的部分称**贲门部**（cardiac part），界域不明显；贲门平面以上，向左上方膨出的部分为**胃底**（fundus of stomach），临床有时称为**胃穹窿**（fornix of stomach），内含吞咽时进入的空气，约 50 mL，X 线胃片可见此气泡；自胃底向下至角切迹处的中间大部分称**胃体**（body of stomach）；胃体下界与幽门之间的部分称**幽门部**（pyloric part），临床上也称胃窦。幽门部的大弯侧有一不甚明显的浅沟，称中间沟，将幽门部

图 6-16 胃的形态和分部

分为右侧的**幽门管**(pyloric canal)和左侧的**幽门窦**(pyloric antrum)。胃小弯和幽门部是胃溃疡和胃癌的好发部位。

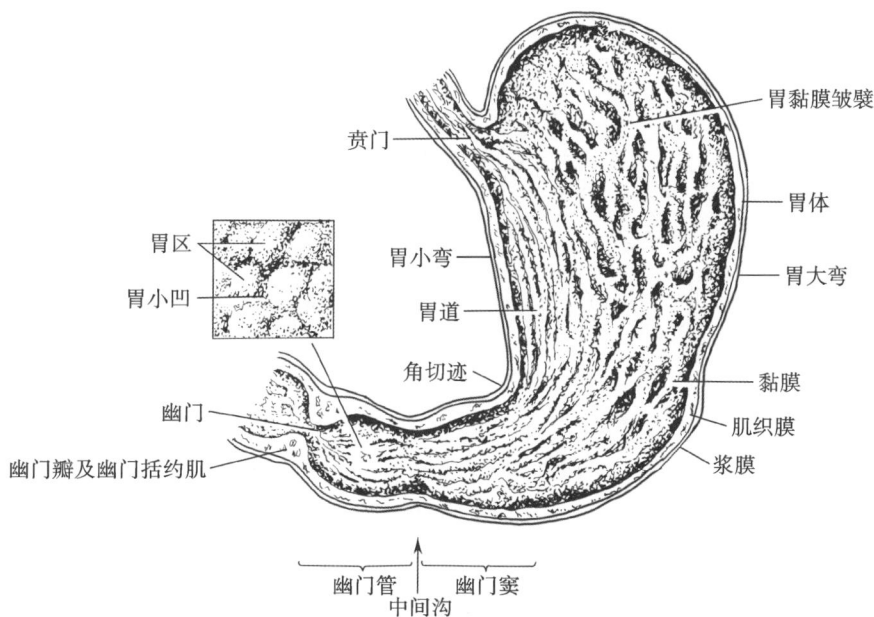

图 6-17 胃的黏膜

二、胃的位置和毗邻

胃的位置常因体型、体位和充盈程度的不同而有较大变化。通常,胃在中等程度充盈时,大部分位于左季肋区,小部分位于腹上区。胃的贲门和幽门的位置比较固定,贲门位于第 11 胸椎体左侧,幽门约在第 1 腰椎体右侧。胃前壁左侧与膈相邻,被左肋弓掩盖;右侧与肝左叶相邻;在剑突的下方,部分胃前壁直接与腹前壁相贴,是临床上进行胃触诊的部位。胃后壁与胰、左肾上部和左肾上腺相邻。胃底与膈和脾相邻。

三、胃壁的结构

胃壁分黏膜、黏膜下层、肌层和浆膜四层。黏膜柔软,胃空虚时形成许多皱襞,充盈时变平坦。沿胃小弯处有 4～5 条较恒定的纵行皱襞,襞间的沟称胃道。在食管与胃交界处的黏膜上,有一呈锯齿状的环形线,称食管胃黏膜线,该线是胃镜检查时鉴别病变位置的重要标志。

Note

在幽门处黏膜形成环形的皱襞,称**幽门瓣**(pyloric valve)(图 6-17),突向十二指肠腔内,有阻止胃内容物进入十二指肠的功能。黏膜下层由疏松结缔组织构成,内有丰富的血管、淋巴管和神经丛,当胃扩张和蠕动时起缓冲作用。肌层较厚,由外纵、中环、内斜的三层平滑肌构成(图 6-18)。纵行肌以胃小弯和胃大弯处较厚。环行肌环绕于胃的全部,在幽门处较厚,称为**幽门括约肌**(pyloric sphincter),在幽门瓣的深面,有延缓胃内容物排空和防止肠内容物逆流至胃的作用。斜行肌由食管的环行肌移行而来,分布于胃的前、后壁,起支持胃的作用。胃的外膜为浆膜。临床上常将胃壁的四层一起称为全层,将肌层和浆膜两层合称为浆肌层。

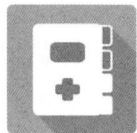

图 6-18　胃壁的肌层

第五节　小　肠

　　小肠(small intestine)是消化管中最长的一段,在成人体内长 5～7 m。上端起于胃的幽门,下端接续盲肠,分十二指肠、空肠和回肠三个部分。小肠是进行消化和吸收的重要器官,并具有某些内分泌功能。

一、十二指肠

　　十二指肠(duodenum)是小肠的起始段,全长约 25 cm,位置较固定,呈"C"形弯曲,包绕胰头。十二指肠可分为上部(球部)、降部、水平部和升部(图 6-19)。

　　上部在第 1 腰椎体右侧接幽门,行向右后方,至胆囊颈向下弯曲成为降部。上部近侧与幽门相连接的一段肠管,长约 2.5 cm,由于其肠壁薄、管径大,黏膜面光滑平坦,无环状襞,故临床常称此段为**十二指肠球**(duodenal bulb of duodenum),是十二指肠溃疡和穿孔的好发部位。

　　降部下降于第 1～3 腰椎右侧,在第 3 腰椎水平转向左侧成为水平部。降部内侧壁黏膜上有一小突起,称**十二指肠大乳头**(major duodenal papilla),是胆总管与胰管的共同开口处。

　　水平部在第 3 腰椎体下缘横行向左越过下腔静脉,在腹主动脉前移行为升部。

　　升部自腹主动脉前方斜向左上,然后急转右下,形成弯曲的十二指肠空肠曲,下接空肠。十二指肠空肠曲借着**十二指肠悬韧带**(suspensory ligament of duodenum,又称**屈氏韧带**(ligament of Treitz))固定于腹后壁。在腹部外科手术中,屈氏韧带可作为确定空肠起始部的重要标志。十二指肠除始、末两端被腹膜包裹,能活动之外,其余大部分为腹膜外位器官,被腹膜覆盖而固定于腹后壁。

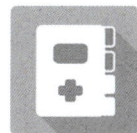

图 6-19 胆道、十二指肠和胰（前面）

二、空肠与回肠

空肠（jejunum）和**回肠**（ileum）迂曲回旋，位于腹腔中部，并借着肠系膜连于腹后壁。空肠起自十二指肠空肠曲，回肠末端接续盲肠。

空肠和回肠的形态结构不完全一致，但变化是逐渐发生的，故两者间无明显界限。一般是将系膜小肠的近侧 2/5 称空肠，远侧 3/5 称回肠。从位置上看，空肠常位于左腰区和脐区；回肠多位于脐区、右腹股沟区和盆腔内。从外观上看，空肠管径较大，管壁较厚，血管较多，颜色偏红，呈粉红色；回肠管径较小，管壁较薄，血管较少，颜色较浅，呈粉灰色。肠系膜内血管的分布也有区别，空肠的动脉弓级数较少（1～2 级），直血管较长；回肠的动脉弓级数较多（可达 4～5 级），直血管较短（图 6-20）。从组织结构上看，空肠、回肠都具有消化管典型的四层结构。其黏膜除形成环状襞外，内表面还有密集的绒毛，这些结构极大地增加了肠黏膜的表面积，有利于营养物质的消化和吸收。在黏膜固有层和黏膜下组织内含有淋巴滤泡，淋巴滤泡分**孤立淋巴滤泡**（solitary lymphatic follicle）和**集合淋巴滤泡**（aggregated lymphatic follicle）两种，前者分散存在于空肠和回肠的黏膜内，后者多见于回肠下部。集合淋巴滤泡又称派尔斑，呈长椭圆形，其长轴与肠管的长轴一致（图 6-20）。肠伤寒的病变发生于集合淋巴滤泡，可并发肠穿孔或肠出血。

此外，约 2% 的成人，在距回肠末端 0.3～1 m 范围的回肠对系膜缘上，有长 2～5 cm 的囊状突起，自肠壁向外突出，称**梅克尔**（Meckel）憩室，此为胚胎时期卵黄囊管未完全消失而形成的。梅克尔憩室易发炎或合并溃疡穿孔，因其位置靠近阑尾，故症状与阑尾炎相似。

Note

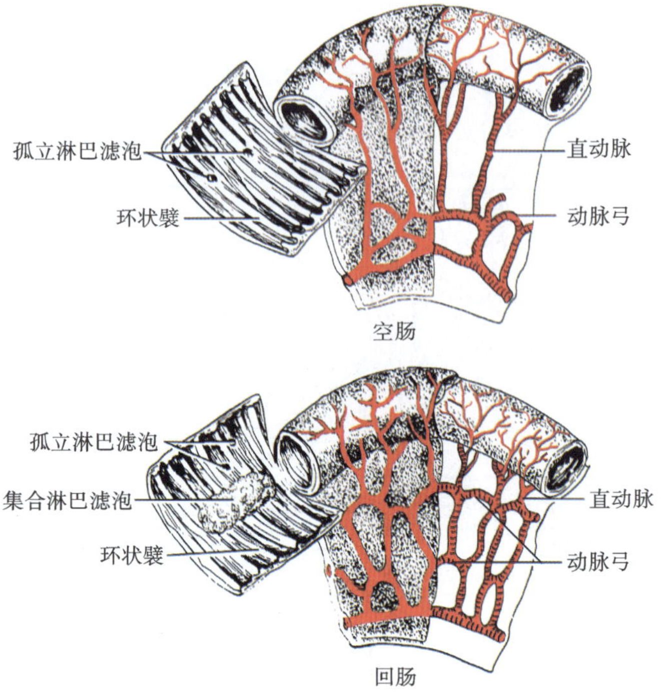

图 6-20 空肠与回肠

第六节 大 肠

大肠（large intestine）是消化管的下段，全长 1.5 m，可分为盲肠、阑尾、结肠、直肠和肛管五个部分（图 6-1）。大肠的主要功能为吸收水分、维生素和无机盐，并将食物残渣形成粪便，排出体外。

大肠中，结肠和盲肠具有三种特征性结构，即结肠带、结肠袋和肠脂垂。**结肠带**（colic band）有三条，由肠壁的纵行肌增厚所形成，沿大肠的纵轴平行排列，三条结肠带均会聚于阑尾根部。**结肠袋**（haustra of colon）是由于结肠带短于肠管，肠壁向外膨出而形成的。**肠脂垂**（epiploic appendice）是沿结肠带两侧分布的脂肪突起（图 6-21）。这三个特征为腹部手术中区别大肠和小肠的标志。

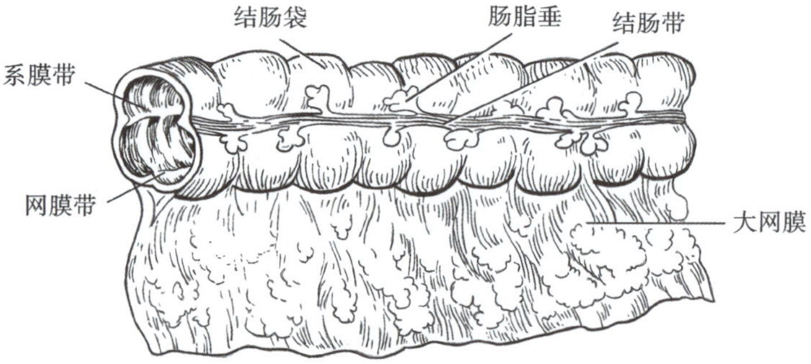

图 6-21 结肠的特征性结构（横结肠）

一、盲肠

盲肠（caecum）是大肠的起始部，长 6～8 cm，其下端为盲端，上续升结肠，左接回肠，回肠末端开口于盲肠处，称**回盲口**（ileocecal orifice），其上、下各有一唇状皱襞，称**回盲瓣**（ileocecal valve）。此瓣具有限制小肠内容物过快进入大肠和防止大肠内容物逆流到回肠的作用。盲肠位于右髂窝内。在盲肠后内侧壁，有阑尾的开口（图 6-22）。

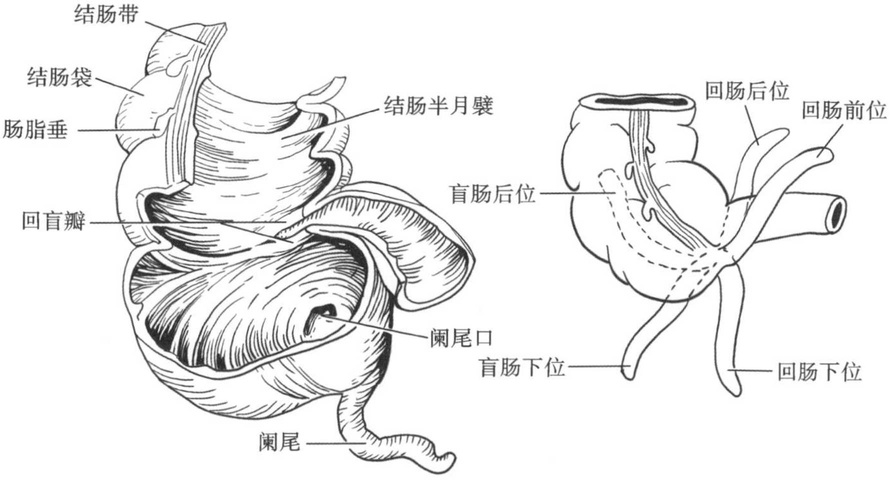

图 6-22　盲肠和阑尾

二、阑尾

阑尾（vermiform appendix）为一根部连于盲肠后内侧壁的蚓状突起，末端游离，一般长 5～7 cm，位于右髂窝内（图 6-22）。阑尾根部的位置固定，其根部的体表投影点，通常在右髂前上棘与脐连线的中、外 1/3 交点处，该点称**麦氏**（McBurney）**点**。急性阑尾炎时，此处有明显的压痛和反跳痛。阑尾末端的位置个体间变化较大，可在回肠下、盲肠后、盲肠下、回肠前及回肠后位等。根据国内体质调查资料，阑尾以回肠下位和盲肠后位较多见。阑尾位置变化较多，手术中有时寻找困难，由于三条结肠带会聚于阑尾根部，其中独立带更明显，故沿该结肠带向下追踪，是寻找阑尾的可靠方法。

三、结肠

结肠（colon）是介于盲肠与直肠之间的一段大肠，整体呈"M"形，围绕在空肠、回肠周围。其可分为升结肠、横结肠、降结肠和乙状结肠四个部分（图 6-23）。

（一）升结肠

升结肠（ascending colon）在右髂窝处，起自盲肠上端，沿腰方肌和右肾前面上升至肝右叶下方，转向左前下方移行于横结肠，转折处的弯曲称**结肠右曲**（right colic flexure）（或称肝曲）。升结肠属腹膜间位器官，无系膜，其后面借结缔组织贴附于腹后壁，因此活动性甚小。

（二）横结肠

横结肠（transverse colon）起自结肠右曲，先行向左前下方，后略转向左后上方，形成一略向下垂的弓形弯曲，至左季肋区，在脾面下份处，折转成**结肠左曲**（left colic flexure）（或称脾曲），向下续于降结肠。横结肠属腹膜内位器官，由横结肠系膜连于腹后壁，活动度较大，其中间部分可下垂至脐或低于脐平面。

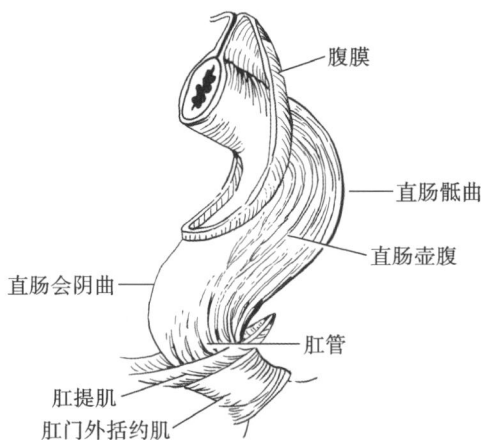

图 6-23　小肠和大肠

（三）降结肠

降结肠（descending colon）起自结肠左曲，沿左肾外侧缘和腰方肌前面下降，至左髂嵴处续于乙状结肠。降结肠与升结肠一样属腹膜间位器官，无系膜，借结缔组织直接贴附于腹后壁，活动性很小。

（四）乙状结肠

乙状结肠（sigmoid colon）在左髂嵴处起自降结肠，沿左髂窝转入盆腔内，全长呈“乙”字形弯曲，至第 3 骶椎平面续于直肠。乙状结肠属腹膜内位器官，由乙状结肠系膜连于盆腔左后壁。由于乙状结肠系膜在肠管中段幅度较宽，所以乙状结肠中段活动范围较大，常成为乙状结肠扭转的因素之一。乙状结肠也是憩室和肿瘤等疾病的多发部位。

四、直肠

直肠（rectum）是消化管位于盆腔下部的一段，全长 10～14 cm。直肠在第 3 骶椎前方起自乙状结肠，沿骶骨、尾骨前面下行，穿过盆膈移行于肛管。直肠并不直，在矢状面上形成两个明显的弯曲：**直肠骶曲**（sacral flexure of rectum）是直肠上段沿着骶骨弯曲下降，形成一个突向后方的弯曲，距肛门 7～9 cm；**直肠会阴曲**（perineal flexure of rectum）是直肠末段绕过尾骨尖，转向后下方，形成一个突向前方的弯曲，距肛门 3～5 cm（图 6-24）。在冠状面上也有三个突向侧方的弯曲，但不恒定，一般中间较大的一个突向左侧，上、下两个突向右侧。当临床进行直肠镜、乙状结肠镜检查时，应注意这些弯曲部位，以免损伤肠壁。

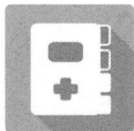

图 6-24　直肠与肛管

直肠上端与乙状结肠交接处管径较细，向下肠腔显著膨大称**直肠壶腹**（ampulla of rectum）。直肠内面有三个**直肠横襞**（Houston 瓣），由黏膜及环行肌构成，具有阻挡粪便下移的作用。最上方的直肠横襞接近直肠与乙状结肠交界处，位于直肠左侧壁上，距肛门约 11 cm；中间的直肠横襞大而明显，位置恒定，通常位于直肠壶腹稍上方的直肠右前壁上，距肛门约 7 cm，相当于直肠前壁腹膜返折的水平，因此，在乙状结肠镜检查中,确定肿瘤与腹膜腔的位置关系时,常以中直肠横襞为标志。最下方的直肠横襞位置不恒定,多位于直肠左侧壁上,距肛门约 5 cm(图 6-25)。当直肠充盈时,此皱襞常消失。临床上做直肠和乙状结肠镜检查时应注意这些弯曲和横襞。

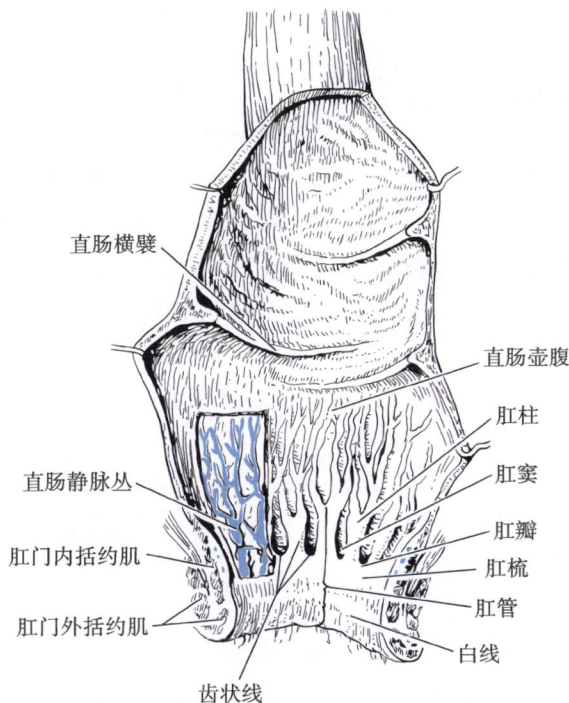

图 6-25 直肠和肛管内腔面

五、肛管

肛管(anal canal)上接直肠,穿过盆膈,下界为肛门,长 3～4 cm(图 6-25)。肛管内面有 6～10 条纵行的黏膜皱襞,称肛柱(anal column),内有血管和纵行肌。各肛柱下端彼此借半月形黏膜皱襞相连,此襞称肛瓣(anal valve)。每一肛瓣与相邻的两个肛柱下端之间形成开口向上的隐窝,称肛窦(anal sinuse),窦深 3～5 mm,其底部有肛腺的开口。肛窦内往往积存粪屑,感染后易致肛窦炎,严重者可导致肛门周围脓肿或肛瘘等。连接各肛柱下端与各肛瓣边缘的锯齿状环行线称齿状线(dentate line)(或肛皮线(anocutaneous line))。齿状线以上肛管由内胚层的泄殖腔演化而来,其内表面为黏膜;齿状线以下肛管由外胚层的原肛演化而来,其内表面为皮肤,此外,齿状线上、下部分的肠管在动脉来源、静脉回流、淋巴引流以及神经分布等方面都不相同(表 6-1)。

表 6-1 肛管齿状线上部和下部的比较

项目	齿状线以上	齿状线以下
被覆上皮	内表面为黏膜,被覆单层柱状上皮	内表面为皮肤,被覆复层扁平上皮
胚层来源	来源于后肠末端的泄殖腔后份,上皮来自内胚层	来源于原肛,上皮来自外胚层
动脉来源	直肠上、下动脉	肛动脉
静脉回流	经直肠上静脉、肠系膜下静脉、脾静脉回流到肝门静脉	经肛门静脉、阴部内静脉、髂内静脉、髂总静脉回流到下腔静脉

续表

项目	齿状线以上	齿状线以下
淋巴引流	肠系膜下淋巴结和髂内淋巴结	腹股沟浅淋巴结
神经支配	内脏神经	躯体神经
临床意义	其静脉曲张形成内痔,因无躯体神经分布而无痛觉,以痔核脱出和大便时出血为主要表现	其静脉曲张形成外痔,因有躯体神经分布而疼痛明显,以痔核脱出、疼痛和感染为主要表现

在齿状线下方有一宽约 1 cm 的环状区域,称**肛梳**(anal pecten)(或称**痔环**(haemorrhoidal ring)),其表面光滑,因其深层有静脉丛,故呈浅蓝色。肛梳下缘有一不甚明显的环行线,称**白线**(white line)(或称 Hilton 线),该线位于肛门外括约肌皮下部与肛门内括约肌下缘之间,故活体肛诊时可触及此处,为一环行浅沟,即括约肌间沟(图 6-25)。**肛门**(anus)是肛管的下口,为一前后纵行的裂孔。肛门周围皮肤富含色素,呈暗褐色。成年男子肛门周围长有硬毛,有汗腺(肛周腺)和丰富的皮脂腺。

肛梳部的皮下组织和肛柱部的黏膜下层内有丰富的静脉丛,有时可因某种病理原因而形成静脉曲张,向肛管腔内突起形成痔。发生在齿状线以上的痔称内痔,发生在齿状线以下的痔称外痔,也有跨越于齿状线上、下的痔,称混合痔。由于神经的分布不同,所以内痔不疼,而外痔常感疼痛。

肛管周围有肛门内、外括约肌和肛提肌等。白线为肛门内、外括约肌的分界线。**肛门内括约肌**(sphincter ani internus)是由肠壁环行肌增厚形成的平滑肌管,有协助排便的作用。**肛门外括约肌**(sphincter ani externus)由骨骼肌构成,位于肛管平滑肌层之外,围绕整个肛管(图 6-24)。肛门外括约肌受意识支配,有较强的控制排便的功能。

第七节　肝

肝(liver)是人体内最大的消化腺,也是人体内最大的实质性器官。成人的肝占体重的 1/50~1/40。胎儿和新生儿的肝相对较大,重量可达体重的 1/20。肝的功能复杂,它是机体新陈代谢最活跃的器官,不仅参与蛋白质、脂类、糖类和维生素等物质的合成、转化与分解,还参与激素、药物等物质的转化和解毒。肝还具有分泌胆汁、吞噬、防御,以及在胚胎时期造血等重要功能。

一、肝的形态

肝呈不规则的楔形,可分为前、后两缘,膈、脏两面(图 6-26、图 6-27)。前缘锐利,后缘圆钝。肝上面膨隆,与膈相接触,故称膈面。肝膈面上有矢状位的**镰状韧带**(falciform ligament of liver)附着,借此将肝分为左、右两叶。**肝左叶**(left lobe of liver)小而薄,**肝右叶**(right lobe of liver)大而厚。膈面后部没有腹膜被覆的部分称**裸区**(bare area),裸区的左侧部分有一较宽的沟,称为腔静脉沟,内有下腔静脉通过。肝下面凹凸不平,邻接一些腹腔器官,又称脏面。脏面中部有略呈"H"形的沟,即两条矢状位的纵沟和一条横沟。左纵沟前部为**肝圆韧带裂**(fissure for ligamentum teres hepatis),内有**肝圆韧带**(ligamentum teres hepatis)通过。肝圆韧带由胎儿时期的脐静脉闭锁而成,经肝镰状韧带的游离缘内行至脐;后部称**静脉韧带裂**

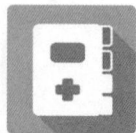

(fissure for ligamentum venosum),容纳**静脉韧带**(ligamentum venosum)。静脉韧带由胎儿时期的静脉导管闭锁而成。右纵沟前部为一浅窝,称**胆囊窝**(fossa for gallbladder),容纳胆囊;右纵沟后部为**腔静脉沟**(sulcus for vena cava),容纳下腔静脉。横沟称**肝门**(porta hepatis),是肝左、右管,肝固有动脉左、右支,肝门静脉左、右支和神经、淋巴管出入的地方,又称第1肝门。出入肝门的这些结构被结缔组织包绕,构成肝蒂。在腔静脉沟的上端处,肝左、中、右静脉出肝后立即注入下腔静脉,临床上常称此处为第2肝门。肝的脏面借"H"形沟将肝分为右叶、左叶、方叶和尾状叶。肝左叶位于左纵沟的左侧;肝右叶位于右纵沟的右侧;**方叶**(quadrate lobe)位于横沟之前,肝圆韧带裂与胆囊窝之间;**尾状叶**(caudate lobe)位于横沟之后,静脉韧带裂与腔静脉沟之间。

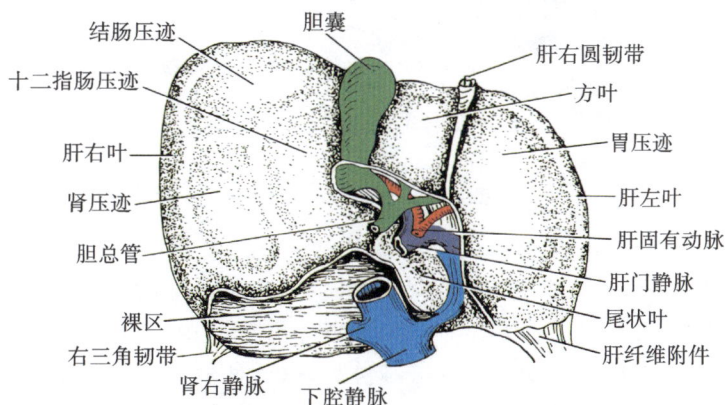

图 6-26 肝(膈面)

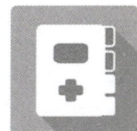

图 6-27 肝(脏面)

二、肝的位置和毗邻

肝大部分位于右季肋区和腹上区,小部分位于左季肋区。肝的前面大部分被肋所掩盖,仅在腹上区的左、右肋弓之间,有一小部分露出于剑突之下,直接与腹前壁相接触。当腹上区和右季肋区遭到暴力冲击或发生肋骨骨折时,肝可能受到损伤而破裂。

肝上界与膈穹隆一致,可用下述三点的连线来表示:右锁骨中线与第5肋的交点,前正中线与剑胸结合线的交点和左锁骨中线与第5肋间隙的交点。肝下界与肝前缘一致,右侧与右肋弓一致;中部超出剑突下约3 cm;左侧被肋弓掩盖。故在体检时,在右肋弓下不能触到肝。但3岁以下的健康幼儿,由于腹腔容积较小,而肝的体积相对较大,肝前缘常低于右肋弓下1.5~2.0 cm,到7岁以后,在右肋弓下不能触到,若能触及,则应考虑为病理性肝大。

肝上方为膈,膈上有右侧胸膜腔、右肺及心等,故肝脓肿有时可与膈粘连,并经膈侵入右

Note

肺,甚至其脓液还能经支气管排出。肝右叶下面,前部与结肠右曲邻接,中部近肝门处邻接十二指肠上曲,后部邻接右肾上腺和右肾。肝左叶下面与胃前壁相邻,后上方邻接食管腹部。

肝借镰状韧带和冠状韧带连于膈下面和腹前壁,因而在呼吸时,肝可随膈的活动而上下移动。平静呼吸时,肝的上下移动范围为 2~3 cm。

三、肝的分叶与分段

(一)肝的分叶

肝包括左叶、右叶、方叶和尾状叶。肝内有 4 套管道,形成两个系统,即 Glisson 系统和肝静脉系统(图 6-28)。肝门静脉、肝固有动脉和肝管的各级分支在肝内的走行、分支和配布基本一致,并有 Glisson 囊包绕,共同组成 Glisson 系统。

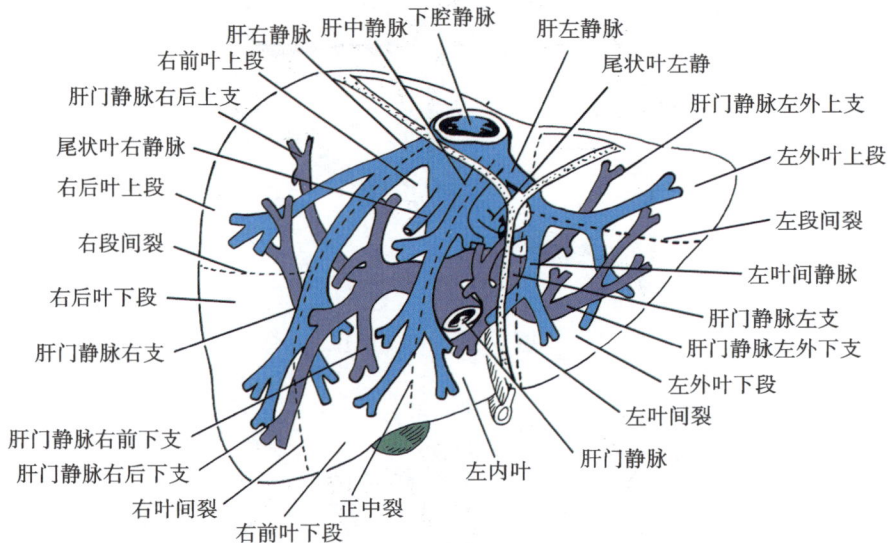

图 6-28 肝内管道与肝裂

肝段是依据 Glisson 系统在肝内的分布情况提出的。按照 Couinaud 肝段划分法,肝可分为左、右半肝,进而再分成 5 个叶和 8 个段(图 6-29)。Glisson 系统位于肝叶和肝段内,肝静脉系统的各级属支行于肝段之间,而其主干相应地行于各肝裂中,最后形成 3 支肝静脉主干,即肝左、中、右静脉,在腔静脉沟上端出肝注入下腔静脉,该处称第 2 肝门(图 6-28)。有若干条肝静脉系统的小静脉,如来自右半肝脏面的副肝右静脉和尾状叶的一些小静脉,在腔静脉沟的下段内汇入下腔静脉,该处称第 3 肝门。

图 6-29 肝裂与肝段

(二)肝裂和肝段划分法

通过对肝内各管道铸型标本的研究,人们发现肝内有些部位缺少 Glisson 系统的分布,这些部位称**肝裂**(hepatic fissure)。肝裂不仅是肝内分叶、分段的自然界线,也是肝部分切除的适宜部位。肝内有三个叶间裂,三个段间裂。叶间裂有正中裂、左叶间裂和右叶间裂。段间裂有左段间裂、右段间裂和背裂(图 6-29)。**正中裂**(median fissure)在肝的膈面相当于自肝前缘的胆囊切迹中点,至下腔静脉左缘连线的平面。在肝的脏面以胆囊窝和腔静脉沟为标志。裂内有肝中静脉走行。此裂将肝分为左、右半肝,直接分开相邻的左内叶与右前叶。**右叶间裂**(right interlobar fissure)位于正中裂的右侧,此裂在膈面相当于从肝前缘的胆囊切迹右侧部的外、中 1/3 交界处,斜向右上方到达下腔静脉右缘连线的平面。转至脏面连于肝门右端。裂内有肝右静脉走行。此裂将右半肝分为右前叶和右后叶。**左叶间裂**(left interlobar fissure)位于正中裂的左侧,起自肝前缘的肝圆韧带切迹,向后上方至肝左静脉汇入下腔静脉处连线的平面。在膈面相当于镰状韧带附着线的左侧 1 cm,脏面以左纵沟为标志。裂内有肝左静脉的左叶间支走行。此裂将左半肝分为左外叶和左内叶。**左段间裂**(left intersegmental fissure)相当于自肝左静脉汇入下腔静脉处与肝左缘的中、上 1/3 交界处连线的平面。裂内有肝左静脉走行。此裂将左外叶分为上、下两段。**右段间裂**(right intersegmental fissure)在肝脏面相当于肝门横沟的右端与肝右缘中点连线的平面,再转到膈面,向左至正中裂。此裂相当于肝门静脉右支主干平面,既把右前叶分为右前上、下段,又将右后叶分为右后上、下段。**背裂**(dorsal fissure)位于尾状叶前方,将尾状叶与左内叶和右前叶分开。它上起自肝左、中、右静脉出肝处(第 2 肝门),下至第 1 肝门,在肝上极形成一弧形线。

临床上可根据叶、段的区分对肝的疾病进行较为精确的定位诊断,也可施行肝叶或肝段切除,因此了解肝的分叶和分段具有重要的临床意义。

四、肝外胆道系统

肝外胆道系统是指走出肝门之外的胆道系统,包括胆囊和输胆管道(肝左管、肝右管、肝总管和胆总管)。这些管道与肝内胆道一起,将肝分泌的胆汁输送到十二指肠腔(图 6-30)。

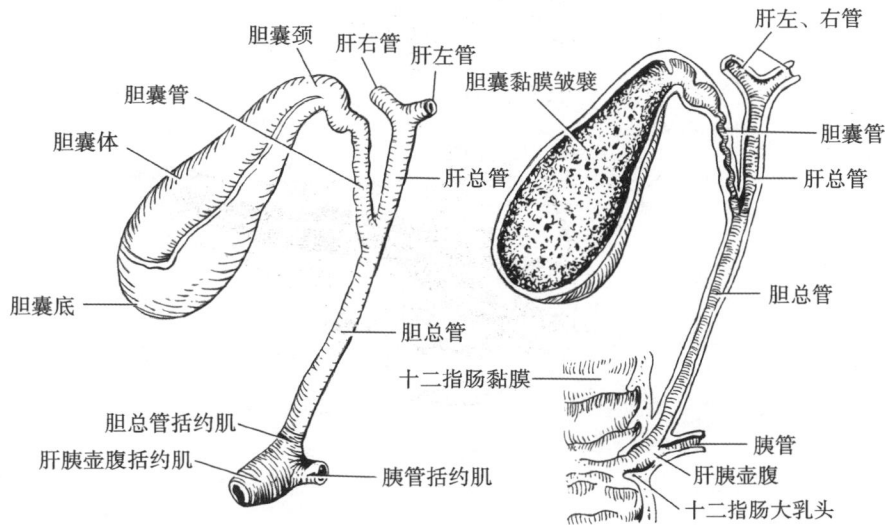

图 6-30 胆囊与输胆管道

(一)胆囊

胆囊(gallbladder)位于胆囊窝内,呈梨形,上面借疏松结缔组织与肝相连,具有储存和浓缩胆汁的功能。容量 40～60 mL。

胆囊分底、体、颈、管四个部分(图 6-30)。**胆囊底**(fundus of gallbladder)是胆囊突向前下

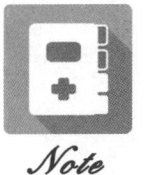

方的盲端,常在肝前缘的胆囊切迹处露出。胆囊底的体表投影位于右腹直肌外缘或右锁骨中线与右肋弓交点处。急性胆囊炎时,该处有明显压痛。**胆囊体**(body of gallbladder)是胆囊的主体部分,与底之间无明显界限。胆囊体向后逐渐变细,约在肝门右端附近移行为胆囊颈。**胆囊颈**(neck of gallbladder)狭细,在肝门右端常以直角起于胆囊体,略做"S"状扭转,即开始向前上方弯曲,继而转向后下方续为胆囊管。胆囊颈与胆囊管相延续处较狭窄。胆囊颈借疏松结缔组织连于肝,胆囊动脉通过该疏松结缔组织分布于胆囊。在胆囊颈的右侧壁常有一突向后下方的小囊,朝向十二指肠,称为 Hartmann 囊,胆囊结石常在此处存留。较大的 Hartmann囊可与胆囊管产生粘连,手术中分离、结扎、切断胆囊管时易损伤此囊。**胆囊管**(cystic duct)比胆囊颈稍细,长 3～4 cm,直径 0.2～0.3 cm,在肝十二指肠韧带内与其左侧的肝总管汇合,延续为胆总管。

胆囊内面衬以黏膜,其中底和体部的黏膜呈蜂窝状,而衬于颈和管部的黏膜呈螺旋状突入腔内,形成**螺旋襞**(spiral fold)(或称 Heister 瓣)(图 6-30),可控制胆汁的流入和流出。有时较大的结石,也常由于螺旋襞的阻碍而嵌顿于此。

胆囊管、肝总管和肝的脏面围成的三角形区域称**胆囊三角**(或称 Calot 三角),三角内常有胆囊动脉通过,因此该三角是胆囊手术中寻找胆囊动脉的标志。

(二) 肝管与肝总管

肝左、右管分别由左、右半肝内的毛细胆管逐渐汇合而成,出肝门后合成**肝总管**(common hepatic duct)。肝总管长约 3 cm,下行于肝十二指肠韧带内,并在韧带内与胆囊管以锐角结合成胆总管(图 6-30、图 6-31)。

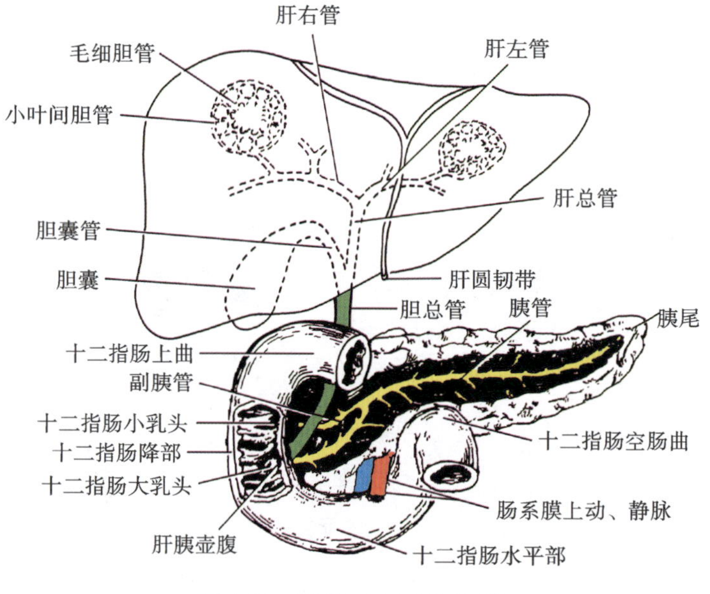

图 6-31 胆道、十二指肠和胰

(三) 胆总管

胆总管(common bile duct)由肝总管与胆囊管汇合而成,胆总管的长度取决于两者汇合部位的高低,一般长 4～8 cm,直径 0.6～0.8 cm。胆总管在肝十二指肠韧带内下行于肝固有动脉的右侧、肝门静脉的前方,向下经十二指肠上部的后方,降至胰头后方,再转向十二指肠降部中份,在此处的十二指肠后内侧壁内与胰管汇合,形成一略膨大的共同管道,称**肝胰壶腹**(hepatopancreatic ampulla)(或称 Vater 壶腹),开口于十二指肠大乳头(图 6-30),少数情况下,胆总管未与胰管汇合而单独开口于十二指肠腔。在肝胰壶腹周围有**肝胰壶腹括约肌**

（sphincter of hepatopancreatic ampulla）包绕，在胆总管末段及胰管末段周围亦有少量平滑肌包绕，以上三个部分括约肌统称为 **Oddi 括约肌**（Oddi sphincter）（图 6-30）。Oddi 括约肌平时保持收缩状态，由肝分泌的胆汁，经肝左、右管，肝总管，胆囊管进入胆囊内储存。进食（尤其是高脂肪食物）后，在神经体液因素调节下，胆囊收缩，Oddi 括约肌舒张，使胆汁自胆囊经胆囊管、胆总管、肝胰壶腹、十二指肠大乳头，排入十二指肠腔内（图 6-31）。

根据胆总管的行程，胆总管可分为 4 段：十二指肠上段、十二指肠后段、胰腺段和十二指肠壁段（图 6-30、图 6-31）。

第八节 胰

胰（pancreas）是人体第二大消化腺，由外分泌部和内分泌部组成。胰的外分泌部（腺细胞）能分泌胰液，内含多种消化酶（如胰蛋白酶、胰脂肪酶及胰淀粉酶等），有分解和消化蛋白质、脂肪和糖类的作用；其内分泌部即胰岛，散在于胰实质内，胰尾部较多，主要分泌胰岛素，调节血糖浓度。

一、胰的位置与毗邻

胰呈三棱柱形，质地柔软，色灰红，长 17～20 cm，宽 3～5 cm，厚 1.5～2.5 cm，重 82～117 g，位于腹上区和左季肋区，横置于第 1～2 腰椎体前方，并紧贴于腹后壁。胰的前面隔网膜囊与胃相邻，后方有下腔静脉、胆总管、肝门静脉和腹主动脉等重要结构。其右端被十二指肠环抱，左端抵达脾门。由于胰的位置较深，前方有胃、横结肠和大网膜等遮盖，故胰发生病变时，早期腹部体征往往不明显，从而增加诊断的困难性。

二、胰的分部

胰可分头、颈、体、尾四个部分，各部之间无明显界限（图 6-32）。

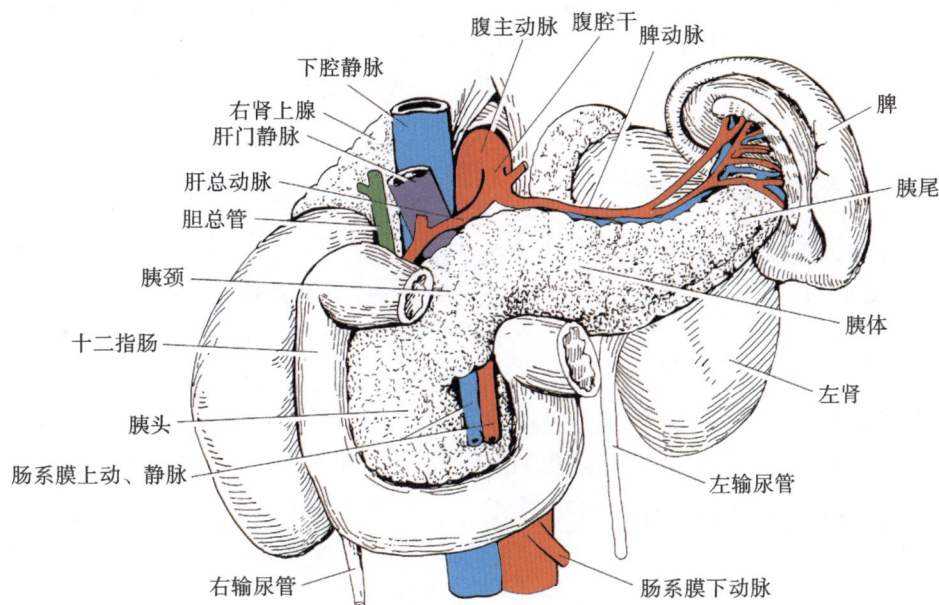

图 6-32 胰的分部和毗邻

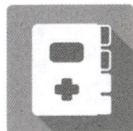

胰头（head of pancreas）为胰右端膨大的部分，被十二指肠包绕。在胰头的下部有一斜向左后上方的**钩突**（uncinate process）。由于钩突与胰头和胰颈之间夹有肝门静脉起始部和肠系膜上动、静脉，故胰头肿大时，可压迫肝门静脉起始部，影响其血液回流，出现腹腔积液、脾肿大等症状。在胰头右后方与十二指肠降部之间常有胆总管经过，有时胆总管可部分或全部被胰头实质所包埋。当胰头肿大压迫胆总管时，可影响胆汁排出，发生阻塞性黄疸。

胰颈（neck of pancreas）位于胰头与胰体之间。胰颈的前上方邻接胃幽门，其后面有肠系膜上静脉和肝门静脉起始部通过。由于肠系膜上静脉经过胰颈后面时，没有来自胰的小静脉注入其中，因此行胰头十二指肠切除术时，可沿肠系膜上静脉前面与胰颈后面之间进行剥离以备切断胰。

胰体（body of pancreas）位于胰颈与胰尾之间，占胰的大部分，略呈三棱柱形。胰体的前面隔网膜囊与胃后壁相邻，故胃后壁癌肿或溃疡穿孔常与胰体粘连。

胰尾（tail of pancreas）较细，行向左上方至左季肋区，在脾门下方与脾的脏面相接触。因胰尾各面均包有腹膜，此点可作为与胰体分界的标志。由于胰尾与脾血管一起，位于脾肾韧带两层之间，故在脾切除结扎脾血管时，注意勿损伤胰尾。

胰管（pancreatic duct）位于胰实质内，偏背侧，其走行与胰的长轴一致，从胰尾经胰体走向胰头，沿途接受许多小叶间导管，最后于十二指肠降部的后内侧壁内与胆总管汇合成肝胰壶腹，开口于十二指肠大乳头，偶尔单独开口于十二指肠腔。在胰头上部常可见一小管，行于胰管上方，称副胰管，开口于十二指肠小乳头，主要引流胰头前上部的胰液（图 6-31）。

第九节　临床应用要点

一、食管的狭窄与内镜检查

食管为肌性管状器官，但其管径大小并不均匀。食管的全长有三个狭窄，这些狭窄部位是食管异物易于滞留的部位，也是食管癌的好发部位。食管内镜的检查，如胃镜和超声内镜观察病变形态、位置，病变的性质、梗阻程度、粘连程度，食管的这三处狭窄都是内镜易引起损伤的部位，也是需要重点观察和检查的部位。而狭窄处与中切牙的距离可以帮助判断内镜进入食管的位置。

二、十二指肠溃疡和胃溃疡

溃疡是皮肤或黏膜表面组织的局限性缺损、溃烂，其表面常覆盖有脓液、坏死组织或痂皮。物理性刺激（如烧灼、重压等）、化学性刺激（如酸、碱等）或生物刺激（如细菌、霉菌）等是溃疡形成的常见原因。胃溃疡和十二指肠溃疡较常见，故一般所谓的消化性溃疡是指胃溃疡和十二指肠溃疡。其与胃酸过多、幽门螺杆菌感染和胃黏膜保护作用减弱等有关。常见症状有上腹疼痛、反酸、胃灼热。胃溃疡的典型症状就是食后痛，即进食—疼痛—缓解；十二指肠溃疡的疼痛规律是空腹痛，即疼痛—进食—缓解，也叫饥饿痛。

三、肝分叶、分段与肝切除

肝从大体上以表面的沟裂可以划分为 4 叶：左叶、右叶、方叶和尾状叶。但是，仅从表面的沟裂进行划分并不能真正反映其内部管道系统的构造特征，因而不适应肝脏外科进行部分肝切除，以及影像学描述的需要。以 Glisson 系统为中心，把肝划分为五叶八段，每段依据血供

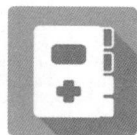

和胆汁引流都可以构成一个独立的"功能"单位。这对于描述肝脏病变的位置,确定疾病的治疗方案,特别是外科手术中肝脏的切除范围,以及肝肿瘤的介入治疗等都有重要的意义。依据肝段进行肝切除可以减少术中出血,最大限度地保留正常肝组织,避免术后残余肝出现缺血坏死,限制肝脏肿瘤的播散。

四、肝外胆道与胆道结石

肝外胆道包括肝左、右管及汇合部以下至十二指肠大乳头开口之间的胆管,是胆汁排放和储存的一系列管道。胆道结石是最常见的疾病,包括胆囊结石、胆总管结石。胆囊结石主要表现为右上腹胆绞痛,是由胆石在胆道内的移动使胆囊或胆总管平滑肌痉挛所致。胆绞痛的发生往往有一定的诱因,如饱餐后或腹部受到震动。胆绞痛一般呈持续性逐渐加重,常放射至右肩胛处或肩部,有时合并呕吐。胆石如果嵌顿在胆囊管则会导致胆囊膨胀、疼痛;如果位于胆总管开口则会导致梗阻性黄疸。肝内胆管虽然不属于肝外胆道,但也会发生肝内胆管结石,一般临床症状较轻,以反复腹痛、发冷发热为主,偶有黄疸出现。

本章知识点

1. 消化系统的组成,上、下消化道的划分。
2. 口腔的分部及其境界,咽峡的构成。
3. 牙的形态,乳牙和恒牙的牙式。
4. 大唾液腺的位置、形态和腺管开口部位。
5. 咽的位置、分部及交通。
6. 食管的位置、分部及三个狭窄的位置和意义。
7. 胃的位置、形态和分部。
8. 小肠的分部,十二指肠的位置和分部,空肠、回肠的主要区别。
9. 大肠的分部,结肠和盲肠的特征。
10. 盲肠的位置,阑尾的位置和根部的体表投影。
11. 直肠和肛管的位置和形态结构。
12. 肝的形态、位置、分叶。
13. 胆囊的形态、位置、功能及胆囊底的体表投影。
14. 肝外管道的组成、胆总管与胰管的汇合和开口部位。
15. 胰的形态、位置和分部。

(李文生)

Note

第七章 呼吸系统

呼吸系统（respiratory system）由呼吸道和肺组成。呼吸道包括鼻、咽、喉、气管及主支气管等（图 7-1）。通常把鼻、咽和喉称上呼吸道，气管和各级支气管称下呼吸道。肺由肺实质和肺间质组成。前者包括支气管树和肺泡；后者包括结缔组织、血管、淋巴管、淋巴结和神经等。呼吸系统的主要功能是进行气体交换，即吸入氧并呼出二氧化碳。此外，还有感受嗅觉、发音等功能。

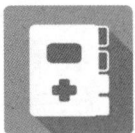

图 7-1 呼吸系统全貌

第一节 鼻

鼻（nose）是呼吸道的起始部，也是嗅觉器官，并辅助发音，分为外鼻、内鼻和鼻旁窦三个部分。

一、外鼻

外鼻（external nose）位于面部中央，以鼻骨和鼻软骨为支架，外被皮肤，内覆黏膜，分为骨部和软骨部。上端狭窄与额相连，称鼻根；下端向前隆起，称鼻尖；鼻根与鼻尖之间称鼻背。鼻尖两侧隆起呈半圆形，称鼻翼。呼吸困难时可出现鼻翼扇动。鼻翼和鼻尖处的皮肤富含皮脂

Note

腺和汗腺,是痤疮、疖肿和酒糟鼻的好发部位。

二、鼻腔

鼻腔(nasal cavity)是呼吸道的起始部(图 7-2)。由骨和软骨及其表面覆盖的黏膜和皮肤构成,是上窄下宽、前后狭长的腔隙。鼻腔被纵行的鼻中隔分为左、右两半,向前经**鼻孔**(nostril)通外界,向后经**鼻后孔**(choanae)通鼻咽部。鼻腔借**鼻阈**(nasal limen)分为**鼻前庭**(nasal vestibule)和**固有鼻腔**(nasal cavity proper)。鼻阈是鼻前庭上方的弧形隆起,是皮肤和黏膜的交界处。

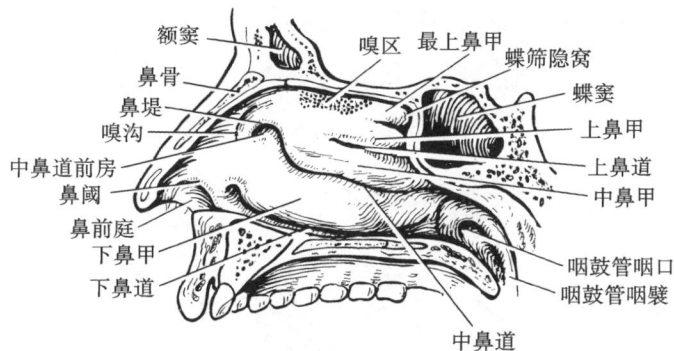

图 7-2　鼻腔外侧壁(右侧)

鼻前庭由皮肤覆盖,富含皮脂腺和汗腺,生有鼻毛,有过滤空气、阻挡灰尘的作用。鼻前庭由于缺少皮下组织,发生疖肿时疼痛剧烈。

鼻中隔(nasal septum)由筛骨垂直板、犁骨和鼻中隔软骨组成支架,表面被覆黏膜,其前下方血管丰富,位置表浅,受外伤或干燥刺激易出血,因此称**易出血区**(Little 区)。

鼻腔外侧壁自上而下有上、中、下 3 个**鼻甲**(nasal concha),每个鼻甲下方都有 1 个裂隙,分别称上、中、下鼻道。在上鼻甲的后上方,多数人还有**最上鼻甲**(supreme nasal concha)。最上鼻甲或上鼻甲后上方,与蝶骨之间的凹陷称**蝶筛隐窝**(sphenoethmoidal recess)。切除中鼻甲,在中鼻道中部凹向上方的弧形裂隙称**半月裂孔**(semilunar hiatus),其前端的漏斗状管道称**筛漏斗**(ethmoidal infundibulum),通额窦和前筛窦。半月裂孔上方的圆形隆起称**筛泡**(ethmoidal bulb),筛泡内有中筛窦。鼻泪管开口于下鼻道的前上方。鼻黏膜分为两个部分,其中位于上鼻甲和与其相对的鼻中隔及二者上方鼻腔顶部的部分称嗅区,富含嗅细胞,其余部分富含鼻腺,称呼吸区。

三、鼻旁窦

鼻旁窦(paranasal sinus)是鼻腔周围的含气颅骨内的空腔,分别位于额骨、筛骨、蝶骨和上颌骨。窦壁衬覆的黏膜与鼻黏膜相移行,有温暖、湿润空气及对发音产生共鸣的作用(图 7-3、图 7-4、图 7-5)。

(一) 额窦

额窦(frontal sinus)位于额骨额鳞的下部内,左、右各一,呈三棱锥体状。额窦口在窦底部通筛漏斗,开口于中鼻道。

(二) 筛窦

筛窦(ethmoidal sinus)是位于鼻腔外侧壁上部与两眶之间的筛骨迷路内的含气小房,每侧 3~18 个,按照部位分别称前、中和后筛窦。其中前筛窦和中筛窦开口于中鼻道,后筛窦开

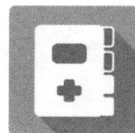

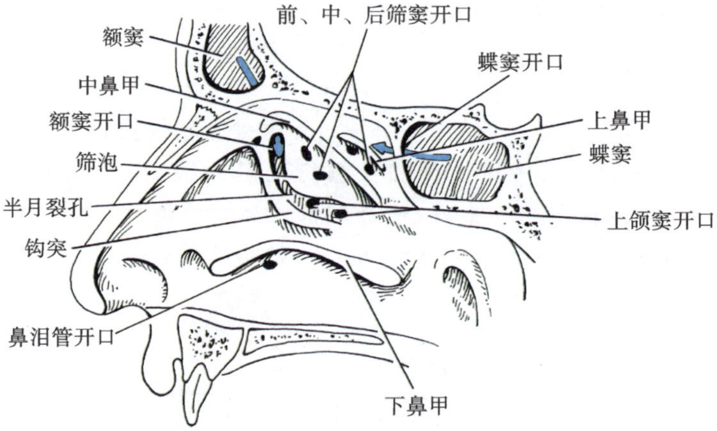

图 7-3　鼻旁窦开口

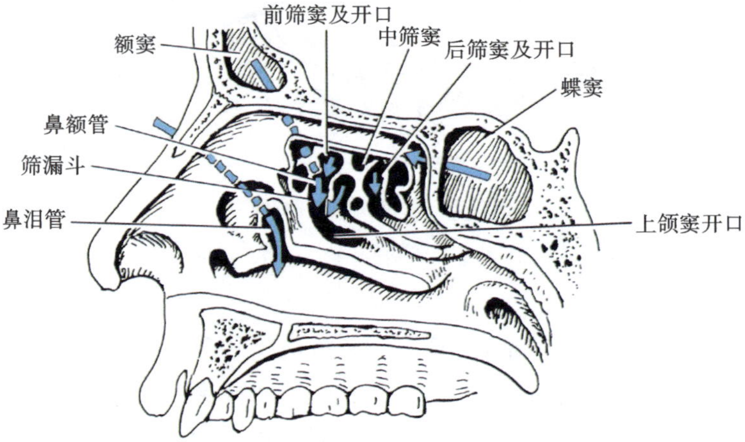

额窦
中鼻甲
额窦开口
筛泡
半月裂孔
钩突
鼻泪管开口
前、中、后筛窦开口
蝶窦开口
上鼻甲
蝶窦
上颌窦开口
下鼻甲

图 7-4　鼻旁窦开口（切除上、中、下鼻甲及筛骨迷路内侧壁）

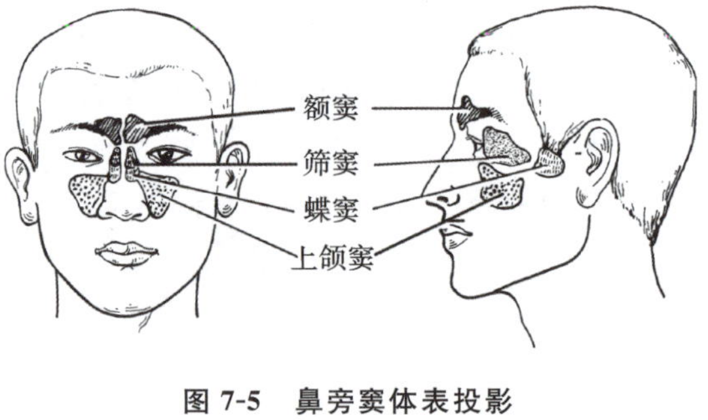

额窦
鼻额管
筛漏斗
鼻泪管
前筛窦及开口
中筛窦
后筛窦及开口
蝶窦
上颌窦开口

图 7-5　鼻旁窦体表投影

额窦
筛窦
蝶窦
上颌窦

口于上鼻道。后筛窦紧邻视神经管,因此筛窦感染可引起视神经炎。

（三）蝶窦

蝶窦（sphenoidal sinus）是蝶骨内的含气空腔,被中隔分为左、右两个腔。位于鼻腔上部的后方,毗邻后筛窦。分别开口于左、右蝶筛隐窝。

（四）上颌窦

上颌窦（maxillary sinus）是鼻旁窦最大的一对,位于上颌骨体内,呈三棱锥体状。前壁是上颌骨体前面的尖牙窝,骨质薄弱;后壁与翼腭窝毗邻;上壁是眶下壁;底即上颌骨的牙槽突;内侧壁即鼻腔的外侧壁,由中鼻道和大部分下鼻道构成。上颌第二前磨牙、第一磨牙和第二磨

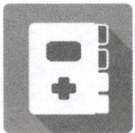

牙根部与上颌窦底只隔一层薄的骨质,有时牙根可突入窦内,因此牙与窦腔的炎症或者肿瘤可互相累及。上颌窦开口于中鼻道的半月裂孔。因为开口位置较高,分泌物不易排出,窦腔积液者要采取体位引流方式,或者从下鼻道进行穿刺引流。

第二节 喉

喉(larynx)不仅是呼吸管道,也是发音器官。其主要由喉软骨和喉肌构成。喉的上界是会厌上缘,下界是环状软骨下缘。喉借喉口通咽,借环状软骨气管韧带连接气管。成年人的喉位于第 3~6 颈椎前方。

一、喉软骨

喉软骨包括不成对的甲状软骨、环状软骨、会厌软骨和成对的杓状软骨,共同构成喉的支架。

(一)甲状软骨

甲状软骨(thyroid cartilage)(图 7-6)是最大的喉软骨,位于甲状舌骨膜与环状软骨之间,构成喉的前壁和侧壁。甲状软骨由前缘相互愈着的呈四边形的左、右软骨板组成。融合处称**前角**(anterior horn),前角上端向前突出,称**喉结**(laryngeal prominence),成年男性明显。喉结上方有呈"V"形的切迹,称**上切迹**(superior notch)。两软骨板的后缘游离,分别向上、下伸出突起,分别称上角和下角。上角较长,借韧带与舌骨大角相连;下角较短,与环状软骨形成关节。

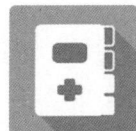

图 7-6 甲状软骨内、外面观

(二)环状软骨

环状软骨(cricoid cartilage)位于甲状软骨下方,是喉软骨中唯一完整的软骨环,可以支撑呼吸道,保持其通畅,环状软骨受损会造成喉狭窄(图 7-7)。环状软骨由前部的**环状软骨弓**(arch of cricoid cartilage)和后部的**环状软骨板**(lamina of cricoid cartilage)构成。环状软骨弓低窄,平对第 6 颈椎,是颈部的重要标志之一。环状软骨板高阔,上缘两侧各有一**杓关节面**(arytenoid articular surface)。环状软骨弓与环状软骨板交界处,两侧各有一圆形的**甲关节面**(thyroid articular surface)。

(三)会厌软骨

会厌软骨(epiglottic cartilage)位于舌骨体后方,薄而有弹性,上宽下窄,呈树叶状(图 7-8)。其上缘游离,下缘借甲状会厌韧带连于甲状软骨前角内面的上部。会厌软骨被覆黏膜构成**会厌**(epiglottis),是喉口的活瓣,吞咽时随着咽上提并前移,会厌封闭喉口,引导食团入咽并阻止食团入喉。

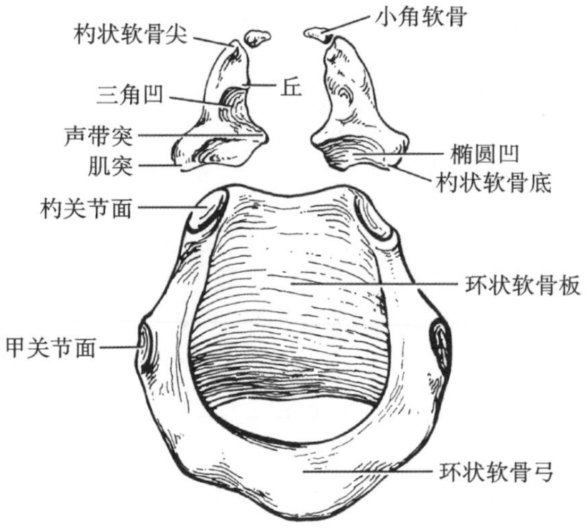

图 7-7　环状软骨和杓状软骨前面观

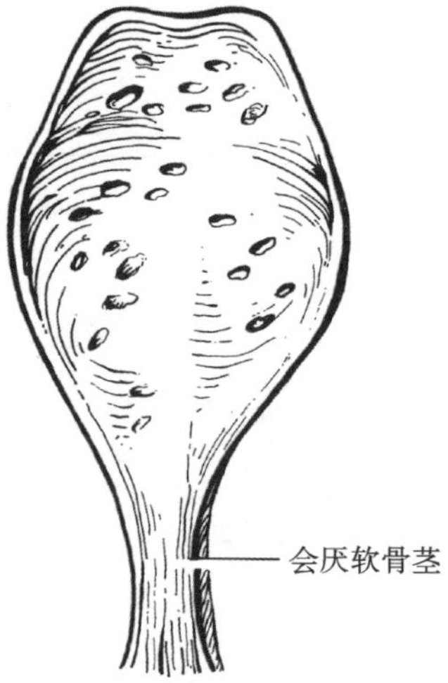

图 7-8　会厌软骨后面观

(四) 杓状软骨

杓状软骨(arytenoid cartilage)是成对的喉软骨,位于环状软骨板上缘两侧,呈三棱锥体状(图 7-7)。底面有向前的突起,称**声带突**(vocal process),是声带的附着处。向外侧伸出的突起称**肌突**(muscular process),大部分喉肌附着于此。

二、喉的连接

喉的连接包括喉软骨之间的连接以及喉与舌骨、气管之间的连接。

(一) 甲状舌骨膜

甲状舌骨膜(thyrohyoid membrane)是位于甲状软骨上缘与舌骨之间的结缔组织膜。其中部增厚,称甲状舌骨正中韧带。连接甲状软骨上角和舌骨大角的韧带是甲状舌骨外侧韧带(图 7-8、图 7-9)。

(二) 环甲关节

环甲关节(cricothyroid joint)由环状软骨的甲关节面和甲状软骨下角的环状软骨关节面构成,属联合关节。在环甲肌的作用下,甲状软骨在冠状轴上做前倾和复位运动。前倾运动加大甲状软骨前角与杓状软骨间距,声带紧张;复位时,两者间距缩小、声带松弛(图 7-8、图 7-9)。

(三) 环杓关节

环杓关节(cricoarytenoid joint)由环状软骨板的杓关节面和杓状软骨底构成。杓状软骨可沿此关节垂直轴旋转。环杓关节旋内使声带突互相靠近,缩小声门;旋外则作用相反,开大声门。环杓关节还可做前、后、内、外等方向的滑动(图 7-9、图 7-10)。

(四) 方形膜

方形膜(quadrangular membrane)起自甲状软骨前角后面和会厌软骨两侧缘,向后附着于杓状软骨前内缘。其下缘游离,称**前庭韧带**(vestibular ligament),构成前庭襞的支架(图7-11)。

(五) 弹性圆锥

弹性圆锥(conus elasticus)是呈圆锥状的弹性纤维膜。起自甲状软骨前角后面,呈扇形向后、向下止于杓状软骨声带突和环状软骨上缘(图 7-11)。其上缘游离,张于甲状软骨与声带突

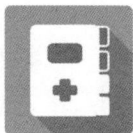

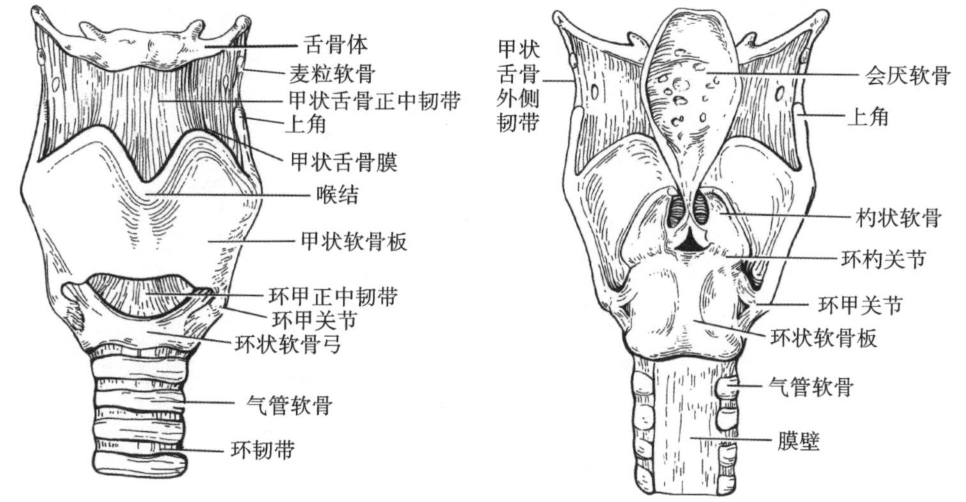

前面

后面

图 7-9　喉软骨的连接

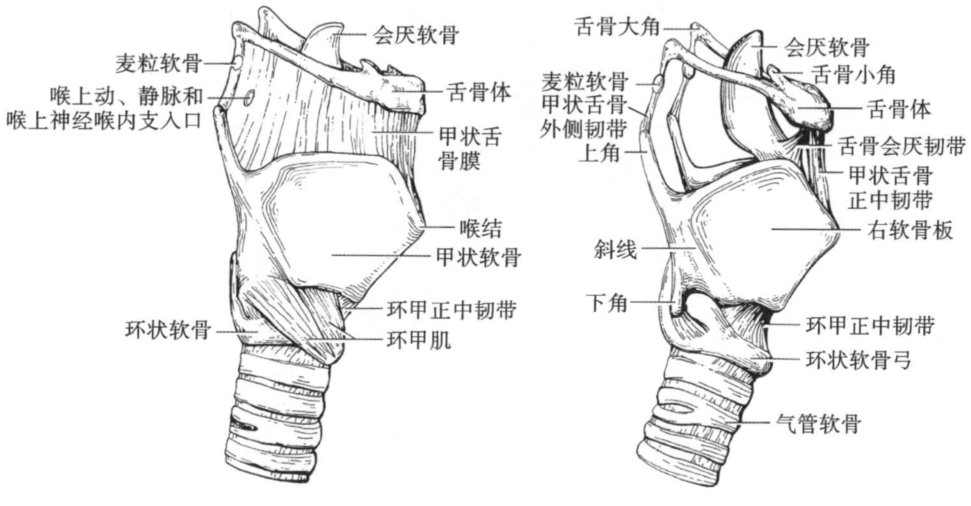

图 7-10　喉软骨的连接(侧面)

之间,称**声韧带**(vocal ligament)。声韧带连同声带肌及覆盖于其表面的喉黏膜一起,称为**声带**(vocal fold)。弹性圆锥前面中部弹性纤维增厚,称**环甲正中韧带**(median cricothyroid ligament)。急性喉阻塞时,为抢救患者生命可在此进行穿刺,以建立暂时的通气道。

（六）环状软骨气管韧带

环状软骨气管韧带(cricotracheal ligament)是连接环状软骨下缘和第 1 气管软骨环的结缔组织膜。

三、喉肌

喉肌(laryngeal muscle)属于横纹肌,是发音的动力器官。喉肌分为附着于喉和邻近结构的喉外肌和附着于喉软骨间的喉内肌。喉外肌的作用是使喉上升或下降。喉肌一般指喉内肌,具有紧张或松弛声带、缩小或开大声门裂以及缩小喉口等作用(图 7-12、图 7-13、图 7-14)。环甲肌是唯一一对喉外肌(表 7-1)。喉内肌按其部位分内、外两群,按其功能分声门开大肌和声门括约肌。

Note

119

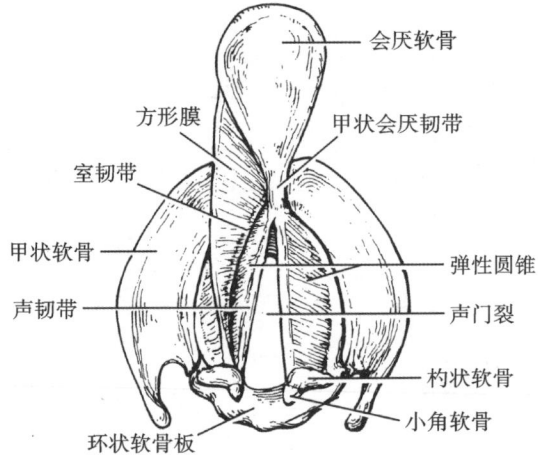

图 7-11　方形膜和弹性圆锥上面观

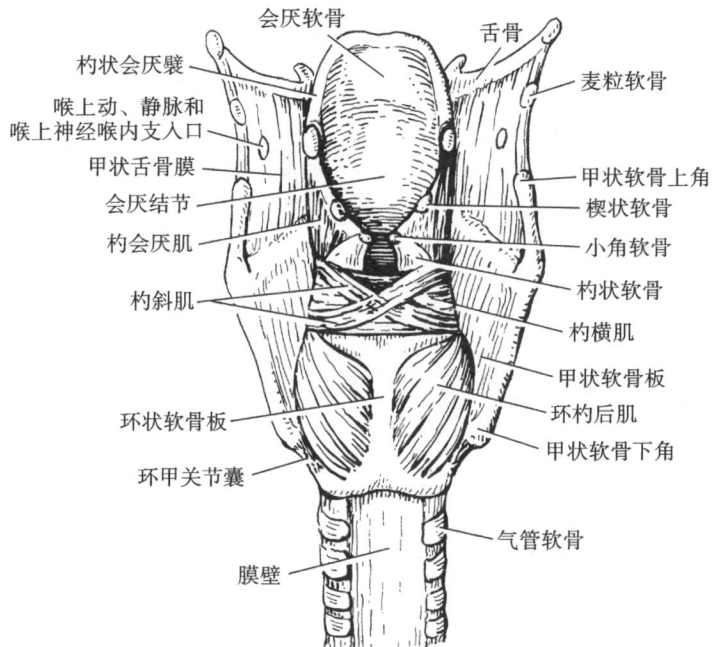

图 7-12　喉内肌(后面)

表 7-1　喉肌的名称、起止和作用

名称	起止	作用
环甲肌	起于环状软骨弓前外侧面,止于甲状软骨下角和下缘	紧张并拉长声带
环杓后肌	起自环状软骨板后面,止于杓状软骨肌突	开大声门裂,紧张声带
环杓侧肌	起自环状软骨弓上缘和弹性圆锥的外面,止于杓状软骨肌突的前面	声门裂变窄
甲杓肌	起自甲状软骨前角后面,止于杓状软骨外侧面	声带变短而松弛
杓横肌	两端连于两侧杓状软骨肌突及其外侧缘	紧张声带,缩小喉口及喉前庭
杓斜肌	起自杓状软骨,止于对侧杓状软骨尖	缩小喉口和声门裂
杓会厌肌	起自杓状软骨尖,止于会厌软骨及甲状会厌韧带	拉会厌向后下,关闭喉口

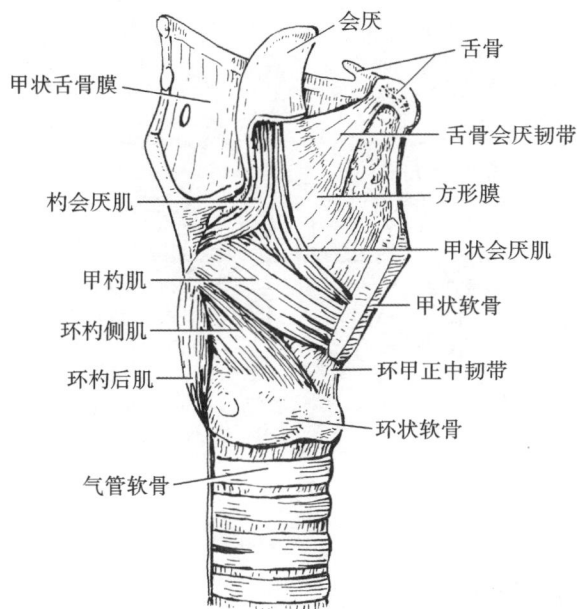

图 7-13　喉内肌(侧面)

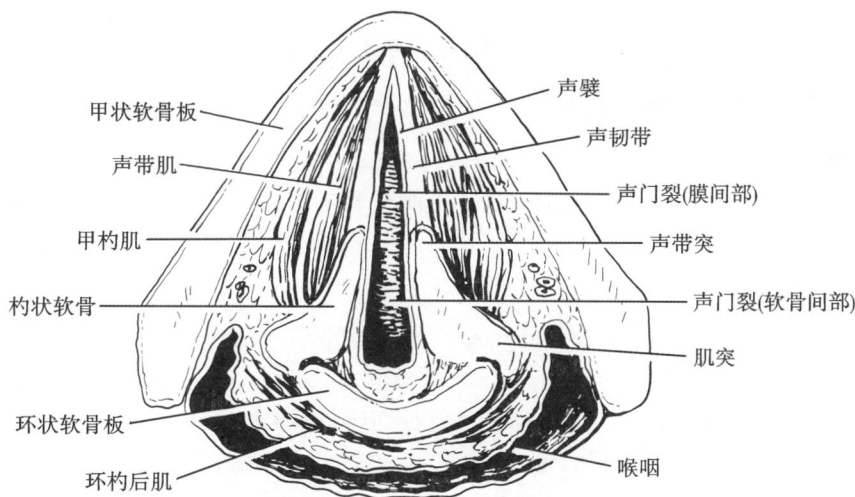

图 7-14　喉内肌(声带水平)

四、喉腔

喉腔(laryngeal cavity)是由喉软骨、韧带和纤维膜、喉肌、喉黏膜等围成的管腔。上起自喉口,与咽腔相通;下连气管,与肺相通。喉腔侧壁有两对黏膜皱襞,上方的一对称前庭襞,下方的一对称声襞。喉腔借两对黏膜皱襞分为三个部分,自上至下依次为喉前庭、喉中间腔和声门下腔(图 7-15)。

(一) 喉口

喉口(aditus larynges)是喉腔的上口,由会厌上缘、杓会厌襞和杓间切迹围成。连于杓状软骨尖与会厌软骨之间的皱襞称**杓会厌襞**(plica aryepiglottica)。**前庭襞**(vestibular fold)连于甲状软骨前角与杓状软骨声带突上部,是呈矢状位粉红色的黏膜皱襞。两侧前庭襞之间的裂隙称**前庭裂**(rima vestibuli),较声门裂宽。**声襞**(vocal fold)张于甲状软骨前角后面与杓状

Note

121

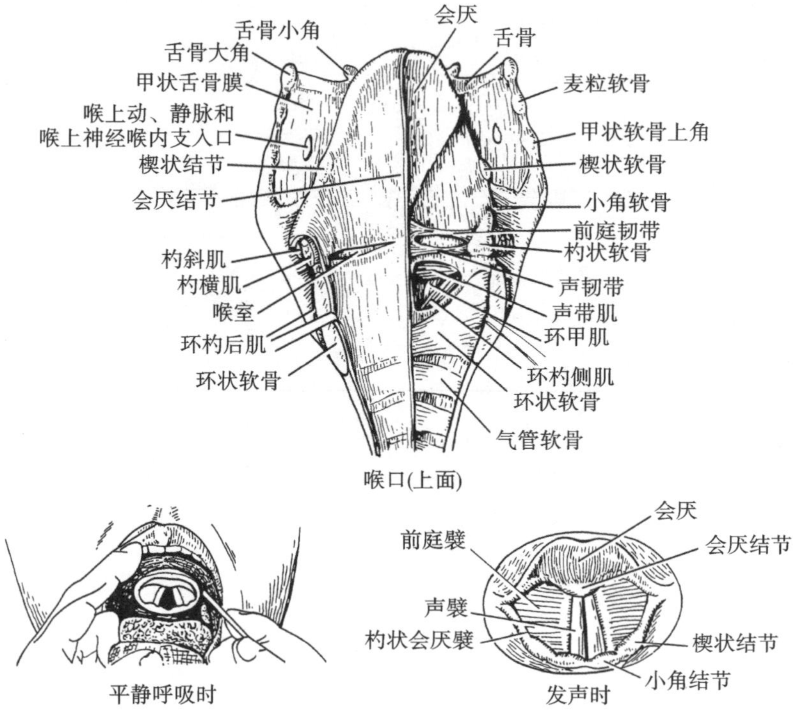

图 7-15　喉口上面观及平静呼吸、发声时的声带变化

软骨声带突之间,较前庭襞更突向喉腔。

（二）喉前庭

喉前庭（laryngeal vestibule）是位于喉口与前庭襞之间的喉腔,上宽下窄,呈漏斗状。前壁中央部有会厌软骨茎附着。

（三）喉中间腔

喉中间腔（intermedial cavity of larynx）是喉腔中声襞与前庭襞之间的部位,向两侧经前庭襞和声襞间的裂隙至**喉室**（ventricle of larynx）。**声门裂**（fissure of glottis）是位于两侧声襞、杓状软骨底和声带突之间的裂隙,较前庭裂长而窄,是喉腔最狭窄处。声门裂前 2/3 在两侧声带之间,称**膜间部**（intermembranous part）;后 1/3 位于两侧杓状软骨底和声带突之间,称**软骨间部**（intercartilaginous part）。声带和声门裂合称为**声门**（glottis）。

（四）声门下腔

声门下腔（infraglottic cavity）是位于声襞与环状软骨下缘之间的喉腔。其黏膜下组织疏松,炎症时易发生喉头水肿,尤以婴幼儿更易产生急性喉头水肿而致喉阻塞,发生呼吸困难。

第三节　气管与支气管

一、气管

气管（trachea）位于喉与**气管杈**（bifurcation of trachea）之间,成人男性平均长 10.31 cm,女性平均长 9.71 cm。约平第 6 颈椎体下缘起自环状软骨下缘,向下至胸骨角平面,约平第 4 胸椎体下缘,分为左、右主支气管,分叉处称气管杈(图 7-16)。气管全长以胸廓上口为界,分为颈部和胸部。在气管杈内面有一向上突出并略偏向左侧的半月状嵴,称**气管隆嵴**(carina of trachea),是支气管镜检查时判断气管分叉的重要标志(图7-17)。

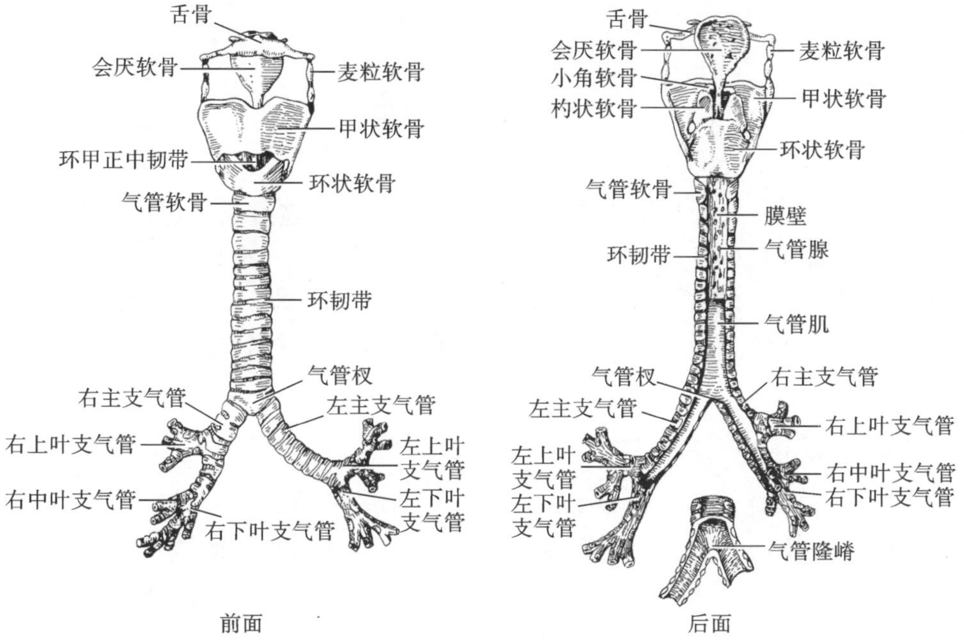

图 7-16 气管与主支气管

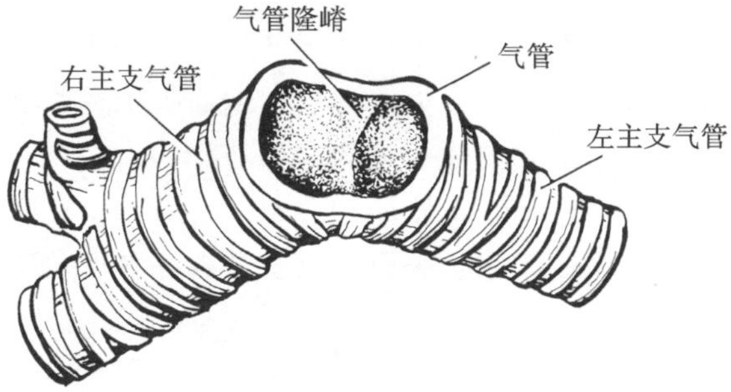

图 7-17 气管隆嵴

气管主要由 14~17 个**气管软骨**(tracheal cartilage)构成。气管软骨呈"C"形,缺口向后,后壁缺口由气管的膜壁封闭。气管膜壁由弹性纤维与平滑肌构成。第 2~4 气管软骨环前方多有甲状腺峡部,临床上常在第 3~5 气管软骨环处施行气管切开术。

二、支气管

支气管(bronchi)是由气管分出的各级分支,其中一级分支为左、右主支气管(图7-16)。

(一) 右主支气管

右主支气管(right principal bronchus)是气管杈与右肺门之间的通气管道。男性平均长 2.1 cm,女性平均长 1.9 cm。其外径男性平均为 1.5 cm,女性为 1.4 cm。气管中线与主支气管下缘间的夹角称**嵴下角**(subcarinal angle),右嵴下角男性为 21.96°,女性为 24.7°。

(二) 左主支气管

左主支气管(left principal bronchus)是气管杈与左肺门之间的通气管道。男性平均长 4.8 cm,女性 4.5 cm。外径男性平均为 1.4 cm,女性为 1.3 cm。左嵴下角男性为 36.4°,女性为 39.3°。

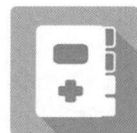

左、右主支气管的区别:左主支气管细长,嵴下角大,斜行;右主支气管短粗,嵴下角小,走行直,故经气管坠入的异物多进入右侧。

第四节 肺

肺(lung)位于胸腔,膈肌上方、纵隔的两侧。肺的表面被覆脏胸膜,透过胸膜可见许多呈多角形的小区,称肺小叶(pulmonary lobule),如果发生感染则称小叶性肺炎。正常肺呈浅红色,质柔软呈海绵状,富有弹性。成人肺的重量约等于本人体重的1/50,男性平均为1000～1300 g,女性平均为800～1000 g。健康男性成人两肺的空气容量为5000～6500 mL,女性小于男性。

一、肺的形态

两肺外形不同,右肺宽而短,左肺狭而长。肺呈圆锥形,可分为一尖、一底、三面、三缘(图7-18)。**肺尖**(apex of lung)即肺的上端,钝圆,经胸廓上口伸入颈根部,在锁骨内侧1/3向上突至锁骨上方达2～3 cm。**肺底**(base of lung)即肺的下面,位于膈上,故又称膈面,膈压迫使肺底呈半月形凹陷。**肋面**(costal surface)即肺的外侧面,与胸廓的外侧壁和前、后壁相邻。**纵隔面**(mediastinal surface)即与纵隔相邻的内侧面,中央有椭圆形凹陷,称**肺门**(hilum of lung)。其内有支气管、血管、神经、淋巴管出入并被结缔组织包裹,称**肺根**(root of lung)(图7-19)。肺根内的结构排列自前向后为肺静脉、肺动脉、主支气管。左肺根的结构自上而下是肺动脉、左主支气管、肺静脉;右肺根的结构自上而下为上叶支气管、肺动脉、肺静脉。**膈面**(diaphragmatic surface)即肺底。前缘锐利,由肋面与纵隔面在前方移行形成,左肺前缘下部有**心切迹**(cardiac notch),下方有一突起,称**左肺小舌**(lingula of left lung)。后缘在脊柱两侧的肺沟中,由肋面与纵隔面在后方移行形成。下缘是肺三个面的移行处,其位置随呼吸运动而变化。

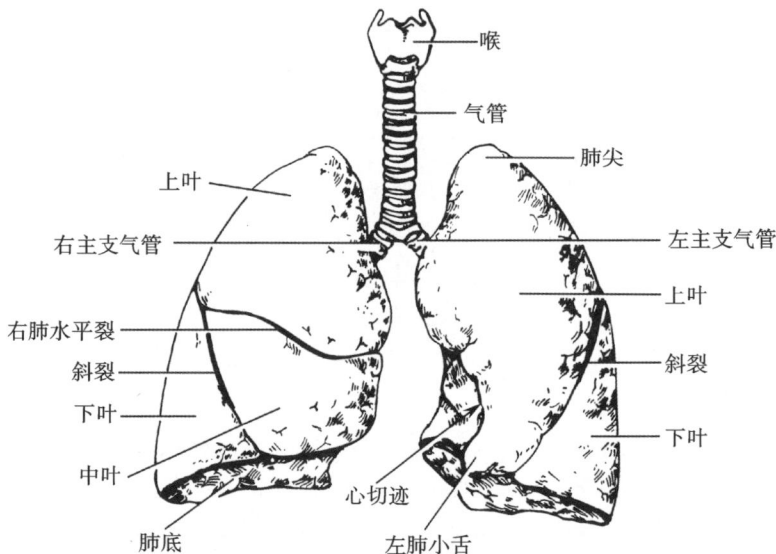

图 7-18 肺的形态

肺借叶间裂分叶。左肺的称**斜裂**(oblique fissure),由后上斜向前下,将左肺分为上、下两叶。右肺除斜裂外,还有**水平裂**(horizontal fissure of right lung),将右肺分为上、中、下三叶。

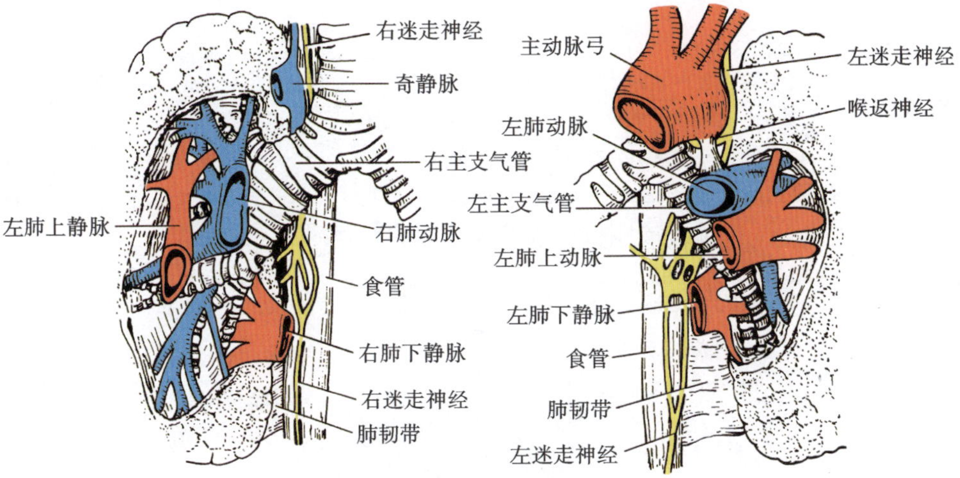

图 7-19 肺根的结构

肺的毗邻器官在其表面形成压迹或沟,如两肺门前下方均有心压迹,右肺门后方有食管压迹,上方有奇静脉沟。左肺门后方有胸主动脉压迹,上方有主动脉弓压迹。

二、胎儿肺与成人肺的区别

胎儿和未曾呼吸过的新生儿肺内不含空气,比重大(1.045～1.056),可沉于水底。呼吸者因肺内含空气,比重小(0.345～0.746),所以能浮出水面。这在法医鉴定上有重要价值。

三、支气管树

在肺门处,左、右主支气管发出 2 级支气管,进入肺叶,称为**肺叶支气管**(lobar bronchi)。左肺有上叶和下叶支气管;右肺有上叶、中叶和下叶支气管。肺叶支气管进入肺叶后,再继续分出 3 级支气管,称**肺段支气管**(segmental bronchi)。全部各级支气管如此反复分支形成树状,称**支气管树**(bronchial tree)(图 7-20)。

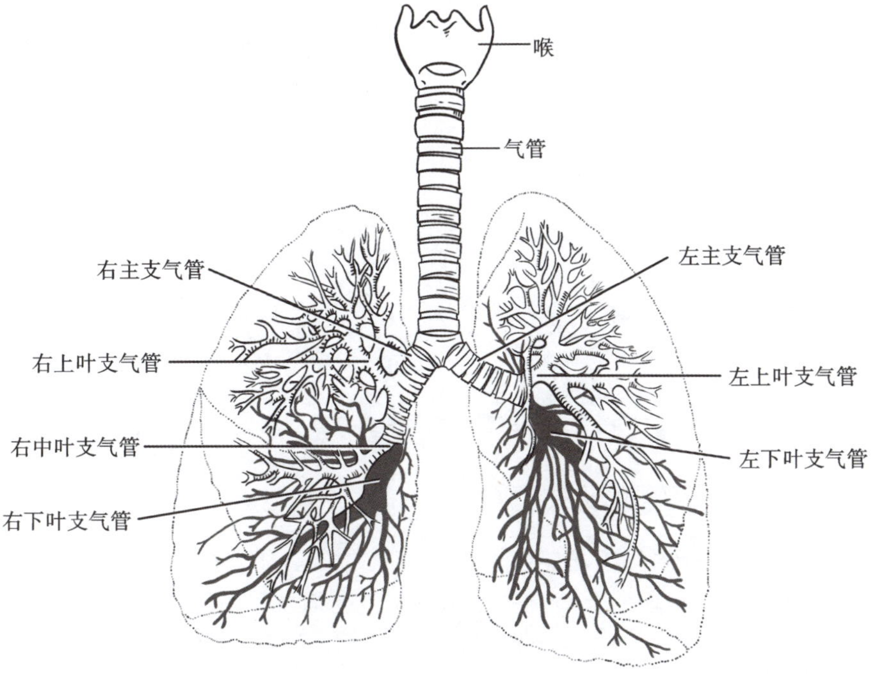

图 7-20 支气管树整体观

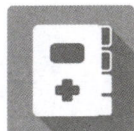

Note

四、支气管肺段

支气管肺段（bronchopulmonary segments）是每一肺段支气管及分布区域全部肺组织的总称。支气管肺段呈圆锥形，尖端朝向肺门，底朝向肺的表面，构成肺形态和功能的基本单位。支气管肺段简称**肺段**（lung segment）。左、右肺通常分别有 10 个肺段。每个支气管肺段有一个肺段支气管，相邻支气管肺段间隔以肺静脉属支及疏松结缔组织（图 7-21）。支气管肺段具有结构和功能上的相对独立性，因此，临床常以支气管肺段为单位进行手术切除。

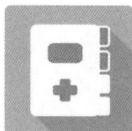

右主支气管　左主支气管
尖段支气管　尖后段支气管
后段支气管　前段支气管
前段支气管　上舌段支气管
尖(上)段支气管　下舌段支气管
外侧段支气管　尖(上)段支气管
内侧段支气管　前内侧(心)底段支气管
内侧(心)底段支气管　外侧底段支气管
前底段支气管　后底段支气管
外侧底段支气管
后底段支气管

肺段支气管

两肺外侧面　两肺纵隔面

两肺膈面　两肺外侧面

图 7-21　肺段支气管和支气管肺段

五、支气管及肺段的血液供应

肺动脉（pulmonary artery）为功能性血管，分左、右肺动脉。在肺内的分支多与支气管的分支伴行，直至分支进入肺泡隔，包绕肺泡壁形成肺泡毛细血管网。

左、右侧**支气管动脉**（branchial artery）为营养性血管，通常有 1～4 支，左侧主要起自胸主动脉和主动脉弓；右侧主要来自第 3～5 肋间后动脉。在肺门处支气管动脉互相吻合，广泛交通成网。支气管动脉最终在支气管壁的外膜和黏膜下层分别形成供应支气管的毛细血管网。

第五节 胸 膜

胸膜(pleura)是一层浆膜,衬覆于胸壁内面、膈上面和肺表面。其中被覆于胸壁内面的称**壁胸膜**(parietal pleura),覆盖于肺表面的称**脏胸膜**(visceral pleura)。两层胸膜之间形成的密闭、狭窄、呈负压的腔隙称**胸膜腔**(pleural cavity)。两层胸膜在肺根处互相移行,移行处两层胸膜重叠形成的三角形皱襞称**肺韧带**(pulmonary ligament)。

一、壁胸膜

壁胸膜(parietal pleura)是指覆盖胸壁内面、纵隔两侧面、膈上面及突至颈根部胸廓上口平面以上的胸膜,按其衬覆部位不同分为四个部分。

(一) 肋胸膜

肋胸膜(costal pleura)衬覆于肋、胸骨、肋间肌、胸横肌及胸内筋膜等结构的内面。其前缘位于胸骨后方,后缘达脊柱两侧,下缘以锐角移行为纵隔胸膜,上部移行为胸膜顶。

(二) 膈胸膜

膈胸膜(diaphragmatic pleura)覆盖于膈上面,二者紧密相贴、不易剥离。

(三) 纵隔胸膜

纵隔胸膜(mediastinal pleura)衬覆于纵隔两侧面,其中部包裹肺根并移行为脏胸膜。纵隔胸膜向上移行为胸膜顶,下缘连接膈胸膜,前、后缘连接肋胸膜。

(四) 胸膜顶

胸膜顶(cupula of pleura)是肋胸膜和纵隔胸膜向上的延续,突至胸廓上口平面以上,与肺尖表面的脏胸膜相邻(图 7-22)。在胸锁关节与锁骨中、内 1/3 交界处之间,胸膜顶高出锁骨上方 2.5 cm。

二、脏胸膜

脏胸膜(visceral pleura)是覆于肺表面,而且伸入至叶间裂内的一层浆膜。因其与肺实质连接紧密,故又称肺胸膜。

三、胸膜腔

胸膜腔(pleural cavity)是指脏、壁胸膜在肺根处相互移行形成的封闭的、潜在性的间隙。左、右各一,呈负压,互不相通,内仅有少许浆液,可减少脏、壁胸膜间的摩擦。

四、胸膜隐窝

胸膜隐窝(pleural recess)是壁胸膜各部相互移行处的胸膜腔。即使在深吸气时,肺缘也达不到其内,故名胸膜隐窝,包括肋膈隐窝、肋纵隔隐窝和膈纵隔隐窝。

(一) 肋膈隐窝

肋膈隐窝(costodiaphragmatic recess)左右各一,由肋胸膜与膈胸膜返折形成,是诸胸膜

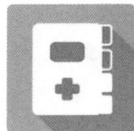

Note

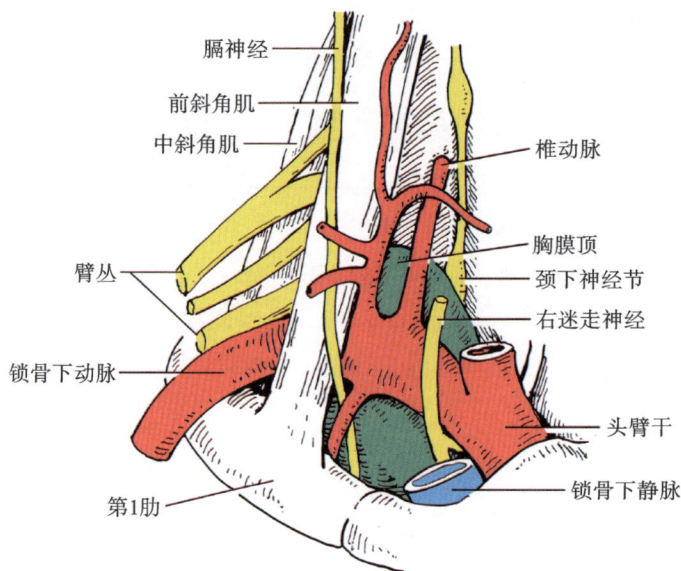

膈神经
前斜角肌
中斜角肌
椎动脉
胸膜顶
颈下神经节
臂丛
右迷走神经
锁骨下动脉
头臂干
第1肋
锁骨下静脉

图 7-22　胸膜顶的位置和毗邻

隐窝中位置最低、容量最大的部位。深度可达两个肋间隙,胸膜腔积液首先积存于肋膈隐窝中。

(二) 肋纵隔隐窝

肋纵隔隐窝(costomediastinal recess)位于覆盖心包表面的纵隔胸膜与肋胸膜相互移行处,因左肺前缘有心切迹,所以左侧肋纵隔隐窝较大。

(三) 膈纵隔隐窝

膈纵隔隐窝(phrenicomediastinal recess)位于膈胸膜与纵隔胸膜之间,因心尖向左侧突出而形成。

四、胸膜与肺的体表投影

脏、壁胸膜返折部位称胸膜返折线。肋胸膜与纵隔胸膜前缘的返折线是胸膜前界;肋胸膜与纵隔胸膜后缘的返折线是胸膜后界;肋胸膜与膈胸膜的返折线则是胸膜下界(图 7-23)。

(一) 胸膜前界体表投影

胸膜前界上端起自锁骨中、内 1/3 交界处上方约 2.5 cm 的胸膜顶,向内下斜行,在第 2 胸肋关节水平,两侧互相靠拢,在正中线附近垂直下行。右侧于第 6 胸肋关节处越过剑肋角与胸膜下界相移行。左侧在第 4 胸肋关节转向外下方,沿胸骨的外侧缘 2~2.5 cm 下行,于第 6 肋软骨后方与胸膜下界相移行。第 2 胸肋关节平面以上,两侧胸膜前返折线之间,在胸骨柄后方呈倒三角形区,称**胸腺区**(region of thymus)。儿童的较宽,内有胸腺;成人的较窄,内有胸腺遗迹和结缔组织。在第 4 胸肋关节平面以下两侧胸膜返折线互相分开,形成位于胸骨体下部与左侧第 4、5 肋软骨后方的三角形区,称**心包区**(pericardial region)。此区心包前方无胸膜覆盖,据此,左剑肋角处是临床进行心包穿刺术的安全区。

胸膜下界内侧端,右侧起于第 6 胸肋关节,左侧则起于第 6 肋软骨。两侧都斜向外下,在锁骨中线处与第 8 肋相交,在腋中线处与第 10 肋相交,在肩胛线处与第 11 肋相交,终止于第 12 胸椎高度。

Note

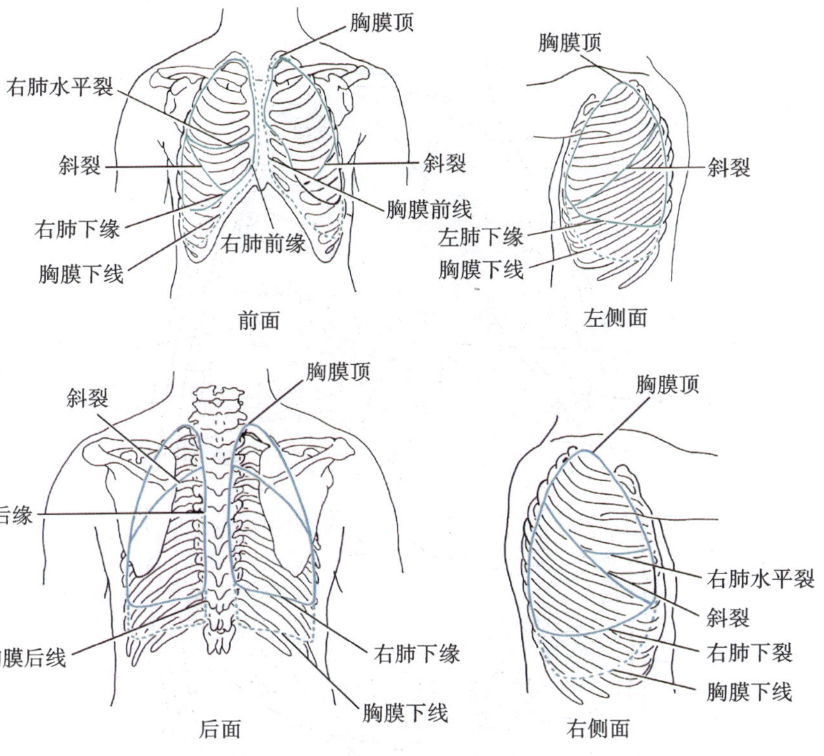

图 7-23　胸膜与肺的体表投影

(二) 肺的体表投影

　　两肺下缘的体表投影相同,在同一部位肺下界一般较胸膜下界高出两个肋的高度,即在锁骨中线处肺下缘与第 6 肋相交,在腋中线处与第 8 肋相交,在肩胛线处与第 10 肋相交,再向内于第 11 胸椎棘突外侧 2 cm 左右向上与肺后缘相移行。

第六节　纵　　隔

　　纵隔(mediastinum)是两侧纵隔胸膜间全部器官、结构与结缔组织的总称。纵隔呈矢状位,稍偏左,上窄下宽、前短后长。其前界为胸骨,后界为脊柱胸段,两侧为纵隔胸膜,上界是胸廓上口,下界是膈(图 7-24、图 7-25)。纵隔分类方法较多,解剖学常用四分法。该方法是在胸骨角水平面将纵隔分为上纵隔和下纵隔。下纵隔以心包为界分为前纵隔、中纵隔和后纵隔三个部分。

　　上纵隔(superior mediastinum)上界为胸廓上口,下界为胸骨角与第 4 胸椎体下缘平面,前方为胸骨柄,后方为第 1~4 胸椎体。其内自前向后有胸腺、左右头臂静脉、上腔静脉、膈神经、迷走神经、喉返神经、主动脉弓及其三大分支,以及后方的食管、气管、胸导管等(图 7-26)。

　　下纵隔(inferior mediastinum)上界是上纵隔的下界,下界是膈,两侧为纵隔胸膜。下纵隔分三个部分,心包前壁前方与胸骨体之间为前纵隔;心包前、后壁之间是中纵隔;心包后方与脊柱胸段之间称后纵隔。**前纵隔**(anterior mediastinum)位于胸骨体与心包前壁之间,非常狭窄,容纳胸腺或胸腺遗迹、纵隔前淋巴结、胸廓内动脉和疏松结缔组织,是胸腺瘤、皮样囊肿和淋巴瘤的好发部位。**中纵隔**(middle mediastinum)容纳心及出入心的大血管如升主动脉、肺动

Note

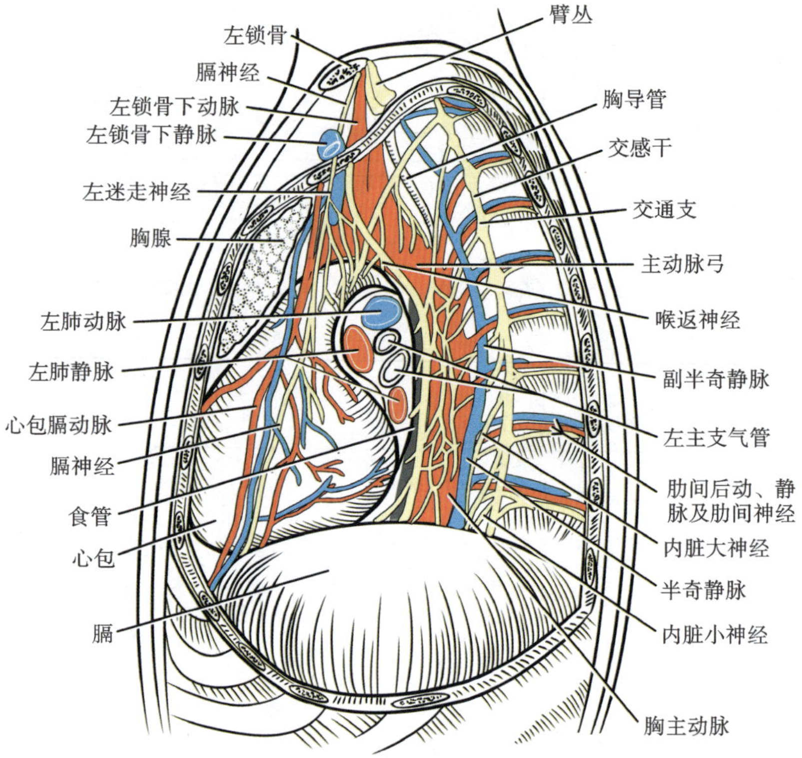

左锁骨
膈神经
左锁骨下动脉
左锁骨下静脉
左迷走神经
胸腺
左肺动脉
左肺静脉
心包膈动脉
膈神经
食管
心包
膈

臂丛
胸导管
交感干
交通支
主动脉弓
喉返神经
副半奇静脉
左主支气管
肋间后动、静脉及肋间神经
内脏大神经
半奇静脉
内脏小神经
胸主动脉

图 7-24　纵隔左侧面观

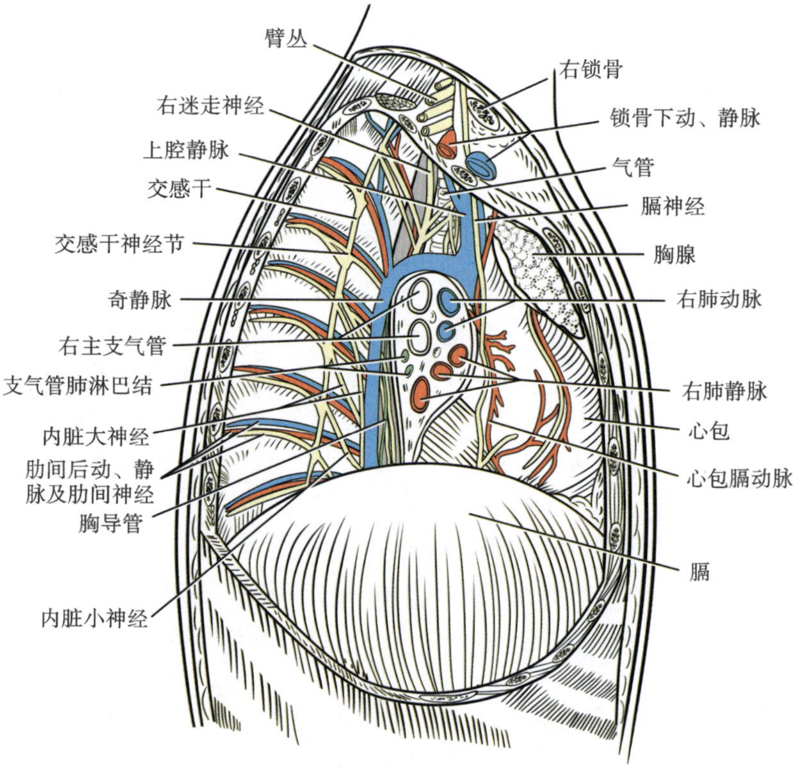

臂丛
右迷走神经
上腔静脉
交感干
交感干神经节
奇静脉
右主支气管
支气管肺淋巴结
内脏大神经
肋间后动、静脉及肋间神经
胸导管
内脏小神经

右锁骨
锁骨下动、静脉
气管
膈神经
胸腺
右肺动脉
右肺静脉
心包
心包膈动脉
膈

图 7-25　纵隔右侧面观

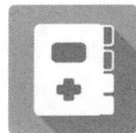

图 7-26 上纵隔（下面，胸骨角水平）

脉、肺动脉左右干、上腔静脉根部、左右肺静脉、奇静脉末端、心包、心包膈动脉、膈神经和淋巴结等，是心包囊肿的好发部位。**后纵隔**（posterior mediastinum）位于心包后壁与脊柱胸部之间，容纳气管杈、左右主支气管、食管、胸主动脉、奇静脉、半奇静脉、胸导管、交感干胸段和淋巴结等，是支气管囊肿、神经瘤、胸主动脉瘤及膈疝的好发部位。

第七节 临床应用要点

一、呼吸道感染

呼吸道感染是最常见的呼吸系统疾病。根据其部位分为上呼吸道感染和下呼吸道感染。前者包括鼻炎、咽炎和喉炎；后者包括气管炎、支气管炎和肺炎。肺炎往往是上呼吸道感染的继发感染，临床上没有经过上呼吸道感染的肺炎比较少见。上呼吸道感染最常见，上呼吸道感染中常见病毒感染，下呼吸道感染在呼吸道感染中占比不高。如果上呼吸道感染及时处理、及时恢复，一般会止步于上呼吸道感染。

二、鼻衄（鼻出血）

鼻出血又称鼻衄，是临床常见症状之一，多因鼻腔病变引起，也可由全身疾病所引起，偶有因鼻腔邻近病变出血经鼻腔流出者。其解剖学基础是鼻中隔前下方的黏膜血管丰富、位置浅表，外伤或干燥刺激易引起此处出血，被称为易出血区（Little 区）。鼻出血可间歇反复出血，出血量多少不一，有时可见喷射性或搏动性小动脉出血。重者可引起失血性休克，反复出血则可导致贫血。常用指压止血法止血，头部保持正常竖立或稍向前倾的姿势，用手指由鼻外面压迫出血侧的鼻前部，直接压迫 5～10 min。

三、喉头水肿

喉头水肿是由于感染、过敏、喉癌局部放疗等原因，导致喉部发生黏膜下充血、水肿，患者出现声音嘶哑、咳嗽、咽部疼痛、憋气等症状。喉镜下可见喉黏膜弥漫性水肿、苍白。急性的喉头水肿一旦发生，可迅速恶化，引起致死性的气道梗阻。其解剖学因素是喉部的黏膜较为疏松。如出现喉头水肿，应适当使用消肿药及激素等减轻反应，必要时应行气管切开术。

Note

四、气管异物

气管异物是生活中比较常见的事故,尤其容易发生在婴幼儿和青少年中。主要是由将小件物品放置于口中嬉闹,或者边进食边嬉戏等不良习惯导致的。气管分叉后分为左、右主支气管,由于右主支气管短而粗,气管异物更加容易进入右主支气管,进入左侧的概率相对较小。出现气管异物后应该立即救治,常用的方法有拍背法、按压腹部法、催吐法和海姆立克急救法。其原理是促进膈肌上抬,产生巨大的气流,有助于气管内的异物排出。家庭急救若不能排出气管异物,则需立即到医院取异物,最确切的方式是支气管镜下取异物,这是临床上支气管异物治疗的金标准。行支气管镜下异物取出时,可以根据气管隆嵴判断支气管镜的位置。

五、肺段和肺段切除

每一肺段支气管及其分支分布的肺组织称为支气管肺段。在肺段内,肺动脉的分支与肺段支气管相伴行,肺叶静脉的属支则分布于肺段之间。左、右肺通常分别有 10 个支气管肺段。对于肿瘤小且局限,或者肺功能差不能够耐受肺叶切除的患者,适宜进行肺段切除。肺段切除是切除有病变的某些肺段,保留正常肺叶,其优点是最大限度地保留了健康肺组织,肺功能保留多,创伤小。临床上,与肺段切除相对应的是肺叶切除,即直接切除一个或者多个肺叶,肺叶切除对人体的最大危害是,由于肺组织减少,肺泡有效面积减小,会导致肺组织有不同程度的呼吸功能障碍。

本章知识点

1. 鼻腔的分部,鼻腔外侧壁的结构。
2. 鼻旁窦的位置、开口,各窦的形态特点。
3. 喉的位置,喉的软骨、连接;喉腔的分部,喉黏膜的结构特点。
4. 气管的位置,左、右主支气管的特点。
5. 肺的形态、位置和分叶。
6. 肺段支气管和支气管肺段的概念。
7. 胸膜和胸膜腔的概念,壁胸膜的分部及胸膜窦。

(武凤鸣)

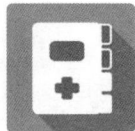

第八章　泌尿系统

　　泌尿系统（urinary system）包括肾、输尿管、膀胱和尿道（图 8-1）。肾产生尿液，输尿管将尿液从肾输送至膀胱，膀胱是储尿器官，尿液经尿道排出体外。泌尿系统的主要功能是使体内的代谢废物如尿素、尿酸、过多的无机盐，以及进入体内的某些药物、毒物、多余的水分等排出体外，保持机体内环境的平衡和稳定。

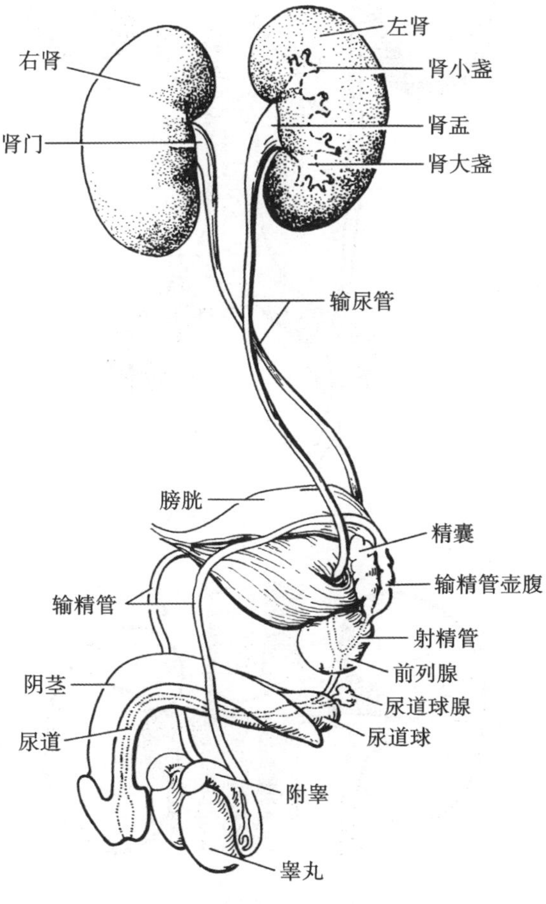

图 8-1　男性泌尿生殖系统全貌

第一节　肾

一、肾的形态

　　肾（kidney）是成对、红褐色的实质性器官，形似蚕豆（图 8-2、图 8-3），长约 10 cm，宽约 6

cm,厚约 4 cm,重量为 134～148 g。左肾比右肾稍长、稍厚、稍重。肾分上、下两端,前、后两面,内、外侧两缘。肾上端宽而薄,下端窄而厚。肾前面隆凸,后面平坦。肾外侧缘隆凸,内侧缘中部凹陷,称**肾门**(renal hilum),是肾的血管、神经、淋巴管和肾盂出入的部位。出入肾门的结构被结缔组织包裹在一起,合称**肾蒂**(renal pedicle)。肾蒂结构的排列关系,由前向后依次为肾静脉、肾动脉和肾盂;从上向下依次为肾动脉、肾静脉和肾盂。右侧肾蒂较左侧短。肾门向肾内深陷形成较大的腔隙,称为**肾窦**(renal sinus),其内容纳肾小盏、肾大盏、肾盂、肾动脉的分支、肾静脉的属支以及神经、淋巴管和脂肪等结构。

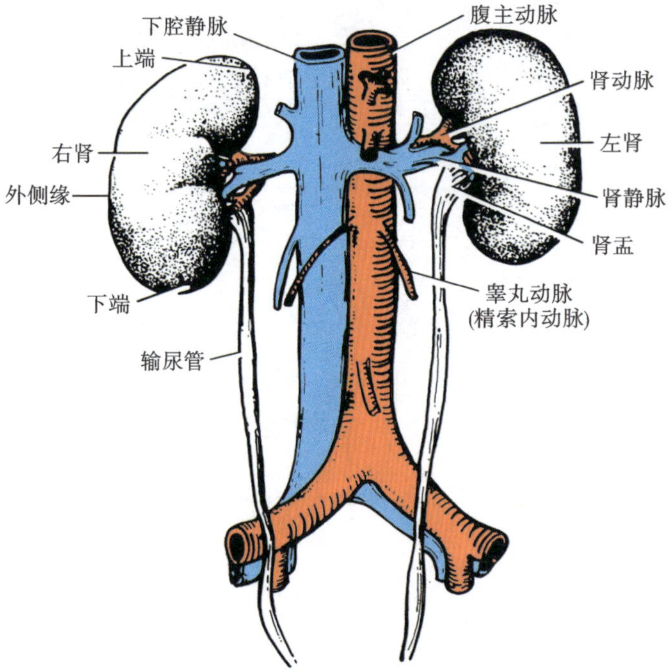

图 8-2　肾与输尿管(前面)

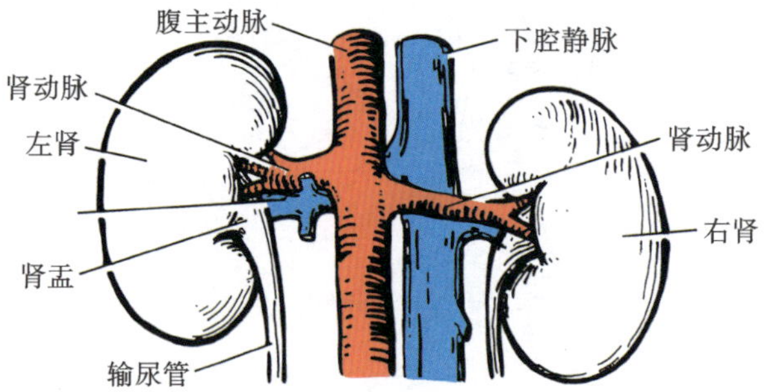

图 8-3　肾(后面)

二、肾的位置与毗邻

(一) 肾的位置

肾位于脊柱两侧,腹膜后间隙内,仅前面被覆腹膜,为腹膜外位器官。左肾的上端平第 11 胸椎体下缘,下端平第 2～3 腰椎间盘;右肾上端平第 12 胸椎体上缘,下端平第 3 腰椎体上缘;第 12 肋分别斜过左肾后方的中部和右肾后方的上部。肾的长轴向外下倾斜,左右两侧呈"八"字形排列。肾门约在第 1 腰椎体水平,相当于第 9 肋软骨高度,距正中线约 5 cm。肾门的体表投影一般位于竖脊肌的外侧缘与第 12 肋所形成的夹角处,称**肾区**(renal region)(图 8-4、

图 8-5）。

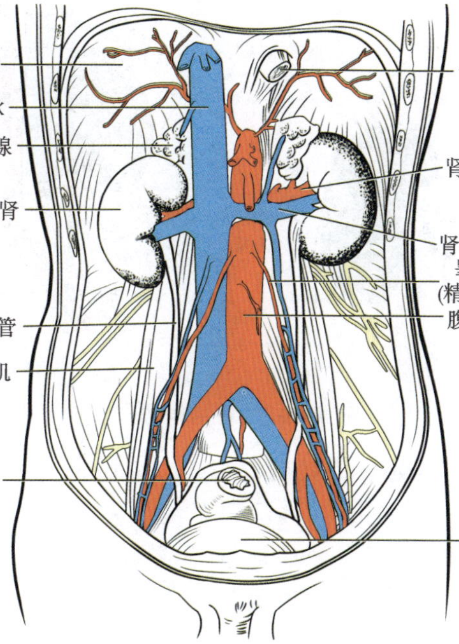

图 8-4　肾的位置

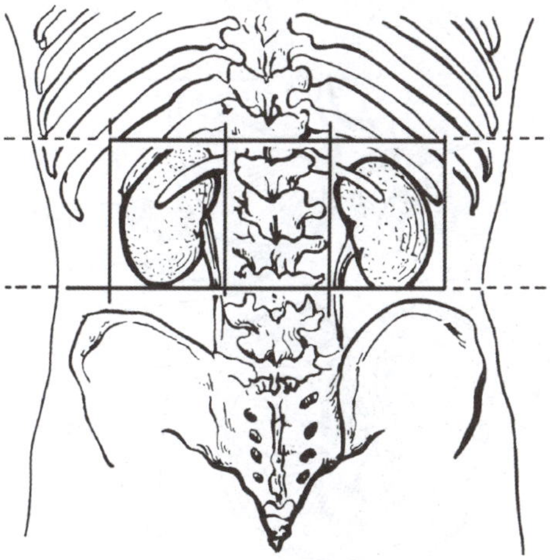

图 8-5　肾的体表投影

（二）肾的毗邻

两肾上端均毗邻**肾上腺**（adrenal gland）。左肾前面毗邻胃、胰、脾、空肠和结肠左曲；右肾前面毗邻十二指肠、肝右叶和结肠右曲。肾后面上 1/3 借膈与肋膈隐窝相邻，下 2/3 与腰大肌、腰方肌和腹横肌相邻（图 8-4、图 8-6）。

三、肾的结构

肾的冠状切面观，肾实质分为肾皮质和肾髓质（图 8-7）。**肾皮质**（renal cortex）主要位于肾实质的表层，含有丰富血管，厚 1～1.5 cm，新鲜标本呈红褐色，肉眼观察可见许多点状的细小颗粒，这些细小颗粒是肾小体和肾小管构成的肾单位。**肾髓质**（renal medulla）位于肾实质的深面，约占肾实质厚度的 2/3，色淡，由 15～20 个锥形的**肾锥体**（renal pyramid）构成，肾锥体的底部朝向肾皮质，尖端朝向肾窦，2～3 个肾锥体的尖端合并成**肾乳头**（renal papilla）。肾乳

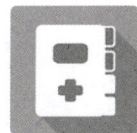

肾前面的毗邻　　　　　　　　肾后面的毗邻

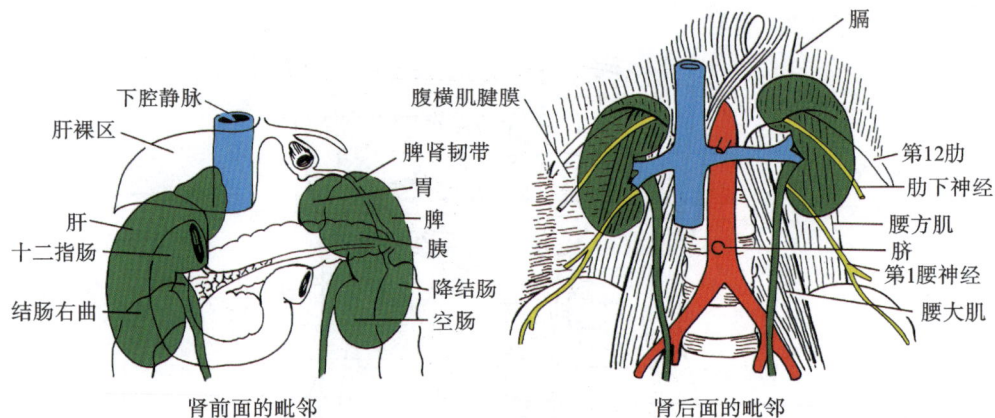

图 8-6　肾的毗邻

头的顶端有许多集合管的开口，为**乳头孔**（papillary foramen）。两个肾锥体之间有肾皮质嵌入，称为**肾柱**（renal column）。肾窦内每 2～3 个肾乳头突入 1 个**肾小盏**（minor renal calice），从乳头孔流出的尿液进入肾小盏内，每个肾有 7～8 个肾小盏，相邻的 2～3 个肾小盏汇合成一个**肾大盏**（major renal calice），每个肾有 2～3 个肾大盏，再由 2～3 个肾大盏汇合成一个前后扁平、呈漏斗状的**肾盂**（renal pelvis）。肾盂出肾门后，向下弯曲变细，移行为输尿管。

图 8-7　肾的结构

四、肾的被膜

肾的表面有 3 层被膜，自内向外依次为纤维囊、脂肪囊和肾筋膜（图 8-8、图 8-9）。**纤维囊**（fibrous capsule）为紧贴肾实质表面的一层由致密结缔组织和弹性纤维构成的薄膜。肾破裂或部分切除时需缝合此膜。**脂肪囊**（adipose capsule）包绕于纤维囊外面，为肾及肾上腺周围的脂肪组织，对肾和肾上腺起弹性垫的保护作用。临床上的肾囊封闭，就是将药液注入肾脂肪囊内。**肾筋膜**（renal fascia）位于脂肪囊的外周，为腹膜外组织移行而来的纤维性筋膜，分前、后两层包裹在肾、肾上腺的周围，以结缔组织小梁穿过脂肪组织与肾纤维囊相连，为固定肾的主要结构。肾筋膜的前、后层在肾的外侧和上方相互融合，下方两层分开，输尿管行于两层之间。在肾的内侧，前层延至腹主动脉与下腔静脉的前面，与对侧肾筋膜前层相连续，后层与腰筋膜、腰方肌筋膜及髂筋膜相连接。

图 8-8 肾的被膜（水平切面）

图 8-9 肾的被膜（矢状切面）

五、肾的血管、肾段和神经

肾动脉（renal artery）至肾门附近分为前支和后支，前支一般较粗大，再分为上段动脉、上前段动脉、下前段动脉和下段动脉，后支较细，延续为后段动脉，共 5 个肾段动脉。有些动脉不经过肾门进入肾，这些动脉称为**副肾动脉**（accessory renal artery）。肾动脉在肾实质内呈节段性分布，1 个肾段动脉分布到一定区域的肾实质内，这部分肾组织称为 1 个**肾段**（renal segment）。每个肾可分为上段、上前段、下前段、下段和后段。肾内静脉无阶段性，互相有丰富的吻合支（图 8-10）。肾的运动神经来自交感神经和副交感神经，攀附肾动脉、肾静脉至肾门，形成**肾丛**（renal plexus）。肾丛纤维沿肾血管进入肾实质内，在血管周围形成神经末梢网。此外，肾血管外膜也有感觉神经末梢分布。

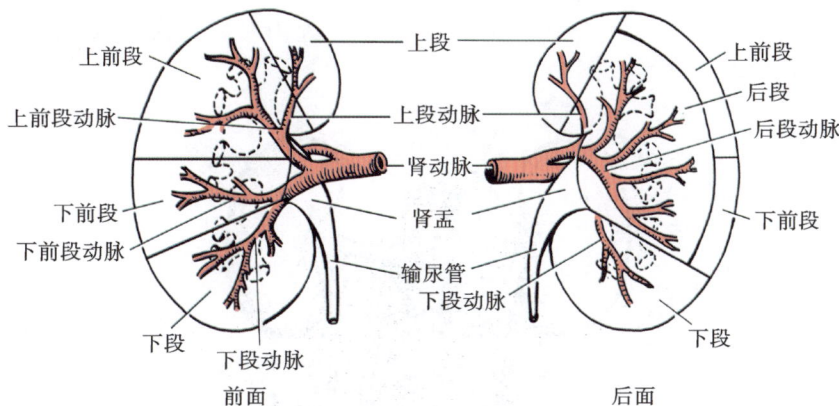

图 8-10 肾的血管与肾段

六、肾的畸形与异常

在发育过程中，肾可出现畸形或位置与数量的异常，如马蹄肾、多囊肾、双肾盂及双输尿管、单肾、低位肾等（图 8-11）。

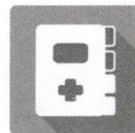

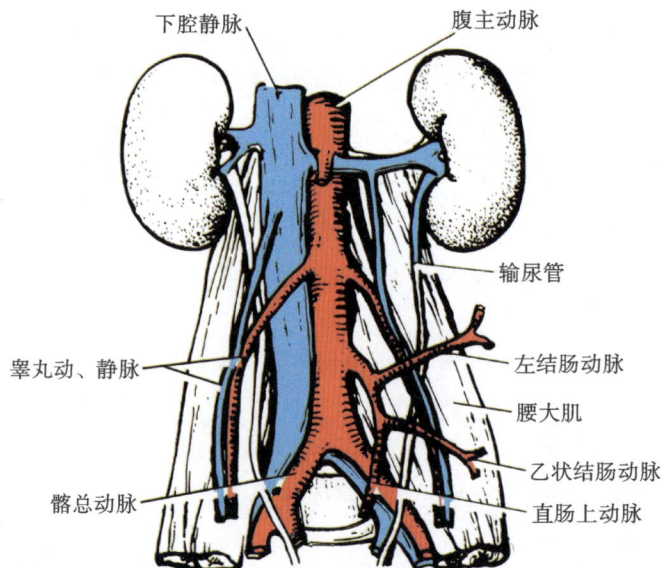

马蹄肾
(左双输尿管)

多囊肾

右肾上腺

左肾上腺
左肾

右肾

异位肾

交叉异位肾

图 8-11 肾的畸形与异常

第二节 输 尿 管

输尿管(ureter)为一对扁而细长的肌性管道,是腹膜外位器官,起自肾盂下端,终于膀胱,成人长 25～30 cm,管径平均为 0.5～1.0 cm。全长可分为输尿管腹部、盆部和壁内部(图 8-12、图 8-13)。

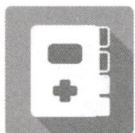

下腔静脉

腹主动脉

输尿管

睾丸动、静脉

左结肠动脉

腰大肌

乙状结肠动脉

髂总动脉

直肠上动脉

图 8-12 男性输尿管走行

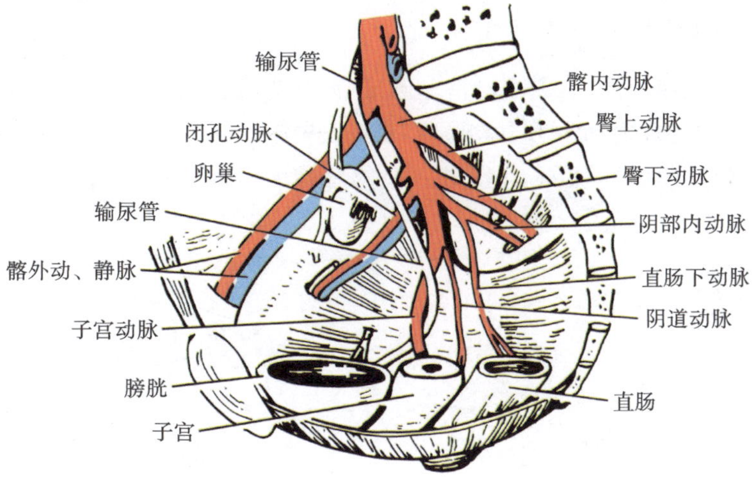

图 8-13　女性输尿管走行

一、输尿管腹部

输尿管腹部（abdominal part of ureter）起自肾盂，沿腰大肌前面下降，与睾丸（卵巢）血管交叉，达小骨盆上口处。左侧输尿管越过左髂总动脉末端前方，右侧输尿管则越过右髂外动脉起始部的前方。

二、输尿管盆部

输尿管盆部（pelvic part of ureter）自小骨盆上口处，经髂血管前面入盆腔，沿盆腔侧壁、髂内血管、腰骶干和骶髂关节前方下行，跨过闭孔神经血管束，达坐骨棘水平转向前、内、下方，穿入膀胱底的外上角。女性输尿管盆部经过子宫颈的两侧，阴道穹侧部的上方。约距子宫颈外侧 2.5 cm 处，有子宫动脉越过其前上方。男性输尿管盆部有输精管越过前方。

三、输尿管壁内段

输尿管壁内段（intramural part of ureter）为斜穿膀胱壁的部分，长约 1.5 cm。输尿管壁内段自膀胱底的外上角，向内下方斜穿膀胱壁，开口于膀胱底的输尿管口。

四、输尿管狭窄

上狭窄（superior stricture）位于肾盂与输尿管移行处；**中狭窄**（middle stricture）位于小骨盆上口，即输尿管跨越髂血管处；**下狭窄**（inferior stricture）位于斜穿膀胱壁处，即壁内段。这些狭窄处口径只有 0.2～0.3 cm，是结石易于嵌顿的地方。

第三节　膀　胱

膀胱（urinary bladder）是储存尿液的肌性囊状器官，其形状、大小、位置和壁的厚度及周围毗邻均随尿液充盈程度的变化而变化。成人的膀胱容量为 300～500 mL，最大容量可达 800 mL，新生儿的膀胱容量约为成人的 1/10，老年人因膀胱肌张力低而容量增大。

Note

一、膀胱的形态

膀胱空虚时呈三棱锥体形，充盈时呈卵圆形，可分为尖、体、底和颈四个部分（图 8-14）。**膀胱尖**（apex of bladder）朝向前上方。**膀胱底**（fundus of bladder）呈三角形，朝向后下方。尖与底之间的大部分为**膀胱体**（body of bladder）。膀胱体的下部有尿道内口，围绕尿道内口的部分为**膀胱颈**（neck of bladder）。

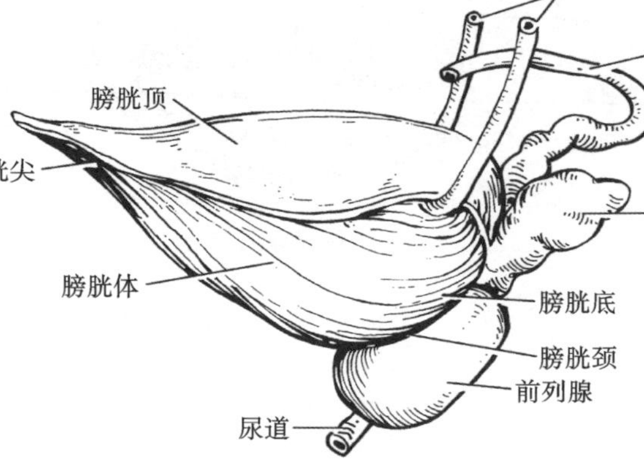

图 8-14　膀胱（侧面）

二、膀胱的内面结构

膀胱壁的内面被覆黏膜，当膀胱壁收缩时，黏膜聚集成皱襞，称**膀胱襞**（vesical plica）（图 8-15）。膀胱底内面介于两侧输尿管口与前下方的尿道内口之间有一个三角形的区域，称为**膀胱三角**（trigone of bladder），此区缺少黏膜下层组织，黏膜与肌层紧密相连，无论在膀胱扩张或收缩时，均无皱襞，始终保持平滑。膀胱三角是肿瘤、结核和炎症的好发部位。两输尿管口之间弧形的黏膜皱襞称**输尿管间襞**（interureteric fold），膀胱镜所见为一苍白带，它可作为寻找输尿管口的标志。

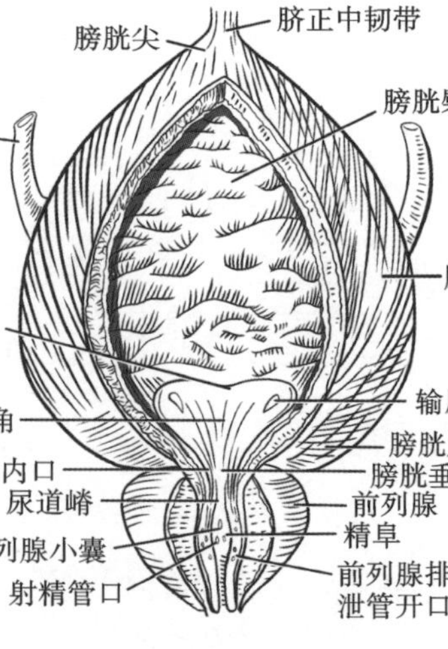

图 8-15　膀胱（前面）

三、膀胱的位置与毗邻

成人排空后的膀胱位于小骨盆腔前部（图 8-16），前方邻耻骨联合；男性膀胱后方邻精囊腺、输精管壶腹和直肠，女性膀胱后方邻子宫和阴道。膀胱颈，在男性中下邻前列腺，在女性中下邻尿生殖膈。膀胱上面有腹膜覆盖，隔腹膜与乙状结肠和回肠相邻。膀胱排空时，膀胱尖一般不超过耻骨联合上缘。膀胱充盈时，膀胱随尿液的充盈而逐渐突向腹腔，这时腹前壁折向膀胱的腹膜也随之上移，至耻骨联合上方，此时，可在耻骨联合上方施行穿刺术，不会伤及腹膜和污染腹膜腔。新生儿膀胱的位置一般比成人略高，而老年人的膀胱位置较低。

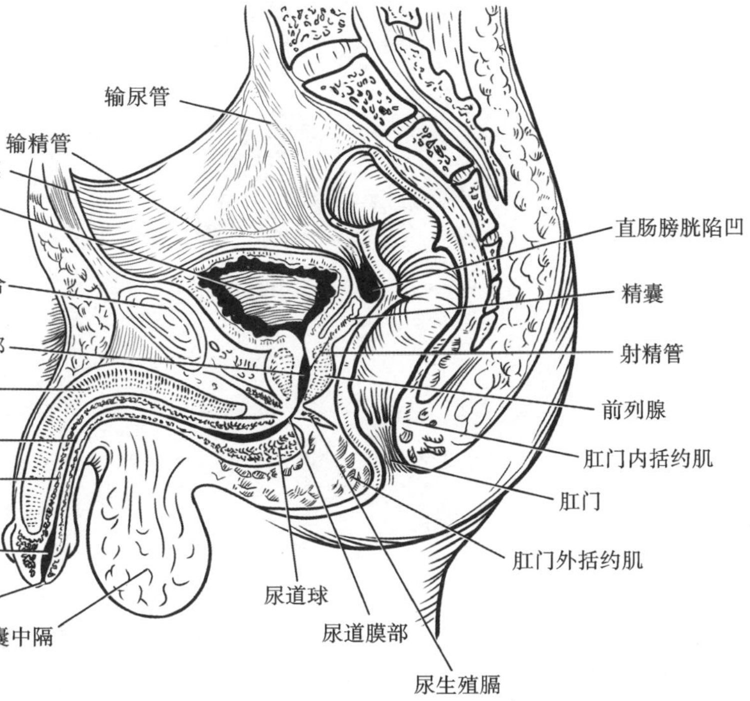

图 8-16 膀胱（男性盆腔正中矢状切面）

第四节 尿 道

男性尿道见第九章"男性生殖系统"。**女性尿道**（female urethra）长度为 3～5 cm，直径约 0.6 cm，较男性尿道短、宽而直（图 8-17）。女性尿道起于膀胱颈的**尿道内口**（internal orifice of urethra），周围有平滑肌组成的膀胱括约肌环绕，穿经尿生殖膈时有横纹肌形成环行的尿道阴道括约肌，起随意控制尿液排放的作用。**尿道外口**（external orifice of urethra）开口于阴道前庭，位于阴道口前方、阴蒂的后方。尿道下端周围有**尿道旁腺**（paraurethral gland），也称**女性前列腺**（female prostate），其导管开口于尿道外口周围。

Note

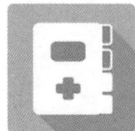

图 8-17　女性尿道

第五节　临床应用要点

一、肾下垂

正常肾脏一般随着呼吸活动可有不超过 3 cm 的活动度。肾下垂是指肾脏随呼吸活动所移动的位置超出正常范围,并由此引起泌尿系统与其他方面的症状,大多集中于泌尿系统症状(腰酸、慢性尿路感染、反复血尿等)、消化系统症状(对腹腔神经丛的牵拉导致的腹胀、恶心、呕吐、胃纳减退等),以及神经系统症状(常较紧张,伴有失眠、头晕、乏力、记忆力减退等)。肾脏由于有肾被膜、背部坚强的纵行肌肉与腹腔脏器的固定,一般不会过多移位。但脂肪囊的下方有一个潜在的疏松的间隙,是一个薄弱环节,肾脏可能向下移位造成肾下垂。锻炼腰腹肌,提高腹压以抗阻肾脏的下垂,或者用胶状剂或海绵状制剂人为造成肾周粘连,可使肾脏固定。

二、肾段切除

肾癌是起源于肾实质泌尿小管上皮系统的恶性肿瘤,全称为肾细胞癌。外科手术治疗是肾癌首选的治疗方法,也是目前被公认可治愈肾癌的手段。对早期肾癌患者可采用保留肾单位手术或根治性肾切除术。根治性肾切除术主要是把整个肾脏连着肾周的脂肪,以及外面的一层筋膜全部切掉。保留肾单位手术就是把肿瘤切下来,把切面缝合,不需要把病肾整个切掉,对于患者来说,保留肾单位手术可使肾脏的功能得以保留。因肾动脉在肾实质的分支呈节段性分布,可以依据肾段进行部分肾切除。

三、肾结石

肾结石是晶体物质(如钙、草酸、尿酸、胱氨酸等)在肾脏的异常聚积所致,为泌尿系统的常见病、多发病，男性发病多于女性，多发生于青壮年，左、右侧的发病率无明显差异，以草酸钙结石最常见。结石较大，移动度很小，表现为腰部酸胀不适。较小结石常引发的绞痛，为腰腹部刀割样剧烈疼痛，呈阵发性，主要原因是结石嵌顿于输尿管的狭窄处，引起输尿管平滑肌的痉挛性收缩。疼痛不能被药物缓解或结石直径较大时，应考虑采取手术取石。反复的嵌顿，不仅会导致绞痛，还容易继发尿路梗阻、感染、肾功能损害，需要控制感染，必要时进行肾穿刺引流。

四、膀胱穿刺术

对由各种原因所致的尿潴留，但是不能留置导尿管或者留置导尿管失败的患者，需要进行膀胱穿刺术来缓解患者尿潴留的症状。膀胱穿刺术是一种泌尿外科的有创操作。膀胱的位置随着膀胱的充盈和排空状态而发生变化，膀胱排空时，膀胱尖一般不超过耻骨联合上缘，但是膀胱充盈时，膀胱底和体部逐渐向腹腔突出，往往超过耻骨联合平面。此时在耻骨联合上方进行膀胱穿刺术或膀胱手术，可避免损伤腹膜，也可避免造成腹膜腔内感染。一般选择耻骨上2 cm左右的位置作为穿刺点，最好能在 B 超的监视下进行穿刺，以免在穿刺过程中误伤腹腔的其他组织，如肠管或者血管等。

本章知识点

1. 泌尿系统的组成及功能。
2. 肾的形态、位置及肾的构造与功能，肾的被膜。
3. 输尿管的分部，输尿管的狭窄部位。
4. 膀胱的形态和位置，膀胱三角的位置及其临床意义。
5. 女性尿道的特点及开口位置。

（刘凤霞）

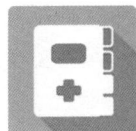

Note

第九章 男性生殖系统

生殖系统（reproductive system）的功能是繁殖后代和形成并保持第二性征，分男性生殖系统和女性生殖系统。无论是男性还是女性生殖系统，均包括内生殖器和外生殖器两个部分。内生殖器由生殖腺、生殖管道和附属腺组成；外生殖器则以两性交媾器官为主。

男性内生殖器由睾丸、输精管道（附睾、输精管、射精管、男性尿道）和附属腺（精囊、前列腺、尿道球腺）组成（图9-1）。睾丸是男性生殖腺，可产生精子和男性激素，睾丸产生的精子先储存于附睾内，射精时，经输精管、射精管和尿道排出体外。附属腺分泌物参与精液的组成。外生殖器包括阴囊和阴茎。

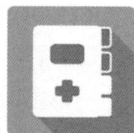

图 9-1　男性生殖系统全貌

第一节　内生殖器

一、睾丸

（一）位置和形态

睾丸（testis）位于阴囊内，左右各一，左侧较右侧稍低。成人睾丸重约 10 g。睾丸呈椭圆形，表面光滑，分前、后缘，上、下端和内、外侧面。前缘游离，后缘有血管、神经和淋巴管出入，并与附睾和输精管的睾丸部相接。上端被附睾头遮盖，下端游离。外侧面较隆凸，与阴囊壁相贴；内侧面较平坦，与阴囊中隔相依（图 9-1、图 9-2）。睾丸在下降过程中如滞留在腹部或腹股沟管等处，称隐睾。

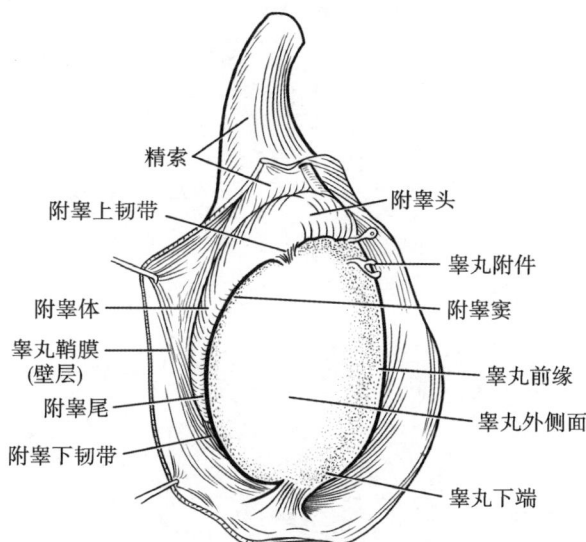

图 9-2 睾丸及附睾（右侧）

（二）结构

睾丸表面覆盖浆膜，即鞘膜脏层，深面是一层坚韧的纤维膜，称**白膜**（tunica albuginea），白膜在睾丸后缘增厚并突入睾丸形成**睾丸纵隔**（mediastinum testis）。从睾丸纵隔发出睾丸小隔，呈扇形伸入睾丸实质内，将其分为 100～200 个锥状的**睾丸小叶**（lobule of testis）。每个小叶内含有 2～4 条**精曲小管**（seminiferous tubule），其上皮能产生精子。精曲小管之间的结缔组织内有产生雄性激素的间质细胞，雄性激素具有促进生殖器官发育，形成并保持第二性征的功能。精曲小管汇合成**精直小管**（straight seminiferous tubule），进入睾丸纵隔后交织形成**睾丸网**（rete testis），从睾丸网发出 12～15 条**睾丸输出小管**（efferent ductule of testis），在睾丸后上部进入附睾（图 9-3）。

二、输精管道

（一）附睾

附睾（epididymis）呈新月状，贴附于睾丸上端和后缘。附睾可分为附睾头、附睾体和附睾尾（图 9-2、图 9-3）。附睾头膨大，位于上部，由睾丸输出小管弯曲盘绕而成，最终汇成一条附睾管。中部为附睾体，下部变细为附睾尾，两者由迂曲盘旋的附睾管形成。附睾尾向上转折移行为输精管。附睾可暂时储存精子，并分泌附睾液营养精子，促进其进一步成熟。

（二）输精管和射精管

输精管（vas deferens）是附睾管的直接延续，长约 50 cm，管径约 3 mm，管壁较厚，肌层发达，活体触摸呈条索状。输精管按行程可分为睾丸部、皮下部、腹股沟管部和盆部（图 9-2、图 9-3）。睾丸部始于附睾尾，沿睾丸后缘、附睾内侧上行至睾丸上端；皮下部又称精索部，介于睾丸上端与腹股沟管皮下环之间，位于精索内其他结构的后内侧，位置表浅，易于触及，为结扎输精管的理想部位；腹股沟管部位于腹股沟管内的精索内，疝修补术时，勿将其损伤；盆部在腹股

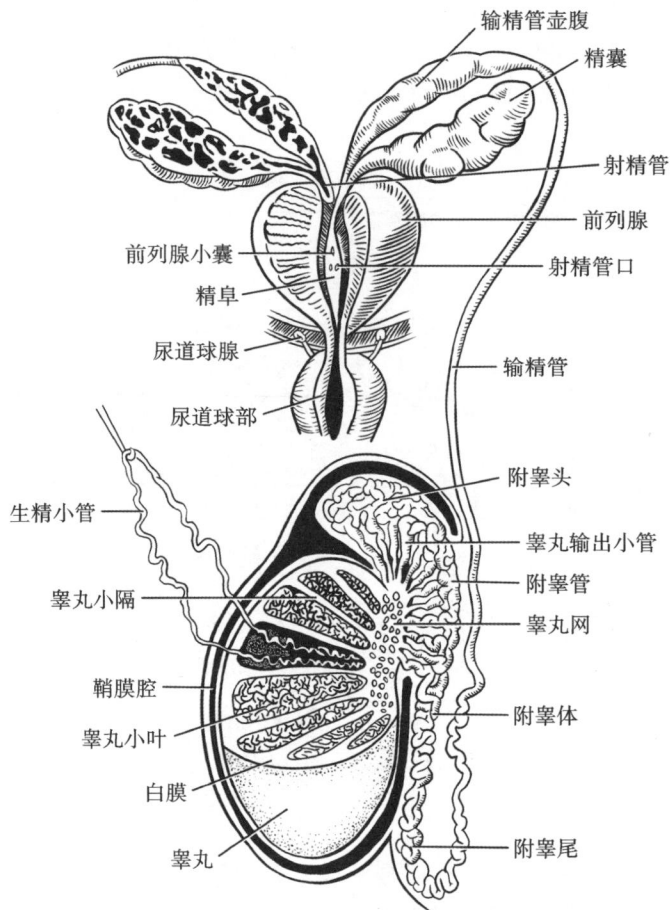

图 9-3 睾丸、附睾的结构

沟管腹环处离开精索,弯向内下,沿盆壁行向后下,经输尿管末端前方转至膀胱底的后面,在此膨大形成**输精管壶腹**(ampulla of deferent duct),末端变细,与精囊的输出管汇合成**射精管**(ejaculatory duct)。射精管长约 2 cm,向前下穿前列腺实质,开口于尿道的前列腺部。

精索(spermatic cord)为柔软的圆索状结构,由腹股沟管腹环经皮下环至睾丸上端。精索内主要有输精管、睾丸血管、神经丛、淋巴管和腹膜鞘突的残余。自腹股沟管皮下环至睾丸上端,精索外包有 3 层被膜,由外向内分别为精索外筋膜、提睾肌和精索内筋膜。

三、附属腺

(一) 精囊

精囊(seminal vesicle)左右各一,为长椭圆形的囊状器官,表面凹凸不平,位于膀胱底的后方,输精管壶腹的外侧,其输出管与输精管末端汇合成射精管(图 9-3、图 9-4)。精囊的分泌物参与精液的组成。

(二) 前列腺

前列腺(prostate)为单一的实质性器官,形如栗子(图 9-5、图 9-6),重 8～12 g,底横径4.1 cm,垂直径 2.5 cm,前后径 2.6 cm。前列腺位于膀胱与尿生殖膈之间,其前方为耻骨联合,后方为直肠壶腹。前列腺上端宽大,称前列腺底,邻接膀胱颈。下端尖细,称前列腺尖,位于尿生殖膈上。底与尖之间为前列腺体,体后面有一纵沟,称**前列腺沟**(sulcus of prostate),活体直肠指诊可触及此沟,但前列腺肥大时该沟消失。男性尿道在前列腺底近前缘处进入,经前

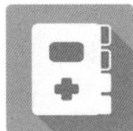

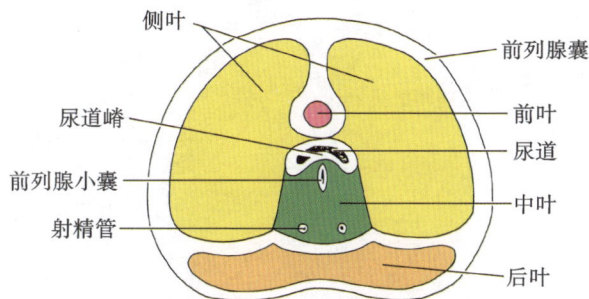

图 9-4 精囊(后面)

列腺实质前部下行,由前列腺尖穿出。在近前列腺底的后缘处,射精管穿入前列腺,斜向前下方,开口于尿道前列腺部后壁的精阜上。前列腺的输出管开口于尿道前列腺部后壁尿道嵴两侧,其分泌物参与精液的组成。前列腺表面包有坚韧的纤维性被膜,称前列腺囊,囊与腺实质间有前列腺静脉丛。腺实质由腺组织和平滑肌构成,一般分为前叶、中叶、后叶和两个侧叶。老年人前列腺肥大常发生在中叶和侧叶,可压迫尿道,引起排尿困难。后叶是前列腺肿瘤的好发部位。

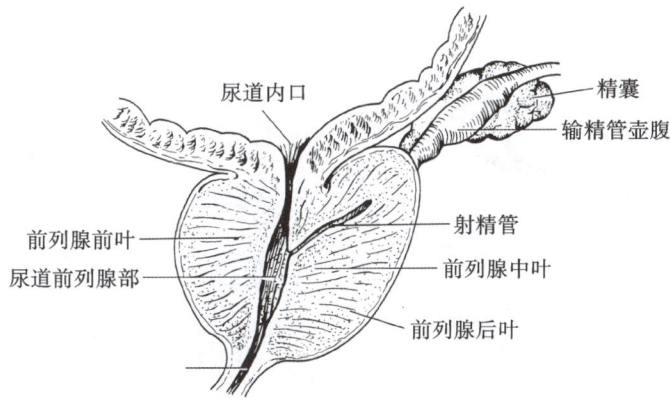

图 9-5 前列腺(纵切面)

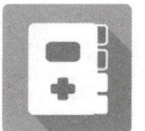

图 9-6 前列腺分叶

（三）尿道球腺

尿道球腺（bulbourethral gland）为一对豌豆样的球状腺体,位于会阴深横肌内,输出管开口于尿道球部,其分泌物参与精液的组成（图 9-1、图 9-4）。

（四）精液

精液（semen）由睾丸产生的精子、输精管道各部及附属腺（尤其是前列腺和精囊）的分泌物组成。精液呈乳白色,偏碱性,以适于精子的生存和活动。一次射精量为 2~5 mL,含精子 3 亿~5 亿个。

第二节 外生殖器

一、阴囊

阴囊（scrotum）为囊袋状结构,由皮肤、肉膜、精索外筋膜、提睾肌和精索内筋膜组成（图 9-7）。皮肤薄而柔软,色素沉着明显。皮肤中线处有纵行的阴囊缝。**肉膜**（dartos coat）为浅筋膜,无脂肪,含有平滑肌纤维,可随外界温度的变化而舒缩,调节阴囊内的温度,以利于精子的发育。在正中矢状线上,肉膜向内深入形成阴囊中隔,将阴囊分为左、右两腔,分别容纳左、右睾丸,附睾及部分精索;肉膜向上与腹壁浅筋膜的深层相延续,向后与会阴浅筋膜相延续。在肉膜深面的精索外筋膜为腹外斜肌腱膜的延续,提睾肌来自腹内斜肌和腹横肌的肌纤维束,精索内筋膜为腹横筋膜的延续。睾丸鞘膜来源于腹膜,分壁层和脏层,二者在睾丸后缘互相移行,形成的腔隙称**鞘膜腔**（vaginal cavity）,内有少量浆液,如果鞘韧带无法闭合,则可与腹膜腔相通,形成鞘膜积液。

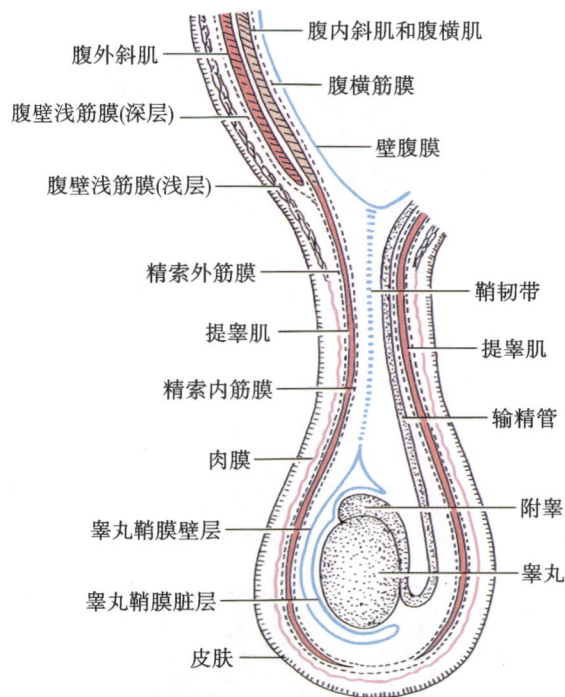

图 9-7 阴囊结构及其内容模式图

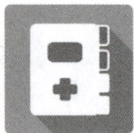

二、阴茎

阴茎(penis)可分为阴茎头、体和根三个部分。阴茎头为阴茎前部的膨大部,头的尖端有尿道外口,呈矢状位。阴茎根位于阴茎后端,固定于耻骨下支和坐骨支。头与根之间为阴茎体,呈圆柱状。阴茎内有 2 条阴茎海绵体和 1 条尿道海绵体(图 9-8、图 9-9)。

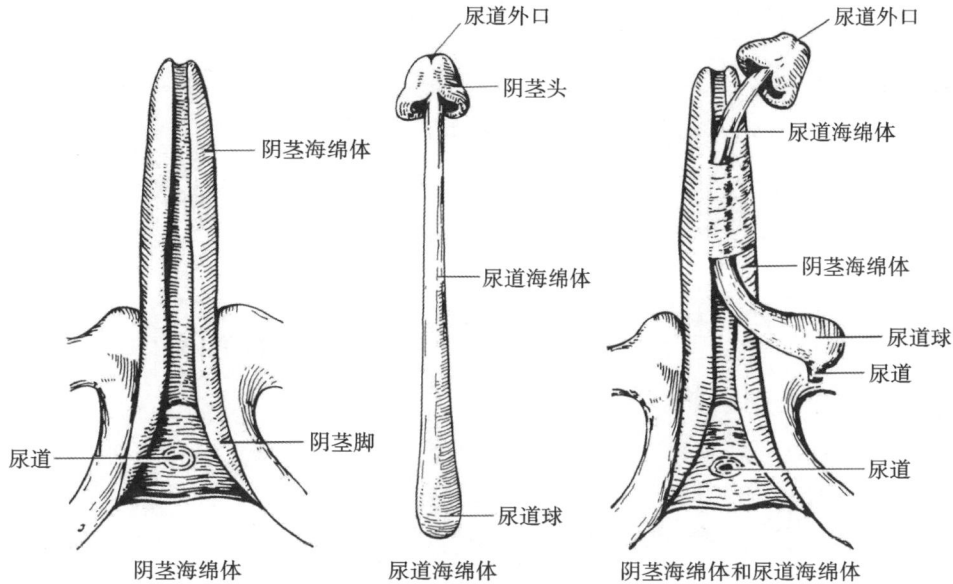

图 9-8 阴茎的海绵体

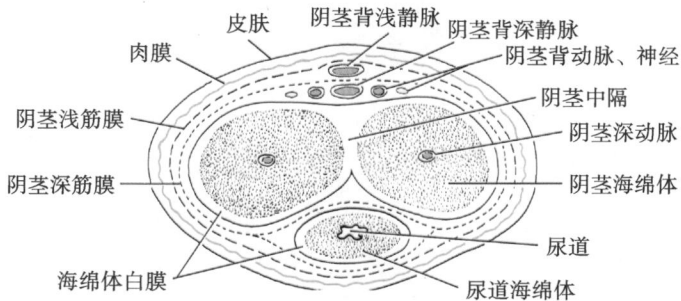

图 9-9 阴茎中部水平切面

阴茎海绵体(cavernous body of penis)为两端较细的圆柱体,左、右各一,位于阴茎的背侧,两者之间的结缔组织间隔称阴茎中隔。阴茎海绵体向前变细嵌入阴茎头近侧的凹陷内,后端称**阴茎脚**(crus of penis),附于耻骨下支和坐骨支。**尿道海绵体**(cavernous body of urethra)位于阴茎海绵体的腹侧,尿道贯穿其全长。尿道海绵体中部呈圆柱形,前部膨大为**阴茎头**(glans penis),后部膨大为**尿道球**(bulb of urethra),位于两侧的阴茎脚之间,固定于尿生殖膈的下面。每个海绵体的外面均包有一层致密的纤维膜,分别为阴茎海绵体白膜和尿道海绵体白膜。海绵体由许多海绵体小梁和腔隙构成,腔隙与血管相通,当腔隙充血时,阴茎变粗、变硬而勃起。

3 个海绵体外由深至浅包裹有深筋膜、浅筋膜和皮肤。深筋膜在阴茎前端逐渐变薄消失;在阴茎根处,深筋膜形成富含弹性纤维的**阴茎悬韧带**(suspensory ligament of penis),将阴茎悬吊于耻骨联合前面。浅筋膜疏松、无脂肪组织,与阴囊肉膜相延续。皮肤薄而柔软,颜色较深,富有伸展性。在阴茎头的近侧,皮肤形成双层皱襞,包绕阴茎头,称**阴茎包皮**(prepuce of

Note

penis)。包皮前端围成包皮口。阴茎头的腹侧中线处有一连至包皮的皮肤皱襞,称**包皮系带**(frenulum of prepuce)。

第三节 男 性 尿 道

男性尿道(male urethra)具有排尿和排精功能,起自尿道内口,止于尿道外口,长 16～22 cm,管径 5～7 mm,分前列腺部、膜部和海绵体部三个部分(图 9-10)。

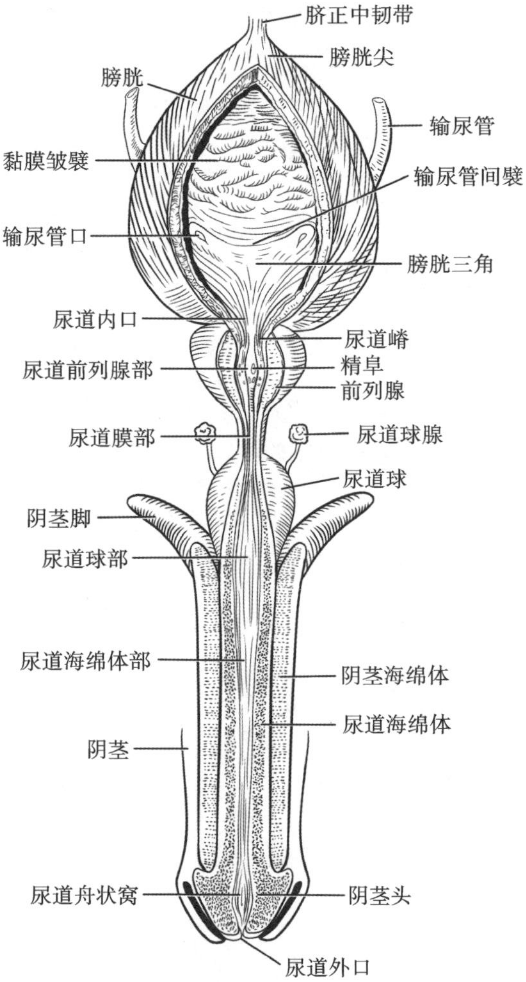

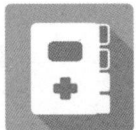

脐正中韧带
膀胱尖
膀胱
输尿管
黏膜皱襞
输尿管间襞
输尿管口
膀胱三角
尿道内口
尿道嵴
尿道前列腺部
精阜
前列腺
尿道膜部
尿道球腺
尿道球
阴茎脚
尿道球部
尿道海绵体部
阴茎海绵体
尿道海绵体
阴茎
尿道舟状窝
阴茎头
尿道外口

图 9-10 膀胱和男性尿道(前面)

前列腺部(prostatic part)为尿道穿过前列腺的部分,长约 3 cm,其后壁有一纵行隆起突向管腔,称**尿道嵴**(urethral ridge),嵴中部隆起的部分称**精阜**(seminal colliculus)。精阜中央的小凹陷,称**前列腺小囊**(prostatic utricle),其两侧各有一个细小的射精管开口。精阜两侧还有许多细小的前列腺输出管开口。

膜部(membranous part)为尿道穿过尿生殖膈的部分,长约 1.5 cm,管腔狭小,其周围有尿道外括约肌环绕。膜部比较固定,当骨盆骨折或会阴骑跨伤时,易损伤此部。膜部距尿道外口约 15 cm,做膀胱镜检查或插导尿管时应予以注意。临床上将前列腺部和膜部合称为后尿道。

海绵体部(cavernous part)为尿道穿过尿道海绵体的部分,长 12～17 cm,临床上称为前尿道。尿道球内的尿道最宽,称**尿道球部**(bulbourethral part),有尿道球腺的开口。阴茎头内的尿道扩大为**尿道舟状窝**(navicular fossa of urethra)。位于前列腺内的部分尿道称尿道前列腺前部,该部也较宽大,长约 1 cm。

尿道有三个狭窄、三个膨大和两个弯曲。三个狭窄分别是尿道内口、尿道膜部和尿道外口;尿道外口最窄,呈矢状裂隙。尿道结石易嵌顿在这些狭窄部位。三个膨大是尿道前列腺部、尿道球部和尿道舟状窝。两个弯曲是耻骨下弯和耻骨前弯。**耻骨下弯**(subpubic curvature)包括尿道的前列腺部、膜部和海绵体部的起始段,突向下后方,位于耻骨联合下方 2 cm 处,较恒定。**耻骨前弯**(prepubic curvature)突向上前方,位于耻骨联合前下方阴茎根与阴茎体之间,阴茎勃起或将阴茎向上提起时,此弯曲变直而消失(图 9-1)。临床上行膀胱镜检查或导尿时应注意这些解剖学特点。

第四节 临床应用要点

一、隐睾

隐睾是指睾丸未下降至阴囊,包括睾丸下降不全和睾丸异位。临床上绝大多数隐睾为睾丸下降不全。隐睾是由睾丸下降异常造成的,主要的因素是将睾丸引入阴囊的睾丸引带异常或缺如,致使睾丸不能由原来的位置降至阴囊。其次是睾丸对促性腺激素不敏感,失去下降动力。隐睾会导致不育症,也会发生恶变,或者并发疝气。B 超是定位睾丸的术前常规检查。腹腔镜检查是隐睾诊断的"金标准",在定位时可进行治疗。一般对可触及隐睾者行睾丸下降固定术,经腹股沟入路,在腹股沟行斜切口,游离精索,结扎未闭的鞘状突或疝囊,无张力放置固定睾丸于阴囊。也可以选择腹腔镜手术。

二、前列腺肥大(增生)

前列腺肥大即前列腺增生,是老年男性常见疾病,其病因是由于前列腺的逐渐增大对尿道及膀胱出口产生压迫作用,临床上表现为尿频、尿急、夜间尿次增多和排尿费力,并能导致泌尿系统感染、膀胱结石和血尿等并发症。长期梗阻、尿潴留,即使不完全梗阻也可引起肾积水,损害肾功能。因为尿道从前列腺内经过,增生的前列腺叶由于受到前列腺囊的限制,较易向内增生,压迫尿道,造成排尿困难。B 超可直接测定前列腺大小、内部结构,测定膀胱内残余尿量。但直肠指诊检查前列腺的体积、质地,以及表面是否光滑、中央沟是否消失,是最简便易行的方法。

三、包茎

包茎指包皮口狭小,不能上翻露出阴茎头。幼儿包皮较长,包裹整个阴茎头。随着年龄的增长,阴茎头发育增大,包皮逐渐后缩,包皮口逐渐扩大,阴茎头裸露。成年后,阴茎头如仍被包皮包绕,但能上翻露出阴茎头者,称包皮过长。包皮口过小,难以上翻显露出阴茎头者,则称为包茎。包皮过长或包茎常影响排尿,包皮腔内易存留污物,是阴茎癌的诱因之一。先天性包茎者可将包皮反复试行上翻,以便扩大包皮口。大部分幼儿经此种方法治疗,随年龄增长可治愈,只有少数需做包皮环切术。对于包皮嵌顿,需紧急施行手法复位,必要时做包皮背侧切开,以缓解嵌顿。

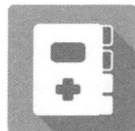

Note

四、尿道和导尿术

导尿是临床上常用的基本操作,经由尿道插入导尿管到膀胱,引流出尿液,目的是解除尿潴留。插入导尿管的动作要轻柔,以免损伤尿道黏膜。若插入时有阻挡感可更换方向,见有尿液流出时再插入 2 cm,勿过深或过浅,尤忌反复抽动导尿管。插入导尿管虽然是一个简单的操作,但是熟悉尿道的解剖学特点是基本的要求。首先是要熟悉尿道的长度,男性的尿道长18～20 cm,所以置入的导尿管要超过这个长度,通常可以把导尿管完全置入,女性的尿道长 3～5 cm,所以在置入导尿管的时候通常置入 10 cm 左右即可。其次,要熟悉男性尿道存在两个弯曲,插入导尿管时动作要轻柔。虽然耻骨下弯固定,无法改变其曲度,但是耻骨前弯可以通过向上牵拉阴茎变直,以方便导尿管插入。第三,要熟悉尿道内口、尿道膜部和尿道外口是尿道相对狭窄的部位。用液体石蜡润滑导尿管,若插入时有阻挡感可更换方向,切忌蛮插。第四,对于女性,需要区别尿道口和阴道口的位置,切忌把导尿管误插入阴道。

本章知识点

1. 睾丸和附睾的形态、位置及功能。
2. 输精管的行程及分部、射精管的合成和开口。
3. 前列腺的形态、分叶、位置。
4. 阴茎的形态结构,海绵体的构造和阴茎皮肤的特点及其临床意义。
5. 男性尿道的分部,各部的形态、结构特点,三个狭窄、三个膨大和两个弯曲的临床意义。

(宣爱国)

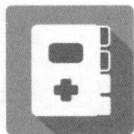

第十章 女性生殖系统

女性生殖系统由内生殖器和外生殖器构成。内生殖器包括生殖腺（卵巢）、输送管道（输卵管、子宫和阴道）和附属腺（前庭大腺），外生殖器为女阴（图 10-1）。其中卵巢和输卵管又称子宫附件。卵巢是产生卵子和分泌雌性激素的实质性器官。卵子成熟后从卵巢排出，经输卵管腹腔口进入输卵管，在管内受精并迁徙至子宫，植入内膜，发育成为胎儿。分娩时，胎儿由子宫口经阴道娩出。

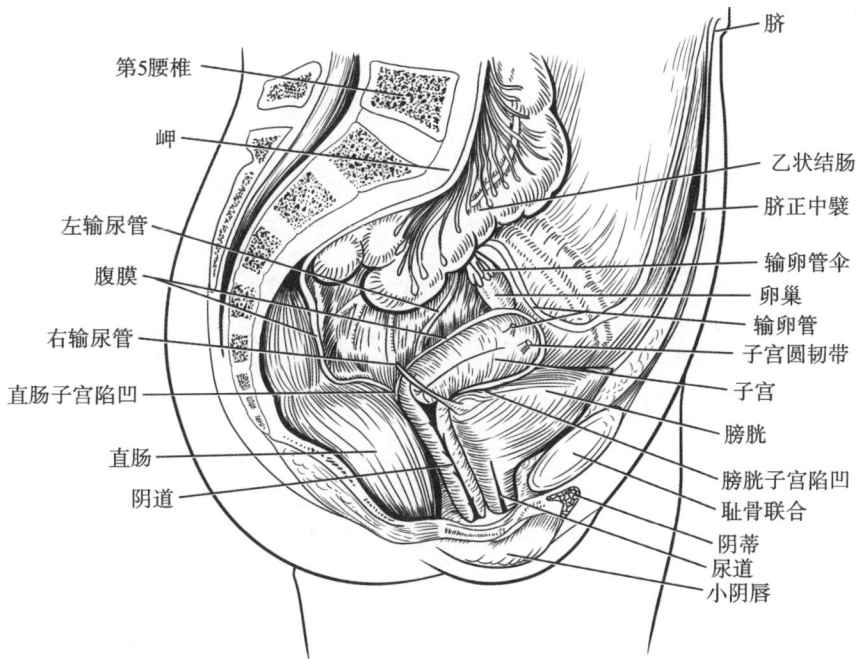

图 10-1 女性生殖系统全貌

第一节 女性内生殖器

一、卵巢

卵巢（ovary）是一对位于盆腔侧壁卵巢窝（髂内、外动脉的夹角处）内的生殖腺（图 10-2）。卵巢呈扁卵圆形，略呈灰红色，分上、下端，内、外侧面和前、后缘。上端与输卵管末端接触，称**输卵管端**（tubal extremity）；下端借卵巢固有韧带连于子宫，称**子宫端**（uterine extremity）。内侧面朝向盆腔，与小肠相邻。外侧面贴着骨盆侧壁的卵巢窝。前缘借卵巢系膜连于子宫阔韧带，称**卵巢系膜缘**（mesovarian border of ovary）；后缘游离称**卵巢独立缘**（free border of

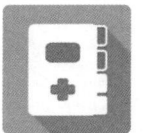

ovary）。前缘中部有血管、神经等出入，称**卵巢门**（hilum of ovary）。

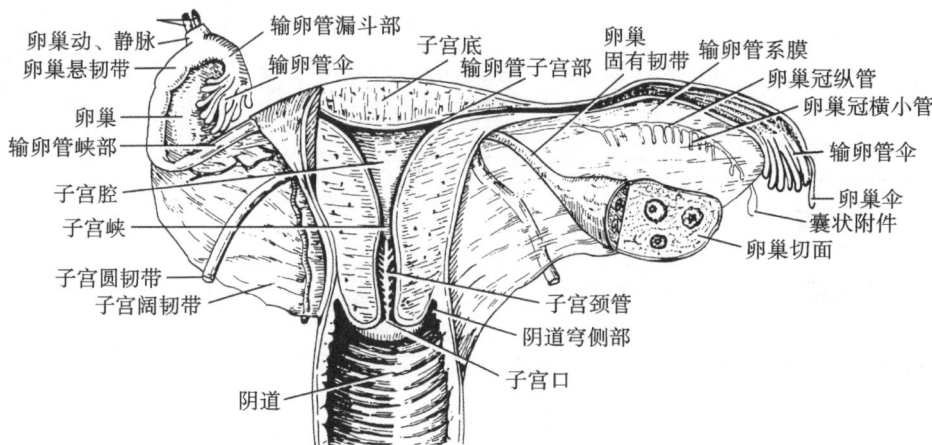

未产妇子宫口　　　经产妇子宫口

图 10-2　女性内生殖器（冠状切面）

成年女性的卵巢大小约为 4 cm×2 cm×3 cm，重 5～6 g。幼女的卵巢较小，表面光滑。性成熟期卵巢最大，后续由于多次排卵，卵巢表面凹凸不平。更年期后卵巢逐渐萎缩变小。

卵巢在盆腔内的位置主要由韧带来维持。**卵巢悬韧带**（suspensory ligament of ovary）是腹膜形成的皱襞，起自小骨盆侧缘，向内下至卵巢输卵管端，内含卵巢血管、淋巴管、神经丛、结缔组织和平滑肌等，是寻找卵巢动、静脉的标志，临床上又称**骨盆漏斗韧带**（infundibulopelvic ligament）。**卵巢固有韧带**（proper ligament of ovary）由结缔组织和平滑肌组成，呈条索状，表面盖以腹膜，起自卵巢下端，连至输卵管与子宫结合处（子宫角）的后下方。此外，子宫阔韧带的后层覆盖卵巢和卵巢固有韧带，也起到固定卵巢的作用。

二、输卵管

输卵管（uterine tube）是一对输送卵子的肌性管道，长为 10～14 cm；一端与卵巢上端相邻，另一端连于子宫底的两侧，位于子宫阔韧带上缘内。输卵管由内侧向外侧分为子宫部、峡部、壶腹部和漏斗部四个部分（图 10-2）。

（一）输卵管子宫部

输卵管子宫部（uterine portion of fallopian tube）位于子宫壁内的一段，直径最细，约 1 mm，以**输卵管子宫口**（uterine orifice of fallopian tube）通子宫腔。

（二）输卵管峡部

输卵管峡部（isthmus portion of fallopian tube）短而直，壁厚腔窄，血管分布少，是输卵管结扎术的常用部位。

（三）输卵管壶腹部

输卵管壶腹部（ampulla portion of fallopian tube）粗而长，壁薄腔大，腔面上有皱襞，血供丰富，行程弯曲，约占输卵管全长的 2/3，向外移行为漏斗部。卵子多在此部位受精，若受精卵

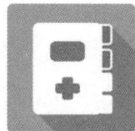

未能移入子宫而在输卵管内发育,即发生宫外孕或异位妊娠。

(四) 输卵管漏斗部

输卵管漏斗部(infundibulum of fallopian tube)为输卵管末端的膨大部分。向后下弯曲覆盖在卵巢后缘和内侧面。漏斗末端有**输卵管腹腔口**(abdominal orifice of fallopian tube),开口于腹膜腔。卵巢排出的卵子由此进入输卵管。输卵管腹腔口的边缘有许多细长的突起,称为**输卵管伞**(fimbria of uterine tube),覆盖在卵巢的表面;其中一条较长,称为**卵巢伞**(ovarian fimbria)。

三、子宫

子宫(uterus)壁厚、腔小,是孕育胚胎、胎儿和产生月经的肌性器官。

(一) 子宫的形态

成人未孕子宫前后稍扁,呈倒置的梨形,长 7～9 cm,最宽径约 4 cm,厚 2～3 cm。自上而下分为底、体、颈三个部分(图 10-2)。**子宫底**(fundus of uterus)为输卵管子宫口水平以上隆起的部分;底向下移行为**子宫体**(body of uterus);下端狭窄呈圆柱状,为**子宫颈**(neck of uterus),长 2.5～3.0 cm,是肿瘤的好发部位。

子宫颈分为突入阴道的**子宫颈阴道部**(vaginal part of cervix)和阴道以上的**子宫颈阴道上部**(supravaginal part of cervix)两个部分。子宫颈上端与子宫体相接较狭窄的部分称**子宫峡**(isthmus of uterus),长约 1 cm,妊娠期逐渐延伸,妊娠末期可达 7～11 cm。子宫内腔分为上、下两部:上部在子宫体内,称为**子宫腔**(cavity of uterus);下部在子宫颈内,称为**子宫颈管**(canal of cervix of uterus)。子宫腔呈前后略扁的倒三角形,上部两侧通输卵管,尖端向下续为子宫颈管。子宫颈管呈梭形,下口通阴道,称为**子宫口**(orifice of uterus)。未产妇的子宫口多为圆形,边缘光滑整齐;经产妇子宫口为横裂状,前、后缘分别称为前唇和后唇(图 10-2)。

(二) 子宫壁的结构

子宫壁分三层,外层为浆膜,是腹膜的脏层;中层为强厚的肌层,由平滑肌组成;内层为黏膜,即子宫内膜,随着月经周期而发生增生、脱落的周期变化。

(三) 子宫的位置

子宫位于小骨盆中央,在膀胱与直肠之间,下端接阴道,两侧有输卵管和卵巢(图 10-1)。未妊娠时,子宫底位于小骨盆入口平面以下,朝向前上方;子宫颈的下端在坐骨棘平面的稍上方。直立时,子宫体伏于膀胱上面。当膀胱空虚时,成人子宫呈轻度前倾前屈位,前倾为整个子宫向前倾斜,子宫长轴与阴道长轴之间形成一个向前开放的钝角(略大于 90°)。前屈是指子宫体与子宫颈不在一条直线上,两者间形成一个向前开放的钝角(约 170°)。子宫有较大的活动性,其位置可随膀胱和直肠的充盈程度而发生改变。

(四) 子宫的固定装置

子宫主要靠韧带、盆底肌和尿生殖膈的承托、周围结缔组织的牵拉维持正常位置。主要的韧带包括子宫阔韧带、子宫圆韧带、子宫主韧带和子宫骶韧带(图 10-3)。

1. 子宫阔韧带(broad ligament of uterus) 覆盖子宫前、后面的腹膜自子宫侧缘向两侧延伸至盆侧壁和盆底,形成双层腹膜皱襞,称为子宫阔韧带,略呈冠状位。子宫阔韧带可限制子宫向两侧移动。阔韧带上缘游离,包裹输卵管;上缘外侧 1/3 为卵巢悬韧带。阔韧带的前叶覆盖子宫圆韧带,后叶覆盖卵巢和卵巢固有韧带。前、后叶之间的疏松结缔组织内含有血管、神经和淋巴管等。子宫阔韧带根据附着部位不同,可分为上方的输卵管系膜,后方的卵巢系膜和下方的子宫系膜三个部分(图 10-4)。

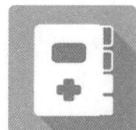

Note

图 10-3　子宫的固定装置

图 10-4　子宫阔韧带（纵切面）

2. 子宫圆韧带（round ligament of uterus）　由平滑肌和结缔组织构成的圆索，起于子宫体前面的上外侧，输卵管子宫口的下方。在阔韧带前叶的覆盖下向前外侧弯行，穿经腹股沟管，止于阴阜和大阴唇前端的皮下。主要功能是维持子宫前倾。

3. 子宫主韧带（cardinal ligament of uterus）　也称为**子宫旁组织**（parametrium），由结缔组织和平滑肌构成，位于子宫阔韧带的基部，从子宫颈两侧缘延伸至盆侧壁，较强韧。子宫主韧带是维持子宫颈正常位置，防止子宫脱垂的重要结构。

4. 子宫骶韧带（uterosacral ligament）　由平滑肌和结缔组织构成的扁平索状韧带，起自子宫颈的上外侧，向后绕过直肠的两侧，止于第 2～3 骶椎前面的筋膜。表面覆盖以腹膜形成弧形的**直肠子宫襞**（rectouterine fold）。此韧带向后上牵引子宫颈，协同子宫圆韧带维持子宫的前倾前屈位。

（五）子宫的年龄变化

新生儿子宫高出小骨盆上口，输卵管和卵巢位于髂窝内，子宫颈较子宫体长。性成熟前期，子宫迅速发育，壁增厚。性成熟期，子宫颈和子宫体长度几乎相等。经产妇的子宫各径、内腔都增大，重量可增加一倍。绝经期后，子宫萎缩变小，壁也变薄。子宫体和子宫颈的比例因年龄而不同：婴儿为 1:2，成人为 2:1，老年人为 1:1。

四、阴道

阴道（vagina）是连接子宫和外生殖器的肌性管道，由黏膜、肌层和外膜组成，富伸展性；是性交器官，也是月经排出和胎儿娩出的管道（图 10-2）。阴道有前、后壁和两个侧壁，前、后壁常

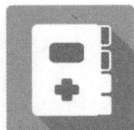

处于相贴状态。阴道的下部较窄，以**阴道口**（vaginal orifice）开口于阴道前庭。处女阴道口周围附有黏膜皱襞，称**处女膜**（hymen），呈环形、半月形、伞状或筛状；处女膜破裂后，阴道口周围留有处女膜痕。阴道的上端宽阔，环绕子宫颈阴道部形成环形凹陷，称为**阴道穹**（fornix of vagina），分为前部、后部和两个侧部。阴道穹以后部最深（阴道穹后部又称为阴道后穹），与后上方腹膜腔的直肠子宫陷凹相邻，仅隔阴道壁和一层腹膜。临床上，可经阴道后穹引流直肠子宫陷凹内的积液。

阴道位于小骨盆中央，前邻膀胱和尿道，后邻直肠，阴道的下部穿尿生殖膈。膈内的尿道阴道括约肌和肛提肌的内侧肌纤维对阴道有闭合和括约作用。

五、前庭大腺

前庭大腺（greater vestibular gland）或称 Bartholin 腺，位于大阴唇后部、前庭球后端的深面，呈豌豆状，被球海绵体肌覆盖。前庭大腺导管向内侧开口于阴道前庭，分泌液有润滑阴道口的作用（图 10-5）。如因炎症所致导管阻塞，可形成囊肿。

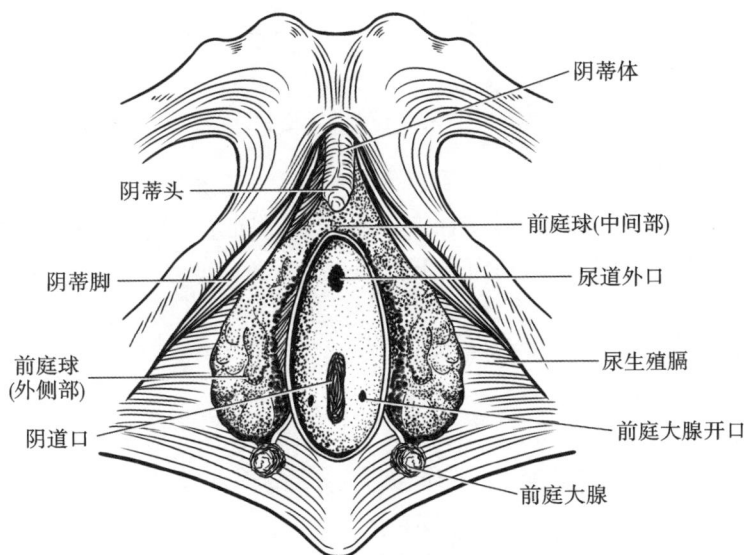

图 10-5　阴蒂、前庭球和前庭大腺

第二节　女性外生殖器

女性外生殖器又称**女阴**（vulvae），包括阴阜、大阴唇、小阴唇、阴道前庭、阴蒂和前庭球（图 10-6）。

一、阴阜

阴阜（mons pubis）位于耻骨联合前面的皮肤隆起，由大量富含皮下脂肪的结缔组织组成。青春期皮肤表面生长有阴毛，分布呈尖端向下的三角形。

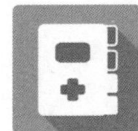

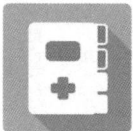

图 10-6　女性外生殖器

二、大阴唇

大阴唇（greater lip of pudendum）是一对从阴阜向后伸展到会阴、纵长隆起的皮肤皱襞；外侧面颜色较深，前部长有阴毛，内侧面皮下有大量皮脂腺，光滑湿润。大阴唇前端和后端左右互相连合，形成唇前连合和唇后连合。

三、小阴唇

小阴唇（lesser lip of pudendum）是位于大阴唇内侧的一对较薄的皮肤皱襞，光滑无毛。两侧小阴唇向前端延伸形成阴蒂包皮和阴蒂系带，后端汇合形成阴唇系带。

四、阴道前庭

阴道前庭（vaginal vestibule）是位于两侧小阴唇之间的菱形区，前部有尿道外口，后部有阴道口；小阴唇中后 1/3 交界处，左、右各有一个前庭大腺导管的开口。

五、阴蒂

阴蒂（clitoris）由两个**阴蒂海绵体**（cavernous body of clitoris）组成，后者与男性的阴茎海绵体是同源体，可勃起。**阴蒂脚**（crus of clitoris）附着于耻骨下支和坐骨支，向前与对侧汇合形成**阴蒂体**（body of clitoris），表面盖以阴蒂包皮。露于表面的为**阴蒂头**（glans of clitoris），富含末梢神经，感觉敏锐。

六、前庭球

前庭球（bulb of vestibule）是男性尿道海绵体的同源体，由具有勃起性的静脉丛构成，位于阴道两侧的大阴唇皮下。两侧前端狭窄并相连，位于尿道外口与阴蒂体之间的皮下；后端膨大与前庭大腺相邻。

第三节 临床应用要点

一、异位妊娠（宫外孕）

正常妊娠时，受精卵着床于子宫体腔内，即宫内孕。受精卵在子宫体腔以外着床并生长发育则称为异位妊娠，俗称宫外孕。以输卵管妊娠最常见。输卵管具有运输精子、卵子和受精卵的功能。正常情况时，卵子进入输卵管，在输卵管壶腹部受精后，再回到子宫内膜着床发育成胎儿。输卵管管腔或周围的炎症、输卵管发育不良、肿物压迫等原因，引起管腔通畅不佳，阻碍受精卵正常移动，使之在输卵管内停留、着床、发育，则导致输卵管妊娠。在流产或破裂前往往无明显症状，也可能有停经、腹痛、少量阴道出血。一旦破裂，则表现为急性剧烈腹痛，阴道出血，甚至休克。检查常有腹腔内出血体征、子宫旁包块，超声检查可帮助确诊。治疗以手术为主，切除病侧输卵管。若为保留生育功能，也可切开输卵管取出受精卵。

二、子宫的疾病

子宫是女性孕育新生命的地方，然而子宫也是最容易发生疾病的部位。女性的子宫疾病有很多种类，按照解剖学可以分为两大类，一类为子宫颈疾病，另一类为子宫体疾病。发生在子宫颈上的疾病，有慢性子宫颈炎、子宫颈息肉、子宫颈肥大、子宫颈肌瘤等；子宫颈上的一些恶性病变，有子宫颈上皮内瘤变、子宫颈癌等。子宫体的一些疾病，有常见的子宫肌瘤、子宫腺肌病、子宫内膜炎、子宫内膜息肉，还有一些发生在子宫上的恶性病变，如子宫内膜癌、子宫肉瘤等。一般情况下，子宫的疾病都会出现阴道流血的症状。有些患者表现为同房后接触性出血，有些患者则表现为不规则阴道出血。很多子宫疾病在发病初期可能没有症状，所以一定要定期体检，做好各类子宫疾病的筛查工作。

三、子宫脱垂

子宫脱垂是指子宫从正常位置沿阴道下降，子宫颈外口达坐骨棘水平以下，甚至子宫全部脱出于阴道口以外，常合并有阴道前壁和后壁膨出。由于阴道前后壁又与膀胱、直肠相邻，因此子宫脱垂还可同时伴有膀胱尿道和直肠膨出。保持子宫正常位置的韧带主要有子宫阔韧带、子宫圆韧带、子宫主韧带和子宫骶韧带。子宫脱垂与支持子宫的各韧带松弛，以及骨盆底托力减弱有关，因此多见于多产、营养不良和体力劳动的妇女。对于轻度脱垂，盆底肌锻炼是一个有效的方法。然而重度脱垂需要用子宫托治疗，或者手术缩短松弛的韧带、切除部分子宫。

🔳 本章知识点

1. 卵巢的形态、位置及固定装置。
2. 输卵管的位置、分部、各部的形态结构及临床意义。
3. 子宫的形态、位置、分部和固定装置。
4. 阴道的位置，阴道穹的构成及意义。

（李　静）

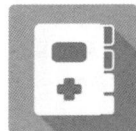

第十一章 乳房、会阴和腹膜

第一节 乳 房

乳房（breast）是由皮肤特殊分化的器官，为人类和哺乳动物特有的结构。人类仅有胸前的一对乳房。女性乳房在青春期开始发育生长，妊娠期和哺乳期有分泌活动，该分泌功能与女性激素相关，妊娠末期乳腺开始分泌少量乳汁，分娩后，乳汁量随婴儿长大而增多，哺乳停止后乳房内腺体逐渐萎缩、变小。小儿和男性的乳房不发达。

一、形态

女性一生中乳房的大小和形态变化较大。成年未孕女性的乳房呈半球状，紧张而有弹性，重 150～200 g（图 11-1）。其大小、形态个体差异较大，主要因所含纤维组织和脂肪的多少不同所致。在妊娠期和哺乳期，由于激素影响使腺体组织增殖、发育，乳房胀大而呈球状。停止哺乳后，激素迅速撤退，腺体组织和结缔组织逐渐分解、减少，乳腺萎缩，乳房变小，乳房开始下垂。更年期后，由于性激素的分泌急剧减少，乳腺小叶萎缩，脂肪消退，乳房体积显著缩小、松弛下垂。乳房表面中央有**乳头**（nipple），通常位于第 4 肋间隙或第 5 肋与锁骨中线相交处。乳头表面有许多小窝，内有输乳孔。乳头周围有颜色较深的环形皮肤区，称为**乳晕**（areola of breast）。乳晕表面有许多小隆起的乳晕腺，可分泌脂性物质以滑润乳头，防止皮肤较薄的乳头和乳晕受损伤而感染。妊娠期和哺乳期的乳头和乳晕有色素沉着而颜色变深。

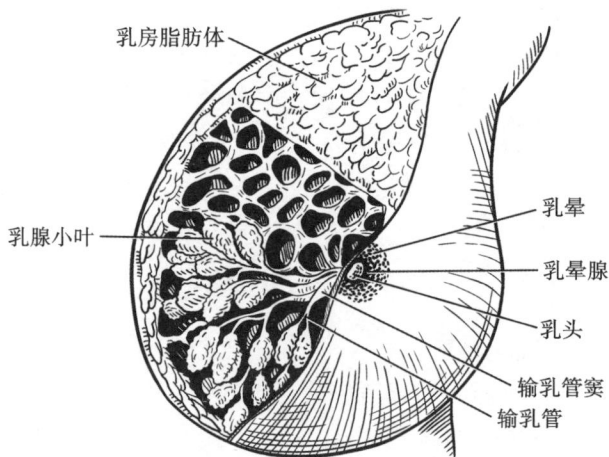

图 11-1 成年女性乳房

二、位置

乳房位于胸大肌和胸肌筋膜的表面,向上起自第 2～3 肋,向下至第 6～7 肋,内侧至胸骨旁线,外侧可到达腋中线。乳房与胸肌筋膜之间的间隙,称为**乳房后间隙**(retro mammary space),内有疏松结缔组织和淋巴管,但无大血管,使乳房可轻度移动。乳腺癌时,乳房可被固定在胸大肌上。

三、结构

乳房由皮肤、脂肪组织、纤维组织和**乳腺**(mammary gland)构成。乳腺被结缔组织分隔成15～20 个乳腺叶,每个乳腺叶又分为若干个乳腺小叶。每个乳腺叶有一排泄管,称为**输乳管**(lactiferous duct)。输乳管在靠近乳头处膨大为**输乳管窦**(lactiferous sinus),其末端变细,开口于乳头。乳腺叶和输乳管均以乳头为中心呈放射状排列,故乳房脓肿切开引流时宜做放射状切口,以免损伤输乳管,乳房后间隙脓肿宜在乳房下缘做一弧形切口引流。胸壁浅筋膜不仅形成乳腺的包囊,而且还发出许多小的纤维束,向深面连于胸肌筋膜,在浅面连于皮肤,对乳房起支持和固定作用,称为**乳房悬韧带**(suspensory ligament of breast)或 Cooper 韧带(图 11-2)。乳腺癌时癌细胞侵及纤维组织,乳房悬韧带缩短,牵引皮肤内陷,当乳腺癌肿蔓延累及浅淋巴管时,可导致所收集范围内的淋巴回流受阻,引起皮肤淋巴水肿,使乳房局部皮肤呈橘皮样改变。

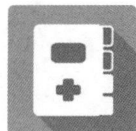

图 11-2 女性乳房(矢状切面)

第二节　会　阴

会阴（perineum）有狭义和广义会阴之分。狭义会阴即临床常称的会阴，指外生殖器与肛门之间的区域，在女性也称产科会阴，女性分娩时要保护此区，以免造成撕裂。女性的会阴较男性的短，其深部有会阴中心腱。广义会阴指盆膈以下封闭骨盆下口的全部软组织，呈菱形，其境界与骨盆下口一致，前为耻骨联合下缘及耻骨弓状韧带，两侧为耻骨弓、坐骨结节及骶结节韧带，后为尾骨尖。两侧坐骨结节的连线将会阴分为前、后两部，即前部的三角区**尿生殖区**（urogenital region），和后部的三角区**肛门区**（anal region）。尿生殖区在男性有尿道通过，在女性有尿道和阴道通过；肛门区有肛管通过。会阴的结构，除男、女性外生殖器外，主要是肌和筋膜。

一、会阴的肌

（一）肛门区肌群

肛门区肌群包括肛提肌、尾骨肌和肛门外括约肌（图 11-3）。**肛提肌**（levator ani muscle）是骨盆底成对的扁肌，起自耻骨后面和坐骨棘及张于两者之间的肛提肌腱弓，向下内止于会阴中心腱、直肠襞、尾骨和肛尾韧带，两侧肛提肌前份留有三角形的裂隙，称为盆膈裂孔，是尿道与女性阴道的穿行部位。肛提肌的作用是构成盆底，承托盆底及盆腔器官，并有括约肛管和阴道的作用。**尾骨肌**（coccygeus）位于肛提肌的后方，起自坐骨棘，止于骶骨下端和尾骨的外侧缘，覆于骶棘韧带的上面；参与构成盆底，对骶骨和尾骨有固定作用。**肛门外括约肌**（sphincter ani externus）为环绕肛门的骨骼肌，分为皮下部、浅部和深部，是肛门的随意括约肌。

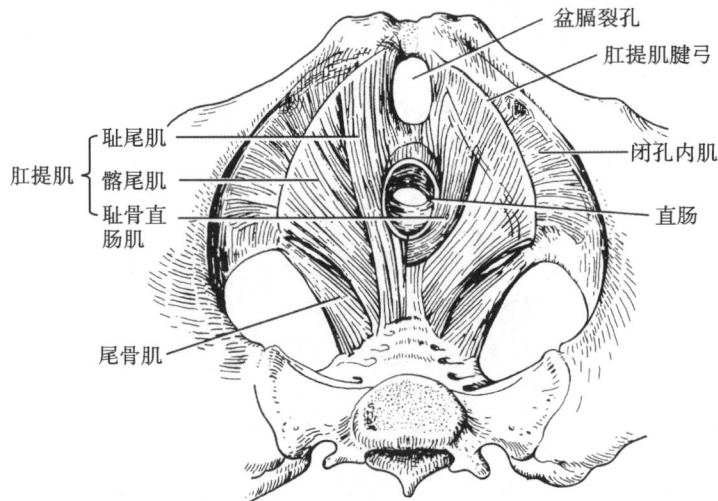

图 11-3　肛提肌和尾骨肌

（二）尿生殖区肌群

尿生殖区肌群位于肛提肌前份的下方，封闭盆膈裂孔，分为浅、深两层。

浅层肌包括会阴浅横肌、坐骨海绵体肌和球海绵体肌（图 11-4、图 11-5）。**会阴浅横肌**（superficial transverse muscle of perineum）起自坐骨结节，止于会阴中心腱。**坐骨海绵体肌**（ischiocavernosus）在男性起自坐骨结节，止于并覆盖阴茎脚表面，收缩时压迫阴茎海绵体根部,使阴茎勃起;在女性,此肌薄弱,覆盖于阴蒂脚表面,收缩使阴蒂勃起。**球海绵体肌**(bulbocavernosus muscle)在男性,起自会阴中心腱和正中缝,围绕尿道球和尿道海绵体后部,止于阴茎背面的筋膜;收缩时使尿道缩短变细,协助排尿和射精,参与阴茎勃起。在女性,覆盖于前庭球表面,称阴道括约肌,可缩小阴道口。

图 11-4 男性会阴(浅层)

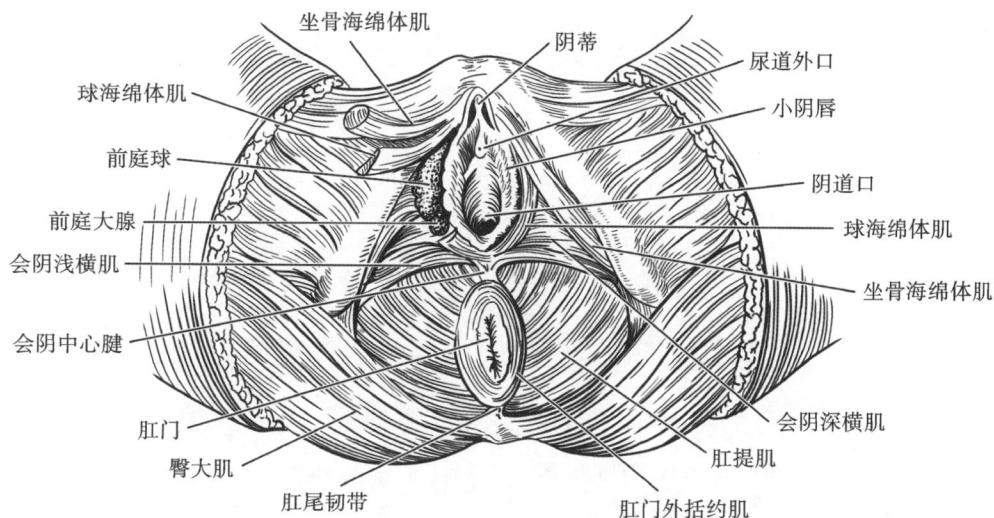

图 11-5 女性会阴(浅层)

深层肌包括会阴深横肌和尿道括约肌(图 11-6)。**会阴深横肌**(deep transverse muscle of perineum)在会阴浅横肌的深部,肌束张于两侧坐骨支之间,有稳定会阴中心腱的作用。**尿道括约肌**(sphincter of urethra)位于会阴深横肌前方,环绕尿道膜部,是尿道的随意括约肌。在女性,此肌围绕尿道和阴道,称尿道阴道括约肌,可缩紧尿道和阴道。

会阴中心腱(perineal central tendon)位于外生殖器与肛门之间,是狭义会阴深面的腱性结构,会阴部的许多肌附着于此,协助增强盆底的作用。在女性,会阴中心腱较大,有韧性和弹性,对阴道后壁有支持作用,分娩时要加以保护,以免撕裂。

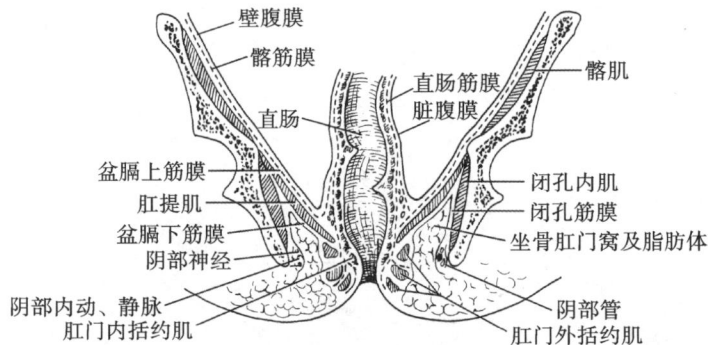

图 11-6 女性会阴（深层）

阴蒂海绵体
尿道
耻骨弓
前庭球
前庭大腺
尿道括约肌
尿生殖膈下筋膜
会阴深横肌
阴道

二、会阴的筋膜

会阴的筋膜分为浅筋膜和深筋膜。

肛门区的浅筋膜为富含脂肪的疏松结缔组织，填充于坐骨结节与肛门之间的坐骨肛门窝（图 11-7）。尿生殖区的浅筋膜分浅、深两层。浅层称脂肪膜，含脂肪，向前与腹前壁浅筋膜浅层延续；深层呈膜状，称为会阴浅筋膜，向前与腹前壁浅筋膜深层延续，在男性与阴囊肉膜及浅阴茎筋膜相续。

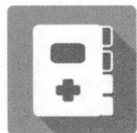

图 11-7 盆腔冠状切面（经直肠）

壁腹膜
髂筋膜
直肠
盆膈上筋膜
肛提肌
盆膈下筋膜
阴部神经
阴部内动、静脉
肛门内括约肌
直肠筋膜
脏腹膜
髂肌
闭孔内肌
闭孔筋膜
坐骨肛门窝及脂肪体
阴部管
肛门外括约肌

肛门区的深筋膜覆盖于坐骨肛门窝的各壁。衬于肛提肌和尾骨肌下面的筋膜称为盆膈下筋膜；覆盖于肛提肌和尾骨肌上面的筋膜称为盆膈上筋膜，为盆壁筋膜的一部分。盆膈上、下筋膜及其间的肛提肌和尾骨肌共同构成**盆膈**（pelvic diaphragm）（图 11-8、图 11-9）。尿生殖区的深筋膜分为两层，分别覆盖在会阴深横肌和尿道括约肌的下面和上面，称为尿生殖膈下筋膜和尿生殖膈上筋膜；两侧附于耻骨下支和坐骨支，前缘和后缘两层愈合。尿生殖膈上、下筋膜及其间的会阴深横肌和尿道括约肌共同组成**尿生殖膈**（urogenital diaphragm），封闭盆膈裂孔（图 11-9、图 11-10）。

会阴浅筋膜与尿生殖膈下筋膜之间围成**会阴浅隙**（superficial perineal space），内有尿生殖三角浅层肌，男性有阴茎根，女性有阴蒂脚、前庭球和前庭大腺等。尿生殖膈上、下筋膜之间的间隙称为**会阴深隙**（deep perineal space），有会阴深横肌、尿道括约肌、尿道膜部和尿道球腺等结构（图 11-8 至图 11-10）。

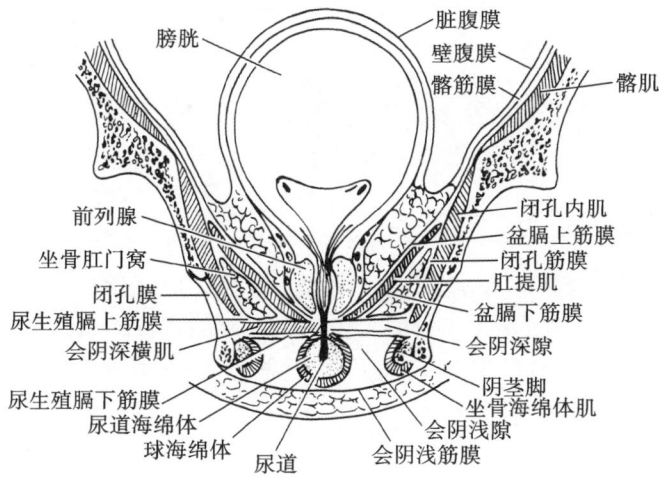

图 11-8 男性盆腔冠状切面（经膀胱）

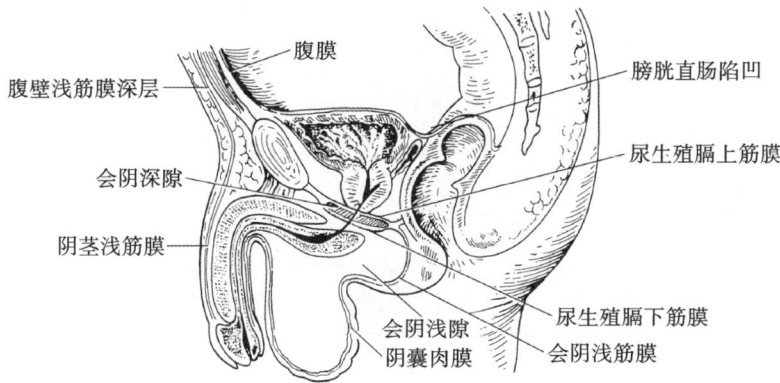

膀胱
脏腹膜
壁腹膜
髂筋膜
髂肌
前列腺
坐骨肛门窝
闭孔膜
尿生殖膈上筋膜
会阴深横肌
尿生殖膈下筋膜
尿道海绵体
球海绵体
尿道
闭孔内肌
盆膈上筋膜
闭孔筋膜
肛提肌
盆膈下筋膜
会阴深隙
阴茎脚
坐骨海绵体肌
会阴浅隙
会阴浅筋膜

图 11-9 男性盆腔矢状切面

腹膜
腹壁浅筋膜深层
会阴深隙
阴茎浅筋膜
膀胱直肠陷凹
尿生殖膈上筋膜
尿生殖膈下筋膜
会阴浅筋膜
会阴浅隙
阴囊肉膜

图 11-10 女性盆腔冠状切面（经阴道）

壁腹膜
子宫
盆膈上筋膜
盆膈下筋膜
闭孔筋膜
坐骨肛门窝
阴蒂脚
会阴浅隙
会阴浅筋膜
闭孔内肌
阴道
肛提肌
尿生殖膈上筋膜
会阴深横肌
尿生殖膈下筋膜
前庭球

Note

第三节　腹　　膜

一、腹膜和腹膜腔

腹膜（peritoneum）为覆盖于腹、盆腔壁内和腹、盆腔脏器表面的一层薄而光滑的浆膜，呈半透明状（图 11-11）。衬于腹、盆腔壁内的腹膜称为**壁腹膜**（parietal peritoneum）或腹膜壁层，由壁腹膜折返并覆盖于腹、盆腔脏器表面的腹膜称为**脏腹膜**（visceral peritoneum）或腹膜脏层。

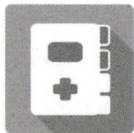

图 11-11　腹膜腔正中矢状切面（女性）

腹膜腔（peritoneal cavity）是壁腹膜和脏腹膜互相延续、移行，共同围成的不规则的潜在性腔隙，腔内仅有少量浆液。男性腹膜腔为一封闭的腔隙；女性腹膜腔则借输卵管腹腔口，经输卵管、子宫、阴道与外界相通。

腹膜腔和腹腔在解剖学上是两个不同的概念。腹腔是指膈以下、小骨盆上口以上，由腹壁围成的腔，广义的腹腔包括小骨盆腔在内。腹膜腔则指脏腹膜和壁腹膜之间的潜在性腔隙，腔内仅含少量浆液。临床应用时，对腹膜腔和腹腔的区分常常并不严格，但有的手术（如对肾和膀胱的手术）常在腹膜外进行，并不需要通过腹膜腔，因此手术者须对两个腔的概念有准确的认识。腹膜具有分泌、吸收、保护、支持、修复和固定脏器等功能。腹膜腔内有少量的浆液（正常情况下有 100～200 mL），可润滑、减少摩擦。

二、腹膜与腹盆腔脏器的关系

根据脏器被腹膜覆盖的情况，可将腹、盆腔脏器分为三种类型，即腹膜内位、间位及外位器官（图 11-12）。

1. 腹膜内位器官　表面几乎全部被腹膜所覆盖的器官，如胃、十二指肠上部、空肠、回肠、盲肠、阑尾、横结肠、乙状结肠、脾、卵巢和输卵管等。

2. 腹膜间位器官 表面大部分被腹膜所覆盖的脏器,如肝、胆囊、升结肠、降结肠、子宫、膀胱和直肠上段等。

3. 腹膜外位器官 仅一面被腹膜所覆盖的脏器,如肾、肾上腺、输尿管、十二指肠降部和水平部,直肠中、下段及胰等。这些器官大多位于腹膜后间隙,临床上又称腹膜后位器官。

掌握脏器与腹膜的关系,对临床手术入路有重要的临床意义,如腹膜内位器官的手术必须通过腹膜腔,而腹膜外位器官和腹膜间位器官可不必打开腹膜腔便可进行手术,从而避免腹膜腔感染和术后粘连。

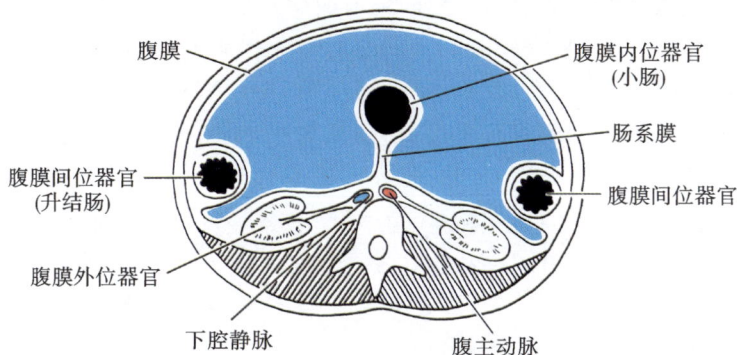

图 11-12 腹膜与脏器的关系

三、腹膜形成的结构

壁腹膜与脏腹膜之间,或脏腹膜之间互相折返移行,形成网膜、系膜和韧带等结构,这些结构不仅对器官起着连接和固定的作用,也是血管、神经等进入脏器的途径。

(一) 网膜

网膜(omentum)是与胃小弯和胃大弯相连的双层腹膜皱襞,两层间有血管、神经、淋巴管和结缔组织等,包括小网膜和大网膜(图 11-13)。

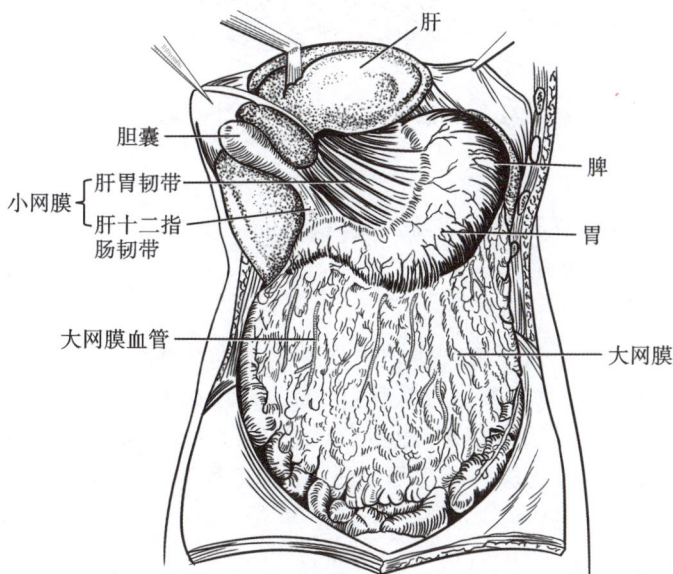

图 11-13 网膜

1. 小网膜(lesser omentum) 由肝门移行于胃小弯和十二指肠上部的双层腹膜结构。由肝门连于胃小弯的部分为**肝胃韧带**(hepatogastric ligament);肝门连于十二指肠上部之间的部分为**肝十二指肠韧带**（hepatoduodenal ligament），其内有位于右前方的胆总管、左前方肝固有动脉及两者之间后方的肝门静脉。小网膜的右缘游离，后方为网膜孔，经此孔可进入网膜囊。

2. 大网膜（greater omentum） 连于胃大弯与横结肠之间的腹膜结构，形似围裙覆盖于空、回肠和横结肠的前方。大网膜由四层腹膜构成，前两层由胃和十二指肠上部的前、后两层腹膜向下延伸而形成，降至脐平面稍下方，前两层向后折返向上，形成大网膜的后两层，连于横结肠并叠合成横结肠系膜，贴于腹后壁。大网膜前两层与后两层之间的潜在性腔隙则是网膜囊的下部。连于胃大弯和横结肠之间的大网膜前两层形成**胃结肠韧带**（gastrocolic ligament）。

3. 网膜囊和网膜孔 **网膜囊**（omental bursa）是小网膜和胃后壁与腹后壁的腹膜之间的一个扁窄间隙，又称小腹膜腔，为腹膜腔的一部分（图 11-14）。网膜囊借肝十二指肠韧带后方的网膜孔与腹膜腔相交通。网膜囊有 6 个壁：前壁为小网膜、胃后壁的腹膜和胃结肠韧带；后壁为横结肠及其系膜以及覆盖在胰、左肾、左肾上腺等处的腹膜；上壁为肝尾状叶和膈下方的腹膜；下壁为大网膜前、后两层的愈着处；左壁为脾、胃脾韧带和脾肾韧带；右壁借网膜孔通腹膜腔的其余部分。**网膜孔**（omental foramen）又称 Winslow 孔，其高度平对第 12 胸椎至第 2 腰椎体的前方，可容纳 1～2 指。上界为肝尾状叶，下界为十二指肠上部，前界为肝十二指肠韧带，后界是覆盖在下腔静脉表面的腹膜。

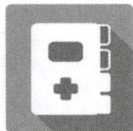

图 11-14 网膜孔和网膜囊（经第 1 腰椎平面）

（二）系膜

由壁、脏腹膜相互延续移行而形成，将器官系连固定于腹、盆壁的双层腹膜结构称为系膜，其内含有出入该器官的血管、神经及淋巴管和淋巴结等。主要的系膜有肠系膜、阑尾系膜、横结肠系膜和乙状结肠系膜等（图 11-15）。

1. 肠系膜（mesentery） 将空肠和回肠系连固定于腹后壁的双层腹膜结构，面积较大，呈扇形。其附着于腹后壁的部分称为**肠系膜根**（radix of mesentery），长约 15 cm，起自第 2 腰椎左侧，斜向右下跨过脊柱及其前方结构，止于右骶髂关节前方。肠系膜的肠缘系连空、回肠，长达 5～7 m，由于肠系膜根和肠缘的长度相差悬殊，故有利于空、回肠的活动，对消化和吸收有促进作用，但活动异常时也易发生肠扭转、肠套叠等急腹症。肠系膜的两层腹膜间含有肠系膜上血管及其分支、淋巴管、淋巴结、神经丛和脂肪等。

2. 阑尾系膜（mesoappendix） 将阑尾系连于肠系膜下方的三角形的双层腹膜结构。内有出入阑尾的血管、淋巴管及神经走行于系膜的游离缘，故阑尾切除时，应从系膜游离缘进行血管结扎。

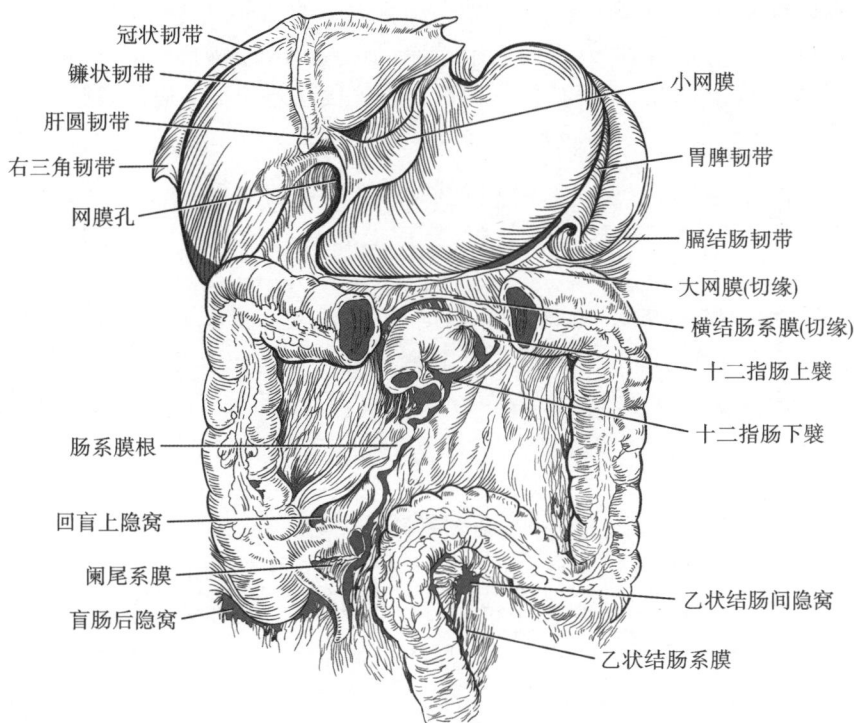

图 11-15　腹膜形成的结构

3. 横结肠系膜（transverse mesocolon）　将横结肠系连于腹后壁的横位双层腹膜结构，其根部起自结肠右曲，向左跨过右肾中部、十二指肠降部、胰等器官的前方，沿胰前缘到达左肾前方，直至结肠左曲。横结肠系膜内含有中结肠血管及其分支、淋巴管、淋巴结和神经丛等。

4. 乙状结肠系膜（sigmoid mesocolon）　将乙状结肠固定于左下腹的双层腹膜结构，其根部附着于左髂窝和骨盆左后壁。该系膜较长，故乙状结肠活动度较大，因而易发生肠扭转。系膜内含有乙状结肠血管、直肠上血管、淋巴管、淋巴结和神经丛等结构。

（三）韧带

腹膜形成的韧带是指连接腹、盆壁与脏器之间或连接相邻脏器之间的腹膜结构，多数为双层，少数由单层腹膜构成，对脏器有固定作用。有的韧带内含有血管和神经等。

1. 肝的韧带　肝的上方有镰状韧带、冠状韧带，左、右三角韧带；下方有肝胃韧带和肝十二指肠韧带（如前述）；前方有肝圆韧带。

镰状韧带（falciform ligament）是腹前壁上部和膈下面连于肝上面的呈矢状位的双层腹膜结构，位于前正中线右侧，侧面观形似镰刀。该韧带的下缘游离并增厚，内含**肝圆韧带**（ligamentum teres hepatis），后者是胚胎时脐静脉闭锁后的遗迹。

冠状韧带（coronary ligament）是由膈下面的壁腹膜折返至肝上面所形成的呈冠状位的双层腹膜结构。前层向前与镰状韧带相延续，前、后两层之间无腹膜被覆的肝表面称为**肝裸区**（bare area of liver）。冠状韧带左、右两端，前、后两层彼此黏合增厚形成**左三角韧带**（left triangular ligament）和**右三角韧带**（right triangular ligament）。

2. 脾的韧带　包括胃脾韧带、脾肾韧带、膈脾韧带。

（1）**胃脾韧带**（gastrosplenic ligament）：连于胃底和胃大弯上份与脾门之间的双层腹膜结构，向下与大网膜左侧部相延续。内有胃网膜左血管、胃短血管、淋巴管及淋巴结等结构。

（2）**脾肾韧带**（splenorenal ligament）：脾门至左肾前面的双层腹膜结构，内含胰尾、脾血管，以及淋巴、神经等。

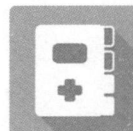

Note

169

（3）**膈脾韧带**（phrenicosplenic ligament）：脾肾韧带的上部，从脾上极系连至膈下。

3. 胃的韧带　包括肝胃韧带、胃脾韧带、胃结肠韧带和胃膈韧带，前三者已如前述。**胃膈韧带**（gastrophrenic ligament）是胃贲门左侧和食管腹段系连于膈下面的腹膜结构。

（四）腹膜襞、腹膜隐窝和陷凹

脏器之间或脏器与腹、盆壁之间的腹膜形成的隆起称**腹膜襞**（peritoneal fold），其深部常有血管走行。在腹膜襞之间或腹膜襞与腹、盆壁之间形成的凹陷称为**腹膜隐窝**（peritoneal recess）。

1. 腹后壁的腹膜襞和隐窝　皱襞和隐窝的大小、深浅和形态，个体间差异甚大。常见的有位于十二指肠升部左侧的十二指肠上襞及其深面的十二指肠上隐窝，位于盲肠后方的盲肠后隐窝，位于乙状结肠左后方的乙状结肠间隐窝，位于肝右叶与右肾之间的**肝肾隐窝**（hepatorenal recess）。

2. 腹前壁的腹膜襞和隐窝　腹前壁内面的5条腹膜襞均位于脐下（图11-16）。**脐正中襞**（median umbilical fold）是连于脐与膀胱尖之间的腹膜襞，内含胚胎时期的脐尿管闭锁后形成的脐正中韧带。**脐内侧襞**（medial umbilical fold）位于脐正中襞的两侧，左右各一，内含脐动脉闭锁后形成的脐内侧韧带。**脐外侧襞**（lateral umbilical fold）又称腹壁动脉襞，左右各一，位于脐内侧襞的外侧，内含腹壁下动脉和静脉。腹股沟韧带上方，上述5条腹膜襞之间形成了3对浅凹，由中线向外侧依次为**膀胱上窝**（supravesical fossa）、**腹股沟内侧窝**（medial inguinal fossa）以及**腹股沟外侧窝**（lateral inguinal fossa）。腹股沟内侧窝和外侧窝分别与腹股沟管浅环和深环的位置相对应。与腹股沟内侧窝相对应的腹股沟韧带的下方有一浅凹，称为**股凹**（femoral fossa），是股疝的好发部位。

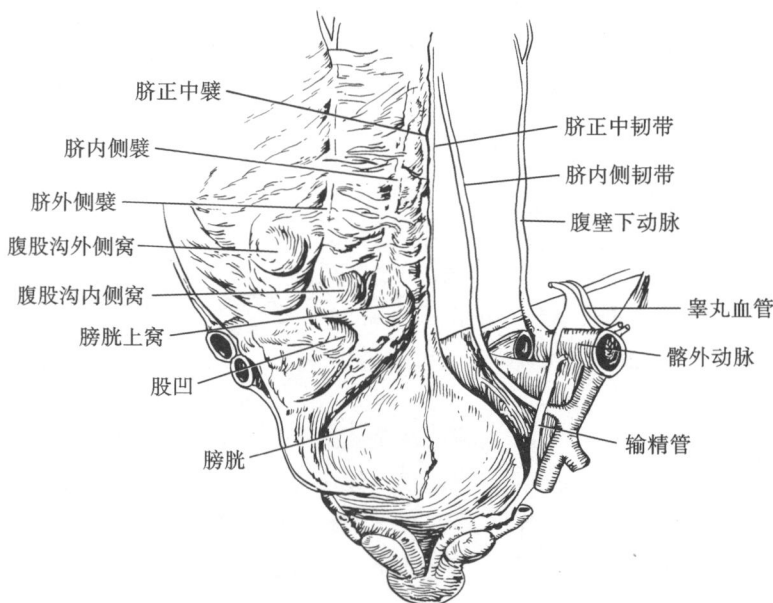

图11-16　腹前壁内面的腹膜襞和隐窝

3. 腹膜陷凹　主要的腹膜陷凹位于盆腔内，为腹膜在盆腔脏器之间移行折返形成。男性在膀胱与直肠之间有**直肠膀胱陷凹**（rectovesical pouch）。女性在膀胱与子宫之间有**膀胱子宫陷凹**（vesicouterine pouch），在直肠与子宫之间有**直肠子宫陷凹**（rectouterine pouch），后者又称道格拉斯（Douglas）腔，较深，与阴道后穹之间仅隔以阴道后壁和腹膜（图11-11）。站立或坐位时，男性的直肠膀胱陷凹、女性的直肠子宫陷凹是腹膜腔的最低部位，故腹膜腔内的积液多聚积于此。临床上可进行直肠穿刺和阴道后穹穿刺以进行诊断和治疗。

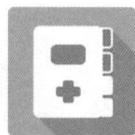

四、腹膜腔的分区与间隙

腹膜腔借横结肠与横结肠系膜分为结肠上区与结肠下区。

（一）结肠上区

结肠上区又称**膈下间隙**（subphrenic space），是膈与横结肠及其系膜之间的区域，肝将其划分为肝上间隙与肝下间隙（图 11-17）。

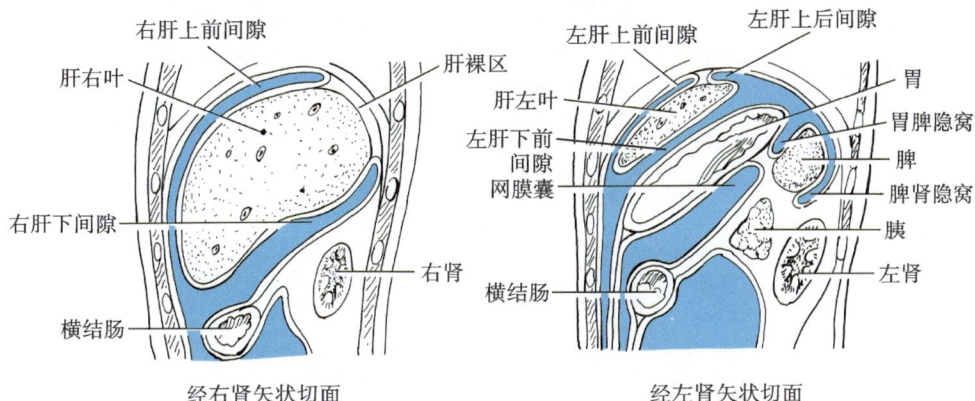

图 11-17　结肠上区的间隙（矢状切面）

1. 肝上间隙　位于肝膈面的腹膜与膈下面的腹膜之间的间隙。此间隙借镰状韧带分隔为**左肝上间隙**（left suprahepatic space）与**右肝上间隙**（right suprahepatic space）。左肝上间隙被左冠状韧带分为前、后两部，即左冠状韧带前层前方的**左肝上前间隙**（anterior left suprahepatic space）和左冠状韧带后层后方的**左肝上后间隙**（posterior left suprahepatic space）。冠状韧带两层间与膈之间称膈下腹膜外间隙。

2. 肝下间隙　肝脏面的腹膜与横结肠表面的腹膜、横结肠系膜之间的间隙。借镰状韧带与肝圆韧带划分为**左肝下间隙**（left infrahepatic space）与**右肝下间隙**（right infrahepatic space）。左肝下间隙借小网膜分为左肝下前间隙与左肝下后间隙。**左肝下前间隙**（anterior left infrahepatic space）介于肝左叶脏面腹膜与小网膜、胃前壁腹膜之间，**左肝下后间隙**（posterior left infrahepatic space）即网膜囊。右肝下间隙亦称**肝肾隐窝**（hepatorenal recess），介于肝右叶脏面腹膜与右肾、右肾上腺表面腹膜之间。

上述间隙中，任何一个发生脓肿时，均称膈下脓肿，其中以肝上、下间隙脓肿较为多见。

（二）结肠下区

结肠下区为横结肠及其系膜与盆底上面之间的区域，包括**左、右结肠旁沟**（left and right paracolic sulcus）与**左、右肠系膜窦**（left and right mesenteric sinus）四个间隙（图 11-18）。

1. 结肠旁沟　左结肠旁沟位于降结肠左侧壁脏腹膜与左侧腹壁的壁腹膜之间，其上方因有左膈结肠韧带而不与膈下间隙交通，向下则经左髂窝、小骨盆上口与腹膜腔盆部相交通。右结肠旁沟在升结肠右侧壁脏腹膜与右侧腹壁的壁腹膜之间，向上可通肝肾隐窝，向下与右髂窝和小骨盆交通。

2. 肠系膜窦　左肠系膜窦为肠系膜根左侧的腹膜同降结肠右侧壁的腹膜之间的斜方形间隙，此窦向下与腹膜腔盆部相通。右肠系膜窦则位于肠系膜根右侧与升结肠左侧壁腹膜之间的三角形间隙，此窦下方有回肠末端相隔，向下不能直接通向盆腔。

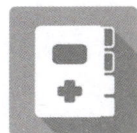

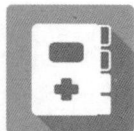

图 11-18 结肠下区的间隙

第四节 临床应用要点

一、乳腺脓肿（乳房脓肿）

乳腺脓肿是发生于乳腺组织的一种化脓性感染，主要由乳腺管阻塞、乳腺组织排泄不畅合并感染所致，也可由自身免疫性疾病引起。乳腺脓肿多由初产妇缺乏哺乳经验，乳腺管堵塞，或者局部受挤压，导致乳汁淤积所致。乳汁是细菌理想的培养基，一旦细菌入侵，很快就会感染，形成脓肿。主要表现为局部的红肿、发热、疼痛等症状。脓肿形成以后，主要治疗措施是及时做脓肿切开引流。为避免损伤乳腺导管形成乳漏，需要做放射状的切口。若是深部脓肿或是乳房后脓肿，可沿乳房下缘做弧形切口，进乳房后间隙引流。切口的选择主要是基于乳腺围绕乳头放射状排列的解剖学特点进行的。

二、膜解剖与腔镜手术

腹腔和盆腔的脏器都被覆一层浆膜，通过形成的系膜和韧带，就像"信封"一样包绕着器官及其血管，悬挂于体后壁。随着腹腔镜设备分辨率不断提高，膜解剖逐渐受到重视。虽然胸腹盆腔的脏器都被膜结构所包绕，然而腔镜可以利用人体膜结构形成的间隙，从两层膜之间到达病变的脏器。"好比剥橘子，如果完整地将每一瓣分开，橘膜里包裹的橘肉和汁水就不会流出来。"手术时如果不弄破这层膜，便可保护好膜内的脏器和血管，还能防止切除肿瘤时癌细胞散落到手术暴露的组织、器官、血管中，造成"癌泄漏"。"膜解剖"手术能更完整地切除病灶，术中出血更少，还能避免损伤邻近组织器官，同时，手术创伤更小，恢复更快。根据解剖学衍生而形成系统的膜解剖理论模型主要有三个：系膜解剖理论、筋膜解剖理论、膜解剖理论。这些理论模型从不同的角度认识膜结构，丰富了解剖学的内涵，这些膜解剖理论模型求同存异、互为补充、迭代升级，从不同角度阐释膜的结构和功能，对提高手术质量大有裨益。

三、腹腔积液移动的路径

腹膜腔一部分位于腹部,另一部分位于盆部。腹部的腹膜腔被许多腹膜返折分为一些重要的隐窝和间隙,如肝周间隙、网膜囊等,它们向下直接或者间接连于结肠旁沟。横结肠系膜和小肠系膜贴附在腹后壁,是限制感染性腹腔积液从腹膜腔上部向下部扩散的天然屏障。当患者取仰卧位时,右膈下间隙(肝肾隐窝)和盆腔是腹膜腔的最低位置。肝脓肿破溃到肝脏以外进入腹腔,在胸腔下可形成肝周脓肿,也可波及胸腔。肝脓肿破溃脓液流入腹腔,形成弥漫性的腹膜炎,会危及生命。

四、盆腔积液

站立或坐位时,男性的直肠膀胱陷凹、女性的直肠子宫陷凹是腹膜腔的最低部位,故腹膜腔内的积液多聚积于此。盆腹腔感染、盆腹腔的恶性肿瘤、心衰以及肝硬化等疾病均有可能导致盆腔积液。对于女性,盆腔积液也常见于直肠子宫陷凹,多是由妇科炎症、异位妊娠等病理性因素引起。女性在月经期可能会有少量的经血倒流入盆腔,还有排卵期卵泡破裂后,卵泡液会流入盆腔,这些属于生理性的,不需要特殊的治疗。

本章知识点

1. 乳房的形态和位置、构造。
2. 腹膜、腹膜壁层和脏层、腹膜腔的概念及腹膜的功能。
3. 腹膜与器官的关系。
4. 腹膜形成的各种结构。

(李 炯 李 静)

Note

·第三篇·

脉管学

脉管系统包括心血管系统和淋巴系统，它是人体内连续密闭的管道系统。心血管系统内流动的是血液，主要功能是将消化系统吸收的营养物质和肺吸入的氧输送到全身各器官、组织和细胞，并将组织和细胞的代谢产物如二氧化碳、尿素等运送到肺、肾、皮肤等器官排出体外，保证机体新陈代谢的正常进行。淋巴系统内流动的是淋巴液，淋巴液沿着淋巴管道向心流动，最后汇入静脉，淋巴管道可视为静脉的辅助管道。淋巴器官和组织能产生淋巴细胞和抗体，参与机体的免疫功能。脉管系统还具有维持体内的酸碱平衡、调节体温以及将内分泌器官和细胞分泌的激素或生物活性物质运送到相应的靶器官，参与机体的功能调节的作用。

第十二章　心血管系统

第一节　总　论

一、心血管系统的组成

心血管系统（cardiovascular system）包括心、动脉、毛细血管和静脉。

心（heart）是心血管系统的动力装置，在神经和体液的调节下有节律地收缩和舒张，推动血液循环流动。

动脉（artery）是输送血液离心的管道，在行程中不断分支为大、中、小动脉，最后移行为毛细血管。动脉管壁较厚，管腔断面呈圆形，具有一定的弹性，可随心的舒缩、血压的高低而明显地搏动。大动脉管壁弹性纤维较多，有较大弹力，当心室射血时管壁扩张，心室舒张时管壁回缩，促使血液继续向前流动。中、小动脉，特别是小动脉管壁平滑肌比较发达，在神经体液调节下可收缩和舒张，改变管腔的大小，调节局部的血流量，借以维持和调节血压。

毛细血管（capillary）是连于小动、静脉之间呈网状的微细血管，数量很大，除软骨、角膜、晶状体、毛发、被覆上皮及牙釉质外，遍布于全身。毛细血管的管壁薄，有一定的通透性，是血液与组织和细胞进行物质和气体交换的场所。

静脉（vein）是导流血液回心的管道。小静脉起始于毛细血管的静脉端，在其回心过程中不断接受其属支，逐渐汇合成中、大静脉，最后注入心房。静脉与伴行的动脉比较，管壁较薄，平滑肌和弹性纤维少，断面较扁，血容量大。

二、血液循环

血液在心血管系统内周而复始地循环流动的过程称血液循环。根据循环路径可分为体循环和肺循环（图 12-1）。

体循环（systemic circulation）流程长、流经范围广，又称大循环。左心室收缩将富含氧气和营养物质的动脉血射入主动脉，再经主动脉的各级分支，最后到达毛细血管，血液在毛细血管与其周围组织、细胞进行物质和气体交换之后，成为含二氧化碳和代谢产物的静脉血；静脉血由毛细血管进入小静脉，再经过各级静脉回流，最后汇入上、下腔静脉和冠状窦返回右心房。

肺循环（pulmonary circulation）流程短，血液只经过肺，又称小循环。右心室收缩将富含二氧化碳的静脉血从右心室搏出，经肺动脉干及其各级分支到达肺泡毛细血管网，血液在此进行气体交换，使静脉血转变成含氧饱和的动脉血，然后经肺静脉返回左心房。

血液循环的动力主要来源于心脏的搏动，其次是动脉和静脉壁的弹性回缩、周围骨骼肌收缩对血管的挤压以及筋膜、韧带对血管造成的压力等。

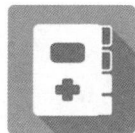

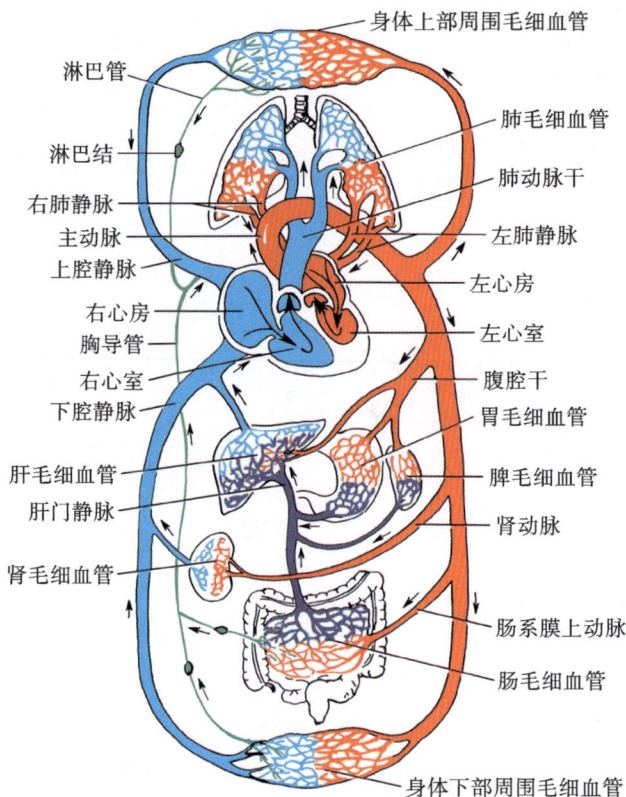

图 12-1　血液循环示意图

三、血管的吻合及其功能意义

血管的吻合形式具有多样性,除经动脉、毛细血管、静脉形式相通之外,在动脉与动脉之间、静脉与静脉之间,以及动脉与静脉之间,均可借吻合支或交通支彼此相连,形成**血管吻合**(vascular anastomosis)(图 12-1、图 12-2)。

(一) 动脉间吻合

两条动脉干之间借交通支相连,在人体内广泛存在。如脑底动脉之间形成的脑底动脉环;在经常活动或易受压部位,其邻近的多条动脉分支常互相吻合成动脉网,如关节动脉网;在经常改变形态的器官,两动脉末端或其分支可直接吻合形成动脉弓,如手掌、足底动脉弓和胃肠道动脉弓等。这些吻合均有缩短循环距离和调节血流量的作用。在体内少数器官的动脉与相邻动脉间无吻合,这种动脉称为终动脉。终动脉一旦阻塞,可导致供血区域的组织缺血或坏死,视网膜中央动脉被认为是典型的终动脉。

(二) 静脉间吻合

静脉间吻合远比动脉间吻合更加丰富,除具有与动脉相似的吻合形式外,在浅静脉之间常吻合成静脉网(弓),如手背静脉网、脐周静脉网等;深静脉之间常吻合成静脉丛,如直肠静脉丛、膀胱静脉丛等,以便保证脏器在扩大或腔壁受压时血流畅通。

(三) 动静脉吻合

动静脉吻合是指小动脉和小静脉之间借动静脉吻合直接连通。此吻合的功能意义是缩短循环途经、调节局部血流量和温度,多见于指尖、趾端、唇、鼻、外耳皮肤、外生殖器勃起组织等处。

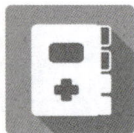

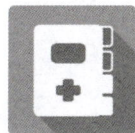

图 12-2　血管吻合和侧支循环示意图

（a）血管吻合形式；（b）侧支吻合和侧支循环

（四）侧支吻合

较大的动脉干在行程中常发出与其平行的侧副支。它与同一主干远侧部发出的返支相连，形成侧支吻合。通常状态下，侧副支较细，当主干阻塞时，侧副支逐渐增粗，血流可经扩大的侧副支吻合到达阻塞远侧的血管主干，使血管受阻区的血液供应得到不同程度的代偿或恢复。这种通过侧副支建立的循环，称**侧支循环**（collateral circulation），侧支循环的建立对于保证器官在病理状态下的血液供应有重要意义。

第二节　心

心（heart）是中空的肌性器官，是心血管系统的动力装置，并且具有重要的内分泌功能。其大小、形态和位置随着生理功能、年龄、体型、性别和健康状况不同而存在差异，通常大小与自身的拳头相似。心借房间隔和室间隔分为左、右两半心。每一半心又分为心房和心室。左半心内流动着动脉血，右半心内流动着静脉血。心房和心室借房室口相通。心房接纳静脉，心室发出动脉。在左、右房室口和动脉出口处均有限制血液反流的瓣膜，它们似阀门，血液顺流开放，逆流关闭。心在神经和体液的调节下有节律地收缩和舒张，不停将血液从静脉导流回心再由动脉射出，使血液在心血管系统内周而复始地循环。

一、心的位置和外形

（一）心的位置

心位于胸腔前下部的中纵隔内，约2/3在正中矢状切面的左侧，1/3在其右侧（图12-3）。由于心略向左旋转，使右半心位于心的右前部，左心室居心的左下部，左心房居心的后上部。心的上方有出入心的大血管，下方是膈；两侧借纵隔胸膜与肺相邻；后方邻近左主支气管、食管、左迷走神经、胸主动脉和第5~8胸椎；前方大部分被肺和胸膜所覆盖，只有左肺心切迹内侧的部分与胸骨体下部左半及左侧第4、5肋软骨相邻。故临床为了不伤及肺和胸膜，心内注射常在左侧第4肋间，靠近胸骨左缘处进针，将药物注射到右心室内。

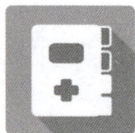

图 12-3　心的位置

（二）心的外形

心近似于前后略扁的倒置圆锥体，外被心包包裹。其可分为一尖、一底、两面、三缘，表面有4条沟（图12-4、图12-5）。心的纵轴与身体正中线约成45°角。

心尖朝向左前下方，圆钝、游离，由左心室构成，与左胸前壁贴近，故在左侧第5肋间隙与锁骨中线相交点内侧1~2 cm处，可扪及心尖搏动。

心底朝向右后上方，大部分由左心房、小部分由右心房构成。上、下腔静脉分别从上、下方注入右心房；左、右两侧各有一对肺静脉注入左心房。左心房的后方与食管、左迷走神经和胸主动脉相邻，故临床常用食管造影观察左心房形态的变化。

胸肋面（前面）朝向前方，大部分由右心房和右心室构成，小部分由左心耳和左心室构成。膈面（下面）朝向下后，近似水平位，隔心包紧贴于膈。此面约2/3由左心室构成，1/3由右心室构成。

下缘：缘较锐利，近水平位，略向左下方倾斜。大部分由右心室，仅心尖处由左心室构成。右缘：缘垂直向下，由右心房构成，向上延续为上腔静脉。左缘：缘斜向左下，钝圆，绝大部分由左心室构成，仅上方小部分有左心耳参与。

冠状沟（房室间沟）（coronary sulcus）靠近心底处，近似冠状位，几乎环绕心一周，前方被

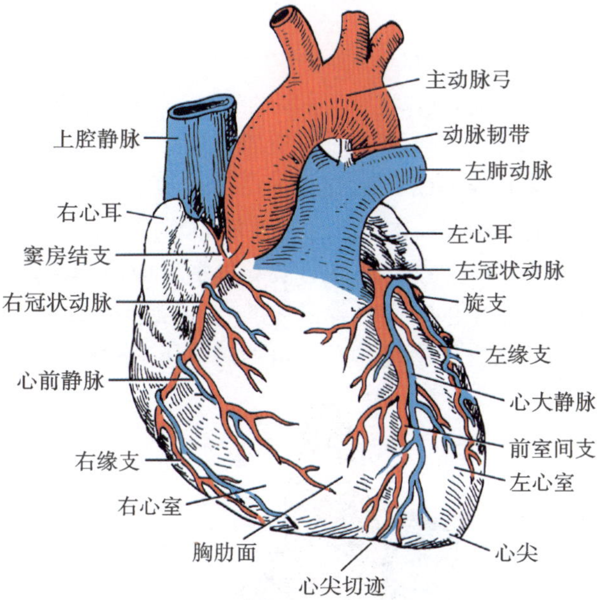

图 12-4 心的外形和血管（前面观）

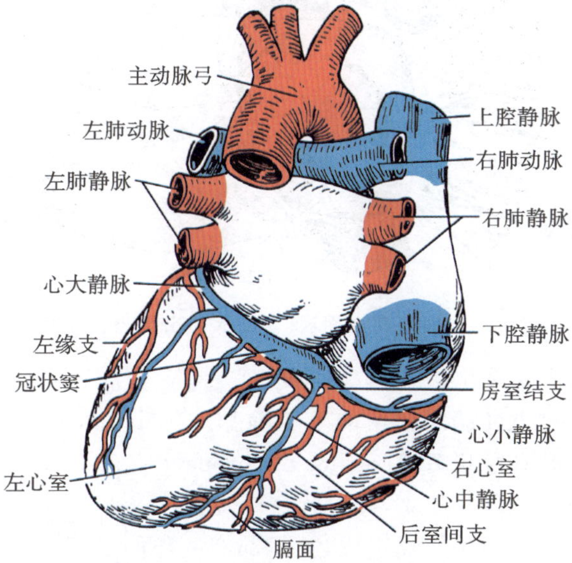

图 12-5 心的外形和血管（后下面观）

肺动脉干所中断，此沟是心房和心室在表面的分界标志。在心的胸肋面和膈面各有一条自冠状沟向心尖右侧延伸的浅沟，分别称为**前室间沟**（anterior interventricular groove）和**后室间沟**（posterior interventricular groove）。两沟在心尖的右侧会合处略凹陷，称**心尖切迹**（cardiac apical incisure）。前、后室间沟是左、右心室表面的分界标志。在右心房与右上、下肺静脉交界处的浅沟称后房间沟，是左、右心房在心表面的分界。心表面的浅沟，可作为心腔在表面的分界，沟内常有血管走行并被脂肪组织覆盖。冠状沟与后室间沟交汇的区域称为**房室交点**（crux），是心表面的重要标志。

二、心腔的形态结构

心分为左、右两半心，每半心又分为心房和心室，同侧心房和心室借房室口相通。心在发育过程中左心室的壁逐渐增厚，由于重力作用，心沿自身纵轴轻度向左旋转，故左半心位于右半心的左后方。

（一）右心房

右心房（right atrium）位于心的右上部，壁厚约 2 mm，可分为前方的固有心房和后方的腔静脉窦两个部分，表面以位于上、下腔静脉前缘间的浅沟即**界沟**（sulcus terminalis）为界，内面以相对应的一条纵行肌性隆嵴即**界嵴**（crista terminalis）为分界（图 12-6）。固有心房向左前方突出的部分称**右心耳**（right auricle），在固有心房及右心耳内面，有许多近似平行排列的肌束，称梳状肌。梳状肌之间壁薄，呈半透明，临床行心导管插管时应注意避免损伤。右心耳内面梳状肌发达，似海绵状，当心功能发生障碍时，心耳内血流缓慢，血液淤积，易在右心耳内形成血凝块，一旦脱落形成栓子，可致血管堵塞。右心房的腔静脉窦内壁光滑。

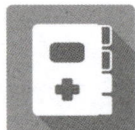

图 12-6 右心房内面观（虚线示 Todaro 腱的位置）

右心房有 3 个入口和 1 个出口，在右心房的上方有上腔静脉入口；下方有下腔静脉入口，在下腔静脉入口的前缘可见胚胎时残留的**下腔静脉瓣**（valve of inferior vena cava）。在下腔静脉入口与右房室口之间有**冠状窦口**（orifice of coronary sinus），窦口下部有半月形的冠状窦瓣。心脏大部分静脉血回流入冠状窦，经冠状窦口入右心房。

右心房的后内侧壁主要由房间隔组成，其下部有一卵圆形凹陷，称**卵圆窝**（fossa ovalis），此处较薄，为胚胎时期卵圆孔在出生后闭锁的遗迹，一般在出生后 1 岁左右闭合。房间隔前上部，可见主动脉窦向右心房隆起而形成主动脉隆凸。冠状窦口前内侧缘、三尖瓣隔侧尖附着缘和 Todaro 腱之间的三角区，称 Koch 三角。Todaro 腱为下腔静脉瓣前缘，心内膜下可触摸到的腱性纤维束，它向前经房室隔附着于中心纤维体（右纤维三角），向后与下腔静脉瓣相延续。Koch 三角的前部心内膜深面有房室结。右心房的出口是**右房室口**（right atrioventricular orifice），位于右心房的前下方，通向右心室。

（二）右心室

右心室（right ventricle）构成心胸肋面的大部，位于右心房的左前下方，壁较薄，约是左心室厚度的 1/3。右房室口和肺动脉口之间的室壁内有一弓形肌性隆起，称**室上嵴**（supraventricular crest），将右心室腔分为窦部（流入道）和漏斗部（流出道）两个部分（图12-7）。

1. 窦部（流入道） 内面的肌束形成纵横交错的隆起，称肉柱，流入道的入口为**右房室口**

（right atrioventricular orifice），呈卵圆形，其口周围的纤维环，又称三尖瓣环，上附有3个近似三角形的瓣叶，称**三尖瓣**（tricuspid valve），按位置分别称为前尖、后尖和内侧（隔侧）尖。3个瓣膜之间的膜性组织称为连合，故有3个连合，即前内侧连合、后内侧连合和外侧连合，瓣膜粘连常发生在连合处。各瓣的游离缘借腱索连于乳头肌。乳头肌为从室壁突入室腔的锥形隆起，分别附于前壁、后壁和室间隔，称为前、后、隔侧乳头肌。隔侧乳头肌最小，在此乳头肌后下方心内膜下，有心传导系中房室束的左束支通过。每个乳头肌的尖端通过数条腱索，分别连于相邻两个尖瓣的游离缘。在功能上纤维环、三尖瓣、腱索和乳头肌是一个整体，当右心室收缩时可共同参与完成限制血液反流回右心房的作用，故称三尖瓣复合体。复合体的任何一个部分损伤，均可导致心内血流动力学的改变。右心室腔内还有1条从室间隔至前乳头肌根部的圆形肌束，称**隔缘肉柱**（septomarginal trabecula）（又称**节制索**（moderator band）），有限制右心室过度扩张的作用。房室束的右束支及供应前乳头肌的血管可通过隔缘肉柱达前乳头肌。

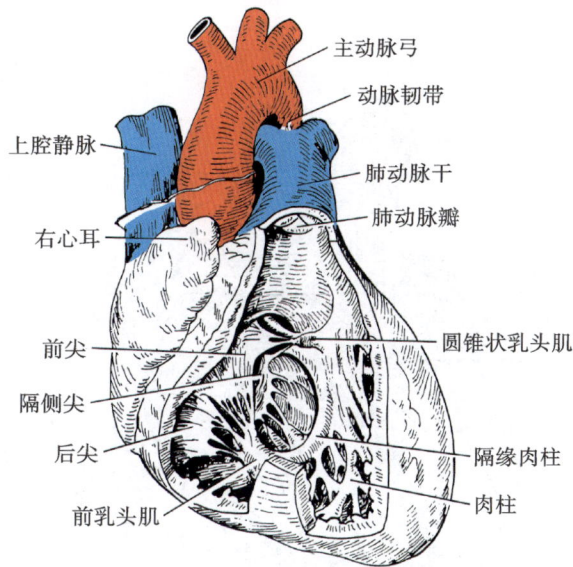

图 12-7　右心室内部结构

2. 漏斗部（流出道）　又称**动脉圆锥**（conus arteriosus），是右心室腔向左上方延伸的部分，向上逐渐变细，内壁光滑无肉柱，形似倒置的漏斗。其上端借**肺动脉口**（orifice of pulmonaty trunk）与肺动脉干相通，口周围的纤维环又称肺动脉瓣环，附有3个袋口向上的半月形瓣膜，称**肺动脉瓣**（pulmonary valve）（图 12-8）。每个瓣膜游离缘的中央有1个半月瓣小结，在右心室舒张时半月瓣小结相互靠拢，阻止血液反流入心室。动脉圆锥的下界为室上嵴，前壁为右心室前壁，内侧壁为室间隔。

（三）左心房

左心房（left atrium）构成心底的大部，其前方有升主动脉和肺动脉，后方隔着心包与食管相毗邻（图 12-9）。左心房前部向右前突出的部分称**左心耳**（left auricle），内有与右心耳相似的肌性隆起，即梳状肌。左心房的后部较大，壁光滑，后方两侧有左、右肺上和肺下静脉4个入口，入口处无瓣膜，将肺循环内富含氧的血液经肺动脉注入左心房。左心房出口为**左房室口**（left atrioventricular orifice），左心房的血液经此口流入左心室。

（四）左心室

左心室（left ventricle）室腔近似圆锥形，构成心尖及心的左缘，室壁较右心室厚，约为右心室的3倍。左心室腔以二尖瓣前瓣为界，可分为窦部（流入道）和主动脉前庭（流出道）两个部

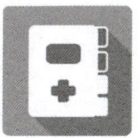

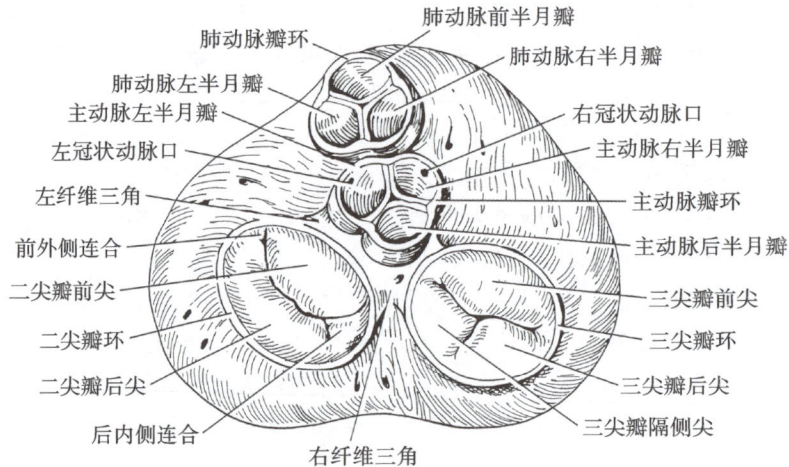

图 12-8　心瓣膜和纤维环(上面观)

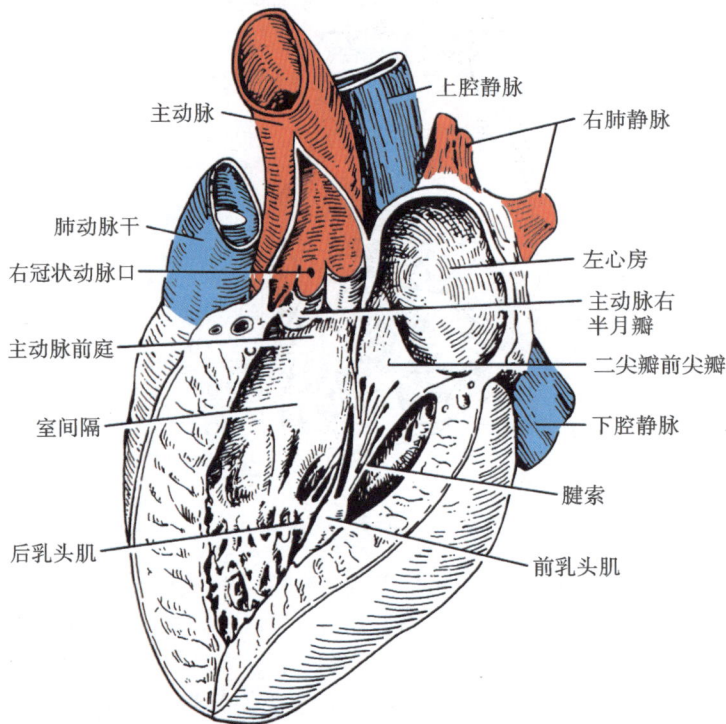

图 12-9　左心房和左心室

分(图 12-9)。

　　1. 窦部(流入道)　二尖瓣(mitral valve)分为前尖瓣和后尖瓣。各尖瓣的边缘也有多条腱索与心室内的乳头肌相连。左心室的乳头肌较右心室强大,有前、后两个(或两组)位于前、后壁上。每个乳头肌发出的腱索也连于相邻的两个尖瓣上。纤维环、二尖瓣、腱索、乳头肌的功能与右房室口的结构功能相似,称二尖瓣复合体。

　　2. 主动脉前庭(流出道)　左心室前内侧的部分,内壁光滑无肉柱,缺乏伸展性和收缩性。其出口是主动脉口,口周围的纤维环又称主动脉瓣环,有 3 个袋口向上的半月瓣膜,称**主动脉瓣**(aortic valve),较大而坚韧,半月瓣小结明显。每个瓣膜与主动脉壁之间形成袋口状的腔隙,称**主动脉窦**(aortic sinus)或称 Valsalva 窦,可分为左、右、后 3 个窦。在左、右窦的动脉壁上有左、右冠状动脉的开口。心像是一个"泵",瓣膜如同泵的闸门,保证了心内血液的定向流

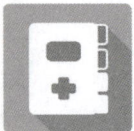

动。两侧的心房和心室的收缩与舒张是同步的，心室收缩时，二尖瓣和三尖瓣关闭，主动脉瓣和肺动脉瓣开放，将血液搏入动脉；心室舒张时，二尖瓣和三尖瓣开放，主动脉瓣和肺动脉瓣关闭，血液从心房流入心室。

三、心的构造

（一）心壁的构造

心壁由心内膜、心肌和心外膜构成（图 12-10）。

心内膜（endocardium）是衬在心腔内面的一层光滑的薄膜，与血管的内膜相延续，心内膜向心腔折叠形成心瓣膜。**心肌**（myocardium）是构成心的主体，由心肌细胞和结缔组织支架组成。心肌细胞包括特殊分化的心肌细胞和普通心肌细胞。普通心肌细胞构成心房肌和心室肌。心室肌有 3 层，其走行方向为浅层斜行、中层环行、深层纵行。在心房肌和心室肌之间有结缔组织形成的支持性结构，称心纤维骨骼，构成心脏的支架，心肌纤维和心瓣膜均附于其上。特殊分化的心肌细胞构成心的传导系统。**心外膜**（epicardium）被覆于心肌层和大血管根部的表层，是透明光滑的浆膜，即浆膜心包的脏层。

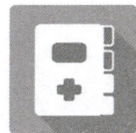

图 12-10 心肌层

（二）心纤维支架

心纤维支架又称心纤维骨骼，位于左、右房室口，肺动脉口和主动脉口的周围，由致密结缔组织构成（图 12-11）。心纤维支架是心肌纤维和心瓣膜的附着处，在心肌运动时起支持和稳定作用。心纤维支架主要包括 4 个纤维环（二尖瓣环、三尖瓣环、主动脉瓣环、肺动脉瓣环）和左、右纤维三角。其中右纤维三角位于二尖瓣环、三尖瓣环和主动脉瓣环后方之间，因其位于心的中央，故又称中心纤维体。左纤维三角位于主动脉瓣环左后侧与二尖瓣环之间，呈三角形。

（三）房间隔和室间隔

左、右心房之间为房间隔，左、右心室之间为室间隔（图 12-12、图 12-13）。**房间隔**（interatrial septum）由两层心内膜夹少量心肌和结缔组织构成，右侧面中下部的卵圆窝处最薄弱。**室间隔**（interventricular septum）由心肌和心内膜构成。其大部分由心肌构成，较厚，称肌部；其上部紧靠主动脉口下方,有一不规则、较薄的膜性部分,此处缺乏肌纤维,称膜部。

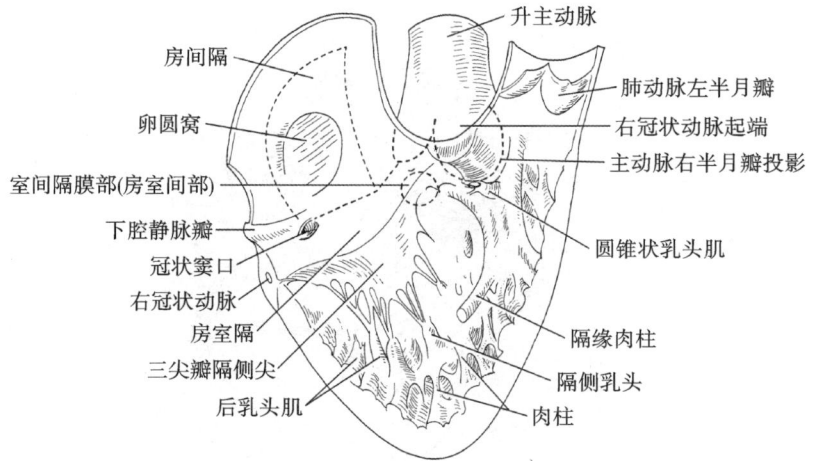

图 12-11　心纤维支架模式图

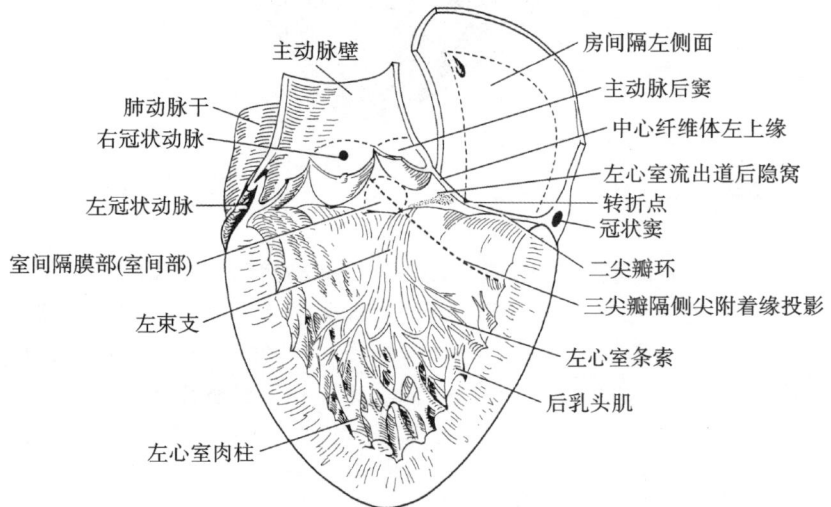

图 12-12　房间隔与室间隔(右面)

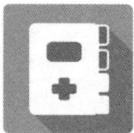

图 12-13　房间隔与室间隔(左面)

四、心传导系统

心传导系统由特殊分化的心肌细胞构成,它们形成的结或束位于心壁内,具有产生兴奋、传导冲动和维持心正常节律性搏动的功能。心传导系统包括窦房结,结间束,房室结,房室束,左、右束支及浦肯野(Purkinje)纤维网(图 12-14)。

图 12-14 心传导系模式图

（一）窦房结

窦房结(sinuatrial node)是心的正常起搏点,位于上腔静脉与右心房交界处界沟上部的心外膜下,呈长梭形,结的长轴与界沟基本平行,从心外膜表面肉眼不易辨认。

（二）房室结

房室结(atrioventricular node)位于右侧房间隔下部,冠状窦口的前上方,Koch 三角顶部的心内膜深面(图 12-15)。房室结呈扁椭圆形,结的前下方续为房室束。房室结的主要功能是将窦房结传来的冲动传向心室,保证心房收缩后再开始心室的收缩。

图 12-15 房室交界区的位置和分部示意图

（三）结间束

关于窦房结产生的兴奋如何传导到心房肌和房室结的问题至今尚无定论,有学者认为是经窦房结和房室结之间的结间束传导的,并在生理学上证实有结间束存在,但在形态学上的证

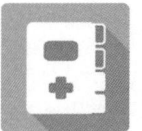

据尚不充分。通常认为结间束有 3 条：前结间束、中结间束、后结间束。各结间束在房间隔上方相互交织，并有分支与房间隔左侧的左心房肌纤维相连，从而将冲动传至左心房。

（四）房室束

房室束（atrioventricular bundle）又称希氏（His）束，起于房室结前端穿右纤维三角前行，沿室间隔膜部后下缘至室间隔肌部上缘分为左、右束支。

（五）左、右束支

右束支（right bundle branch）呈细长的圆索状，起于房室束的末端，沿室间隔右侧心内膜深面下行，经隔缘肉柱（节制索）至右心室前乳头肌根部，分散成浦肯野纤维，分布于右心室乳头肌和右心室心肌细胞。**左束支**（left bundle branch）呈扁带状，沿室间隔左侧心内膜深面下行，在肌性室间隔上、中 1/3 交界处分为前、后 2 分支或前、中、后 3 支，分别至前、后乳头肌根部和室间隔，其末端与左心室前、后乳头肌和室壁的心肌细胞相连。浦肯野纤维网的功能是将心房传来的冲动迅速传递至心室，支配心室肌收缩。

五、心的血管

心的血液供应来自左、右冠状动脉；回流的静脉血，绝大部分经冠状窦汇入右心房，一部分直接流入右心房；极少部分流入左心房和左、右心室。心本身的循环称为冠状循环。心仅约占体重的 0.5%，但冠状动脉血流量却占心输出量的 4%～5%，因此，冠状循环占据有十分重要的地位。

（一）冠状动脉

供应心的动脉主要来自左、右冠状动脉，它们均发自升主动脉的起始处。

1. 左冠状动脉（left coronary artery） 起自主动脉左窦，主干较短，在肺动脉干和左心耳之间左行，随即分为前室间支和旋支（图 12-4、图 12-5）。

（1）**前室间支**（anterior interventricular branch）：又名前降支，沿前室间沟下行，绕心尖切迹至后室间沟上行一段，在后室间沟下 1/3 处与右冠状动脉的后室间支吻合。前室间支向左、右侧和深面发出分支，分布于左心室前壁、右心室前壁一小部分和室间隔前 2/3 区域。前室间支的主要分支如下：①左心室前支：以 3～5 支者多见，主要分布于左心室前壁、左心室前乳头肌和心尖部。②右心室前支：短小，分布于右心室前壁靠近前纵沟区域。③室间隔前支：以 12～17 支多见，起自前室间支的深面，穿入室间隔内，分布于室间隔的前 2/3。

（2）**旋支**（circumflex branch）：沿冠状沟左行，绕过心左缘至左心室膈面，多在心左缘与后室间沟之间的中点附近分支而终。旋支及其分支分布于左心房、左心室左侧面、膈面和窦房结（40%）。旋支的主要分支如下：①左缘支：较恒定，也较发达，斜行至心左缘，分布于心左缘及邻近的左心室壁。②窦房结支：约 40% 的人此支起于旋支的近侧段，沿左心房前壁向右分布于窦房结。③其他的心房支和心室支。

2. 右冠状动脉（right coronary artery） 起自主动脉右窦，在右心耳与肺动脉干根部之间，进入冠状沟右段绕行至房室交点处。右冠状动脉一般分布于右心房、右心室前壁大部分、右心室侧壁和后壁的全部，左心室后壁的一部分和室间隔后 1/3，包括左束支的后半以及房室结和窦房结（图 12-4、图 12-5）。

主要分支如下：①**后室间支**（posterior interventricular branch）：亦称后降支，约 94% 的人该支起于右冠状动脉，其余者起于左旋支，沿后室间沟下行，多数止于后室间沟下 1/3，小部分止于中 1/3 或心尖切迹，可与前室间支的末梢吻合。该支除分支供应后室间沟附近的左、右心室壁外，还发 7～12 支室间隔后支，穿入室间隔，供应室间隔后 1/3。②**右缘支**（right marginal branch）：较粗大恒定，分布至附近心室壁。③**右旋支**（right circumflex branch）：右冠状动脉的另一终支,止于房室交点与心左缘之间,也可有细支与旋支(左旋支)吻合。④**房室结支**(branch of atrioventricular node):约93%的人起于右冠状动脉。右冠状动脉的右旋支经过房室交点时,常形成倒"U"形弯曲,房室结支多起于该弯曲的顶端,向深部进入 Koch 三角的深面,其末端穿入房室结,供应房室结和房室束的近侧段。⑤**右房支**(right atrial branch):分布于右心房,并形成心房动脉网。

    3. 冠状动脉的分布类型   左、右冠状动脉在心的胸肋面分布范围变异较小,而在膈面的分布范围变异较大。根据左、右冠状动脉在心膈面分布区的大小,可分为3型(图12-16):①右优势型:占71.35%,右冠状动脉除发出后室间支外,还分布于左心室膈面的一部分或全部。②均衡型:占22.92%,左、右冠状动脉的分布区互不越过后室间沟和房室交点。③左优势型:占5.73%,左冠状动脉较粗大,除发出分支分布于左心室膈面外,还越过后室间沟和房室交点,分布于右心室膈面的一部分。

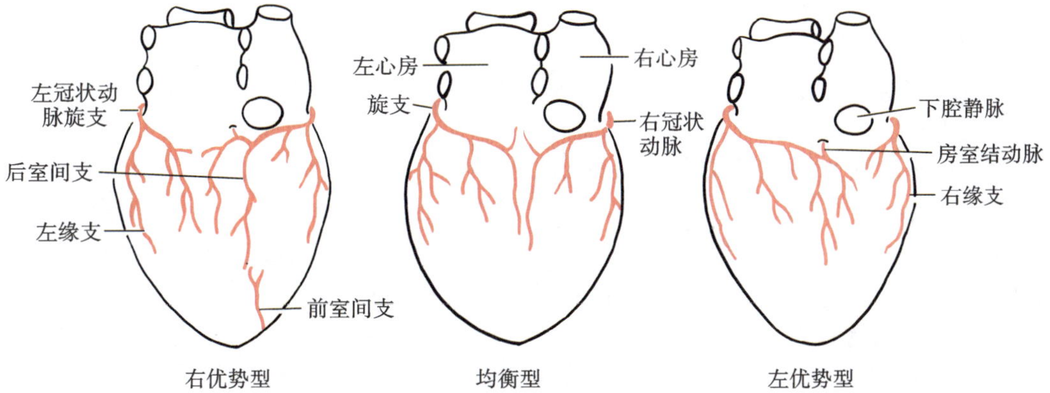

图 12-16 冠状动脉的分布类型(后面观)

(二) 心的静脉

    心的静脉可分为浅静脉和深静脉两个系统。浅静脉起于心肌各部,在心外膜下汇合成网或干,最后大部分静脉通过心大、中、小静脉汇入冠状窦,再经过冠状窦口注入右心房。深静脉起于心肌层,直接汇入各心腔,以回流入右心房者居多(图12-4、图12-5、图12-17)。

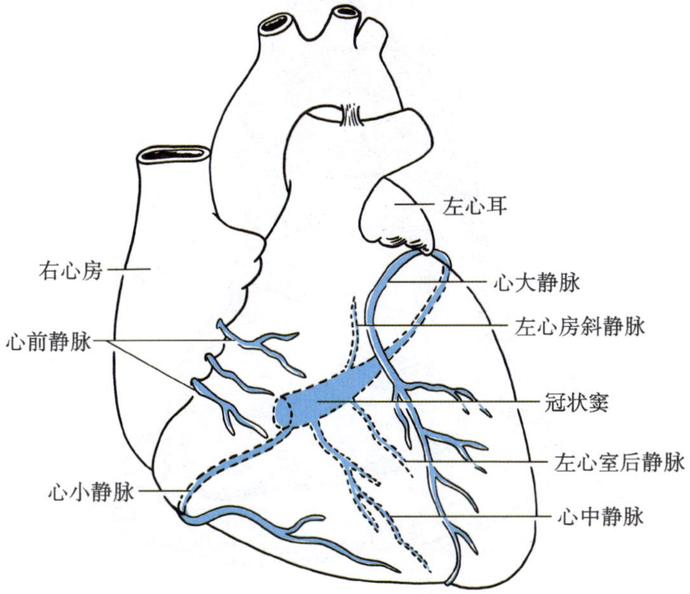

图 12-17 心的静脉模式图(前面观)

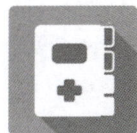

Note

冠状窦（coronary sinus）位于心膈面，左心房和左心室之间的冠状沟内，长约 5 cm，其右侧端借冠状窦口与右心房相通。主要属支包括心大、中、小静脉。**心大静脉**（great cardiac vein）在前室间沟内与左冠状动脉的前室间支伴行，向后上至冠状沟，注入冠状窦左侧端；收纳左心室前壁、侧壁，右心室前壁的小部分，室间隔前部及左心房前外侧壁的静脉血。**心中静脉**（middle cardiac vein）与后室间支伴行，注入冠状窦末端；收纳左、右心室后壁，室间隔后部，心尖部的静脉血。**心小静脉**（small cardiac vein）在冠状沟内与右冠状动脉伴行，向左注入冠状窦；收纳右心室前、后壁的静脉血。

心前静脉（anterior cardiac vein）起于右心室前壁，可见 1～4 支，向上跨过冠状沟直接注入右心房。**心最小静脉**（smallest cardiac vein）是位于心壁内的小静脉，直接开口于心房或心室腔。

六、心的神经

心的神经包括交感神经、副交感神经、感觉神经。详见周围神经系统。

七、心包

心包（pericardium）为包裹心和出入心的大血管根部的圆锥形纤维浆膜囊，分内、外两层，外层为纤维心包，内层为浆膜心包（图 12-18）。**纤维心包**（fibrous pericardium）是坚韧的结缔组织囊，上方与大血管的外膜相续，下方与膈的中心腱愈着。**浆膜心包**（serous pericardium）薄而光滑，分脏、壁两层。紧贴在心和大血管根部表面的浆膜为脏层。心表面的浆膜在大血管根部移行为浆膜心包的壁层，贴于纤维心包的内面。浆膜心包的脏、壁两层之间的潜在腔隙称**心包腔**（pericardial cavity），内含少量浆液，起润滑作用。心包腔在升主动脉、肺动脉干后壁与上腔静脉、左心房前壁之间的间隙称**心包横窦**（transverse pericardial sinus）。左心房后壁，左、右肺静脉，下腔静脉与心包壁之间的间隙称**心包斜窦**（oblique pericardial sinus）。

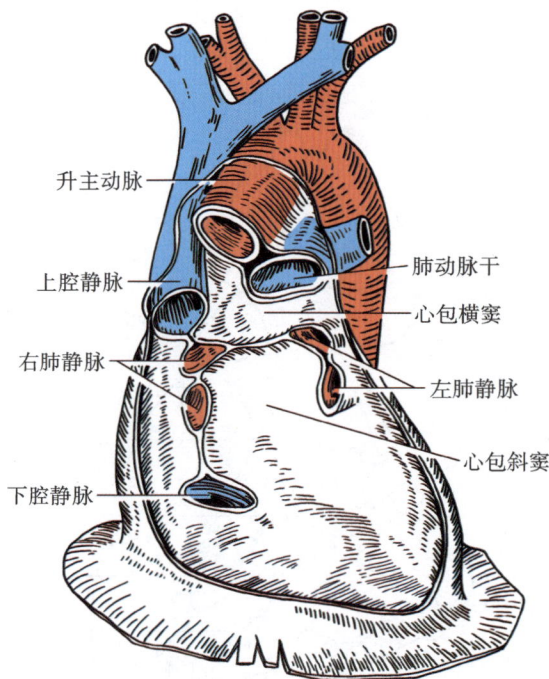

升主动脉
上腔静脉
右肺静脉
下腔静脉
肺动脉干
心包横窦
左肺静脉
心包斜窦

图 12-18 心包

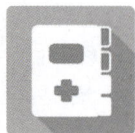

心包的主要功能一是可减少心脏跳动时的摩擦,二是防止心过度扩张,以保持血容量的相对恒定。同时作为一种屏障,心包可有效防止邻近部位的感染波及心。

八、心的体表投影

心在胸前壁的体表投影通常采用下列4点及其连线法来确定。①左上点:在左侧第2肋软骨下缘,距胸骨左侧缘1～2 cm处。②右上点:在右侧第3肋软骨上缘,距胸骨右侧缘约1 cm处。③左下点:在左侧第5肋间隙,左锁骨中线内侧1～2 cm(距正中线7～9 cm)。④右下点:在右侧第6胸肋关节处。左、右上点连线为心上界;左、右下点连线为心下界;右上、下点连线为心右界,略向右凸;左上、下点连线是心左界,略向左凸。

心各瓣膜的体表投影:①肺动脉瓣(肺动脉口):在左侧第3胸肋关节的稍上方,部分位于胸骨之后。②主动脉瓣(主动脉口):在胸骨左缘第3肋间隙,部分位于胸骨之后。③二尖瓣(左房室口):在左侧第4胸肋关节处及胸骨左半的后面。④三尖瓣(右房室口):在胸骨正中线的后方,平对第4肋间隙(图12-19)。

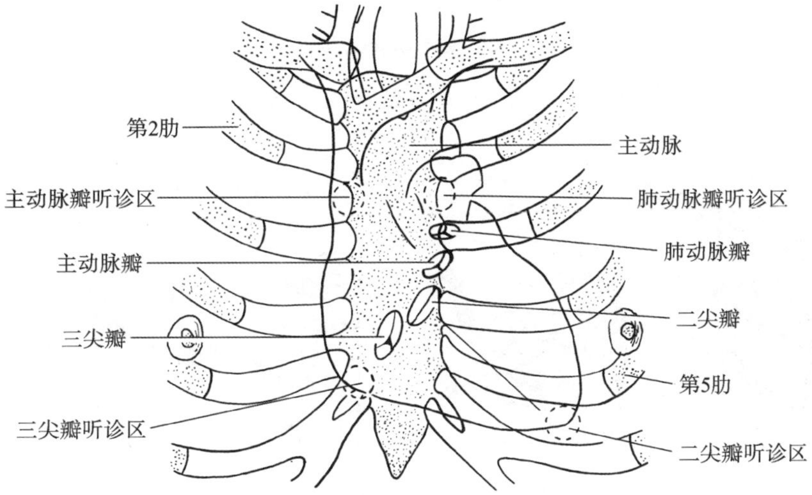

图 12-19　心的体表投影

（崔晓军）

第三节　动　脉

动脉是将血液从心运输到全身组织间的血管,动脉内运输的并非完全是动脉血。主动脉发自左心室,其主干和分支内流动的是动脉血;肺动脉发自右心室,其主干和分支内流动的是静脉血。动脉从心到组织间不断分支,分为大动脉、中动脉和小动脉,最后进入组织间形成毛细血管;进入器官前的动脉为器官外动脉,进入器官内的动脉为器官内动脉。

器官外动脉的分布遵循以下规律(图12-20):①人体配布左、右对称,动脉分布也左右对称,如左、右锁骨下动脉;②人体躯干部有体壁和内脏之别,动脉也分为壁支和脏支,如肋间动脉和肾动脉、肠系膜上动脉;③每一局部都有1～2条较大的动脉干,从动脉干再发出小的分支至各部;④动脉有静脉和神经伴行,外包结缔组织形成血管神经束;⑤动脉多走行于安全、隐蔽的部位,可避免遭受损伤,如腋动脉行于腋窝,腘动脉行于腘窝;⑥动脉分布形式与器官形态相关,体积常发生变化的器官,其动脉多形成弓状动脉吻合,然后发出分支进入器官,如胃肠动脉;实质性器官的动脉常从凹陷的门进入,如肺动脉;⑦动脉多以最短距离到达其所供血的器官。但由于胚胎发育的特殊性,睾丸动脉和卵巢动脉属于例外;⑧动脉的粗细并不取决于其供血器官的大小,而与器官的功能成正比,如肾动脉。

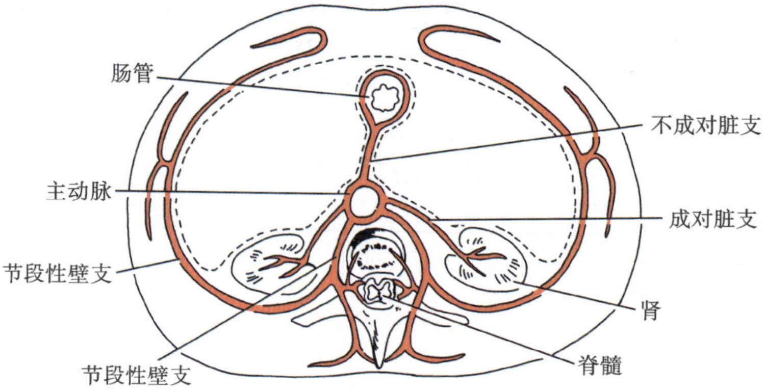

图 12-20 躯干动脉分布(腹部)

器官内动脉依据器官的形态结构而分布。实质性器官的动脉分布可有集中型、纵行和横行等,呈分叶状器官的动脉从门进入,分支放射状分布。肌的动脉沿肌纤维束分布,动脉间通过横行分支形成吻合。中空性器官的动脉分布有横行、纵行和放射状(图 12-21)。

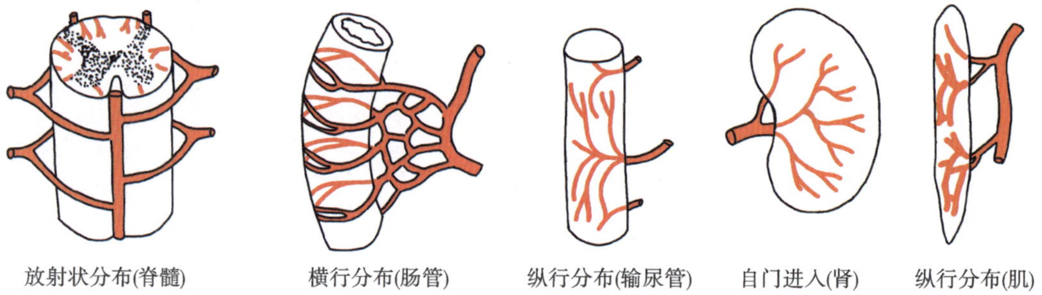

放射状分布(脊髓)　横行分布(肠管)　纵行分布(输尿管)　自门进入(肾)　纵行分布(肌)

图 12-21 器官内动脉分布

一、肺循环的动脉

肺动脉(pulmonary artery)起于右心室,跨过升主动脉前方,向左后上斜行,于主动脉弓下方分为左肺动脉和右肺动脉。左肺动脉较短,横行于左主支气管前方,于肺门处分为 2 支进入左肺上叶和下叶。右肺动脉长且粗,经升主动脉后方行向右,至右肺门处分为 3 支入右肺上叶、中叶和下叶。在肺动脉干分叉处有**动脉韧带**(arterial ligament)与主动脉弓相连,是胚胎时期动脉导管闭锁后的遗迹(图 12-4)。动脉导管多在出生后 2 个月闭合,若出生后 6 个月仍未闭合,则为动脉导管未闭。

二、体循环的动脉

主动脉(aorta)起于左心室,是体循环的动脉主干(图 12-4、图 12-5、图 12-22、图 12-23)。主动脉的起始段为**升主动脉**(ascending aorta),行向右上方,于右侧第 2 胸肋关节水平移行为**主动脉弓**(aortic arch),转向左后方走行,于第 4 胸椎体下缘移行为**胸主动脉**(thoracic aorta),沿脊柱左侧下行,渐渐至脊柱前方。至第 12 胸椎水平穿经膈的主动脉裂孔,续为**腹主动脉**(abdominal aorta),沿脊柱前方下行,于第 4 腰椎下缘分为左、右**髂总动脉**(common iliac

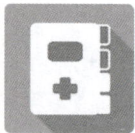

artery)，左、右髂总动脉分别沿腰大肌内侧下行，至骶髂关节前方分为**髂内动脉**（internal iliac artery）和**髂外动脉**（external iliac artery）。

图 12-22　胸主动脉

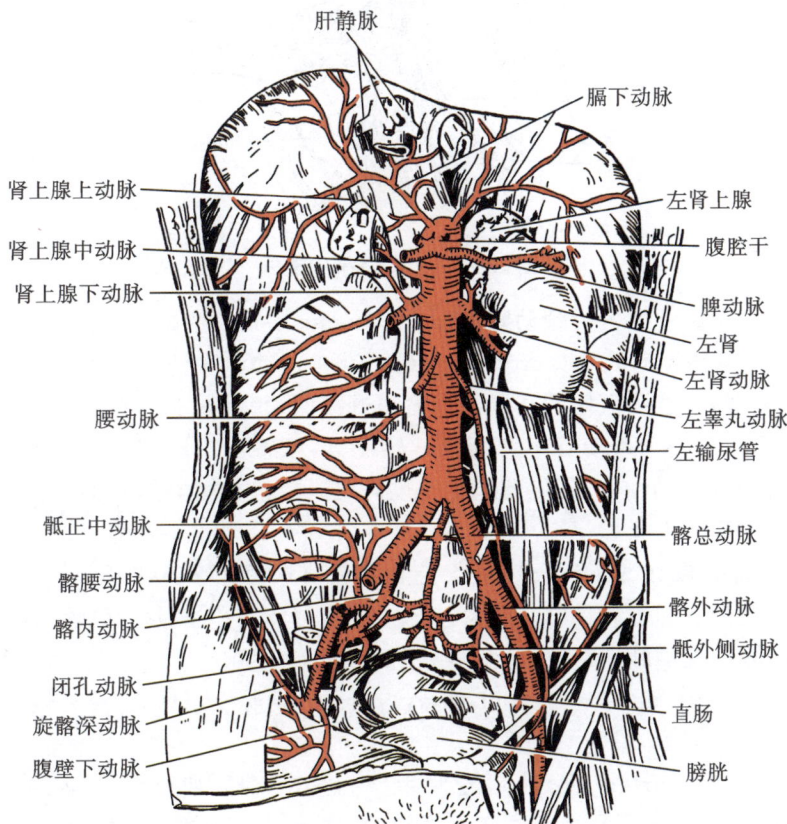

图 12-23　腹主动脉

升主动脉起始处发出左、右冠状动脉,为心肌供血;主动脉弓下方发出细小的气管支和支气管支;主动脉弓下方动脉韧带附近有 2～3 个扁椭圆形小体,称**主动脉小球**(aortic glomera),为化学感受器,感受血液中氧气和二氧化碳浓度的变化。主动脉弓凸侧发出 3 大分支,从左向右分别为**左锁骨下动脉**(left subclavian artery)、**左颈总动脉**(left common carotid artery)和**头臂干**(brachiocephalic trunk)。头臂干粗短,行向右上方,至右胸锁关节后方处分为**右颈总动脉**(right common carotid artery)和**右锁骨下动脉**(right subclavian artery)。

(一)颈总动脉

颈总动脉(common carotid artery)是头颈部的主要供血动脉(图 12-24)。左颈总动脉发自主动脉弓,右颈总动脉动发自头臂干,二者均经胸锁关节后方,沿气管、食管和喉两侧上行,至甲状软骨上缘水平分为颈外动脉和颈内动脉。在喉两侧颈总动脉位置表浅,活体可触及其搏动,头颈部大出血时,可在此处压迫止血。

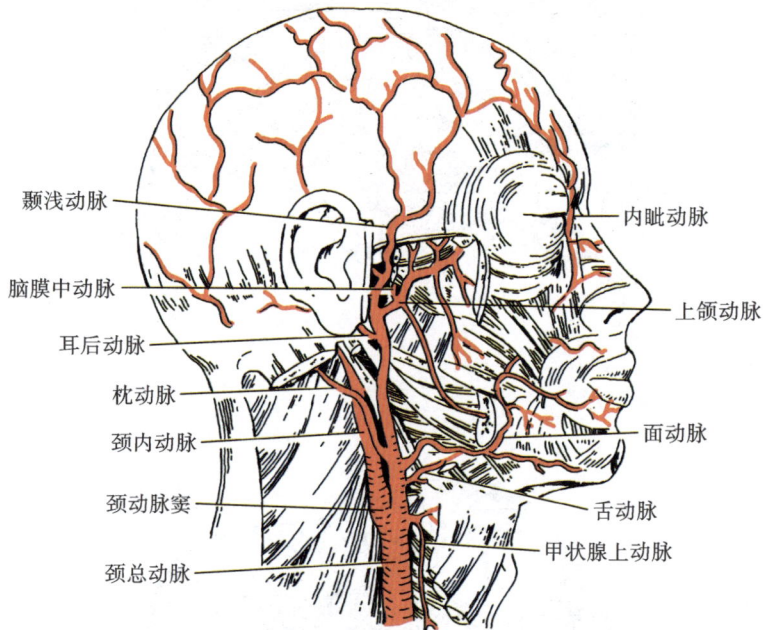

图 12-24　颈总动脉及分支

颈总动脉末端稍膨大部分为**颈动脉窦**(carotid sinus),其后壁附有扁椭圆形的**颈动脉小球**(carotid glomus),又称**颈动脉体**(carotid body)。其在颈动脉窦壁外膜下有丰富的游离神经末梢,为压力感受器,可感受血压的高低。当血压升高时,窦壁扩张,刺激神经末梢,反射性地引起心跳减慢,血压下降。颈动脉小球为化学感受器,可感受血液中氧和二氧化碳浓度的变化;当血液中氧饱和度降低或二氧化碳饱和度过高时,可反射性使呼吸加快加深,以维持血液中氧和二氧化碳浓度的平衡。

1. 颈外动脉(external carotid artery)　起自颈总动脉,位置稍靠内侧,上行穿经腮腺至下颌颈水平发出颞浅动脉和上颌动脉。颈总动脉的主要分支有甲状腺上动脉、舌动脉、面动脉、上颌动脉、颞浅动脉、枕动脉、咽升动脉和耳后动脉(图 12-24)。

(1)**甲状腺上动脉**(superior thyroid artery):自颈外动脉发出后,沿喉外侧下行,达甲状腺侧叶上部和喉。

(2)**舌动脉**(lingual artery):发出后经舌骨上方进入舌骨舌肌深面,为舌供血。

(3)**面动脉**(facial artery):平下颌角水平起始,向前穿经下颌下腺深面,绕经咬肌止点前缘达面部,向上沿口角、鼻翼外侧迂曲上行至内眦处,移行为内眦动脉。沿途分支分布于下颌下缘、面部和扁桃体等。面动脉在下颌骨咬肌止点前缘处位置表浅,活体可触及其搏动,面部出血时可在此处压迫止血。

（4）**颞浅动脉**（superficial temporal artery）:经外耳门前方上行,跨颧弓至颞部,分支分布于腮腺和颞部、顶部、额部软组织。活体在外耳门前方可触及其搏动,额、顶、颞部软组织出血时,可在此处压迫止血。

（5）**上颌动脉**（maxillary artery）:经下颌颈深面穿颞下窝达翼腭窝,沿途发出分支至外耳道、鼓室、上、下颌牙、牙龈、鼻腔、腭、咀嚼肌和硬脑膜等。分布于硬脑膜的动脉为**脑膜中动脉**（middle meningeal artery）,于下颌颈高度发出,穿经棘孔进入颅腔,贴颅骨深面走行,分出脑膜中动脉前、后2支,分布于硬脑膜和颅骨。其前支经过翼点深面,颞部骨折可伤及此动脉,形成硬膜外血肿。

（6）**枕动脉**（occipital artery）:发出后穿经胸锁乳突肌深面至颞骨乳突后方,分支分布于枕部、顶部软组织。此动脉在乳突后1~2 cm处浅出,可触及其搏动。枕顶部软组织出血时,可在此处进行压迫止血。

2. 颈内动脉（internal carotid artery） 发自颈总动脉,上升达颅底,经颈动脉管进入颅腔,分支分布于脑和眼(详见脑血管部分)。

（二）锁骨下动脉

锁骨下动脉（subclavian artery）为上肢的主要动脉干。起自主动脉弓,右锁骨下动脉起自头臂干。双侧锁骨下动脉均经胸锁关节后方,呈弓状斜向外至颈根部,后经胸膜顶前方,穿斜角肌间隙,至第1肋外侧移行为腋动脉。上肢出血时,可在锁骨上窝处将锁骨下动脉向后下压于第1肋进行压迫止血。锁骨下动脉的主要分支有椎动脉、胸廓内动脉、甲状颈干、肋颈干和肩胛背动脉(图12-25)。

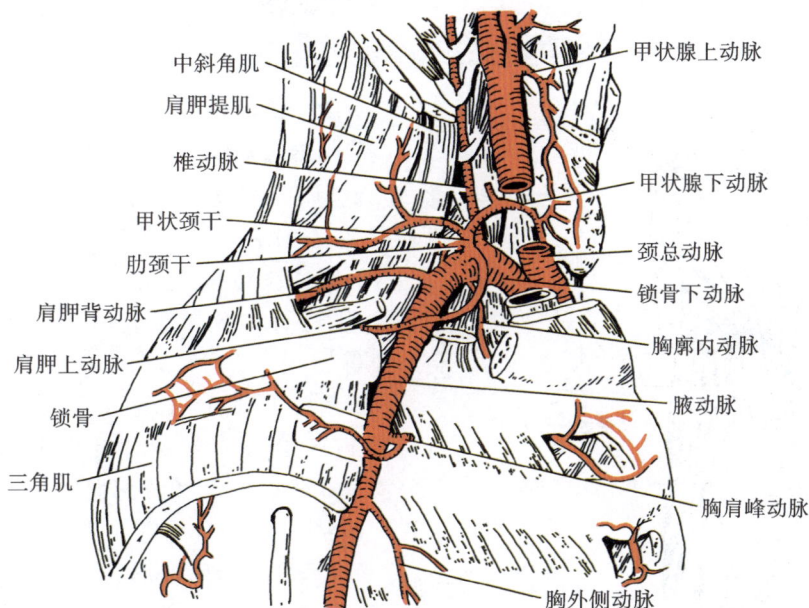

图 12-25 锁骨下动脉及分支

（1）**椎动脉**（vertebral artery）:于前斜角肌内侧处起始,向上穿经第6颈椎至第1颈椎横突孔,后经枕骨大孔入颅,分支分布于脑和脊髓(详见脑血管部分)。

（2）**胸廓内动脉**（internal thoracic artery）:与椎动脉起点相对向下发出,进入胸腔,沿肋软骨深面下行,沿途分支分布于胸前壁、心包、膈肌和乳房等。其终支移行为**腹壁上动脉**

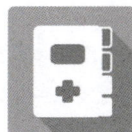

（superior epigastric artery），穿经腹直肌鞘深面下行，分布于腹直肌和腹膜。

（3）**甲状颈干**（thyrocervical trunk）：短且粗，于椎动脉外侧发出，分支为甲状腺下动脉和肩胛上动脉，分布于甲状腺、咽、食管、喉、气管和肩部肌等处。

（4）**肋颈干**（costocervical trunk）：于甲状颈干外侧处发出，至颈深肌群和第1～2肋间隙。

（5）**肩胛背动脉**（dorsal scapular artery）：于肋颈干外侧处发出至背部，沿肩胛骨内侧下行，分布于肩胛骨内侧缘及冈上窝、冈下窝等处，参与肩胛动脉网的形成。

1. 腋动脉（axillary artery） 续于锁骨下动脉，走行于腋窝，至大圆肌下缘处移行为肱动脉。其主要分支有胸肩峰动脉、胸外侧动脉、肩胛下动脉和旋肱后动脉（图12-26）。

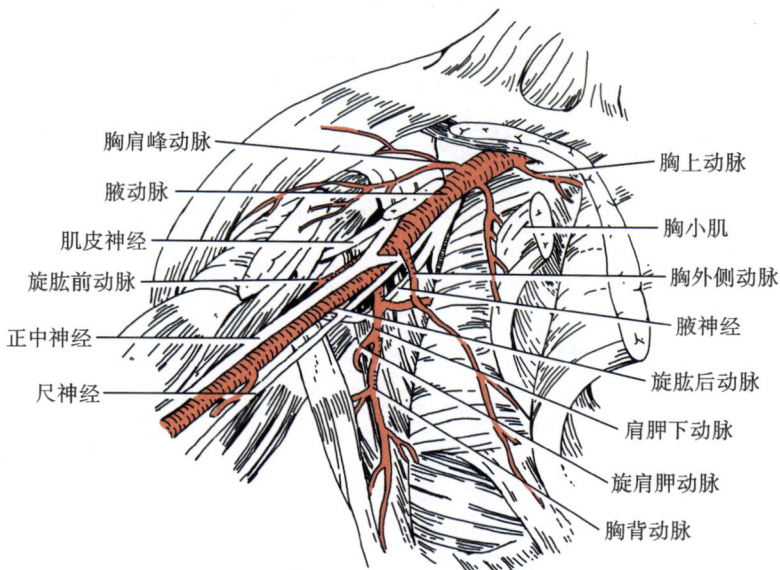

图 12-26 腋动脉及分支

（1）**胸上动脉**：分布于第1、2肋间隙。

（2）**胸肩峰动脉**：于胸小肌上缘水平起于腋动脉，穿胸锁筋膜分支分布于三角肌、胸大肌、胸小肌和肩关节周围。

（3）**胸外侧动脉**：起点不恒定，发出后沿胸小肌下缘走行，分支分布于乳房、前锯肌、胸大肌和胸小肌等。

（4）**肩胛下动脉**：于肩胛下肌下缘水平发出，行向后下，分出胸背动脉和旋肩胛动脉。胸背动脉分支分布于前锯肌和背阔肌。旋肩胛动脉穿三边孔至肩胛骨背面分布于大圆肌、小圆肌和冈下肌，并参与肩胛动脉网的形成。

（5）**旋肱后动脉**：穿四边孔至肩胛骨背面，绕肱骨外科颈分支分布于三角肌和肩关节周围。

（6）**旋肱前动脉**：至肩关节及邻近肌。

2. 肱动脉（brachial artery） 续于腋动脉，沿肱二头肌内侧沟下行至肘窝，于桡骨颈水平分为桡动脉和尺动脉（图12-27）。分支分布于肱二头

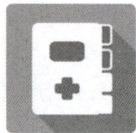

图 12-27 肱动脉及分支

肌、肱肌、喙肱肌和肱骨。其最大分支肱深动脉向后进入桡神经沟走行,分支分布于肱三头肌和喙肱肌。肱动脉在肘窝内上方位置表浅,活体可触及其搏动,临床上常为测量血压的听诊部位;前臂出血时,可在此进行压迫止血。肱动脉其他分支有尺侧上副动脉和尺侧下副动脉。

3. 桡动脉(radial artery) 续于肱动脉,经肱桡肌与旋前圆肌间,下行于肱桡肌腱与桡侧腕屈肌腱间,绕桡骨茎突达手背,后穿经第 1 掌骨间隙至手掌侧,与尺动脉掌深支吻合形成掌深弓(图 12-28、图 12-29)。桡动脉在桡骨茎突上方段位置表浅,是临床计数脉搏的部位;手部出血时,也可在此处压迫止血。桡动脉在行程中还发出分支营养前臂肌,也参与肘关节动脉网。其主要分支有掌浅支和拇主要动脉。掌浅支于腕关节处发出,穿大鱼际肌层或沿其表面至手掌,与尺动脉终末支吻合形成掌浅弓。拇主要动脉于桡动脉浅出手掌处发出,分支有拇指桡掌侧动脉、拇指尺掌侧动脉和示指桡侧动脉。

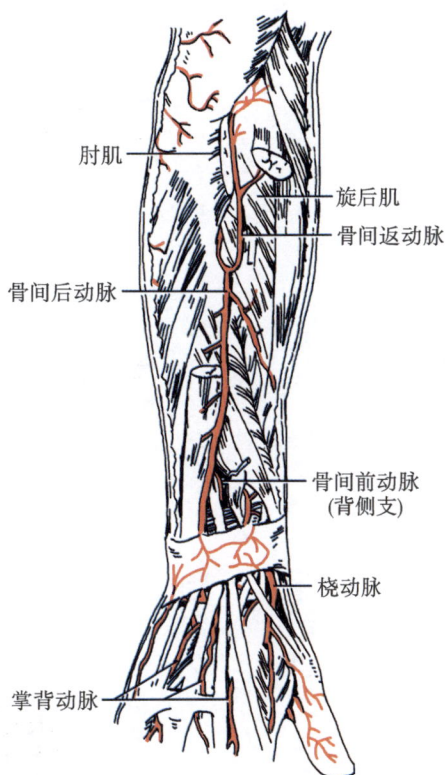

图 12-28 前臂动脉(前面)

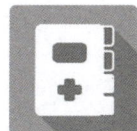

图 12-29 前臂动脉(背面)

4. 尺动脉(ulnar artery) 与桡动脉共同起于肱动脉,在尺侧腕屈肌和指浅屈肌间下行,经豌豆骨桡侧进入手掌,与桡动脉掌浅支吻合形成掌浅弓(图 12-28、图 12-29)。沿途发出分支分布到尺侧肌群,并参与肘关节动脉网的形成。其主要分支为骨间总动脉和掌深支。骨间总动脉于肘窝处发出,穿经指深屈肌和拇长屈肌之间向后行,达前臂骨间膜处发出骨间前动脉和骨间后动脉,分别沿前臂骨间膜前面和后面下行,沿途发分支至前臂肌及尺骨、桡骨。掌深支在豌豆骨下方,穿小鱼际肌至手掌深层,与桡动脉终末支吻合成掌深弓。

5. 掌深弓和掌浅弓 位于手掌侧,由尺动脉和桡动脉吻合形成。

掌浅弓(superficial palmar arch),位于掌腱膜深面,尺动脉末支和桡动脉掌浅支吻合而成,弓的突出缘平掌中部。掌浅弓发出 3 条指掌侧总动脉、1 条小指尺掌侧动脉。指掌侧总动脉下行至掌指关节处发出 2 条指掌侧固有动脉,沿相邻手指相对缘至手指末端。小指尺掌侧动脉沿小指尺侧下行,分布于小指尺侧掌面(图 12-30)。

掌深弓(deep palmar arch),位于指深屈肌腱深面,弓的突出缘平腕掌关节高度。掌深弓

Note

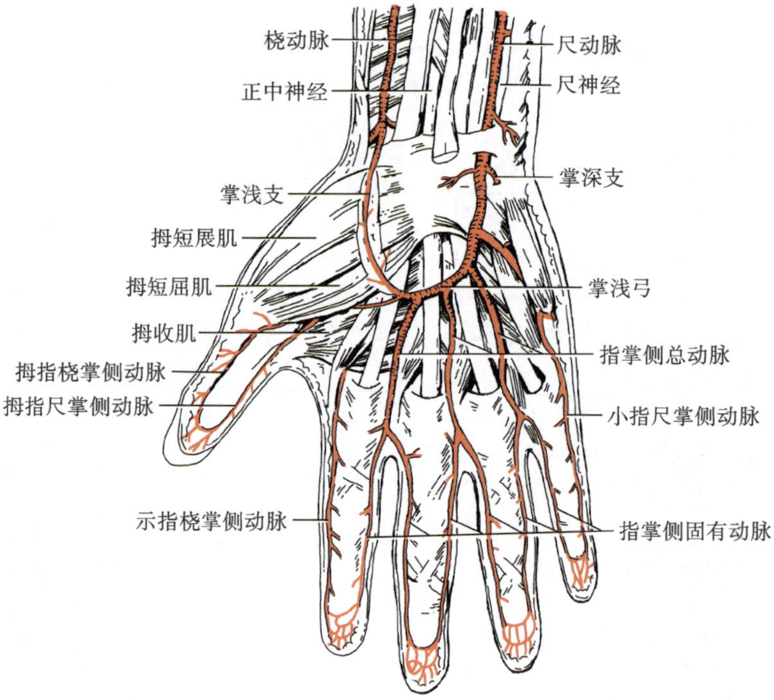

图 12-30　手掌动脉（浅层）

发出 3 条掌心动脉，下行至掌指关节注入指掌侧总动脉（图 12-31）。

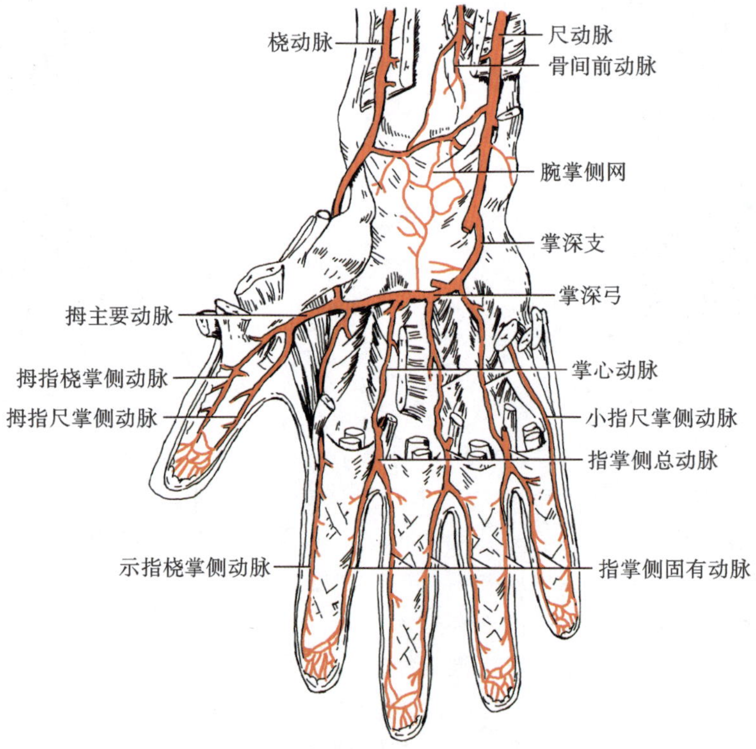

图 12-31　手掌动脉（深层）

（三）胸主动脉

胸主动脉（thoracic aorta）续于主动脉弓，是胸部的动脉主干，其分支有脏支和壁支（图 12-

22）。壁支分布于胸腹壁、背部及脊髓等，包括肋间后动脉、肋下动脉和膈上动脉。脏支分布于气管、支气管、食管和心包等器官，包括食管支、支气管支和心包支。

（四）腹主动脉

腹主动脉（abdominal aorta）穿经膈主动脉裂孔续于胸主动脉，是腹部的主要动脉干，其发出壁支和脏支（图12-23）。

1. 壁支 包括腰动脉、膈下动脉和骶正中动脉，分布于腹后壁、膈下面、脊髓和盆腔后壁。

2. 脏支 包括成对脏支和单一脏支。

1）成对脏支 成对脏支有肾上腺中动脉、肾动脉、睾丸动脉或卵巢动脉。

（1）**肾上腺中动脉**（middle suprarenal artery）：平第1腰椎水平发自腹主动脉，分布于肾上腺。

（2）**肾动脉**（renal artery）：于肾上腺中动脉下方，约平第2腰椎上缘水平发自腹主动脉，横行至肾门处分为前干和后干，入肾门又分为肾段动脉，为肾组织提供血供。肾动脉入肾门前发出肾上腺下动脉，与肾上腺上动脉、肾上腺中动脉吻合。

（3）**睾丸动脉**（testicular artery）和**卵巢动脉**（ovarian artery）：男性为睾丸动脉，于肾动脉下方，起自腹主动脉前壁，细且长，发出后沿腰大肌前面行向外下，进入腹股沟管，出腹股沟管后移行为精索内动脉，分支分布于附睾和睾丸。女性为卵巢动脉，随卵巢悬韧带下行分布于卵巢和输卵管壶腹部。

2）单一脏支 单一脏支有腹腔干、肠系膜上动脉和肠系膜下动脉。

（1）**腹腔干**（celiac trunk）：粗且短，在膈主动脉裂孔下方起自腹主动脉前壁（图12-32、图12-33），后迅速分为胃左动脉、肝总动脉和脾动脉。

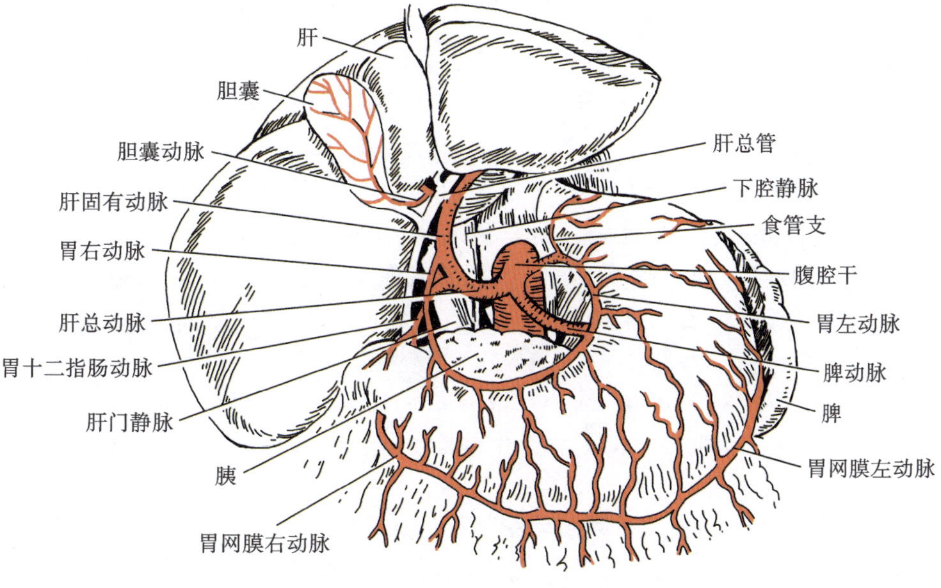

图 12-32 腹腔干及分支（胃前面）

①**胃左动脉**（left gastric artery）：从腹腔干发出后，行向左上方至胃贲门处，沿胃小弯下行，沿途发分支至食管腹腔段、贲门及附近胃前后壁。

②**肝总动脉**（common hepatic artery）：从腹腔干发出后，向右行至十二指肠上部附近进入肝十二指肠韧带，发出分支肝固有动脉和胃十二指肠动脉。**肝固有动脉**（proper hepatic artery）：从肝总动脉发出后，伴肝门静脉和胆总管行至肝门，分出左、右两支进入肝左叶和肝右叶。右支在进入肝门前发出**胆囊动脉**（cystic artery）。肝固有动脉还发出**胃右动脉**（right

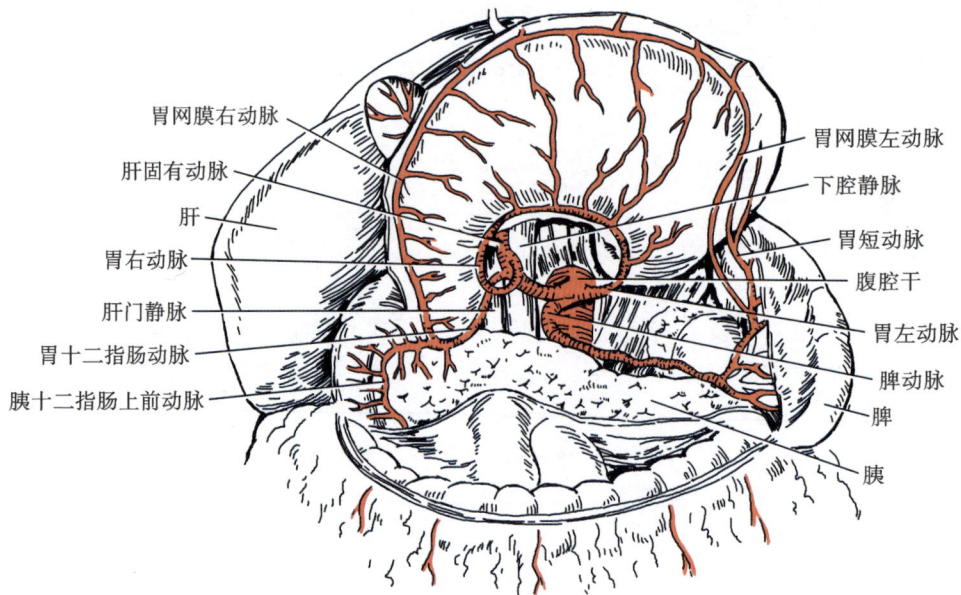

图 12-33　腹腔干及分支(胃后面)

gastric artery)，进入小网膜行至幽门附近，沿胃小弯走行，与胃左动脉吻合，沿途发出分支分布于十二指肠上部、胃小弯附近的胃壁。**胃十二指肠动脉**(gastroduodenal artery)自肝固有动脉发出后行向右下，进入十二指肠和肝之间，分为**胃网膜右动脉**(right gastroepiploic artery)和**胰十二指肠上动脉**(superior pancreaticoduodenal artery)。胃网膜右动脉沿胃大弯左行，沿途发出分支至胃大弯附近和大网膜；胰十二指肠上动脉行于胰头和十二指肠之间，发出前、后两个分支分布于胰头和十二指肠。

③**脾动脉**(splenic artery)：较粗大，发出后沿胰上缘左行至脾门，分支入脾。沿途发出细小的胰支进入胰体和胰尾。在入脾门前发出 3～5 条**胃短动脉**(short gastric artery)至胃底，还发出**胃网膜左动脉**(left gastroepiploic artery)沿胃大弯右行，沿途发出分支至胃大弯和大网膜，终末支与胃网膜右动脉相吻合。

(2)**肠系膜上动脉**(superior mesenteric artery)：于腹腔干下方，约平第 1 腰椎水平发自腹主动脉，穿经胰头或胰体后方，越十二指肠上部前面进入小肠系膜，行向右髂窝。发出胰十二指肠下动脉、空肠动脉、回肠动脉、回结肠动脉、右结肠动脉和横结肠动脉(图 12-34、图 12-35)。

①**胰十二指肠下动脉**(inferior pancreaticoduodenal artery)：肠系膜上动脉的第 1 个分支，发出后行于胰头与十二指肠之间，沿途发出分支分布于胰和十二指肠，与胰十二指肠上动脉吻合。

②**空肠动脉**(jejunal artery)和**回肠动脉**(ileal artery)：于肠系膜上动脉左侧壁发出，13～18 支，进入肠系膜内，反复分支并吻合形成空肠动脉弓和回肠动脉弓，最后一级动脉弓发出直行小动脉进入空肠和回肠。

③**回结肠动脉**(ileocolic artery)：由肠系膜上动脉右侧壁发出，向右下行至盲肠附近发出分支分布于回肠末端、盲肠、阑尾和升结肠。至阑尾的分支为**阑尾动脉**(appendicular artery)，进入阑尾系膜，为阑尾提供血供。

④**右结肠动脉**(right colic artery)：于回结肠动脉右上方发出，右行发出 2 条分支，分布于右结肠中部，与回结肠动脉和横结肠动脉吻合。

⑤**横结肠动脉**(transverse colic artery)：于右结肠动脉上方起自肠系膜上动脉，进入横结肠系膜，分左、右支与左、右结肠动脉吻合，分支分布于横结肠。

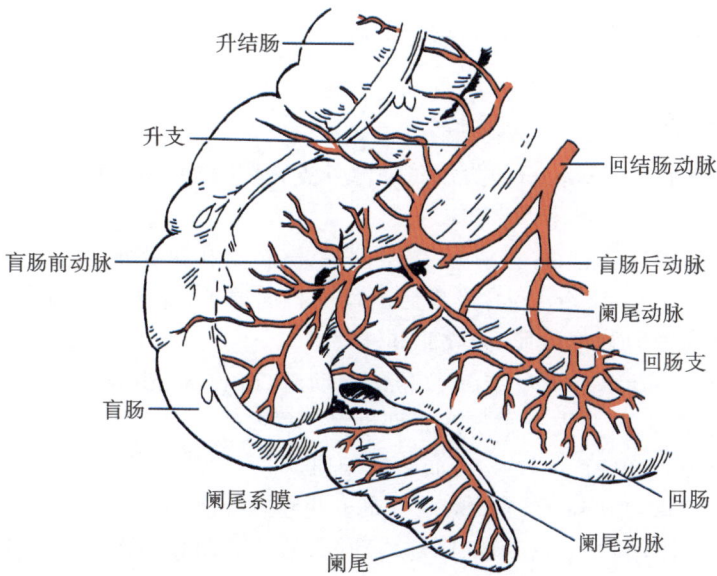

图 12-34　肠系膜上动脉及分支

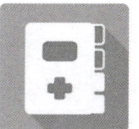

图 12-35　回结肠动脉和阑尾动脉

（3）**肠系膜下动脉**(inferior mesenteric artery)：平第 3 腰椎水平起于腹主动脉，沿腹后壁行向左下，发出分支分布于左结肠、乙状结肠和直肠上段。其主要分支有左结肠动脉、乙状结肠动脉和直肠上动脉（图 12-36）。

①**左结肠动脉**(left colic artery)：发出后向左至左结肠附近，发出升支和降支与横结肠动脉和乙状结肠动脉吻合，分布到左结肠上段和下段。

②**乙状结肠动脉**(sigmoid artery)：起自肠系膜下动脉，分2～3支，向左下进入乙状结肠系膜，各分支间相互吻合成动脉弓，由动脉弓发出分支营养乙状结肠。

③**直肠上动脉**(superior rectal artery)：肠系膜上动脉的延续，在乙状结肠系膜内下行，分两支沿直肠两侧分布于直肠上部。其通过直肠表面和壁内与直肠下动脉吻合。

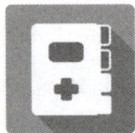

图 12-36　肠系膜下动脉及分支

（五）髂总动脉

髂总动脉(common iliac artery)由腹主动脉分出后，沿腰大肌的内侧下行至骶髂关节处分为髂内动脉和髂外动脉（图 12-23）。

（六）髂内动脉

髂内动脉(internal iliac artery)为髂总动脉分支，是盆部的动脉短干，沿盆壁下行，发出壁支和脏支（图 12-37、图 12-38、图 12-39）。

1. 壁支　包括闭孔动脉、臀上动脉、臀下动脉、髂腰动脉和骶外侧动脉。

①**闭孔动脉**(obturator artery)：发出后沿盆壁行向前下，穿闭孔出骨盆至大腿内侧，分支至耻骨肌、长收肌、股薄肌、短收肌、大收肌和髋关节。

②**臀上动脉**(superior gluteal artery)和**臀下动脉**(inferior gluteal artery)：发出后分别穿经梨状肌上、下孔至臀部，分支分布于臀部肌和髋关节等处。

③**髂腰动脉**(iliolumbar artery)：分布于髂腰肌。

④**骶外侧动脉**(lateral sacral artery)：分布于盆腔后壁及骶管内组织。

2. 脏支　包括脐动脉、子宫动脉、阴部内动脉、膀胱下动脉和直肠下动脉。

①**脐动脉**(umbilical artery)：胎儿时期为脐动脉，出生后脐动脉远端闭锁形成脐内侧韧带，近段发出膀胱上动脉分布于膀胱中上部。

②**子宫动脉**(uterine artery)：发出后沿盆侧壁下行，进入子宫阔韧带，于子宫颈外侧 2 cm 处跨越输尿管前上方至子宫颈，沿子宫外侧缘迂曲上行至子宫底，分支至子宫底、阴道、输卵管和卵巢，并与卵巢动脉形成吻合（图 12-38）。

Note

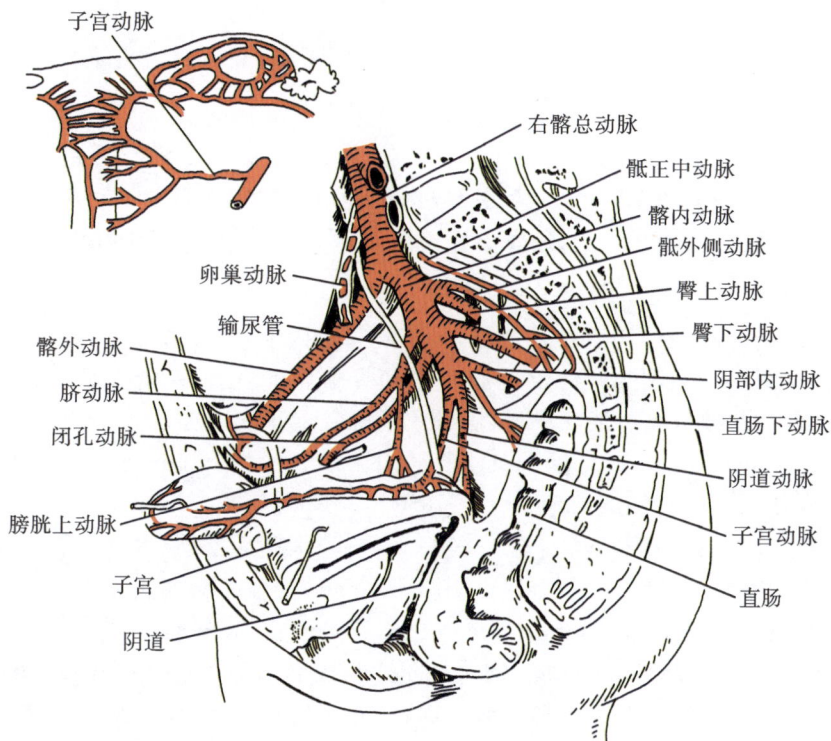

图 12-37 盆腔动脉（男）

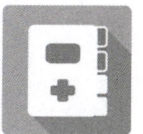

图 12-38 盆腔动脉（女）

　　③**阴部内动脉**（internal pudendal artery）：在臀下动脉下方发出，下行穿经梨状肌下孔出骨盆，后经坐骨小孔进入坐骨直肠窝，分出肛动脉、会阴动脉和阴茎动脉，分支分布于肛门、会阴和外生殖器（图 12-38、图 12-39）。

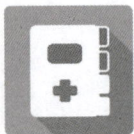

图 12-39 会阴部动脉(男)

④**膀胱下动脉**(inferior vesical artery):分布于膀胱底、精囊和前列腺。该动脉在女性分布于膀胱和阴道。

⑤**直肠下动脉**(inferior rectal artery):分布于直肠下部,并与直肠上动脉的分支吻合。

（七）髂外动脉

髂外动脉(external iliac artery)发自髂总动脉,沿小骨盆上缘下行,穿经腹股沟韧带深面移行为股动脉(图 12-23、图 12-37)。其在腹股沟韧带稍上方发出腹壁下动脉,入腹直肌鞘,分支到腹直肌,并与腹壁上动脉吻合;还发出旋髂深动脉,行向外上分支至髂嵴和周围肌。

（八）股动脉

股动脉(femoral artery)续于髂外动脉,行于股三角内下行,穿收肌管,经收肌腱裂孔至腘窝,下续腘动脉(图 12-40、图 12-41)。在腹股沟韧带中点下方,肱动脉位置表浅,活体可触及其搏动。股动脉的主要分支有股深动脉、腹壁浅动脉和旋髂浅动脉。

1. 股深动脉(deep femoral artery) 于腹股沟韧带下方 2～5 cm 处向后发出,其有发出穿动脉、旋股内侧动脉和旋股外侧动脉。

(1)**穿动脉**(perforating artery):有 3～4 支,分支至大腿后群肌、内侧群肌和股骨。

(2)**旋股内侧动脉**(medial femoral circumflex artery):至大腿内侧群肌。

(3)**旋股外侧动脉**(lateral femoral circumflex artery):至大腿前群肌。

2. 腹壁浅动脉(superficial epigastric artery)和旋髂浅动脉(superficial iliac circumflex artery) 发出后行向腹壁下部和髂前上棘方向,分布于腹前壁下部和髂前上棘周围的皮肤和浅筋膜。

（九）腘动脉

腘动脉(popliteal artery)在腘窝处续于股动脉,行于腘窝深部,发出分支分布于膝关节和周围肌,并参与膝关节动脉网,出腘窝后分为胫前动脉和胫后动脉(图 12-42、图 12-43、图 12-44、图 12-45)。

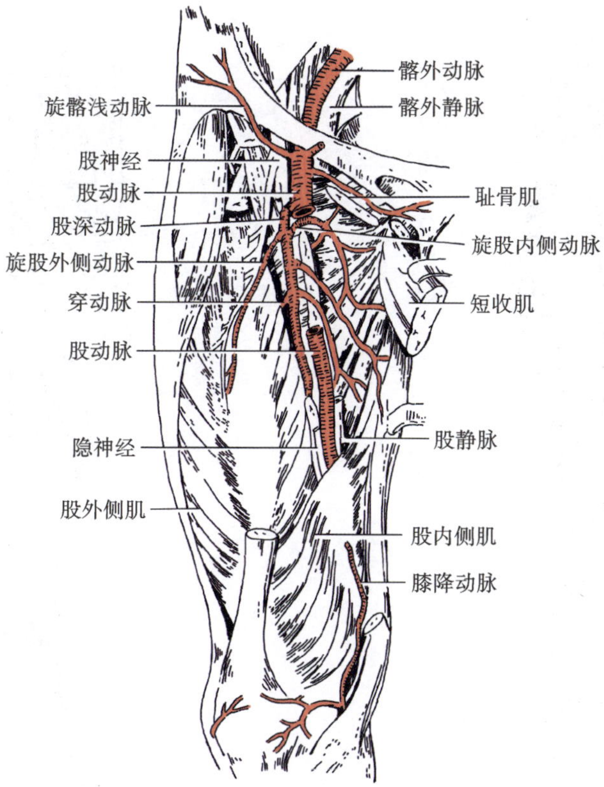

旋髂浅动脉
股神经
股动脉
股深动脉
旋股外侧动脉
穿动脉
股动脉
隐神经
股外侧肌

髂外动脉
髂外静脉
耻骨肌
旋股内侧动脉
短收肌
股静脉
股内侧肌
膝降动脉

图 12-40 股动脉及分支

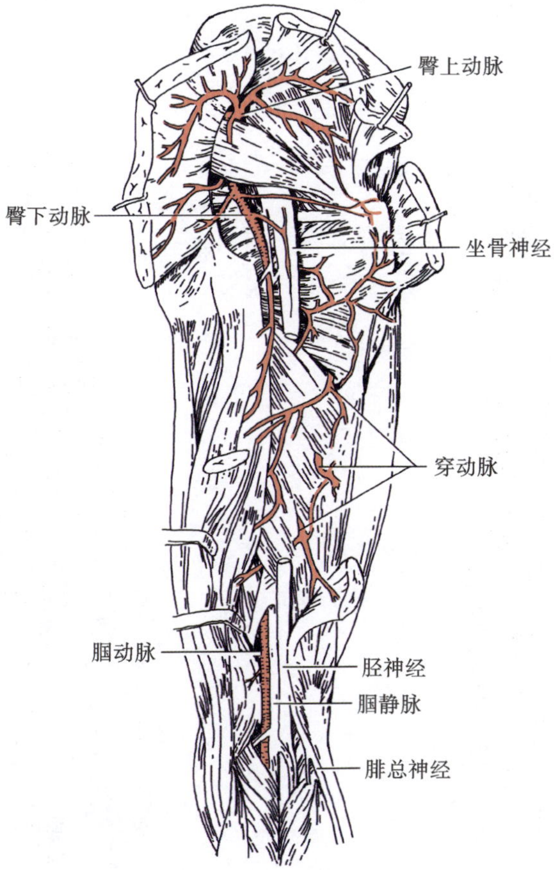

臀下动脉
腘动脉

臀上动脉
坐骨神经
穿动脉
胫神经
腘静脉
腓总神经

图 12-41 臀部和股后部动脉

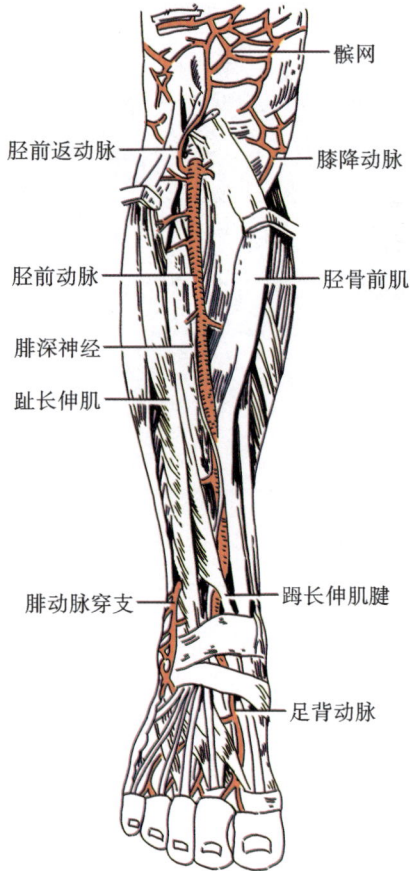

图 12-42　小腿动脉（前）

图 12-43　小腿动脉（后）

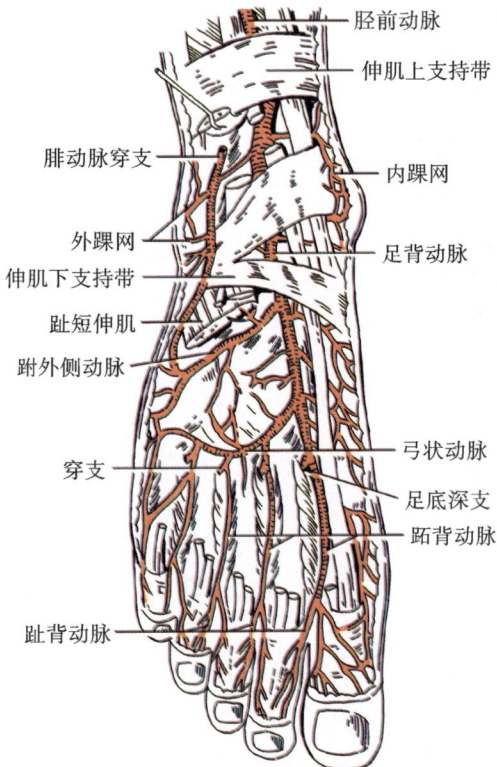

图 12-44　足背动脉

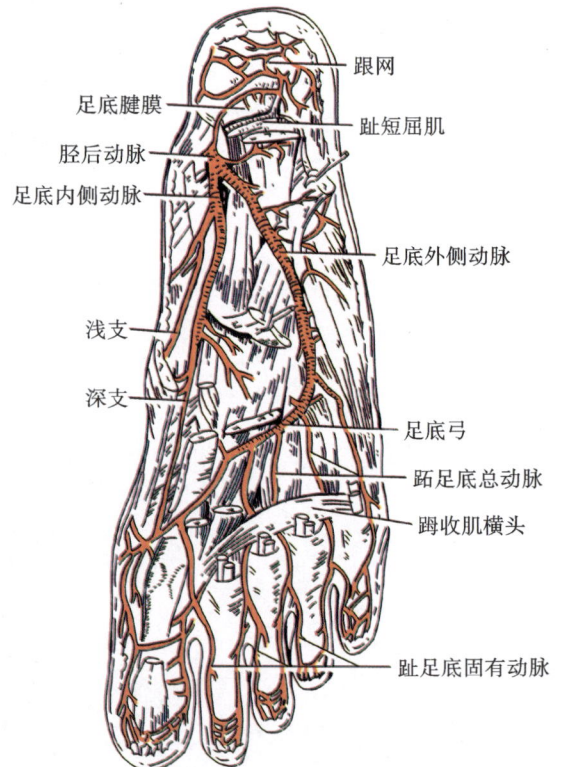

图 12-45　足底动脉

1. 胫前动脉(anterior tibial artery) 发自腘动脉,穿小腿骨间膜达小腿前,经小腿前群肌间下行达踝关节前方,移行为足背动脉。沿途分支至小腿前群肌,也发出分支参与膝关节动脉网。**足背动脉**(dorsal pedis artery)上续于胫前动脉,经踝关节前方中点下行,走行于姆长伸肌腱和趾长伸肌腱间,至第1跖骨和第2跖骨间,分为第1跖背动脉和足底深支,并发出弓状动脉。第1跖背动脉沿第1跖骨间隙继续前行,分支分布于姆趾背面和第2趾背内侧;足底深支经第1跖骨间隙至足底,与足底外侧动脉吻合成足底弓;弓状动脉沿跖骨底向外行,由动脉弓发出3条跖背动脉,行至各趾骨间隙处各分出2条趾背动脉,沿趾相对缘行向足趾末端,发分支分布于足趾。足背动脉还发出跗内、外侧动脉到跗骨和跗骨间关节。

2. 胫后动脉(posterior tibial artery) 上续腘动脉,发出腓动脉,沿小腿后浅、深两层肌间下行,经内踝后转向足底,分为足底内侧动脉和足底外侧动脉。**腓动脉**(peroneal artery),起于胫后动脉,于腓骨内侧下行,沿途分支至胫骨、腓骨和毗邻肌。**足底内侧动脉**(medial plantar artery)和**足底外侧动脉**(lateral plantar artery)沿足底内侧和外侧前行,分布于足底内侧和外侧群肌。足底外侧动脉行至第5跖骨底,转向内侧至第1跖骨和第2跖骨间,与足背动脉吻合形成足底弓。由足底弓发4条跖足底总动脉,前行至趾骨底,各动脉再分出2条趾足底固有动脉,分布于足趾。

(王 省)

第四节 静 脉

　　静脉是运送血液回心的血管,起于毛细血管,止于心房,在向心汇集的过程中,接受各级属支,逐渐增粗。静脉的数量比动脉多,与伴行的动脉相比,静脉管壁薄而柔软,管径较粗,弹性也小,压力较低,血流缓慢。

　　在结构和配布方面,与动脉不同,静脉有其自身的特点:①有**静脉瓣**(venous valve)。静脉瓣一般成对,半月形,游离缘朝向心(图12-46),保证血液向心流动和防止血液反流。受重力影响较大的四肢静脉的瓣膜多,而躯干部较大的静脉少或无瓣膜。②体循环静脉分为浅、深静脉。浅静脉位于皮下浅筋膜内,又称皮下静脉。浅静脉多不与动脉伴行,最后注入深静脉。深静脉位于深筋膜深面,与动脉和神经伴行,又称伴行静脉。深静脉的名称和行程与伴行动脉相同,引流范围与伴行动脉的分布范围基本一致。③静脉的吻合丰富。浅静脉在手和足等部位吻合成静脉网,深静脉环绕容积经常变动的脏器(如膀胱、子宫和直肠等)形成静脉丛。在器官扩张或受压的情况下,静脉丛仍能保证血流通畅。浅静脉之间、深静脉之间和浅、深静脉之间都存在丰富的交通支。④一些部位有结构特殊的静脉。比如**硬脑膜窦**(sinus of dura mater)和**板障静脉**(diploic vein)。硬脑膜窦位于颅内,无平滑肌,无瓣膜。板障静脉位于板障内,无瓣膜,借导血管连接头皮静脉和硬脑膜窦(图12-47)。

　　静脉血回流受多种因素影响。①静脉瓣:顺血流开放,逆血流关闭,是保证静脉血回流的重要装置。②心舒张时心室吸引心房和大静脉血液的情况:如果心收缩力显著减弱,心室排空不完全,静脉血回流会减少;吸气时,胸膜腔负压加大,胸腔内大静脉内压降低,从而促进静脉血回流。③脏器运动和动脉搏动:有助于静脉血回流。④体位改变。

　　全身的静脉分为肺循环的静脉和体循环的静脉。

Note

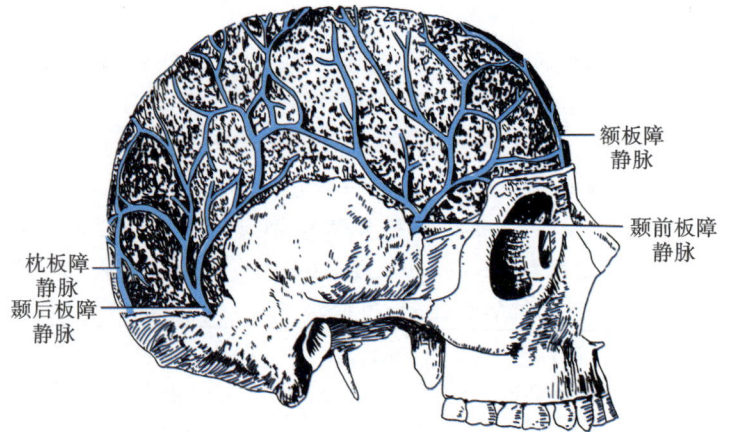

图 12-46　静脉瓣

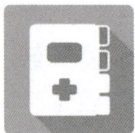

图 12-47　板障静脉

一、肺循环的静脉

肺静脉（pulmonary vein）每侧两条，分别为左上、左下肺静脉和右上、右下肺静脉。肺静脉起自肺门，向内穿过纤维心包，注入左心房后部。肺静脉将含氧量高的血液输送到左心房。左肺上、下静脉分别收集左肺上、下叶的血液，右肺上静脉收集右肺上、中叶的血液，右肺下静脉收集右肺下叶的血液。

二、体循环的静脉

体循环的静脉包括上腔静脉系、下腔静脉系和心静脉系。下腔静脉系中收集腹腔内不成对器官（肝除外）静脉血液的血管组成肝门静脉系。

（一）上腔静脉系

上腔静脉系由上腔静脉及其属支组成，收集头颈部、上肢和胸部（心和肺除外）等上半身的静脉血。

1. 头颈部静脉　浅静脉包括面静脉、颞浅静脉、颈前静脉和颈外静脉，深静脉包括颅内静脉（见脑膜和脑血管相关内容）、颈内静脉和锁骨下静脉等（图 12-48、图 12-49）。

（1）**面静脉**（facial vein）：位置表浅，起自**内眦静脉**（angular vein），在面动脉的后方下行。在下颌角下方跨过颈内、外动脉的表面，下行至舌骨大角附近注入颈内静脉。面静脉收集面前部组织的静脉血。面静脉通过眼上静脉和眼下静脉与颅内的海绵窦交通，并通过**面深静脉**（deep facial vein）与翼静脉丛交通，继而与海绵窦交通。面静脉无静脉瓣。因此，面部发生化脓性感染时，若处理不当（如挤压等），可导致颅内感染。因此，将鼻根至两侧口角的三角区称为"危险三角"。

（2）**下颌后静脉**（retromandibular vein）：由颞浅静脉和上颌静脉汇合而成。上颌静脉起自翼内肌和翼外肌之间的**翼静脉丛**（pterygoid venous plexus）。下颌后静脉下行至腮腺下端处分为前、后两支，前支注入面静脉，后支与耳后静脉和枕静脉汇合成颈外静脉。下颌后静脉收集面侧区和颞区的静脉血。

（3）**颈外静脉**（external jugular vein）：由下颌后静脉的后支、耳后静脉和枕静脉在下颌角处汇合而成，沿胸锁乳头肌表面下行，在锁骨上方穿深筋膜，注入锁骨下静脉或静脉角。颈外静脉主要收集头皮和面部的静脉血。

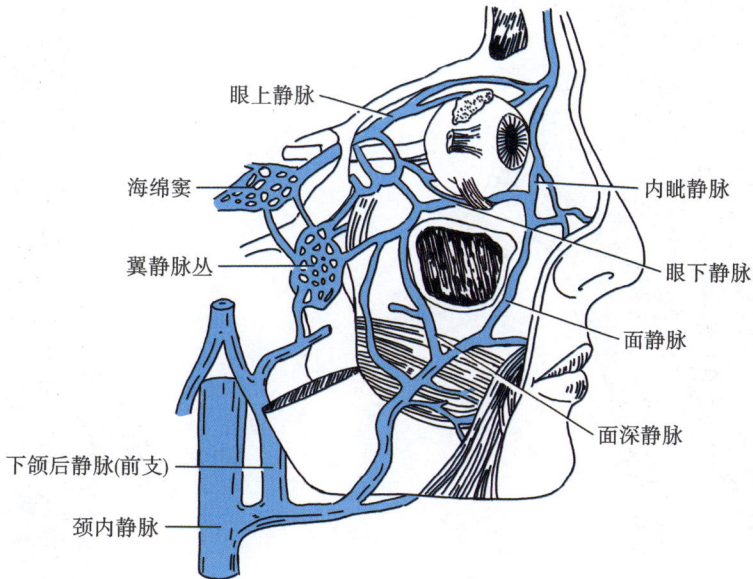

图 12-48　头颈部静脉

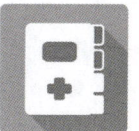

图 12-49　面静脉及其交通

（4）**颈前静脉**（anterior jugular vein）：起自颏下方的浅静脉，沿颈前正中线两侧下行，注入颈外静脉末端或锁骨下静脉。左、右颈前静脉在胸骨柄上方常吻合成**颈静脉弓**（jugular venous arch）。

（5）**颈内静脉**（internal jugular vein）：于颈静脉孔处续于乙状窦，在颈动脉鞘内沿颈内动脉和颈总动脉外侧下行，至胸锁关节后方与锁骨下静脉汇合成头臂静脉。颈内静脉的颅内属支有乙状窦和岩下窦，收集颅骨、脑膜、脑、泪器和前庭蜗器等处的静脉血。颅外属支包括面静脉、舌静脉、咽静脉、甲状腺上静脉和甲状腺中静脉等。颈内静脉壁附着于颈动脉鞘,并通过颈动脉鞘与周围的颈深筋膜和肩胛舌骨肌中间腱相连,故管腔经常处于开放状态,有利于血液回流。

(6)**锁骨下静脉**(subclavian vein):在第 1 肋外侧缘续于腋静脉,向内行于腋动脉前下方,至胸锁关节后方与颈内静脉汇合成头臂静脉。两静脉汇合部称**静脉角**(angulus venosus),是淋巴导管的注入部位。锁骨下静脉的主要属支是腋静脉和颈外静脉。临床上可经锁骨上或锁骨下入路做锁骨下静脉穿刺。

2. 上肢静脉

(1)**上肢浅静脉**:包括头静脉、贵要静脉、肘正中静脉及其属支(图 12-50、图 12-51)。

①**头静脉**(cephalic vein):起自手背静脉网的桡侧,沿前臂下部的桡侧、前臂上部和肘部的前面以及肱二头肌外侧沟上行,再经三角肌与胸大肌间沟行至锁骨下窝,穿深筋膜注入腋静脉或锁骨下静脉。头静脉在肘窝处通过肘正中静脉与贵要静脉交通。头静脉收集手和前臂桡侧浅层结构的静脉血。

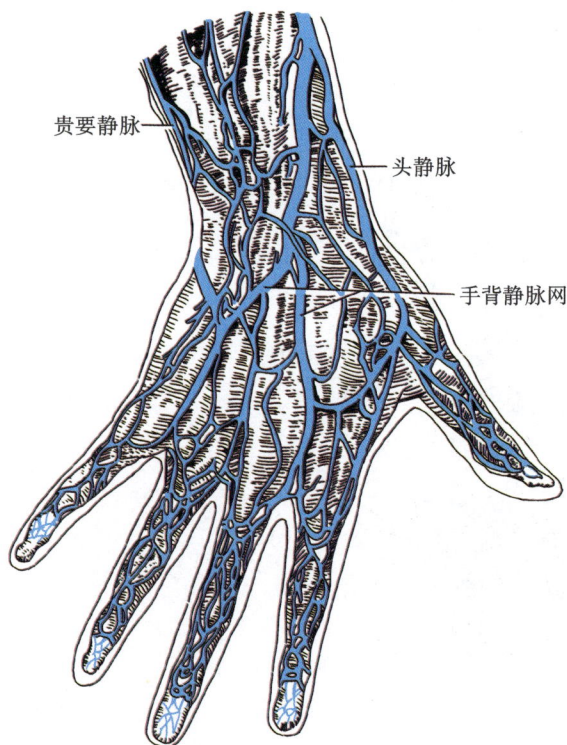

图 12-50　手背浅静脉

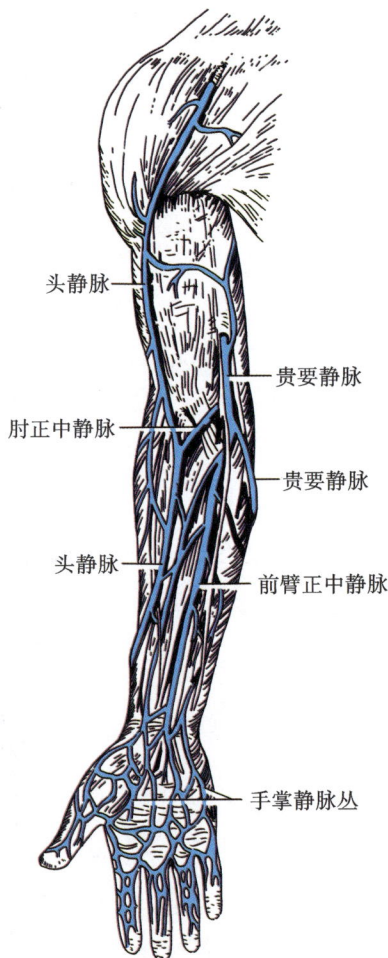

图 12-51　上肢浅静脉

②**贵要静脉**(basilic vein):起自手背静脉网的尺侧,沿前臂尺侧上行,至肘部转至前面,在肘窝处接受肘正中静脉,再经肱二头肌内侧沟行至臂中点平面,穿深筋膜注入肱静脉,或伴肱静脉上行,注入腋静脉。贵要静脉收集手和前臂尺侧浅层结构的静脉血。

③**肘正中静脉**(median cubital vein):变异较多,通常在肘窝处连接头静脉和贵要静脉。**前臂正中静脉**(median antebrachial vein)起自手掌静脉丛,沿前臂前面上行,注入肘正中静脉。前臂正中静脉收集手掌侧和前臂前部浅层结构的静脉血。临床上常用手背静脉网、前臂和肘

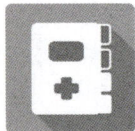

部前面的浅静脉取血、输液和注射药物。

（2）**上肢深静脉**：与同名动脉伴行，且多为两条。上肢的静脉血主要由浅静脉引流，深静脉较细。两条肱静脉在大圆肌下缘处汇合成**腋静脉**（axillary vein），在第 1 肋外侧缘续为锁骨下静脉。腋静脉收集上肢浅、深静脉的全部血液。

3. 胸部静脉 主要包括头臂静脉、上腔静脉、奇静脉及其属支（图 12-52）。

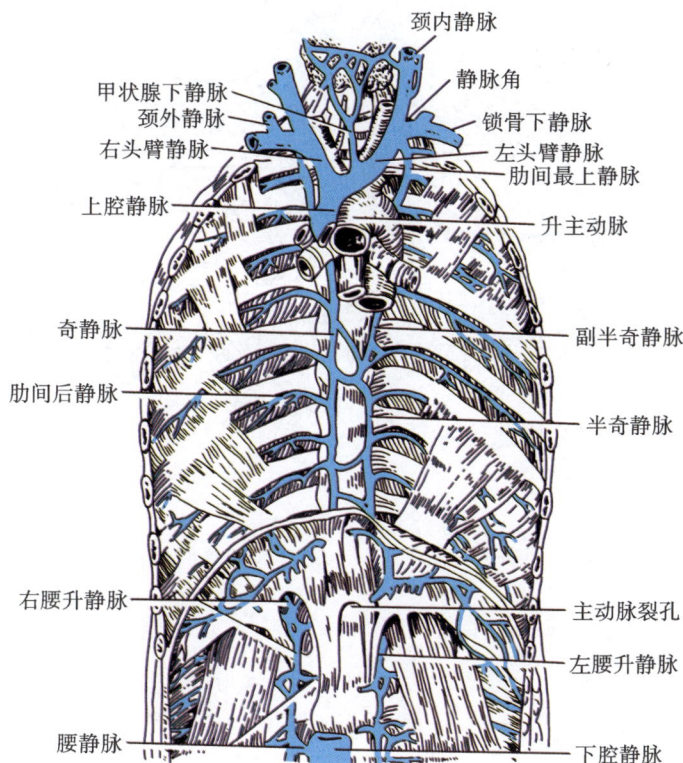

图 12-52 上腔静脉及其属支

（1）**头臂静脉**（brachiocephalic vein）：由颈内静脉和锁骨下静脉在胸锁关节后方汇合而成。左头臂静脉比右头臂静脉长，向右下斜越左锁骨下动脉、左颈总动脉和头臂干的前面，至右侧第 1 胸肋结合处后方与右头臂静脉汇合成上腔静脉。头臂静脉还接受椎静脉、胸廓内静脉、肋间最上静脉和甲状腺下静脉等的血液。

（2）**上腔静脉**（superior vena cava）：由左、右头臂静脉汇合而成。沿升主动脉右侧下行，至右侧第 2 胸肋关节后方穿纤维心包，平第 3 胸肋关节下缘注入右心房。在穿纤维心包之前，有奇静脉注入上腔静脉。

（3）**奇静脉**（azygos vein）：在右膈脚处起自右腰升静脉，沿食管后方和胸主动脉右侧上行，至第 4 胸椎体高度向前勾绕右肺根上面，注入上腔静脉。奇静脉沿途收集右侧肋间静脉、食管静脉、支气管静脉和半奇静脉的血液。奇静脉上连上腔静脉，下借右腰升静脉连于下腔静脉，是沟通上腔静脉系和下腔静脉系的重要通道之一。

（4）**半奇静脉**（hemiazygos vein）：在左膈脚处起自左腰升静脉，沿胸椎体左侧上行，约达第 8 胸椎体高度经胸主动脉和食管后方向右跨越脊柱，注入奇静脉。半奇静脉收集左侧下部肋间后静脉、食管静脉和副半奇静脉的血液。

（5）**副半奇静脉**（accessory hemiazygos vein）：沿胸椎体左侧下行，注入半奇静脉或向右跨过脊柱前面注入奇静脉。副半奇静脉收集左侧上部的肋间后静脉的血液。

（6）**脊柱静脉**：椎管内外有丰富的静脉丛，按部位将其分为**椎外静脉丛**（external vertebral

venous plexus)和**椎内静脉丛**(internal vertebral venous plexus)(图 12-53)。椎内静脉丛位于椎骨骨膜和硬脊膜之间,收集椎骨、脊膜和脊髓的静脉血。椎外静脉丛位于椎体前方、椎弓及其突起的后方,收集椎体和附近肌肉的静脉血。椎内、外静脉丛互相吻合,注入附近的椎静脉、肋间后静脉、腰静脉和骶外侧静脉等。脊柱静脉丛向上经枕骨大孔与硬脑膜窦交通,向下与盆腔静脉丛交通。

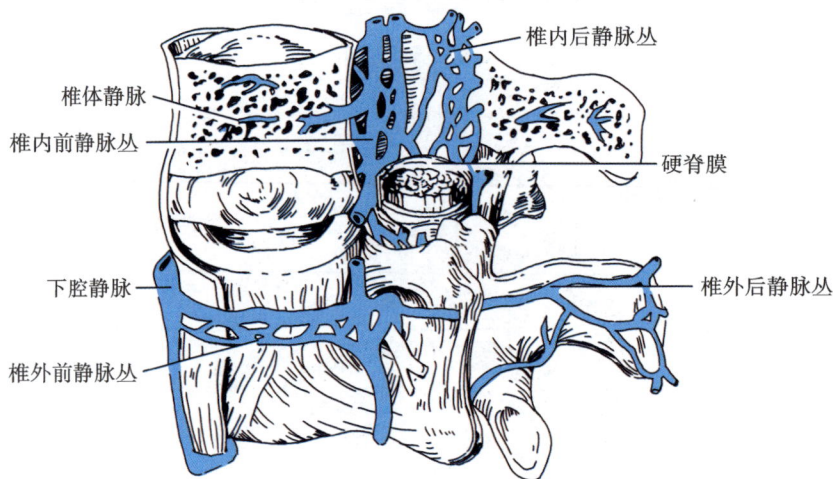

图 12-53 脊柱的静脉

（二）下腔静脉系

下腔静脉系由下腔静脉及其属支组成,收集下半身的静脉血。

1. 下肢静脉　下肢静脉比上肢静脉瓣膜多,浅静脉与深静脉之间的交通也较丰富。

（1）**下肢浅静脉**：包括小隐静脉和大隐静脉及其属支（图 12-54、图 12-55）。**小隐静脉**(small saphenous vein)在足外侧缘起自足背静脉弓,经外踝后方,沿小腿后面上行,至腘窝下角处穿深筋膜,再经腓肠肌两头之间上行,注入腘静脉。小隐静脉收集足外侧部和小腿后部浅层结构的静脉血。**大隐静脉**(great saphenous vein)是全身最长的静脉。在足内侧缘起自足背静脉弓,经内踝前方,沿小腿内侧面、膝关节内后方、大腿内侧面上行,至耻骨结节外下方 3～4 cm 处穿阔筋膜的隐静脉裂孔,注入股静脉。大隐静脉在注入股静脉之前接受股内侧浅静脉、股外侧浅静脉、阴部外静脉、腹壁浅静脉和旋髂浅静脉 5 条属支。大隐静脉收集足、小腿和大腿的内侧部以及大腿前部浅层结构的静脉血。

（2）**下肢深静脉**：足和小腿的深静脉与同名动脉伴行,均为两条。胫前静脉和胫后静脉汇合成腘静脉。腘静脉穿收肌腱裂孔移行为**股静脉**(femoral vein)。股静脉伴股动脉上行,经腹股沟韧带后方续为髂外静脉。股静脉接受大隐静脉和与股动脉分支伴行的静脉。

2. 腹盆部静脉　腹盆部静脉主要有髂外静脉、髂内静脉、下腔静脉和肝门静脉及其属支（图 12-56、图 12-57）。

（1）**髂外静脉**(external iliac vein)：股静脉的直接延续。左髂外静脉沿髂外动脉的内侧上行,右髂外静脉先沿髂外动脉的内侧,后沿动脉的后方上行,至骶髂关节前方与髂内静脉汇合成髂总静脉。髂外静脉接受腹壁下静脉和旋髂深静脉。

（2）**髂内静脉**(internal iliac vein)：沿髂内动脉后内侧上行,与髂外静脉汇合成髂总静脉。髂内静脉的属支与同名动脉伴行。盆内脏器的静脉在器官壁内或表面形成丰富的静脉丛,男性有膀胱静脉丛和直肠静脉丛,女性除这些静脉丛外还有子宫静脉丛和阴道静脉丛。这些静脉丛在盆腔器官扩张或受压迫时有助于血液回流。

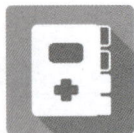

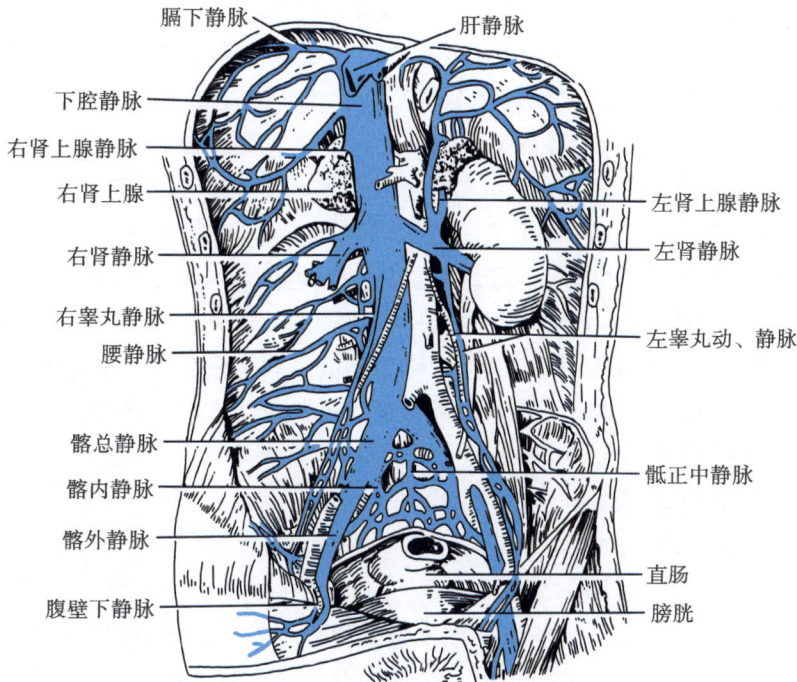

图 12-54　小隐静脉

大隐静脉
腘静脉
小隐静脉

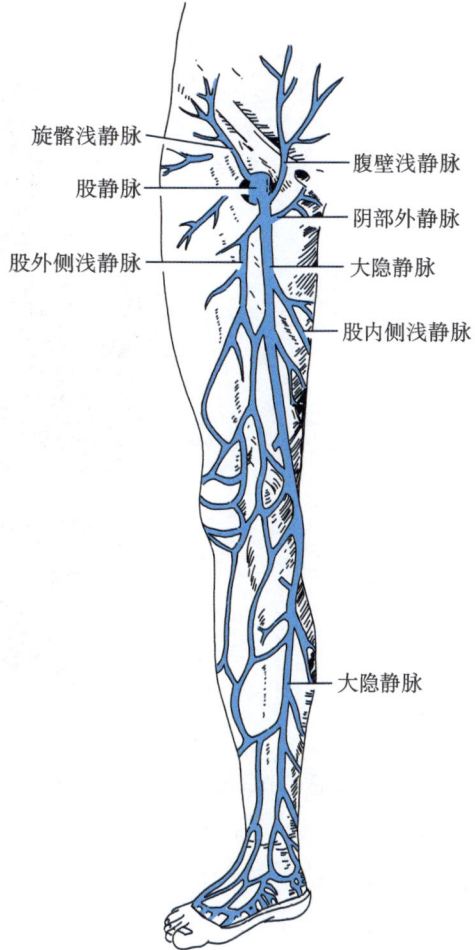

图 12-55　大隐静脉

旋髂浅静脉
股静脉
股外侧浅静脉
腹壁浅静脉
阴部外静脉
大隐静脉
股内侧浅静脉
大隐静脉

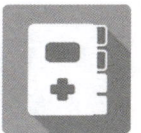

图 12-56　下腔静脉及其属支

膈下静脉
肝静脉
下腔静脉
右肾上腺静脉
右肾上腺
右肾静脉
右睾丸静脉
腰静脉
髂总静脉
髂内静脉
髂外静脉
腹壁下静脉
左肾上腺静脉
左肾静脉
左睾丸动、静脉
骶正中静脉
直肠
膀胱

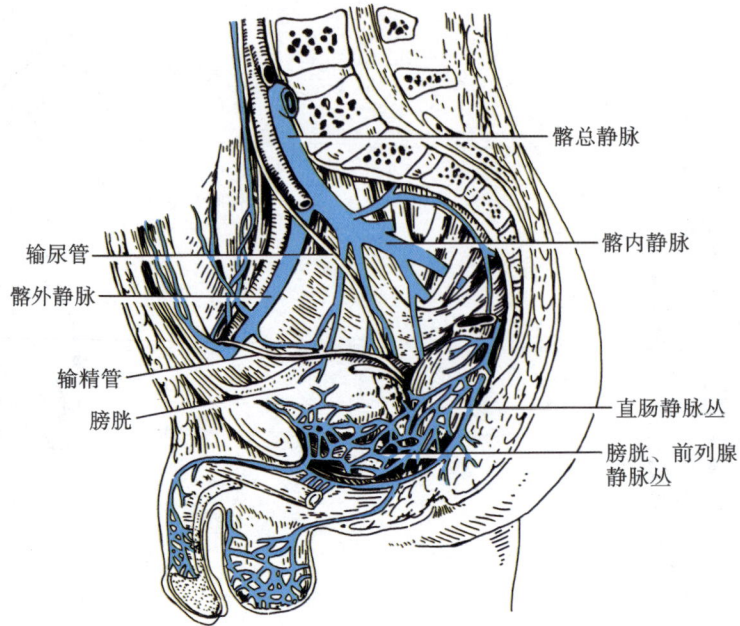

图 12-57 盆部静脉(男性)

（3）**髂总静脉**（common iliac vein）：由髂外静脉和髂内静脉汇合而成。双侧髂总静脉伴髂总动脉上行至第 5 腰椎体右侧汇合成下腔静脉。左髂总静脉长而倾斜，先沿左髂总动脉内侧，后沿右髂总动脉后方上行。右髂总静脉短而垂直，先行于右髂总动脉后方，后行于动脉外侧。髂总静脉接受髂腰静脉和骶外侧静脉，左髂总静脉还接受骶正中静脉。

（4）**下腔静脉**（inferior vena cava）：由左、右髂总静脉在第 4 或第 5 腰椎体右前方汇合而成，沿腹主动脉右侧和脊柱右前方上行，经肝的腔静脉沟，穿膈的腔静脉孔进入胸腔，再穿纤维心包注入右心房。下腔静脉的属支分壁支和脏支两种，多数与同名动脉伴行。

壁支包括 1 对膈下静脉和 4 对腰静脉，各腰静脉之间的纵支连成腰升静脉。左、右腰升静脉向上分别续为半奇静脉和奇静脉，向下与髂总静脉和髂腰静脉交通。

脏支包括睾丸（卵巢）静脉、肾静脉、右肾上腺静脉和肝静脉等。①**睾丸静脉**（testicular vein）起自睾丸和附睾的小静脉吻合形成的蔓状静脉丛。蔓状静脉丛参与构成精索，经腹股沟管进入盆腔，汇成睾丸静脉，左侧以直角注入左肾静脉，右侧以锐角注入下腔静脉。这是精索静脉曲张多发生于左侧的原因之一。②**卵巢静脉**（ovarian vein）起自卵巢静脉丛，在卵巢悬韧带内上行，合成卵巢静脉，注入部位同睾丸静脉。③**肾静脉**（renal vein）在肾门处合为一干，经肾动脉前面向内行，注入下腔静脉。左肾静脉比右肾静脉长，跨越腹主动脉的前面。左肾静脉接受左睾丸静脉和左肾上腺静脉。④**肾上腺静脉**（suprarenal vein），左侧注入左肾静脉，右侧注入下腔静脉。⑤**肝静脉**（hepatic vein）由小叶下静脉汇合而成。肝左静脉、肝中静脉和肝右静脉 3 条肝静脉在腔静脉沟处注入下腔静脉。

（5）**肝门静脉系**：由肝门静脉及其属支组成，收集腹腔内除肝脏以外不成对脏器的静脉血，如盆部消化道（包括食管腹段，但齿状线以下的肛管除外）、脾、胰和胆囊的静脉血（图 12-58）。**肝门静脉**（hepatic portal vein）多由肠系膜上静脉和脾静脉在胰颈后面汇合而成，经胰颈和下腔静脉之间上行进入肝十二指肠韧带，在肝固有动脉和胆总管的后方至肝门，分为两支进入肝左叶和肝右叶。肝门静脉在肝内反复分支，最终注入肝血窦，再汇合成肝静脉注入下腔

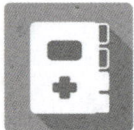

静脉。

　　肝门静脉的属支包括肠系膜上静脉、脾静脉、肠系膜下静脉、胃左静脉、胃右静脉、胆囊静脉和附脐静脉等，多与同名动脉伴行。**脾静脉**（splenic vein）起自脾门处，经脾动脉稍下方和胰后面右行与**肠系膜上静脉**（superior mesenteric vein）汇合成肝门静脉。**肠系膜下静脉**（inferior mesenteric vein）注入脾静脉或肠系膜上静脉。**胃左静脉**（left gastric vein）在贲门处与奇静脉和半奇静脉的属支吻合。**胃右静脉**（right gastric vein）接受幽门前静脉，**幽门前静脉**经幽门与十二指肠交界处前面上行，是手术时区别幽门和十二指肠上部的标志。**胆囊静脉**（cystic vein）注入肝门静脉主干或肝门静脉右支。**附脐静脉**（paraumbilical vein）有左、右两支，起自脐周静脉网，沿肝圆韧带侧缘上行注入肝门静脉。

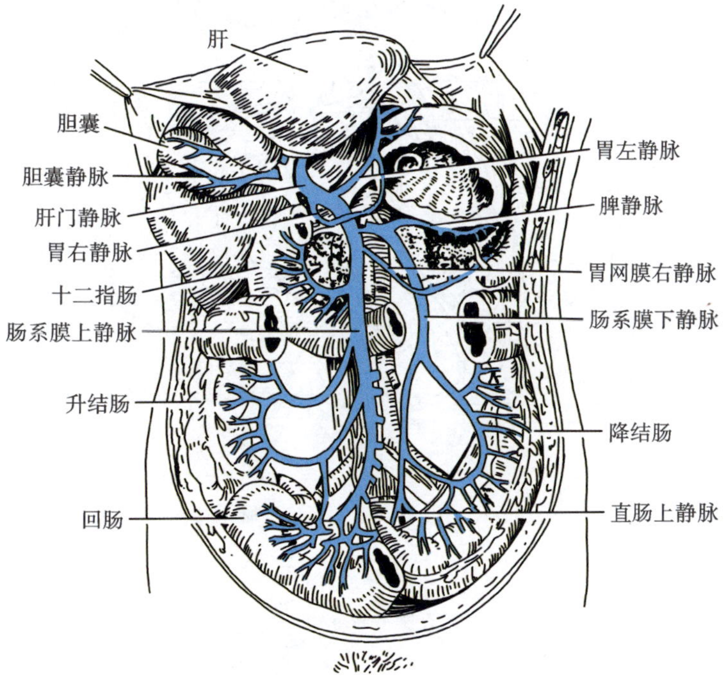

图 12-58　肝门静脉及其属支

　　肝门静脉系与上、下腔静脉系之间的交通途径（图 12-59、图 12-60）：①通过食管腹段黏膜下的食管静脉丛形成肝门静脉系的胃左静脉与上腔静脉系的奇静脉和半奇静脉之间的交通；②通过直肠静脉丛形成肝门静脉系的直肠上静脉与下腔静脉系的直肠下静脉和肛静脉之间的交通；③通过脐周静脉网形成肝门静脉系的附脐静脉与上腔静脉系的胸腹壁静脉和腹壁上静脉或与下腔静脉系的腹壁浅静脉和腹壁下静脉之间的交通；④通过椎内、外静脉丛形成腹后壁前面肝门静脉系的小静脉与上、下腔静脉系的肋间后静脉和腰静脉之间的交通。

　　在正常情况下，肝门静脉系与上、下腔静脉系之间的交通支细小，血流量少。肝硬化、肝肿瘤、肝门处淋巴结肿大或胰头肿瘤等可压迫肝门静脉，导致肝门静脉回流受阻，此时肝门静脉系的血液经上述交通途径形成侧支循环，通过上、下腔静脉系回流。由于血流量增多，交通支变得粗大和弯曲，出现静脉曲张，如食管静脉丛、直肠静脉丛和脐周静脉网曲张。如果食管静脉丛和直肠静脉丛曲张破裂，则引起呕血和便血。当肝门静脉系的侧支循环失代偿时，可引起收集静脉血范围的器官淤血，出现脾肿大和腹腔积液等。

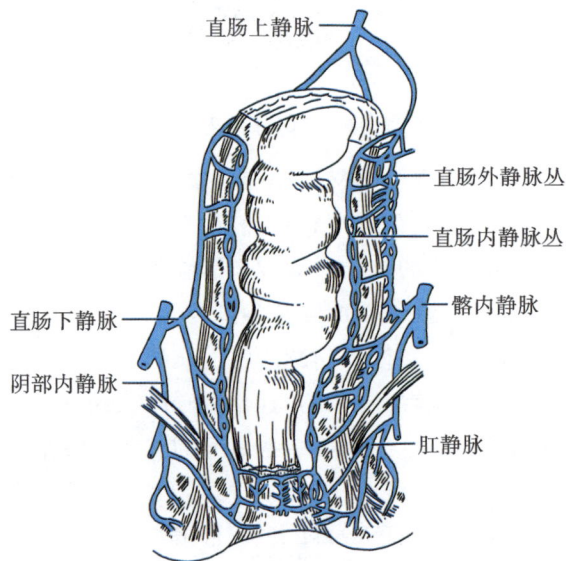

图 12-59　肝门静脉系与上、下腔静脉系之间的交通

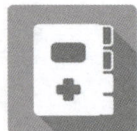

图 12-60　直肠和肛管的静脉

第五节　临床应用要点

一、冠心病

冠状动脉发生动脉粥样硬化病变而引起血管腔狭窄或阻塞,造成心肌缺血、缺氧或坏死而导致的心脏病,称为冠心病。冠心病是由冠状动脉壁上的斑块积聚引起的。斑块由胆固醇和动脉中的其他物质沉积而成。随着胆固醇及其他沉积物组成的斑块在动脉壁积聚,动脉管腔不断变窄,而这可能部分或完全阻塞血流。这个过程称作动脉粥样硬化。冠状动脉狭窄时,无法为心脏提供足够的含氧血液。随着冠状动脉内的斑块不断积聚,冠状动脉越来越窄,使心脏无法正常地泵血,导致心力衰竭;典型症状为胸痛、胸闷、活动后加重。多发于 40 岁以上人群,男性多于女性。治疗包括生活方式改变、药物和手术治疗。现在很多医院成立了由急诊科、心内科、导管室等多科室构成的胸痛中心,为急性冠脉综合征,特别是急性心肌梗死患者救治,构建了绿色通道。急性心肌梗死患者应首选有急诊介入能力的医院,如果没有则应尽快转诊至有急诊介入能力的医院。导致冠心病的危险因素有很多,除了年龄、遗传因素等不可控的因素外,还包括高血压、血脂异常、糖尿病、超重、肥胖、吸烟等可控的因素,对这些因素进行积极防控将有助于防治冠心病。

二、心脏瓣膜病

心脏瓣膜病是指心脏的一个或者多个瓣膜因风湿、退行性变、畸形、感染或创伤等原因,发生结构改变或活动异常,引起瓣膜开放受限和关闭不全,造成心脏功能异常。心脏共有 4 个瓣膜,分别是二尖瓣、三尖瓣、主动脉瓣、肺动脉瓣。心脏瓣膜位于心房和心室之间、心室和大动脉之间,起到单向阀门的作用,保证血流单方向运动。心脏瓣膜病大部分发生于左心瓣膜(二尖瓣和主动脉瓣)。瓣膜病变的类型通常是狭窄或者关闭不全,妨碍正常的血液流动。比如二尖瓣狭窄,血流不能通畅地从左心房流入左心室,导致左心房压力增高、肺循环淤血。如果是主动脉瓣狭窄,血流从左心室入主动脉受阻,迫使心脏更努力地搏动泵血,导致心肌变肥厚,可能会引发心衰甚至猝死。当出现心悸、乏力、呼吸困难、胸痛或有不明原因的咯血、晕厥时应警惕有心脏瓣膜病的可能,应及时就医。治疗依靠外科手术和介入治疗技术。除瓣膜置换术外,瓣膜修复技术及各种微创手术(胸腔镜技术、机器人技术)也日趋成熟。经皮主动脉瓣置入术也已被更多地应用于心脏瓣膜病治疗中。

三、动脉瘤

动脉瘤是由于动脉壁先天性结构异常或后天性病理改变,引起血管壁局部薄弱、张力减退,在血流的不断冲击下,结构与张力异常的血管壁形成的永久性异常扩张或膨出。其以膨胀性、搏动性肿块为主要表现,可以发生在动脉系统的任何部位,而以肢体主干动脉、主动脉和颈动脉较为常见。彩色多普勒超声检查可以明确有无动脉瘤、瘤的部位和大小。动脉瘤膨出增大,可牵拉、压迫周围组织,引起腹痛、胸痛、背痛等。当有夹层血肿,或者区域破裂时,疼痛骤然加剧呈撕裂样。当主动脉瘤突然破裂,引起大量出血时,可表现为咯血、消化道出血等症状,危及生命。脂质代谢紊乱,沉积于血管壁的内皮层而引起血管内皮细胞的破坏,累及中层血管壁甚至管壁全层,造成管壁内膜撕裂、变性,是形成动脉瘤的主要原因。动脉瘤切除和血管重建术是最理想的手术方法。

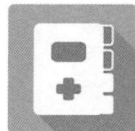

Note

四、静脉曲张

静脉曲张俗称"炸筋腿",是指由血液淤滞、静脉管壁薄弱等因素,导致的静脉迂曲、扩张。身体多个部位的静脉均可发生曲张,比如痔疮其实就是一种静脉曲张,临床可见的还有食管胃底静脉曲张、精索静脉曲张及腹壁静脉曲张等。静脉曲张最常发生的部位在下肢。值得强调的是,静脉曲张是其他病变的继发表现。由静脉瓣膜关闭不全引起的血液反流,以及各种原因引起的近端静脉阻塞,造成血液回流障碍,都会引起静脉高压,导致静脉曲张。静脉曲张的主要特点是血管突出皮肤或黏膜表面,像蚯蚓一样,弯弯曲曲,疙疙瘩瘩。教师、外科医生、护士、发型师、专柜员工、厨师、餐厅服务员等需长时间站立的从业者,皆是高危人群。治疗"静脉功能不全"的药物很少,运动疗法、弹力绷带包扎、穿减压袜,以及手术是有效的手段。

🔲 本章知识点

1. 脉管系的组成、功能意义以及与其他器官系统的相互关系。

2. 体循环和肺循环的概念及途径。

3. 心的位置、外形,心的各腔(右心房、右心室、左心房、左心室)的主要形态结构,房间隔与室间隔的形态结构。

4. 心纤维支架的概念、组成与功能。

5. 心脏传导系统的构成和功能。

6. 左、右冠状动脉的起始、行程、重要分支及其分布。

7. 心大、中、小静脉的行程,冠状窦的位置与开口。

8. 心包、心包腔的概念及特点。

9. 左、右肺动脉的行程,动脉韧带的位置。

10. 主动脉的起止、行程及分部。

11. 升主动脉的分支(左、右冠状动脉)。

12. 主动脉弓的分支(头臂干、左颈总动脉、左锁骨下动脉)。

13. 左、右颈总动脉的起始、位置和行程,颈内动脉窦、颈动脉小球的位置与功能。

14. 颈外动脉的行程及甲状腺上动脉、舌动脉、面动脉、颞浅动脉、上颌动脉、脑膜中动脉的行程、分布。

15. 颈内动脉在颈部的行程。

16. 锁骨下动脉、腋动脉、肱动脉、桡动脉、尺动脉的起止、行程,主要分支分布。

17. 掌浅弓、掌深弓的组成分支及掌浅弓的体表投影。

18. 胸主动脉的起止、行程及分支,肋间后动脉的行程、分支及分布。

19. 腹主动脉的起止、行程及分支。

20. 腹腔动脉、肠系膜上动脉、肠系膜下动脉及其分支的行程和分布。

21. 肾上腺中动脉、肾动脉、睾丸动脉或卵巢动脉。

22. 髂总动脉的起止和行程。

23. 髂内动脉的主要分支,子宫动脉与输尿管走行关系的临床意义。

24. 髂外动脉、股动脉、腘动脉、胫前动脉、胫后动脉、足背动脉的起止、行程和分布。

25. 静脉系的组成及静脉的结构特点。

26. 肺静脉的起止及功能特点。

27. 上腔静脉、头臂静脉的组成、起止、行程,颈静脉角的构成及意义。

28. 头静脉、贵要静脉、肘正中静脉的行程及临床意义。

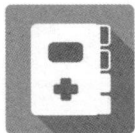

29. 奇静脉的起止,了解半奇静脉、副半奇静脉的起止。

30. 下腔静脉的组成,髂总静脉、髂内静脉、髂外静脉的起止、行程及主要属支。

31. 下肢的浅静脉、足背静脉弓、小隐静脉、大隐静脉及其属支和临床意义。

32. 肝门静脉的组成、行程、分布及属支,肝门静脉系与上、下腔静脉系的吻合及其临床意义。

（付　饶）

Note

第十三章 淋巴系统

第一节 总 论

淋巴系统(lymphatic system)由淋巴管道、淋巴组织和淋巴器官组成(图 13-1)。淋巴管道和淋巴结的淋巴窦内含有淋巴液,简称为**淋巴**(lymph)。自小肠绒毛中的中央乳糜池至胸导管的淋巴管道中的淋巴因含乳糜微粒而呈白色,其他部位的淋巴管道中的淋巴无色透明。血液流经毛细血管动脉端时,一些成分经毛细血管壁进入组织间隙,形成组织液。组织液与细胞进行物质交换后,大部分(90%)经毛细血管静脉端吸收入静脉,小部分(10%)水分以及大分子物质进入毛细淋巴管,形成淋巴。淋巴沿淋巴管道和淋巴结的淋巴窦向心流动,最后汇入静脉。因此,淋巴系统是心血管系统的辅助系统,其功能是协助静脉引流组织液。同时,淋巴器官和淋巴组织具有产生淋巴细胞、过滤淋巴和进行免疫应答的功能。

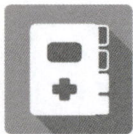

图 13-1 全身的淋巴管道和淋巴结

一、淋巴系统的组成和结构特点

（一）淋巴管道

1. 毛细淋巴管（lymphatic capillary） 以膨大的盲端起始，互相吻合成毛细淋巴管网，然后汇入淋巴管（图 13-2）。毛细淋巴管由很薄的内皮细胞构成，基膜不完整。内皮细胞间隙较大，内皮细胞外面有纤维细丝牵拉，使毛细淋巴管处于扩张状态。因此，毛细淋巴管的通透性较大，蛋白质细胞碎片、脂类、异物、细菌和肿瘤细胞等容易进入毛细淋巴管。肿瘤细胞经淋巴道转移是肿瘤转移的常见途径。上皮、角膜、晶状体、软骨、胎盘、脊髓等处无毛细淋巴管。

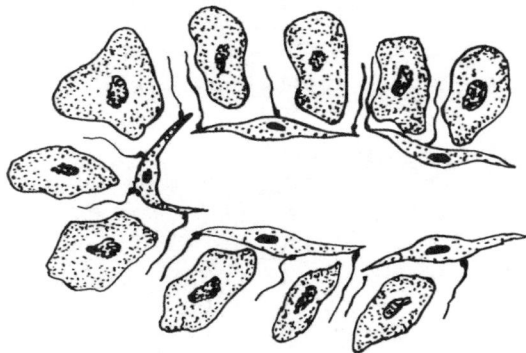

图 13-2 毛细淋巴管的结构

2. 淋巴管（lymphatic vessel） 淋巴管由毛细淋巴管汇合而成，淋巴结串联其中。淋巴管的结构与静脉相似，内有很多单向开放的瓣膜，可防止淋巴反流。由于相邻两对瓣膜之间的淋巴管段扩张明显，淋巴管外观呈串珠状或藕节状。淋巴管分浅淋巴管和深淋巴管两类，**浅淋巴管**位于浅筋膜内，与浅静脉伴行；**深淋巴管**位于深筋膜深面，多与血管、神经伴行。浅、深淋巴管之间存在丰富的交通。

3. 淋巴干（lymphatic trunk） 全身各部的淋巴管经过一系列淋巴结群中继后，在膈下和颈根部等处汇合成淋巴干。淋巴干共 9 条，包括成对的腰干、支气管纵隔干、锁骨下干、颈干和不成对的肠干（图 13-3、图 13-4）。

4. 淋巴导管（lymphatic duct） 淋巴干汇合成胸导管和右淋巴导管，分别注入左、右静脉角（图 13-3、图 13-4）。此外，少数淋巴管注入盆腔静脉、肾静脉、肾上腺静脉和下腔静脉。①**胸导管**（thoracic duct）：全身最大的淋巴管，在平第 12 胸椎下缘高度起自**乳糜池**（cisterna chyli），经主动脉裂孔进入胸腔。沿脊柱右前方和胸主动脉与奇静脉之间上行，至第 5 胸椎高度经食管与脊柱之间向左侧斜行，再沿脊柱左前方上行，经胸廓上口至颈部。在左颈总动脉和左颈内静脉的后方转向前内下方，注入左静脉角。胸导管末端有一对瓣膜，可阻止静脉血反流入胸导管。乳糜池位于第 1 腰椎前方，呈囊状膨大，接受左、右腰干和肠干。胸导管在注入左静脉角处接受左颈干、左锁骨下干和左支气管纵隔干。胸导管引流下肢、盆部、腹部、左上肢、左胸部和左头、颈部的淋巴，即全身 3/4 部位的淋巴。胸导管与肋间淋巴结、纵隔后淋巴结、气管支气管淋巴结和左锁骨上淋巴结之间存在广泛的淋巴侧支通路。胸导管常发出较细的侧支注入奇静脉和肋间后静脉等。②**右淋巴导管**（right lymphatic duct）：长 1～1.5 cm，由右颈干、右锁骨下干和右支气管纵隔干汇合而成，注入右静脉角。右淋巴导管引流右上肢、右胸部和右头颈部的淋巴，即全身 1/4 部位的淋巴。右淋巴导管与胸导管之间存在着交通。

（二）淋巴组织

淋巴组织分为弥散淋巴组织和淋巴小结两类。除淋巴器官外，消化、呼吸、泌尿和生殖管

Note

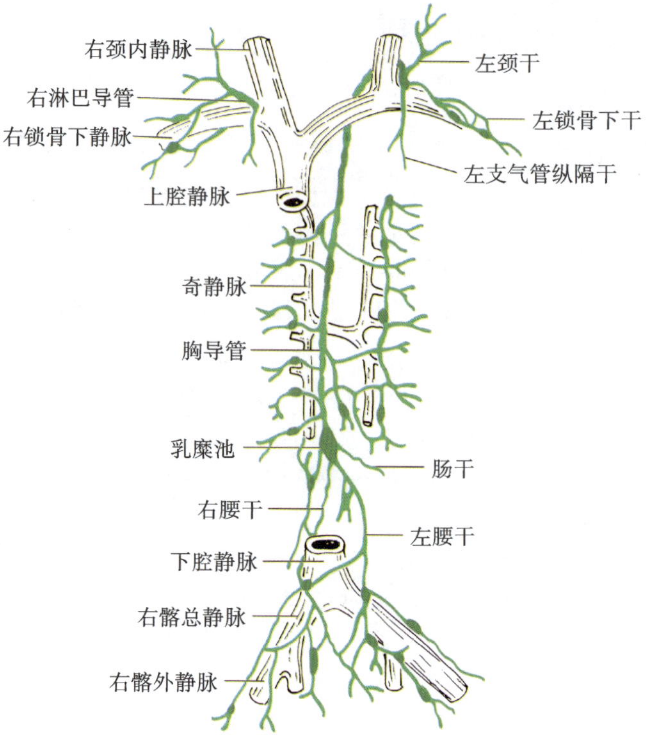

图 13-3　淋巴干和淋巴导管

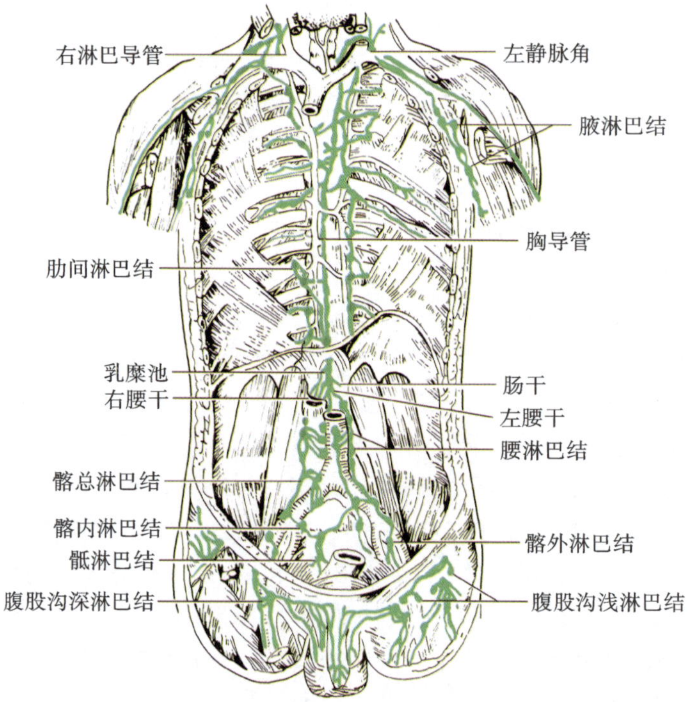

图 13-4　胸导管和腹盆部淋巴结

道以及皮肤等处含有丰富的淋巴组织,起着防御屏障的作用。**弥散淋巴组织**主要位于消化道和呼吸道的黏膜固有层。**淋巴小结**包括小肠黏膜固有层内的孤立淋巴滤泡和集合淋巴滤泡,以及阑尾壁内的淋巴小结等。

（三）淋巴器官

淋巴器官包括淋巴结、胸腺、脾和扁桃体。

1. 淋巴结（lymph node） 大小不一的圆形或椭圆形灰红色小体，一侧隆凸，另一侧凹陷，凹陷中央处为淋巴结门（图 13-5）。淋巴结凸侧连有数条**输入淋巴管**（afferent lymphatic vessel）。淋巴结门有**输出淋巴管**（efferent lymphatic vessel），有神经和血管出入。一个淋巴结的输出淋巴管可成为另一个淋巴结的输入淋巴管。淋巴结多成群分布，数目不恒定，青年人有淋巴结 400～450 个。淋巴结按位置不同分为浅淋巴结和深淋巴结，**浅淋巴结**（superficial lymph node）位于浅筋膜内，**深淋巴结**（deep lymph node）位于深筋膜深面。淋巴结多沿血管排列，位于关节屈侧和体腔的隐藏部位，如肘窝、腋窝、腘窝、腹股沟、脏器门和体腔大血管附近。淋巴结大小多为 0.2～0.5 cm，不易触及。可触到的淋巴结（如腹股沟浅淋巴结）质地柔软，表面光滑，与周围组织无粘连。淋巴结的主要功能是过滤淋巴、产生淋巴细胞和进行免疫应答。淋巴结内的淋巴窦是淋巴管道的一个组成部分，故淋巴结对于淋巴引流起着重要作用。

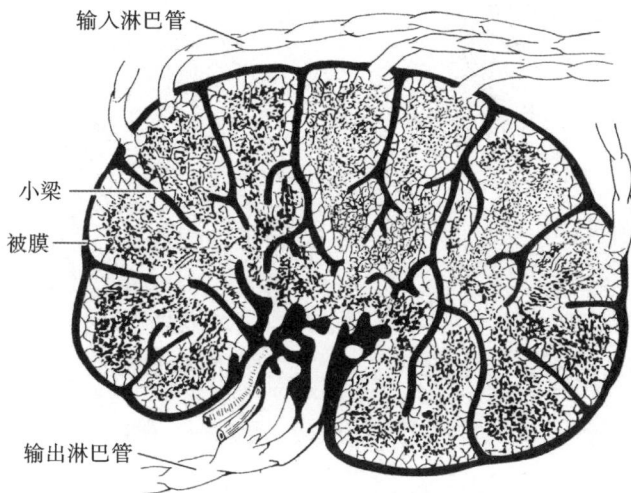

图 13-5 淋巴结

引流某一器官或部位淋巴的第一级淋巴结称**局部淋巴结**（regional lymph node），临床通常称**哨位淋巴结**（sentinel lymph node）。当某器官或部位发生病变时，细菌、毒素、寄生虫或肿瘤细胞可沿淋巴管进入相应的局部淋巴结，该淋巴结进行阻截和清除，从而阻止病变扩散。此时，淋巴结发生细胞增殖等病理变化，致淋巴结肿大。了解淋巴结的位置、淋巴引流范围和途径，对于病变的诊断和治疗具有重要意义。

2. 胸腺（thymus） 中枢淋巴器官，培育、选择和向周围淋巴器官（淋巴结、脾和扁桃体）和淋巴组织（淋巴小结）输送 T 淋巴细胞。胸腺还有内分泌功能。胸腺的位置和形态见内分泌系统。

3. 脾（spleen） 人体最大的淋巴器官，具有储血、造血、清除衰老红细胞和进行免疫应答的功能（图 13-6）。

脾位于左季肋部，胃底与膈之间，第 9～11 肋的深面，长轴与第 10 肋一致。正常时在左肋弓下触不到脾。脾的位置可随呼吸和因体位不同而变化，站立比平卧时低 2.5 cm。脾由胃脾韧带、脾肾韧带、膈脾韧带和脾结肠韧带固定。

脾呈暗红色，质软而脆。脾可分为膈、脏两面，前、后两端和上、下两缘。膈面光滑隆凸，对向膈。脏面凹陷，中央处有脾门（hilum of spleen），是血管、神经和淋巴管出入之处。在脏面，脾与胃底、左肾、左肾上腺、胰尾和结肠左曲相毗邻。前端较宽，朝向前外方，达腋中线。后端

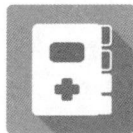

钝圆,朝向后内方,距离正中线 4～5 cm。上缘较锐,朝向前上方,前部有 2～3 个**脾切迹**（splenic notch）。脾肿大时,脾切迹是触诊脾的标志。下缘较钝,朝向后下方。

在脾的附近,特别是在胃脾韧带和大网膜中存在**副脾**（accessory spleen）,出现率为 10%～40%。副脾的位置、大小和数目不定。

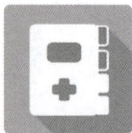

图 13-6 脾

二、淋巴回流的因素

在安静状态下,每小时约有 120 mL 淋巴回流入血液,每天回流的淋巴相当于全身血浆总量。淋巴流动缓慢,流量是静脉的 1/10。远近相邻两对瓣膜之间的淋巴管段构成"淋巴管泵",通过平滑肌的收缩和瓣膜的开闭,推动淋巴向心流动。淋巴管周围的动脉搏动、肌肉收缩和胸膜腔负压对于淋巴回流有促进作用。运动和按摩有助于改善淋巴回流功能。

三、淋巴侧支循环

淋巴管之间有丰富的交通支,参与构成淋巴侧支循环。当炎症、寄生虫、异物或肿瘤栓子阻塞淋巴管,外伤或手术切断淋巴管时,淋巴经交通支回流,形成淋巴侧支循环,从而保证淋巴回流。外伤后或在炎症或肿瘤等状态下,常出现淋巴管新生,这对于组织修复、机体免疫和肿瘤转移有着重要作用。

第二节　淋巴结的位置和淋巴引流范围

一、头颈部的淋巴管和淋巴结

头颈部的淋巴结在头、颈部交界处呈环状排列,在颈部沿静脉纵向排列,少数淋巴结位于消化道和呼吸道周围。头颈部淋巴结的输出淋巴管下行,直接或间接注入颈外侧下深淋巴结。

（一）头部淋巴结

头部淋巴结多位于头、颈部交界处,主要引流头面部淋巴,输出淋巴管直接或间接注入颈外侧上深淋巴结（图 13-7）。①**枕淋巴结**（occipital lymph node）:分浅、深两群,分别位于斜方肌起点表面和头夹肌深面,引流枕部和项部的淋巴。②**乳突淋巴结**（mastoid lymph node）:又称**耳后淋巴结**,位于胸锁乳突肌止点表面,引流颅顶部、颞区和耳郭后面的淋巴。③**腮腺淋巴结**（parotid lymph node）:分浅、深两群,分别位于腮腺表面和腮腺实质内,引流额、颅顶、颞区、耳郭、外耳道、颊部和腮腺等处的淋巴。④**下颌下淋巴结**（submandibular lymph node）:位于下颌下腺的附近和下颌下腺实质内,引流面部和口腔器官的淋巴。⑤**颏下淋巴结**（submental lymph node）:位于颏下部,引流舌尖、下唇中部和颏部的淋巴。

（二）颈部淋巴结

颈部淋巴结主要包括颈前淋巴结和颈外侧淋巴结（图 13-7、图 13-8）。

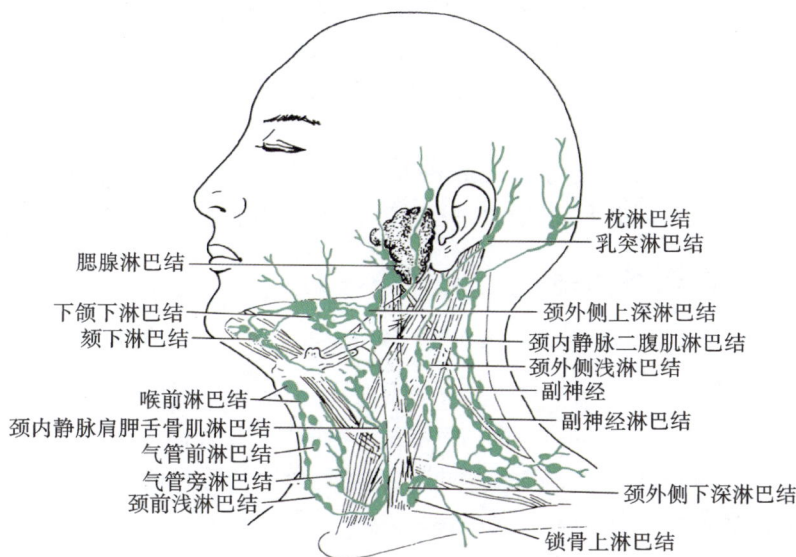

图 13-7　头颈部的淋巴管和淋巴结（一）

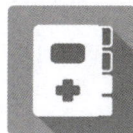

图 13-8　头颈部的淋巴管和淋巴结（二）

1. 颈前淋巴结（anterior cervical lymph node）

（1）**颈前浅淋巴结**（superficial anterior cervical lymph node）：沿颈前静脉排列，引流颈前部浅层结构的淋巴，输出淋巴管注入颈外侧下深淋巴结。

（2）**颈前深淋巴结**（deep anterior cervical lymph node）：①**喉前淋巴结**（prelaryngeal lymph node）：位于喉的前面，引流喉和甲状腺的淋巴，输出淋巴管注入气管前淋巴结、气管旁淋巴结和颈外侧下深淋巴结。②**甲状腺淋巴结**（thyroid lymph node）：位于甲状腺峡部的前面，引流甲状腺的淋巴，输出淋巴管注入气管前淋巴结、气管旁淋巴结和颈外侧上深淋巴结。③**气管前淋巴结**（pretracheal lymph node）：位于气管颈部的前面，引流喉、甲状腺和气管颈部的淋巴，输出淋巴管注入气管旁淋巴结和颈外侧下深淋巴结。④**气管旁淋巴结**（paratracheal lymph node）：位于气管和食管之间的侧沟内，沿喉返神经排列，引流喉、甲状腺、气管和食管的淋巴，输出淋巴管注入颈外侧下深淋巴结。

Note

2. 颈外侧淋巴结（lateral cervical lymph node）

（1）**颈外侧浅淋巴结**（superficial lateral cervical lymph node）：沿颈外静脉排列，引流颈外侧浅层结构的淋巴，并收纳枕淋巴结、乳突淋巴结和腮腺淋巴结的输出淋巴管，其输出淋巴管注入颈外侧深淋巴结。

（2）**颈外侧深淋巴结**（deep lateral cervical lymph node）：主要沿颈内静脉排列，部分淋巴结沿副神经和颈横血管排列。以肩胛舌骨肌为界，分为颈外侧上深淋巴结和颈外侧下深淋巴结两群。①**颈外侧上深淋巴结**（superior deep lateral cervical lymph node）：主要沿颈内静脉上段排列。位于面静脉、颈内静脉和二腹肌后腹之间的淋巴结称颈内静脉二腹肌淋巴结，引流鼻咽部、腭扁桃体和舌根的淋巴。位于颈内静脉与肩胛舌骨肌中间腱交叉处的淋巴结称颈内静脉肩胛舌骨肌淋巴结，引流舌尖的淋巴。沿副神经排列的淋巴结称副神经淋巴结。颈外侧上深淋巴结引流鼻、舌、咽、喉、甲状腺、气管、食管、枕部、项部和肩部等处的淋巴，并收纳枕、耳后、腮腺、下颌下、颏下和颈外侧浅淋巴结等的输出淋巴管，其输出淋巴管注入颈外侧下深淋巴结或颈干。②**颈外侧下深淋巴结**（inferior deep lateral cervical lymph node）：主要沿颈内静脉下段排列。沿颈横血管分布的淋巴结称**锁骨上淋巴结**（supraclavicular lymph node），其中位于前斜角肌前方的淋巴结称斜角肌淋巴结。左侧斜角肌淋巴结又称 **Virchow 淋巴结**（Virchow lymph node）。患胸、腹、盆部的肿瘤，尤其是食管腹段癌和胃癌时，癌细胞栓子经胸导管转移至该淋巴结，常可在胸锁乳突肌后缘与锁骨上缘形成的夹角处触摸到肿大的淋巴结。颈外侧下深淋巴结引流颈根部、胸壁上部和乳房上部的淋巴，并收纳颈前淋巴结、颈外侧浅巴结和颈外侧上深淋巴结的输出淋巴管，其输出淋巴管合成颈干，左侧注入胸导管，右侧注入右淋巴导管。

3. 咽后淋巴结（retropharyngeal lymph node） 位于咽后壁和椎前筋膜之间，引流鼻腔后部、鼻旁窦、鼻咽部和喉咽部的淋巴，输出淋巴管注入颈外侧上深淋巴结。

二、上肢淋巴管和淋巴结

上肢浅、深淋巴管分别与浅静脉和深血管伴行，直接或间接注入腋淋巴结。

（一）肘淋巴结

肘淋巴结（cubital lymph node）分浅、深两群，分别位于肱骨内上髁上方和肘窝深血管周围。浅群又称滑车上淋巴结。肘淋巴结通过浅、深淋巴管引流手尺侧半和前臂尺侧半的淋巴，其输出淋巴管注入腋淋巴结（图 13-1）。

（二）锁骨下淋巴结

锁骨下淋巴结（infraclavicular lymph node）又称三角胸肌淋巴结，位于锁骨下，三角肌与胸大肌间沟内，沿头静脉排列，收纳沿头静脉上行的浅淋巴管，其输出淋巴管注入腋淋巴结，少数注入锁骨上淋巴结。

（三）腋淋巴结

腋淋巴结（axillary lymph node）位于腋窝疏松结缔组织内，沿血管排列，按位置分为 5 群（图 13-9）。①**胸肌淋巴结**（pectoral lymph node）：位于胸小肌下缘处，沿胸外侧血管排列，引流腹前外侧壁、胸外侧壁以及乳房外侧部和中央部的淋巴，其输出淋巴管注入中央淋巴结和尖淋巴结。②**外侧淋巴结**（lateral lymph node）：沿腋静脉远侧段排列，收纳除注入锁骨下淋巴结以外的上肢浅、深淋巴管，其输出淋巴管注入中央淋巴结、尖淋巴结和锁骨上淋巴结。③**肩胛下淋巴结**（subscapular lymph node）：沿肩胛下血管排列，引流颈后部和背部的淋巴，其输出淋巴管注入中央淋巴结和尖淋巴结。④**中央淋巴结**（central lymph node）：位于腋窝中央的疏松结缔组织中，收纳上述 3 群淋巴结的输出淋巴管，其输出淋巴管注入尖淋巴结。⑤**尖淋巴结**

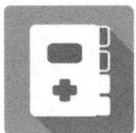

（apical lymph node）：沿腋静脉近侧段排列，引流乳腺上部的淋巴，并收纳上述 4 群淋巴结和锁骨下淋巴结的输出淋巴管，其输出淋巴管合成锁骨下干，左侧注入胸导管，右侧注入右淋巴导管。少数输出淋巴管注入锁骨上淋巴结。

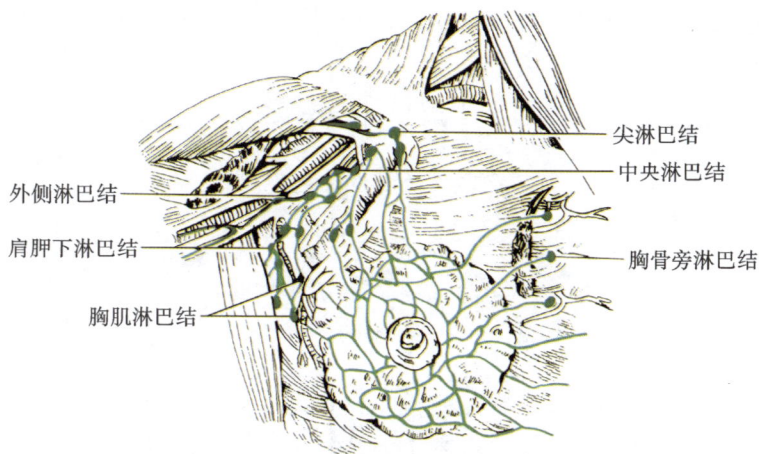

图 13-9　腋淋巴结和乳房淋巴管

三、胸部淋巴管和淋巴结

胸部淋巴结位于胸壁和胸腔器官周围。

（一）胸壁淋巴结

胸后壁和胸前壁大部分浅淋巴管注入腋淋巴结，胸前壁上部的浅淋巴管注入颈外侧下深淋巴结，胸壁深淋巴管注入胸壁淋巴结（图 13-10）。①**胸骨旁淋巴结**（parasternal lymph node）：沿胸廓内血管排列，引流胸腹前壁和乳房内侧部的淋巴，并收纳膈上淋巴结的输出淋巴管，其输出淋巴管参与合成支气管纵隔干。②**肋间淋巴结**（intercostal lymph node）：多位于肋头附近，沿肋间后血管排列，引流胸后壁的淋巴，其输出淋巴管注入胸导管。③**膈上淋巴结**（superior phrenic lymph node）：位于膈的胸腔面，分前、外侧、后 3 群，引流膈、壁胸膜、心包和肝上面的淋巴，其输出淋巴管注入胸骨旁淋巴结和纵隔前、后淋巴结。

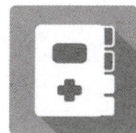

图 13-10　胸骨旁淋巴结和膈上淋巴结

（二）胸腔器官淋巴结

1. 纵隔前淋巴结（anterior mediastinal lymph node） 位于上纵隔前部和前纵隔内，在大血管和心包的前面，引流胸腺、心、心包和纵隔胸膜的淋巴，并收纳膈上淋巴结外侧群的输出淋巴管，其输出淋巴管参与合成支气管纵隔干（图 13-11）。

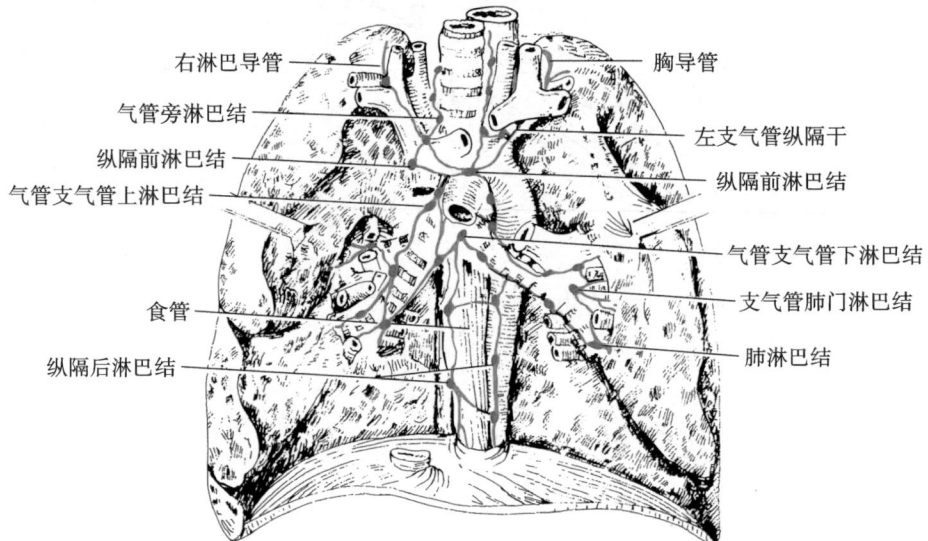

图 13-11 胸腔器官的淋巴结

2. 纵隔后淋巴结（posterior mediastinal lymph node） 位于上纵隔后部和后纵隔内，沿胸主动脉和食管排列，引流心包、食管和膈的淋巴，并收纳膈上淋巴结外侧群和后群的输出淋巴管，其输出淋巴管注入胸导管（图 13-11）。

3. 气管、支气管和肺的淋巴结 这些淋巴结引流肺、胸膜脏层、支气管、气管和食管的淋巴，并收纳纵隔后淋巴结的输出淋巴管。①**肺淋巴结**（pulmonary lymph node）：位于肺叶支气管和肺段支气管分支夹角处，收纳肺内淋巴，其输出淋巴管注入支气管肺淋巴结。②**支气管肺淋巴结**（bronchopulmonary lymph node）：位于肺门处，又称肺门淋巴结，收纳肺、食管等处的淋巴，其输出淋巴管注入气管支气管淋巴结。③**气管支气管淋巴结**（tracheobronchial lymph node）：分为上、下两群，分别位于气管权的上、下方，输出淋巴管注入气管旁淋巴结。④**气管旁淋巴结**（paratracheal lymph node）：沿气管排列。气管旁淋巴结、纵隔前淋巴结和胸骨旁淋巴结的输出淋巴管汇合成支气管纵隔干。左、右支气管纵隔干分别注入胸导管和右淋巴导管（图 13-11）。

四、下肢淋巴管和淋巴结

下肢浅、深淋巴管分别与浅静脉和深血管伴行，直接或间接注入腹股沟淋巴结。此外，臀部的深淋巴管沿深血管注入髂内淋巴结。

（一）腘淋巴结

腘淋巴结（popliteal lymph node）分浅、深两群，分别沿小隐静脉末端和腘血管排列，收纳足外侧缘和小腿后外侧部的浅淋巴管以及足和小腿的深淋巴管，其输出淋巴管沿股血管上行，注入腹股沟深淋巴结（图 13-1）。

（二）腹股沟淋巴结

腹股沟淋巴结分浅、深两群。**腹股沟浅淋巴结**（superficial inguinal lymph node）位于腹股

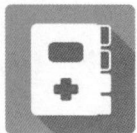

沟韧带下方,分上、下两群。上群与腹股沟韧带平行排列,引流腹前外侧壁下部、臀部、会阴和子宫底的淋巴。下群沿大隐静脉末端分布,收纳除足外侧缘和小腿后外侧部外的下肢浅淋巴管。腹股沟浅淋巴结的输出淋巴管注入腹股沟深淋巴结或髂外淋巴结(图13-1、图13-4)。**腹股沟深淋巴结**(deep inguinal lymph node)位于股静脉周围和股管内,引流大腿深部结构和会阴的淋巴,并收纳腘淋巴结深群和腹股沟浅淋巴结的输出淋巴管,其输出淋巴管注入髂外淋巴结。

五、盆部淋巴管和淋巴结

盆部淋巴结沿盆腔血管排列。主要的淋巴结群包括骶淋巴结、髂内淋巴结、髂外淋巴结和髂总淋巴结(图13-4、图13-12、图13-13)。

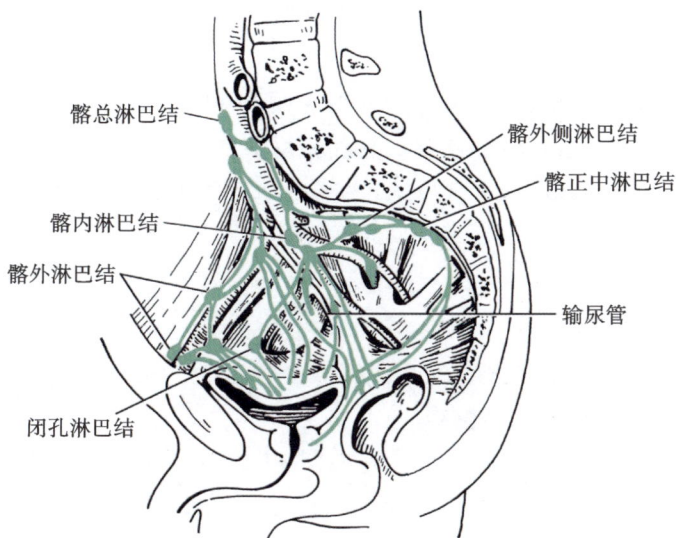

图 13-12 男性盆部的淋巴结

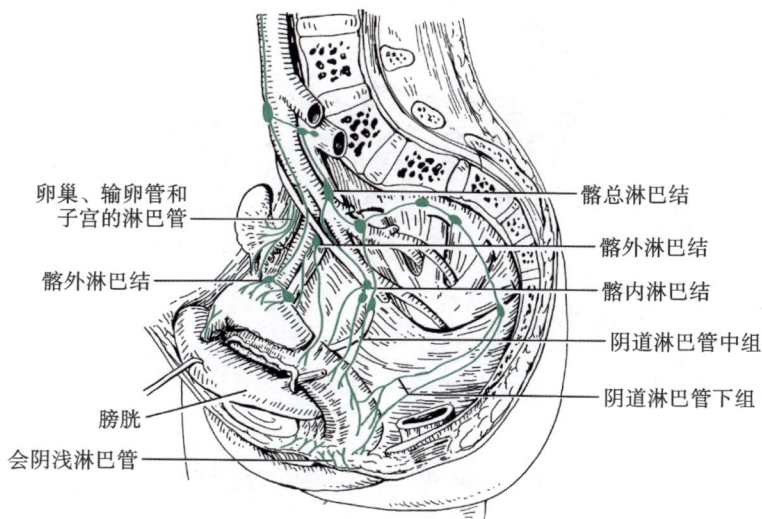

图 13-13 女性盆部的淋巴结

1. 骶淋巴结(sacral lymph node) 沿骶正中血管和骶外血管排列,引流盆后壁、直肠、前列腺或子宫等处的淋巴,其输出淋巴管注入髂内淋巴结或髂总淋巴结。

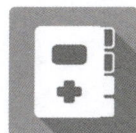

2. 髂内淋巴结(internal iliac lymph node) 沿髂内动脉及其分支和髂内静脉及其属支排列，引流大部分盆壁、盆腔脏器、会阴深部、臀部和大腿后部深层结构的淋巴，其输出淋巴管注入髂总淋巴结。

3. 髂外淋巴结(external iliac lymph node) 沿髂外血管排列，引流腹前壁下部、膀胱、前列腺(男)或子宫颈和阴道上部(女)的淋巴，并收纳腹股沟浅、深淋巴结的输出淋巴管，其输出淋巴管注入髂总淋巴结。

4. 髂总淋巴结(common iliac lymph node) 沿髂总血管排列，收纳上述 3 群淋巴结的输出淋巴管，其输出淋巴管注入腰淋巴结。

六、腹部淋巴管和淋巴结

腹部淋巴结位于腹后壁和腹腔脏器周围，沿腹腔血管排列。

（一）腹壁淋巴结

脐平面以上腹前外侧壁的浅、深淋巴管分别注入腋淋巴结和胸骨旁淋巴结，脐平面以下腹壁的浅淋巴管注入腹股沟浅淋巴结，深淋巴管注入腹股沟深淋巴结、髂外淋巴结和腰淋巴结。**腰淋巴结**(lumbar lymph node)位于腹后壁，沿腹主动脉和下腔静脉分布，引流腹后壁深层结构和腹腔成对器官的淋巴，并收纳髂总淋巴结的输出淋巴管，其输出淋巴管汇合成左、右腰干（图 13-4）。

（二）腹腔器官的淋巴结

腹腔成对器官的淋巴管注入腰淋巴结，不成对器官的淋巴管注入沿腹腔干、肠系膜上动脉和肠系膜下动脉及其分支排列的淋巴结。

1. 沿腹腔干及其分支排列的淋巴结 胃左、右淋巴结，胃网膜左、右淋巴结，幽门上、下淋巴结，肝淋巴结，胰淋巴结和脾淋巴结引流相应动脉分布范围的淋巴，其输出淋巴管注入位于腹腔干周围的**腹腔淋巴结**(celiac lymph node)（图 13-14）。

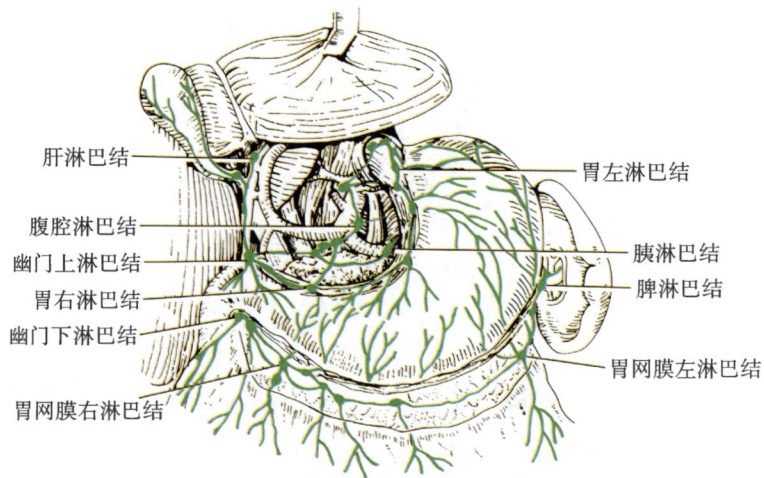

图 13-14 沿腹腔干及其分支排列的淋巴结

2. 沿肠系膜上动脉及其分支排列的淋巴结 肠系膜淋巴结沿空、回肠动脉排列，回结肠淋巴结、右结肠淋巴结和中结肠淋巴结沿同名动脉排列，这些淋巴结引流相应动脉分布范围的淋巴，其输出淋巴管注入位于肠系膜上动脉根部周围的**肠系膜上淋巴结**(superior mesenteric lymph node)（图 13-15）。

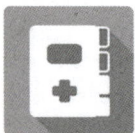

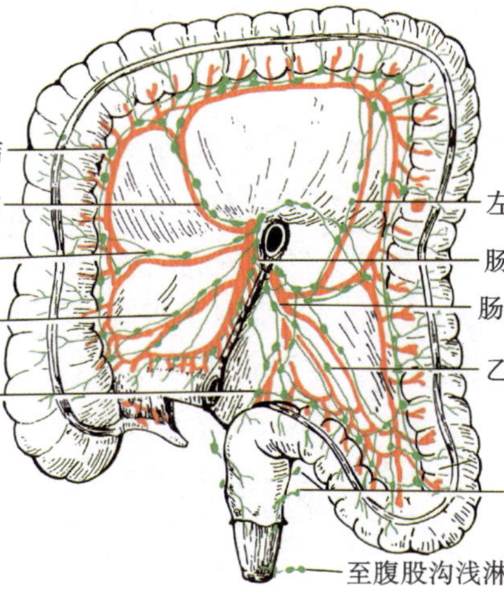

图 13-15　大肠的淋巴管和淋巴结

3. 沿肠系膜下动脉分布的淋巴结　左结肠淋巴结、乙状结肠淋巴结和直肠上淋巴结引流相应动脉分布范围的淋巴,其输出淋巴管注入肠系膜下动脉根部周围的**肠系膜下淋巴结**(inferior mesenteric lymph node)(图 13-15)。腹腔淋巴结、肠系膜上淋巴结和肠系膜下淋巴结的输出淋巴管汇合成肠干。

第三节　临床应用要点

一、淋巴结炎

淋巴结炎是致病菌从皮肤、黏膜或附近的感染性病灶侵入淋巴管,导致引流区域淋巴结受累发生炎症反应。好发于颈部、腋窝和腹股沟区。由细菌感染引起的淋巴结的急性炎症,临床表现为淋巴结肿大、局部疼痛、触痛。严重者可有多个淋巴结肿大,可融合形成大的肿块,疼痛加重,表面皮肤发红发热,并伴有全身症状;当有脓肿形成时,则有波动感,需切开引流。慢性淋巴结炎病程长,症状轻,淋巴结较硬,可活动,压痛不明显,通常无须特殊治疗。小儿肠系膜淋巴结炎是一种引起儿童腹痛的常见病,多见于 7 岁以下儿童,好发于冬春季节,可能与病毒感染有关。该病常并发于上呼吸道感染,或继发于肠道炎症之后,主要临床表现为腹痛、发热、呕吐、食欲不振。但由于该病的临床症状特异性不强,极易出现误诊和漏诊。

二、肿瘤的淋巴道转移

转移是恶性肿瘤的重要特征之一。恶性肿瘤生长迅速,为浸润性生长,会破坏机体组织结构及功能,易复发、转移。良性肿瘤一般生长速度缓慢,为膨胀性生长,主要是局部压迫或阻塞的相关症状,基本不会复发,不转移。淋巴道是癌细胞转移的主要途径之一。癌细胞从肿瘤上脱落下来,进入周围的淋巴管,顺着淋巴到达周围的淋巴结。一般从离得比较近的淋巴结,沿着淋巴管扩散到更远的淋巴结,最终到达胸导管,顺着胸导管进入血液,造成血行转移。也可绕过途经的淋巴结直接向较远一组淋巴结转移,临床上称"跳跃式转移"。例如,子宫颈癌在盆腔、腹膜后、纵隔淋巴结未发生转移的情况下,可首先出现颈淋巴结转移。还可出现逆淋巴回流方向转移,转移到离心侧的淋巴结,这可能是由于顺流方向的淋巴管被阻塞。如胃癌转移到腋窝淋巴结。发生淋巴结转移后,手术时一定要清扫区域淋巴结,才有可能达到根治肿瘤的目的。

三、下肢淋巴水肿

淋巴水肿是因为淋巴不能通过淋巴管从组织中回收导致的肿胀,可分为先天性和获得性淋巴水肿。先天性淋巴水肿是由于淋巴管发育异常,无法及时回收淋巴,主要累及下肢,极少数累及上肢。获得性淋巴水肿比先天性淋巴水肿常见,常见于肢体外伤、丹毒(淋巴管炎)、丝虫病,特别是淋巴结清扫肿瘤根治术后。主要是出现皮肤以及皮下组织的增生和水肿,到疾病的中晚期,皮肤增厚、粗糙,坚如象皮,故又被称为"象皮肿"。主要原因是溢出的淋巴引起皮下纤维增生、脂肪硬化。因为血液循环不畅,患者的皮肤还会出现裂开或者出现皮肤破溃经久不愈,形成溃疡以及疣状的赘生物。对轻度的淋巴水肿可以做体位或者手法淋巴引流,也可以使用压迫绷带或气动袖带、弹力袜等减轻肿胀,对象皮肿则可能需要采取手术方法,去除皮下大部分肿胀的组织。

本章知识点

1. 淋巴系的构成及配布特点。
2. 胸导管、右淋巴导管的行程及其收集的范围。
3. 局部淋巴结的概念。
4. 锁骨下淋巴结、腋窝淋巴结各群的分布和收集范围及其临床意义。
5. 腰淋巴结、腹腔淋巴结、肠系膜上淋巴结、肠系膜下淋巴结的分布、收集范围。
6. 髂内、髂外淋巴结的分布、收集范围。
7. 腹股沟浅、深淋巴结的分布及收集范围。
8. 脾的形态、位置。

(马丽香)

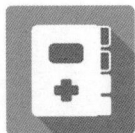

·第四篇·

感觉器

感觉器(sensory organ)是机体感受环境刺激的装置,是感受器(receptor)及其附属结构的总称。感受器主要指感受内、外环境刺激而产生兴奋的结构,结构简单,仅是感觉神经的游离末梢,如痛觉感受器;或者是稍微复杂的触觉小体、环层小体等。感觉器的结构比感受器复杂,不仅感受装置更为完善,还具有复杂的附属结构,如视器由眼球(感受器)和眼副器构成,听器由声音感受器和耳的传音结构组成。视器、听器等属特殊感觉器。

感受器的种类繁多,形态和功能各异。一般根据感受器所在的部位和接受刺激的来源将其分为3类。①**外感受器**(exteroceptor):分布在皮肤、黏膜、视器和听器等处,感受来自外界环境的刺激,如痛、温、触、压、光、声等刺激。②**内感受器**(interoceptor):分布在内脏器官和心血管等处,接受体内环境的物理和化学刺激,如渗透压、压力、温度、离子和化合物浓度的变化等。③**本体感受器**(proprioceptor):分布在肌、肌腱、关节、韧带和内耳的位觉器等处,接受机体运动和平衡变化时产生的刺激。

感受器还可根据其特化程度分为以下两类。①**一般感受器**:分布在全身各部,如分布在皮肤的痛觉、温觉、触觉、压觉感受器;分布在肌、肌腱、关节、内脏及心血管的感受器。②**特殊感受器**:分布在头部,包括视觉、听觉、嗅觉、味觉和平衡觉的感受器。

感受器的功能是接受相应刺激后,将其转变为神经冲动,由感觉神经和中枢神经系统的传导通路传到大脑皮质,产生相应的感觉;再由高级中枢发出神经冲动经运动神经传至效应器,对刺激做出反应。

第十四章　视　器

视器(visual organ)由眼球和眼副器共同构成。眼球的功能是接受光刺激,将光刺激转变为神经冲动,经视觉传导通路传至大脑视觉中枢,产生视觉。眼副器位于眼球周围或附近,包括眼睑、结膜、泪器、眼球外肌、眶脂体和眶筋膜等,对眼球起支持、保护和运动作用。

第一节　眼　球

眼球(eyeball)是视器的主要部分,近似球状,位于眶内(图 14-1、图 14-2)。眼球借筋膜与眶壁相连,后部借视神经连于间脑的视交叉。

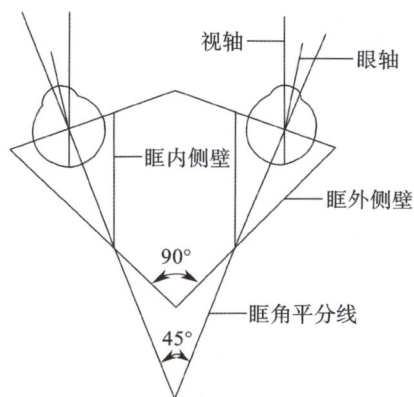

图 14-1　眶壁、眼球、视神经及视交叉

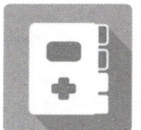

图 14-2　眶壁、眼轴和视轴

当眼平视前方时,眼球前面正中点称前极,后面正中点称后极,前、后极的连线称眼轴。在眼球的表面,与前、后极等距离的各点连接起来的环形连线称为赤道。经瞳孔的中央至视网膜黄斑中央凹的连线称视轴,眼轴与视轴成锐角交叉。

眼球由眼球壁和眼球的内容物两个部分构成。

一、眼球壁

从外向内依次分为眼球纤维膜、眼球血管膜和视网膜3层。

(一)眼球纤维膜

眼球纤维膜由坚韧的纤维结缔组织构成,起支持和保护作用。由前向后可分为角膜和巩膜两个部分(图14-3)。

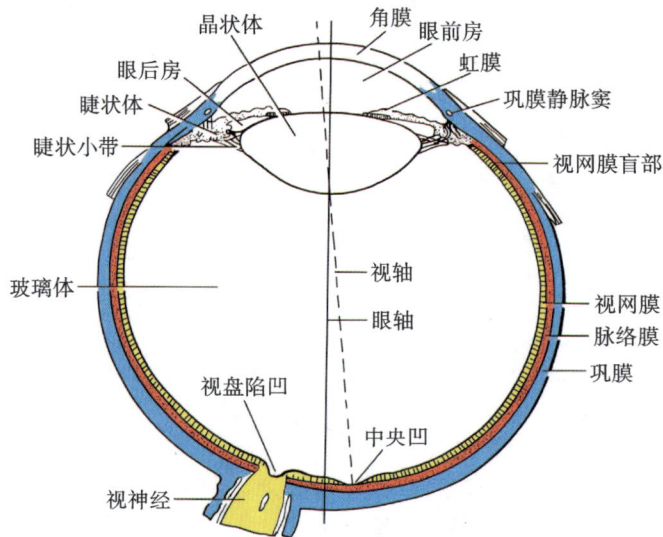

图 14-3　右眼球的水平切面

1. 角膜(cornea)　占眼球纤维膜的前1/6,无色透明,富有弹性,无血管但富有感觉神经末梢。角膜的曲度较大,外凸内凹,具有屈光作用,其营养来自周围的毛细血管、泪液和房水。角膜炎或溃疡可致角膜混浊,失去透明性,影响视觉。

2. 巩膜(sclera)　占眼球纤维膜的后5/6,乳白色不透明,厚而坚韧,有保护眼球内容物和维持眼球形态的作用。巩膜前缘接角膜缘,后方与视神经的硬膜鞘相延续。在巩膜与角膜交界处的外面稍内陷,称巩膜沟。在靠近角膜缘处的巩膜实质内,有环形的**巩膜静脉窦**(sinus venosus sclerae),为房水流出的通道。巩膜在视神经穿出的附近最厚,向前逐渐变薄,在眼球的赤道附近最薄;在眼外肌附着处再度增厚。巩膜前部露于眼裂的部分,正常呈乳白色,巩膜变黄色常是黄疸的重要体征。

(二)眼球血管膜

眼球血管膜富含血管和色素细胞,呈棕黑色,具有营养眼球内组织及遮光的作用。由前至后分为虹膜、睫状体和脉络膜3个部分。

1. 虹膜(iris)　呈冠状位,位于血管膜最前部,呈圆盘形,中央有圆形的瞳孔(pupil)(图14-4)。角膜与晶状体之间的间隙称**眼房**(chamber of eyeball)。虹膜将眼房分为较大的前房和较小的后房,二者借瞳孔相交通。在前房的周边,虹膜与角膜交界处的环形区域,称**虹膜角膜角**眼球血管膜,又称前房角。虹膜内有环绕瞳孔周缘排列的**瞳孔括约肌**(sphincter pupillae)和呈放射状排列的**瞳孔开大肌**(dilator pupillae)。在弱光下或视远物时,瞳孔开大;在强光下或看近物时,瞳孔缩小以调节光的进入量。在活体上,透过角膜可见虹膜及瞳孔。

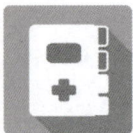

图 14-4　眼球前半部后面观及虹膜角膜角

虹膜的颜色取决于色素的多少,有种族差异,可有黑色、棕色、蓝色和灰色等。白色人种,因缺乏色素,呈浅黄色或浅蓝色;黄种人的虹膜多呈棕色。

2. 睫状体(ciliary body)　血管膜中部最肥厚的部分,位于巩膜与角膜移行部的内面(图14-4)。其后部较为平坦,为睫状环,前部有向内突出呈放射状排列的皱襞,称**睫状突**(ciliary process),后者发出睫状小带与晶状体相连。在眼球水平切面上,睫状体呈三角形。睫状体内含**睫状肌**(ciliary muscle),由副交感神经支配。睫状体有调节晶状体曲度和产生房水的作用。

3. 脉络膜(choroid)　占血管膜的后 2/3,富含血管及色素。外面与巩膜疏松相连,内面紧贴视网膜的色素层,后方有视神经穿过。脉络膜可营养眼球内组织,并吸收分散光线(图14-3)。

(三)视网膜

视网膜(retina)位于眼球血管膜的内面,自前向后分为 3 个部分,即视网膜虹膜部、睫状体部和脉络膜部(图14-3)。虹膜部和睫状体部分别贴附于虹膜和睫状体的内面,薄而无感光作用,故称为视网膜盲部。脉络膜部附于脉络膜内面,范围最大,有感光作用,又称为视网膜视部。视部的后部最厚,越向前越薄,在视神经的起始处有一境界清楚略呈椭圆形的盘状结构,称**视神经盘**(optic disc),又称**视神经乳头**(papilla of optic nerve)。视神经盘中央凹陷,称视盘陷凹,有视网膜中央动、静脉穿过,无感光细胞,称生理性盲点。在视神经盘的颞侧稍偏下方约3.5 mm 处,有一黄色小区,由密集的视锥细胞构成,称**黄斑**(macula lutea),直径为 1.8～2 mm。黄斑中央凹陷称**中央凹**(fovea centralis),此区无血管,为感光最敏锐处(图14-5)。

图 14-5　眼底(右侧)

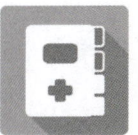

视网膜视部分 2 层。外层为色素上皮层,由单层色素上皮细胞构成。内层为神经层,是视网膜的固有结构。2 层之间有一潜在性的间隙,是造成视网膜脱离的解剖学基础。视网膜视部的神经层主要由 3 层神经细胞组成。外层为视锥和视杆细胞,它们是感光细胞,紧邻色素上皮层。视锥细胞主要分布在视网膜的中央部,感受强光和颜色的刺激,在白天或明亮处视物时起主要作用;视杆细胞主要分布于视网膜的周边部,感受弱光刺激,在夜间或暗处视物时起主要作用。中层为双极细胞,将来自感光细胞的神经冲动传导至内层的节细胞,内层节细胞的轴突向视神经盘处汇集,穿脉络膜和巩膜后构成视神经(图 14-6)。

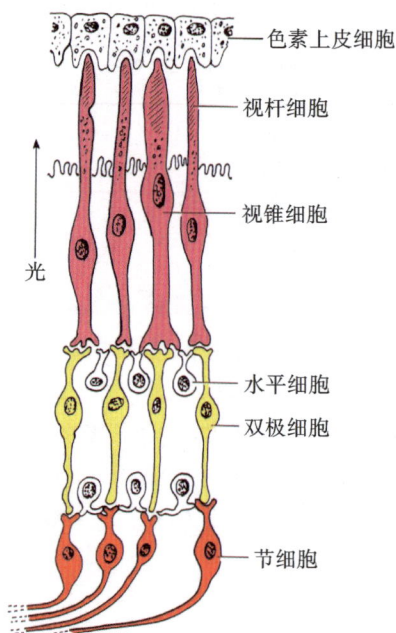

图 14-6　视网膜的神经细胞示意图

二、眼球的内容物

眼球的内容物包括房水、晶状体和玻璃体(图 14-3)。这些结构透明而无血管,具有屈光作用。它们与角膜合称为眼的屈光装置,使所视物体在视网膜上清晰成像。

(一) 房水

房水(aqueous humor)为无色透明的液体,充填于眼房内。房水由睫状体产生,进入眼后房,经瞳孔至眼前房,又经虹膜角膜角进入巩膜静脉窦,借睫前静脉汇入眼上、下静脉。房水的生理功能是为角膜和晶状体提供营养并维持正常的眼内压。

(二) 晶状体

晶状体(lens)位于虹膜和玻璃体之间,借睫状小带与睫状体相连;呈双凸透镜状,前面曲度较小,后面曲度较大,无色透明、富有弹性,不含血管和神经。晶状体的外面包有高度弹性的薄膜,称为晶状体囊。晶状体本身由平行排列的晶状体纤维组成,周围部较软,称晶状体皮质;中央部较硬,称晶状体核。晶状体若因疾病或创伤而变混浊,称为白内障。

晶状体是眼屈光系统的主要装置,其曲度随所视物体的远近不同而改变。视近物时,睫状肌收缩,使睫状突内伸,睫状小带变松弛,晶状体借助晶状体囊及其本身的弹性而变凸,特别是其前部的凸度增大,屈光度加强,使进入眼球的光线恰能聚焦于视网膜上。相反,视远物时,睫状肌舒张,睫状突外伸,睫状小带加强了对晶状体的牵拉,晶状体曲度变小,使远处物体清晰成像。

若眼轴较长或屈光装置的屈光率过高,则物像落在视网膜前,称之为近视。相反,若眼轴较短或屈光装置的屈光率过低,物像则落在视网膜后,称之为远视。随年龄增长,晶状体核逐渐增大变硬、弹性减退,睫状肌逐渐萎缩,晶状体的调节能力逐渐减弱,近距离视物困难,出现老视,即"老花眼"。

(三) 玻璃体

玻璃体(vitreous body)是无色透明的胶状物质,表面被覆玻璃体膜。它填充于晶状体与视网膜之间,约占眼球内腔的后 4/5。玻璃体的前面以晶状体及其悬韧带(睫状小带)为界,呈凹面状,称玻璃体凹;玻璃体的其他部分与睫状体和视网膜相邻,对视网膜起支撑作用,使视网膜与色素上皮紧贴。若支撑作用减弱,可导致视网膜剥离。玻璃体混浊时,可影响视力。

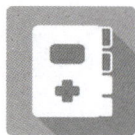

第二节 眼 副 器

眼副器(accessory organs of eye)为眼的辅助装置,包括眼睑、结膜、泪器、眼球外肌、眶脂体和眶筋膜等结构,有保护、运动和支持眼球的作用。

一、眼睑

眼睑(palpebra)位于眼球的前方,分上睑和下睑,二者之间的裂隙称睑裂(图14-7)。睑裂的内、外侧端分别称内眦和外眦。睑的游离缘称睑缘,又分为睑前缘和睑后缘。

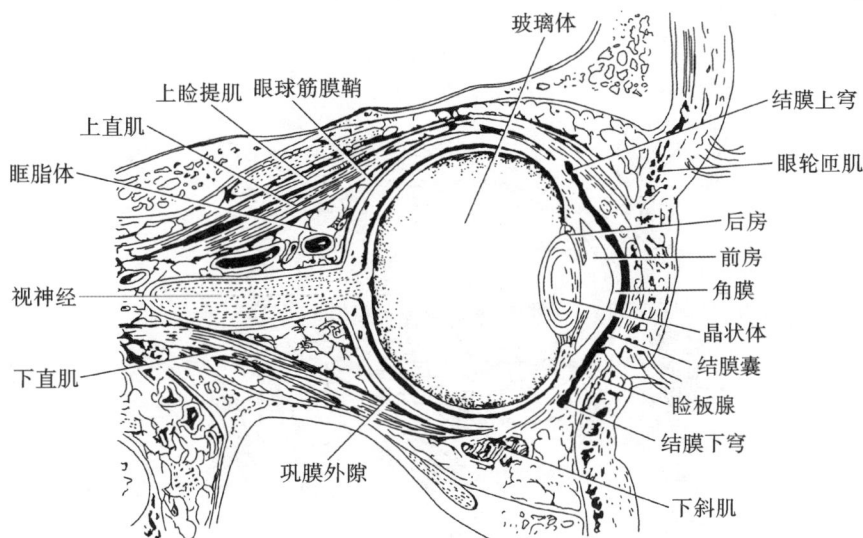

图 14-7　右眼眶(矢状切面)

睑缘有睫毛2～3行,上、下睑睫毛均弯曲向前,上睑睫毛硬而长,下睑睫毛短而少。睫毛有防止灰尘进入眼内和减弱强光照射的作用。睫毛的根部有睫毛腺(Moll腺),近睑缘处有睑缘腺(Zeis腺)。睫毛毛囊或睫毛腺的急性炎症,称麦粒肿。

眼睑由浅至深可分为5层:皮肤、皮下组织、肌层、睑板和睑结膜。眼睑的皮肤细薄,皮下组织疏松,肌层主要是眼轮匝肌的睑部,该肌收缩可闭合睑裂。在上睑还有上睑提肌,该肌的腱膜止于上睑的上部,可提起上睑。

睑板(tarsus)为一半月形致密结缔组织板,上、下各一。睑板的内、外两端借横位的睑内、外侧韧带与眶缘相连接(图14-8)。睑内侧韧带较强韧,其前面有内眦动、静脉越过,后面有泪囊。睑板内有麦穗状的睑板腺(tarsal gland),与睑缘垂直排列,开口于睑缘。睑板腺分泌油样液体,可润滑眼睑,防止泪液外流。若睑板腺导管阻塞,可形成睑板腺囊肿,亦称霰粒肿。

眼睑的血液供应丰富,主要来源如下:①颈外动脉发出的面动脉、颞浅动脉、眶下动脉等分支;②眼动脉发出的眶上动脉、泪腺动脉和滑车上动脉等分支。这些动脉在眼睑的浅部形成动脉网,在深部吻合成动脉弓。静脉血回流至眼静脉和内眦静脉(图14-9)。

二、结膜

结膜(conjunctiva)是一层薄而透明、富含血管的黏膜,覆盖在眼球前面及眼睑内面(图

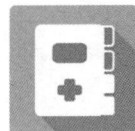

图 14-8　睑板(右侧)

图 14-9　眼睑的血管

14-7)。按所在部位可分为 3 部:①**睑结膜**(palpebral conjunctiva):衬覆于上、下睑的内面,与睑板结合紧密。在睑结膜的内表面,可透视深层的小血管和睑板腺。② **球结膜**(bulbar conjunctiva):覆盖在眼球前面,于近角膜缘处移行为角膜上皮,该处与巩膜结合紧密,其余部分连接疏松易移动。③**结膜穹隆**(conjunctival fornix):睑结膜与球结膜的移行处,分为结膜上穹和结膜下穹。一般结膜上穹较结膜下穹为深。当上、下睑闭合时,整个结膜形成的囊状腔隙称**结膜囊**(conjunctival sac),经睑裂与外界相通。

三、泪器

泪器(lacrimal apparatus)由泪腺和泪道组成(图 14-10)。

(一) 泪腺

泪腺(lacrimal gland)位于眼眶外上方的泪腺窝内,长约 2 cm,有 10~20 条排泄管开口于结膜上穹的外侧部。分泌的泪液借眨眼活动涂抹于眼球表面,有防止角膜干燥和冲洗微尘的作用。多余的泪液流向内眦处的**泪湖**(lacrimal lake),经泪点、泪小管进入泪囊,再经鼻泪管至鼻腔。

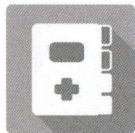

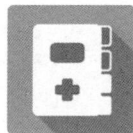

图 14-10 泪器

（二）泪道

泪道包括泪点、泪小管、泪囊和鼻泪管。①**泪点**（lacrimal punctum）：在上、下睑缘近内侧端处各有一隆起，称**泪乳头**（lacrimal papilla），其顶部有一小孔，称**泪点**，是泪小管的开口。沙眼等疾病可造成泪点变位而引起溢泪症。②**泪小管**（lacrimal ductule）：连接泪点与泪囊的小管，分上泪小管和下泪小管，分别垂直向上、下行，继而几乎成直角转向内侧汇合在一起，开口于泪囊上部。③**泪囊**（lacrimal sac）：位于眶内侧壁前下部的泪囊窝中，为一膜性囊。上端为盲端，下部移行为鼻泪管。泪囊的前面有睑内侧韧带和眼轮匝肌纤维，少量肌束跨过泪囊的深面。眼轮匝肌收缩时牵引睑内侧韧带可扩大泪囊，使囊内产生负压，促使泪液流入泪囊。④**鼻泪管**（nasolacrimal duct）：一膜性管道，上部包埋在骨性鼻泪管中，与骨膜结合紧密；下部在鼻腔外侧壁黏膜的深面，开口于下鼻道外侧壁。鼻泪管开口处的黏膜内有丰富的静脉丛，感冒时，黏膜充血和肿胀，可导致鼻泪管下口闭塞，泪液向鼻腔引流不畅，故感冒时常有流泪的现象。

四、眼球外肌

眼球外肌（ocular muscles）为视器的运动装置。其包括运动眼球的 4 块直肌、2 块斜肌和运动眼睑的上睑提肌，均为骨骼肌（图 14-11、图 14-12）。

（一）上睑提肌

上睑提肌（levator palpebrae superioris）起自视神经管前上方的眶壁，向前行于上直肌上方，止于上睑的皮肤和上睑板。该肌收缩提上睑，开大眼裂，由动眼神经支配。上睑提肌瘫痪可导致上睑下垂。Müller 肌是一块薄而小的平滑肌，起于上睑提肌下面的肌纤维之间，在上睑提肌与上直肌、结膜穹隆之间向前下方走行，止于睑板上缘。Müller 肌助提上睑，受颈交感神经支配，该神经麻痹可导致霍纳综合征（Horner 征），可出现瞳孔缩小、眼球内陷、上睑下垂等症状。

（二）上、下、内、外直肌

运动眼球的 4 块直肌为**上直肌**（superior rectus）、**下直肌**（inferior rectus）、**内直肌**（medial rectus）和**外直肌**（lateral rectus），分别位于眼球的上方、下方、内侧和外侧。各直肌共同起自视神经管周围和眶上裂内侧的总腱环，在赤道的前方，分别止于巩膜的上、下、内侧和外侧。上、下、内、外直肌收缩时，分别使瞳孔转向上内、下内、内侧和外侧。

Note

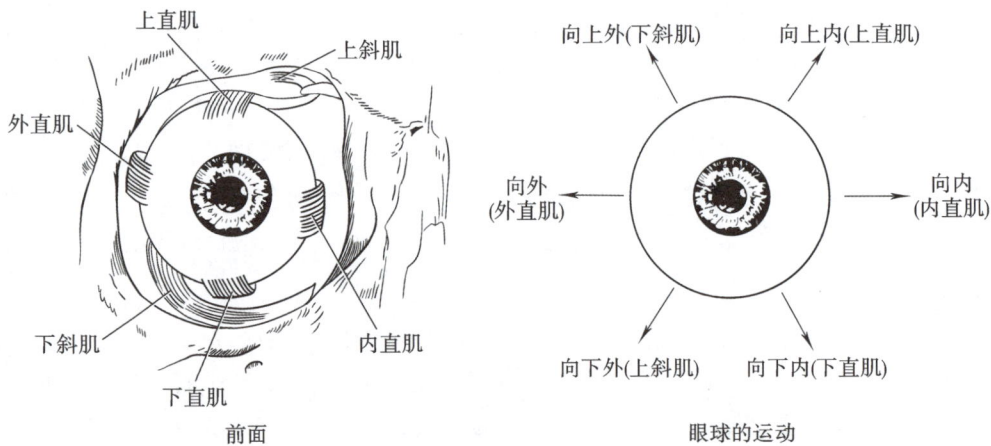

外侧面

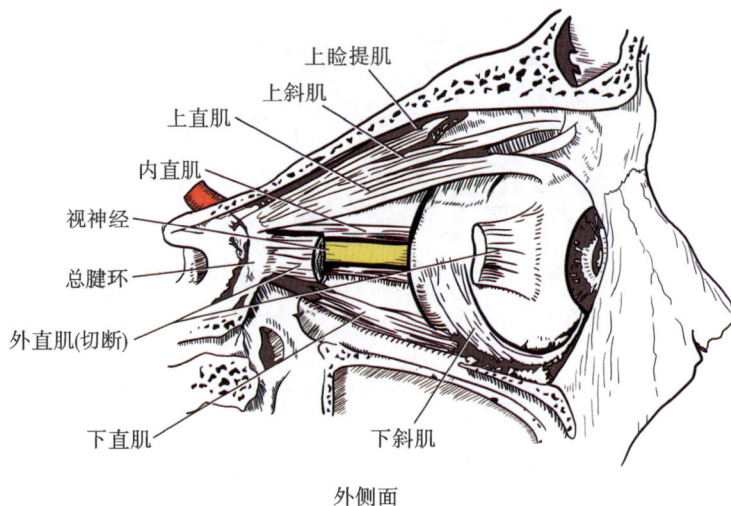

上面

图 14-11　眼球外肌

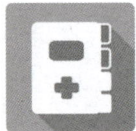

前面

眼球的运动

图 14-12　眼外肌的运动

（三）上斜肌和下斜肌

上斜肌（superior obliquus）位于上直肌与内直肌之间，起于蝶骨体，以细腱通过眶内侧壁前上方的滑车，经上直肌的下方转向后外，在上直肌和外直肌之间止于眼球后外侧赤道后方的巩膜。该肌收缩使瞳孔转向下外方。

下斜肌（inferior obliquus）位于眶下壁与下直肌之间，起自眶下壁的前内侧，斜向后外，止于眼球下面赤道后方的巩膜。该肌收缩使瞳孔转向上外方。眼球的正常运动，并非单一肌肉的收缩，而是两眼数条肌肉协同作用的结果。如俯视时，两眼的下直肌和上斜肌同时收缩；仰视时，两眼的上直肌和下斜肌同时收缩；侧视时，一侧眼的外直肌和另一侧眼的内直肌共同作用；聚视中线时，则是两眼内直肌共同作用的结果。当某一眼肌麻痹时，可出现斜视和复视现象。

五、眶脂体与眶筋膜

（一）眶脂体

眶脂体（adipose body of orbit）为眼眶内的脂肪组织，充填于眼球、眼球外肌与眶骨膜之间，起支持和保护作用（图14-7）。在眼球后方，视神经与眼球各肌之间脂肪组织较多，与眼球之间类似关节头与关节窝的关系，允许眼球做多轴的运动，还可减少外来震动对眼球的影响。

（二）眶筋膜

眶筋膜（orbital fasciae）包括眶骨膜、眼球筋膜鞘、眼肌筋膜和眶隔（图14-7）。

1. 眶骨膜（periorbita） 疏松地衬于眶壁的内面，在面前部与周围骨膜相续连。在视神经管处，硬脑膜分两层，内层为视神经的外鞘，外层续为眶骨膜。在眶的后部，眶骨膜增厚形成总腱环，为眼球外肌提供附着处。

2. 眼球筋膜鞘（sheath of eyeball） 眶脂体与眼球之间薄而致密的纤维膜，又称Tenon囊。该鞘包绕眼球的大部，向前在角膜缘稍后方与巩膜融合在一起，向后与视神经硬膜鞘结合。眼球筋膜鞘的内面光滑，与眼球之间的间隙称为巩膜外隙，眼球在鞘内可灵活运动。

3. 眼肌筋膜（muscular fascia） 呈鞘状包绕眼球外肌。

4. 眶隔（orbital septum） 上睑板上缘和下睑板下缘的薄层结缔组织，分别连于眶上缘和眶下缘，与眶骨膜延续。

第三节 眼的血管和神经

一、眼的动脉

眼球和眶内结构的血液供应主要来自**眼动脉**（ophthalmic artery）。眼动脉起自颈内动脉，在视神经的下方经视神经管入眶，先居视神经的下外侧，然后在上直肌的下方越至眶内侧前行，走在上斜肌和内直肌之间，终支出眶，终于滑车上动脉。在行程中眼动脉发出分支供应眼球、眼球外肌、泪腺和眼睑等（图14-13）。

视网膜中央动脉（central artery of retina）是眼动脉的主要分支，分布于视网膜，也是供应视网膜内层的唯一动脉（图14-5）。发自眼动脉，行于视神经的下方，穿入视神经鞘，继而行于视神经中央，在视神经盘处分为上、下各2支，分别为视网膜鼻侧上、下动脉和视网膜颞侧上、

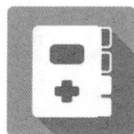

243

下动脉,分布至视网膜鼻侧和颞侧。黄斑中央凹 0.5 mm 范围内无血管分布。

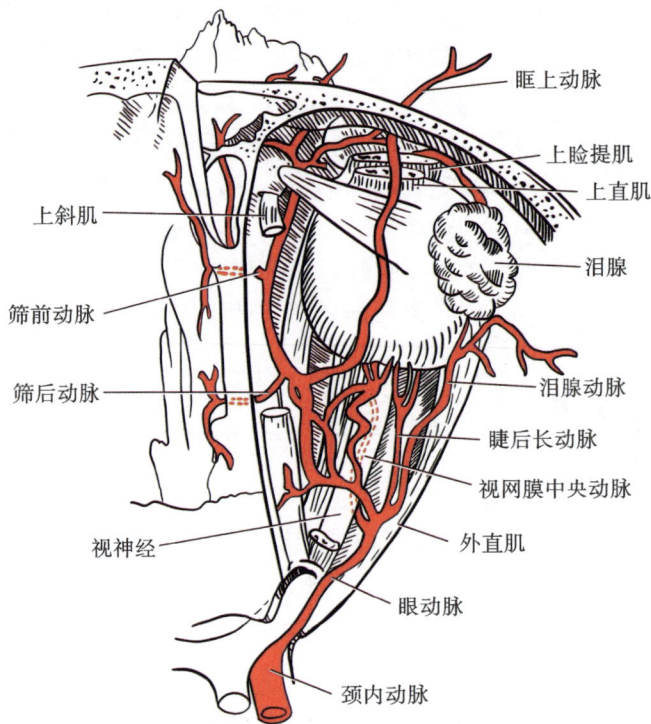

图 14-13　眼的动脉

视网膜中央动脉是终动脉,在视网膜内的分支之间无吻合,亦不与脉络膜内的血管吻合。视网膜中央动脉阻塞时可导致眼全盲。

眼动脉还发出以下分支:①睫后短动脉:又称脉络膜动脉,在视神经周围垂直穿入巩膜,分布于脉络膜。②睫后长动脉:又称虹膜动脉,在视神经的内、外侧穿入巩膜,在巩膜与脉络膜间前行至睫状体。③睫前动脉:由眼动脉的各肌支发出,在眼球前部穿入巩膜,发分支与虹膜动脉大环吻合,营养巩膜的前部、虹膜和睫状体。④泪腺动脉、筛前动脉、筛后动脉以及眶上动脉等,至相应的部位。

二、眼的静脉

根据经脉所在的部位,分为眼球内和眼球外的静脉。

(一) 眼球内的静脉

眼球内的静脉主要为视网膜中央静脉、涡静脉和睫前静脉(图 14-14)。①视网膜中央静脉与同名动脉伴行,收纳视网膜的静脉血。②涡静脉是眼球血管膜的主要静脉,分散在眼球赤道后方的 4 条直肌之间,收集虹膜、睫状体和脉络膜的静脉血,经眼上、下静脉汇入海绵窦。③睫前静脉收集眼球前部虹膜等处的静脉血,最后均汇入眼上、下静脉。

(二) 眼球外的静脉

眼球外的静脉主要包括眼上和眼下静脉。①眼上静脉:起自眶内上角,向后经眶上裂注入海绵窦。②眼下静脉:起自眶下壁和内侧壁的静脉网,向后分 2 支,一支经眶上裂注入眼上静脉,另一支经眶下裂汇入翼静脉丛。眼静脉内无瓣膜,在内眦处向前与面静脉吻合,向后注入海绵窦。面部感染可经眼静脉侵入海绵窦引起颅内感染。

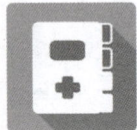

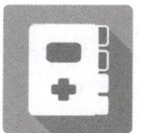

图 14-14　虹膜的动脉和涡静脉

三、眼的神经

视器的神经支配来源较多。视神经起于眼球后极的内侧约 3 mm 处,行向后内,穿经视神经管入颅中窝,连于视交叉。眼球外肌由动眼神经、滑车神经、展神经支配。眼球内肌的瞳孔括约肌和睫状肌受动眼神经支配,瞳孔开大肌受交感神经支配。视器的感觉神经则来自三叉神经的眼神经。眼睑内的眼轮匝肌则受面神经支配。泪腺由面神经的副交感神经纤维支配。

第四节　临床应用要点

一、青光眼

青光眼是导致人类失明的三大眼病之一。以视神经盘萎缩及凹陷、视野缺损及视力下降为特征。病理性眼压增高、视神经供血不足是其主要病理变化。在房水循环途径中任何一环发生阻碍,均可导致眼压升高而引起病理改变,但也有部分患者呈现正常眼压青光眼。无论是先天性青光眼还是继发性青光眼,眼球解剖结构异常对正常房水循环的干扰都是关键因素。青光眼致盲是视神经受损的结果,而视神经损伤又与眼压升高密切相关。房水是维持眼压的重要物质,房水由睫状体产生后到达后房,然后通过瞳孔到达前房,在前房角处经过巩膜静脉窦回到静脉内,完成房水循环。在房水循环过程中任何一个部位受阻,都会导致眼压升高。临床上绝大部分青光眼是由房水外流阻力增加所致。抑制房水生成和增加房水回流是常用的减低眼压的措施,但根本的解决办法是通过手术恢复眼房角的正常解剖结构。

二、白内障

凡是各种原因引起的晶状体代谢紊乱,导致晶状体蛋白质变性而发生混浊,就称为白内障,所以白内障是由晶状体混浊导致的视觉障碍性疾病。晶状体是人眼球中重要的光学部件,正常情况下是透明的,因为晶状体混浊,光线被混浊的晶状体干扰,无法投射在视网膜上,致使

Note

患者出现不同程度的视力下降、视物模糊,严重的可致失明。视物模糊,总是感到眼前模糊,有雾蒙蒙感,这是最重要也是最明显的症状。白内障没有特效药物治疗,对于白内障的唯一治疗方式是手术治疗,通过切除已经混浊的晶状体,并植入人工晶状体,达到恢复视力的目的。

三、视网膜脱离(脱落)

视网膜脱离是指视网膜的神经上皮层与色素上皮层分离,主要是由于视网膜裂孔、眼底出血,导致眼内液体渗入视网膜下间隙,引起神经上皮层与色素上皮层分离。视网膜脱离本身是无痛的,所以有些症状需要特别注意,如眼前突然出现许多漂浮物、一只或两只眼睛有光闪烁感、视野模糊、出现窗帘般的阴影等。在一些情况下,视网膜会毫无征兆地脱离,表现为突然出现视野缺损和视力下降,并且会随着时间推移而加重。若脱离发生在黄斑区,中心视力会急剧下降,甚至仅存光感。需要立即治疗,而且以手术为主,将视网膜裂孔封闭,防止视网膜脱离进一步加剧,否则会导致视功能的不可逆性损伤。

本章知识点

1. 眼球的构造及功能。
2. 角膜、巩膜、虹膜、睫状体及视网膜视部的形态结构与功能。
3. 眼球折光装置的名称、结构特点及功能。
4. 房水的产生及循环。
5. 眼睑的形态结构。
6. 结膜的形态结构。
7. 泪器的组成及泪道的形态结构。
8. 运动眼球和眼睑的肌肉名称及作用。

(黄文华)

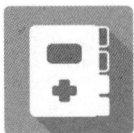

Note

第十五章 前庭蜗器

前庭蜗器（vestibulocochlear organ）包括**前庭器**（vestibular apparatus）和**听器**（auditory apparatus）。二者虽功能不同，但在结构上关系密切。前庭蜗器又称耳，包括外耳、中耳和内耳 3 个部分（图 15-1）。外耳和中耳是声波的收集和传导装置，内耳接受声波和位觉的刺激。

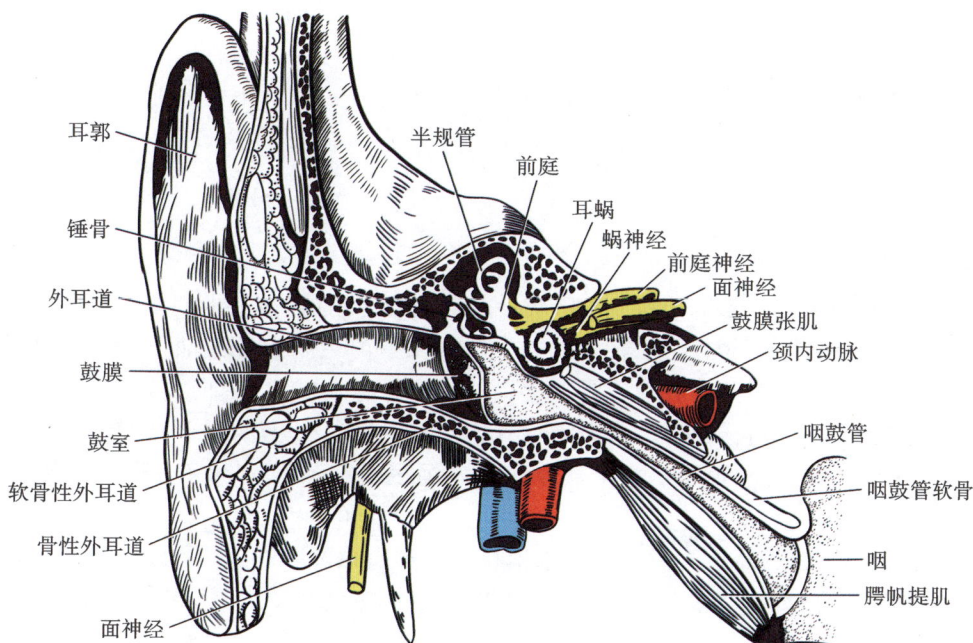

图 15-1　前庭蜗器全貌

第一节　外　耳

外耳（external ear）包括耳郭、外耳道和鼓膜 3 个部分。

一、耳郭

耳郭（auricle）位于头部的两侧，凸面向后，凹面朝向前外（图 15-2）。耳郭的上方大部以弹性软骨为支架，外覆皮肤，皮下组织少。下方为**耳垂**（auricular lobule），无软骨，仅含结缔组织和脂肪，为临床常用的采血部位。

耳郭的前外面高低不平，卷曲的游离缘称耳轮。耳轮的前方有一与其平行的弧形隆起，称对耳轮。对耳轮的上端分叉形成对耳轮上、下脚。两脚之间的三角形浅窝称三角窝。耳轮和对耳轮之间的狭长凹陷称耳舟。对耳轮前方的深窝称耳甲，耳甲被耳轮脚分为上部的耳甲艇

Note

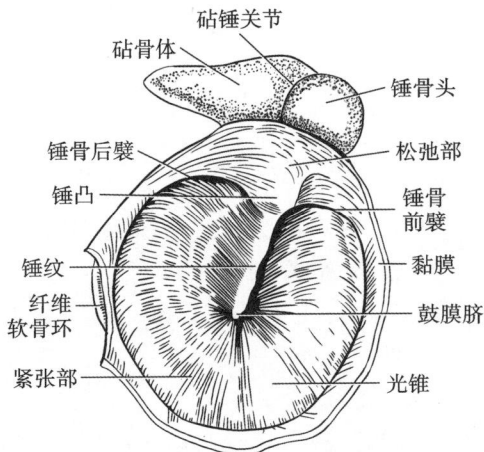

图 15-2　耳郭

和下部的耳甲腔。耳甲腔通入**外耳门**（external acoustic pore）。耳甲腔的前方有一突起，称耳屏，后方的对耳轮下部有一突起，称对耳屏。耳屏与对耳屏之间有一凹陷，称为耳屏间切迹。对耳屏的下方为耳垂。

二、外耳道

外耳道（external acoustic meatus）是从外耳门至鼓膜的管道（图 15-1）。成人长 2.0～2.5 cm。外耳道外 1/3 为软骨部，与耳郭的软骨相延续；内 2/3 为骨性部，是由颞骨鳞部和鼓部围成的椭圆形短管。两部交界处较为狭窄。外耳道呈弯曲状，由外向内，先向前上，继而稍向后，然后弯向前下。检查鼓膜时，成人需将耳郭向后上方牵拉，使外耳道变直，方可窥见。婴儿因颞骨尚未骨化，其外耳道几乎全由软骨支持，短而直，鼓膜近于水平位，检查时须将耳郭拉向后下方。

外耳道表面覆盖皮肤，内含感觉神经末梢、毛囊、皮脂腺及耵聍腺。因皮下组织少，皮肤与软骨膜、骨膜结合紧密，不易移动，故外耳道皮肤疖肿时，疼痛剧烈。耵聍腺分泌的黏稠液体为耵聍。

三、鼓膜

鼓膜（tympanic membrane）位于外耳道与鼓室之间，为椭圆形半透明薄膜，直径约 1 cm，与外耳道底形成 45°～50°的倾斜角。小儿的鼓膜更为倾斜，几乎呈水平位。

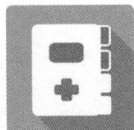

图 15-3　鼓膜（右侧）

鼓膜边缘的大部分附着于颞骨上，中心向内凹陷，称**鼓膜脐**（umbo of tympanic membrane），为锤骨柄末端附着处。由鼓膜脐沿锤骨柄向上，鼓膜向前、后分别形成锤骨前襞和锤骨后襞。两襞之间，鼓膜上 1/4 的三角形区，薄而松弛，称为**松弛部**，活体呈淡红色。鼓膜下 3/4 区，坚实紧张，为紧张部，活体呈灰白色。紧张部前下方有一三角形的反光区，称**光锥**（cone of light）（图 15-3）。

第二节　中　耳

中耳(middle ear)由鼓室、咽鼓管、乳突窦和乳突小房组成,为一含气的不规则腔道,大部分位于颞骨岩部内。中耳向外借鼓膜与外耳道相隔,向内毗邻内耳,向前以咽鼓管通向鼻咽部。

一、鼓室

鼓室(tympanic cavity)是颞骨岩部内含气的不规则小腔。鼓室由 6 个壁围成,内有听小骨、韧带、肌、血管和神经等。鼓室内面及上述结构均被覆有黏膜,此黏膜与咽鼓管和乳突窦、乳突小房的黏膜相延续。

(一) 鼓室的壁

1. 外侧壁　大部分由鼓膜构成,故又名鼓膜壁(图 15-1、图 15-4)。在鼓膜的上方为骨部,即鼓室上隐窝的外侧壁。

2. 上壁　又称盖壁,由颞骨岩部前外侧面的鼓室盖构成,分隔鼓室与颅中窝。盖壁向后延伸形成乳突窦的上壁(图 15-4、图 15-5)。

3. 下壁　亦称颈静脉壁,为一薄层骨板,分隔鼓室与颈静脉窝内的颈静脉球(图 15-4、图 15-5)。部分人的鼓室下壁未骨化,仅借黏膜和纤维结缔组织分隔鼓室和颈静脉球。

4. 前壁　也称颈动脉壁,即颈动脉管的后壁。此壁甚薄,借骨板分隔鼓室与颈内动脉。此壁上部为颞骨岩部和鳞部的交界处,有两个小管,上方为鼓膜张肌半管,下方为咽鼓管半管(图 15-4)。

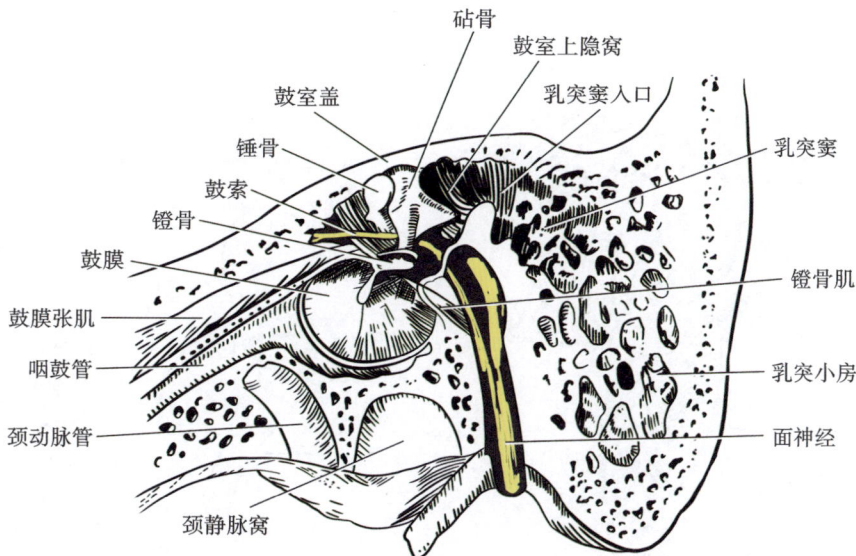

图 15-4　鼓室外侧壁

5. 内侧壁　又称迷路壁,与内耳相隔。其中部有圆形的隆起,称**岬**(promontory),由耳蜗第一圈的隆凸形成。岬的后上方有一卵圆形小孔,称**前庭窗**(fenestra vestibuli)或卵圆窗,通向前庭。在活体,由镫骨底及其周缘的韧带将前庭窗封闭。岬的后下方有一圆形小孔,称**蜗窗**(fenestra cochleae)或圆窗,在活体中由第二鼓膜封闭。前庭窗的后上方有一弓形隆起,称**面**

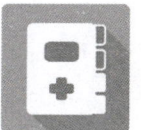

神经管凸,内藏面神经(图 15-5)。面神经管壁骨质甚薄,中耳炎或手术时易伤及面神经。

图 15-5　鼓室内侧壁

6. 后壁　乳突壁,上部有乳突窦的入口,鼓室借此连通乳突内的乳突小房。中耳炎易侵入乳突小房而引起乳突炎。乳突窦入口的下方有一锥状突起,称**锥隆起**,内藏镫骨肌。面神经管由鼓室内侧壁经锥隆起的上方转至后壁,然后垂直向下,达茎乳孔。在茎乳孔的上方约 6 mm 处有鼓索神经自面神经管穿出,经鼓索后小管进入鼓室(图 15-4、图 15-5)。

（二）鼓室内的结构

1. 听小骨(auditory ossicles)　有 3 块,即锤骨、砧骨和镫骨。**锤骨**(malleus)形如鼓槌,分头、柄、外侧突和前突。锤骨柄附于鼓膜脐的内面,柄的上端有鼓膜张肌附着。**砧骨**(incus)形如砧,分体和长、短两脚。体与锤骨头形成砧锤关节,长脚与镫骨头形成砧镫关节。**镫骨**(stapes)形似马镫,分为头、颈、前后两脚和一底。底借韧带连于前庭窗的周边,封闭前庭窗(图 15-6)。

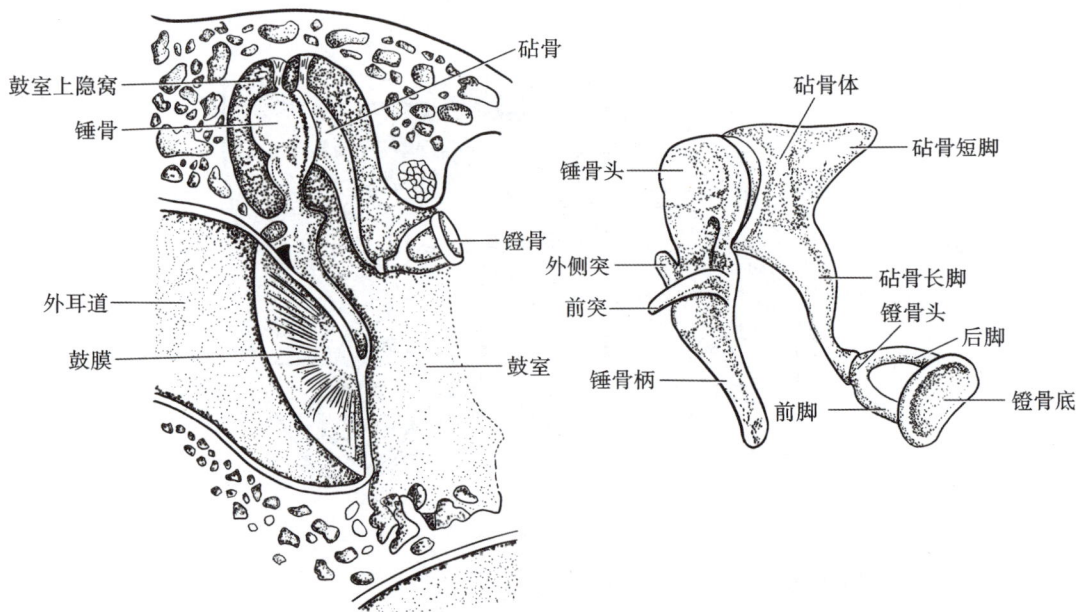

图 15-6　听小骨

2. 听小骨链 锤骨借柄连于鼓膜,镫骨底封闭前庭窗,它们在鼓膜与前庭窗之间以关节和韧带连接成听小骨链,组成杠杆系统。当声波冲击鼓膜时,听小骨链相继运动,使镫骨底在前庭窗做向内或向外的运动,将声波的振动转换成机械能传入内耳。

3. 运动听小骨的肌 有鼓膜张肌和镫骨肌(图15-4)。**鼓膜张肌**(tensor tympani)位于咽鼓管上方的鼓膜张肌半管内,起自咽鼓管软骨部上壁的内面和蝶骨大翼,止于锤骨柄的上端。该肌收缩可紧张鼓膜,受三叉神经的下颌神经支配。**镫骨肌**(stapedius)位于锥隆起内,肌腱经锥隆起尖端穿出进入鼓室,止于镫骨颈。该肌是鼓膜张肌的拮抗肌,收缩时解除鼓膜的紧张状态,受面神经支配。

4. 鼓索和鼓室丛 详见脑神经相关内容。

二、咽鼓管

咽鼓管(pharyngotympanic tube)为连通鼻咽部与鼓室的通道,斜向前内下方。咽鼓管分为骨部和软骨部。两部交界处称咽鼓管峡,是咽鼓管管腔的最窄处(图15-4)。咽鼓管骨部约占咽鼓管全长的外1/3,以颞骨的咽鼓管半管为基础,此部向后外侧开口于鼓室前壁的咽鼓管鼓室口。咽鼓管软骨部约占咽鼓管全长的内2/3,软骨部紧连骨部,向前内侧开口于鼻咽部侧壁的咽鼓管咽口,平对下鼻甲的后方。

咽鼓管咽口平时关闭,当吞咽或打欠时,此口张开,空气进入鼓室。咽鼓管的功能是使鼓室的气压与外界的大气压相等,以保持鼓膜内、外压力平衡。幼儿咽鼓管较成人短而平,管径也较大,故咽部感染易经咽鼓管侵入鼓室。

三、乳突窦和乳突小房

乳突窦(mastoid antrum)位于鼓室上隐窝的后方,向前开口于鼓室后壁的上部,向后与乳突小房相连通,为鼓室和乳突小房之间的通道(图15-4、图15-5)。

乳突小房(mastoid cell)为颞骨乳突部内的许多含气小腔,大小不等,互相连通,腔内覆盖黏膜,与乳突窦和室的黏膜相连续。中耳炎可经乳突窦侵犯乳突小房而引起乳突炎。另外,耳内手术可经乳突小房入路(图15-4、图15-5)。

第三节 内 耳

内耳(internal ear)位于颞骨岩部的骨质内,介于鼓室和内耳道底之间(图15-7)。其形状不规则,构造复杂,又称迷路,由骨迷路和膜迷路两个部分组成。骨迷路与膜迷路之间充满外淋巴,膜迷路内充满内淋巴,内、外淋巴互不相通。

一、骨迷路

骨迷路(bony labyrinth)是颞骨岩部骨密质围成的不规则腔隙(图15-8),分为耳蜗、前庭和骨半规管三个部分,从前向后依次沿颞骨岩部长轴排列,它们互相通连。

(一)前庭

前庭(vestibule)位于骨迷路的中部,近似椭圆形腔隙,长5 mm。其前部较窄,有一孔连通耳蜗;后上部较宽,有5个小孔通骨半规管(图15-8)。前庭的外侧壁即鼓室的内侧壁,有前庭窗和蜗窗。前庭的内侧壁即内耳道底,有前庭蜗神经通过。在内侧壁上有自前上向后下的前

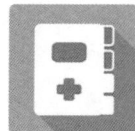

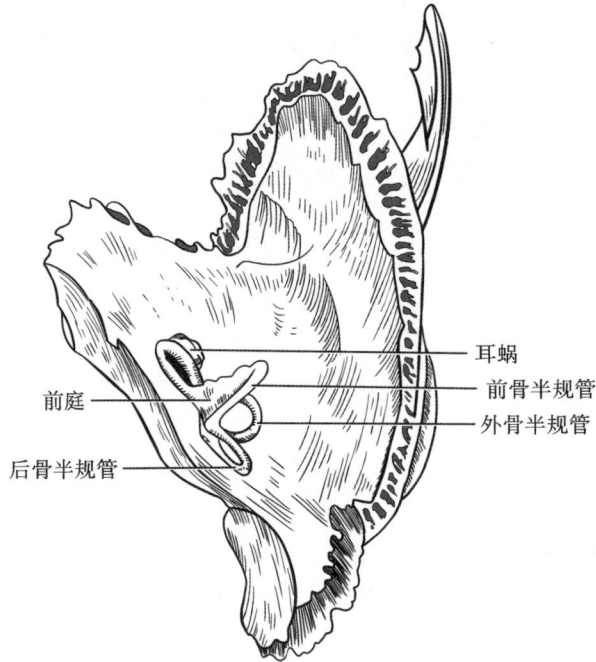

图 15-7　内耳在颞骨岩部的投影

庭嵴。在前庭嵴的后上方有椭圆囊隐窝,在前庭嵴的前下方有球囊隐窝,分别容纳椭圆囊和球囊。前庭嵴的下部分开,在分叉处内有一小的凹面,为蜗管隐窝,容纳蜗管的前庭端。在椭圆囊隐窝靠近总骨脚开口处的前方有前庭水管内口,由此通向后下至内耳门后外侧的前庭水管外口。**前庭水管**(vestibular aqueduct)是一骨性管道,内淋巴管经此管至内淋巴囊。内淋巴囊位于颞骨岩部后面近前庭水管外口处的硬脑膜内。

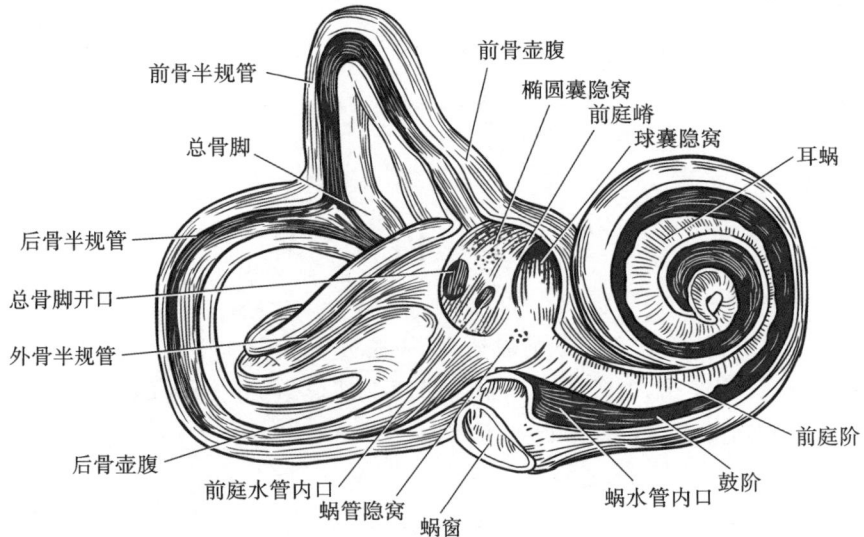

图 15-8　骨迷路

(二) 骨半规管

骨半规管(bony semicircular canal)为 3 个半环形的骨管,相互垂直排列(图 15-8)。前骨半规管弓向上方,埋于颞骨岩部弓状隆起的深面,与颞骨岩部的长轴垂直。外骨半规管弓向外侧,当头前倾 30°角时,呈水平位,是 3 个半规管中最短的 1 个。后骨半规管弓向后外方,是 3

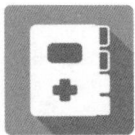

个半规管中最长的 1 个,与颞骨岩部的长轴平行。每个骨半规管皆有 2 个骨脚连于前庭,其中
1 个骨脚膨大,称壶腹骨脚,膨大部称骨壶腹;另外 1 个骨脚细小称单骨脚。因前、后半规管的
单骨脚合成 1 个总骨脚,故 3 个骨半规管共有 5 个口连于前庭。

(三)耳蜗

耳蜗(cochlea)(图 15-8、图 15-9)位于前庭的前方,形如蜗牛壳,尖朝向前外侧,称蜗顶。
底朝向内耳道底,称蜗底。耳蜗由蜗轴和蜗螺旋管构成。

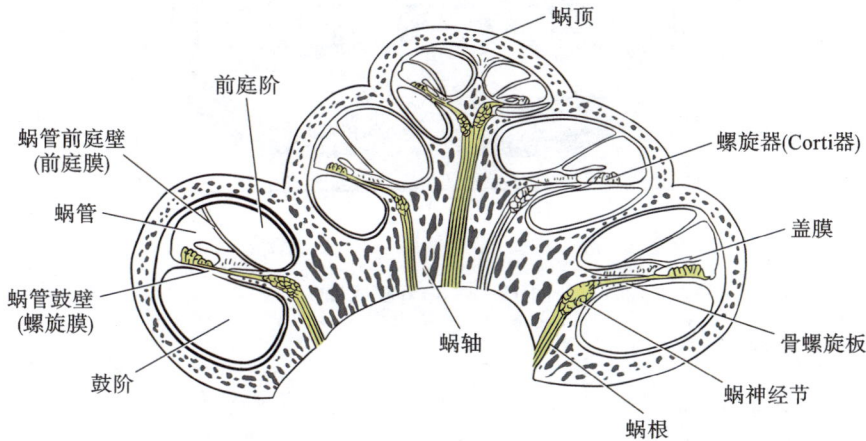

图 15-9 耳蜗

蜗轴为蜗顶至蜗底的中央骨质,呈圆锥形,由蜗轴伸出骨螺旋板。骨螺旋板的基部有蜗轴
螺旋管,内藏蜗神经节,蜗轴的骨松质内有蜗神经和血管穿过。

蜗螺旋管是由骨密质围成的骨管,围绕蜗轴盘曲约两圈半,管腔的底部较大,通向前庭,行
向蜗顶的管腔逐渐细小,以盲端终于蜗顶。骨螺旋板由蜗轴突向蜗螺旋管内,此板未达蜗螺旋
管的外侧壁,其空缺处由膜迷路的蜗管填补封闭。故蜗螺旋管的管腔可分为三个部分:近蜗顶
侧的管腔为前庭阶;中间为膜性的蜗管;近蜗底侧者为鼓阶,终于封闭蜗窗的第二鼓膜。前庭
阶和鼓阶内均含外淋巴,在蜗顶处借蜗孔彼此相通。蜗孔在蜗顶处,由骨螺旋板和膜螺旋板与
蜗轴围成,是前庭阶和鼓阶的唯一通道(图 15-9)。

二、膜迷路

膜迷路(membranous labyrinth)是套在骨迷路内封闭的膜性管和囊(图 15-10),借纤维束
固定于骨迷路的壁上。其由椭圆囊和球囊、膜半规管和蜗管三个部分组成。它们之间相通连,
其内充满着内淋巴。

(一)椭圆囊和球囊

椭圆囊(utricle)和**球囊**(saccule)位于骨迷路的前庭部。椭圆囊位于椭圆囊隐窝处,呈椭
圆形,椭圆囊后壁上有 5 个开口,连通 3 个膜半规管(图 15-10)。前壁借**椭圆球囊管**
(utriculosaccular duct)与球囊相连,由此管发出内淋巴管,穿前庭水管至颞骨岩部后面,在硬
脑膜下扩大为内淋巴囊。球囊较椭圆囊小,位于椭圆囊前下方的球囊隐窝处,下端借连合管连
于蜗管。

在椭圆囊上端的底部和前壁上有感觉上皮,称**椭圆囊斑**(macula utriculi)。在球囊内的前
上壁亦有感觉上皮,称**球囊斑**(macula sacculi)。二者均属位觉感受器,感受头部静止的位置
及直线变速运动引起的刺激。其神经冲动分别沿前庭神经的椭圆囊支和球囊支传入。

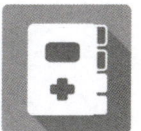

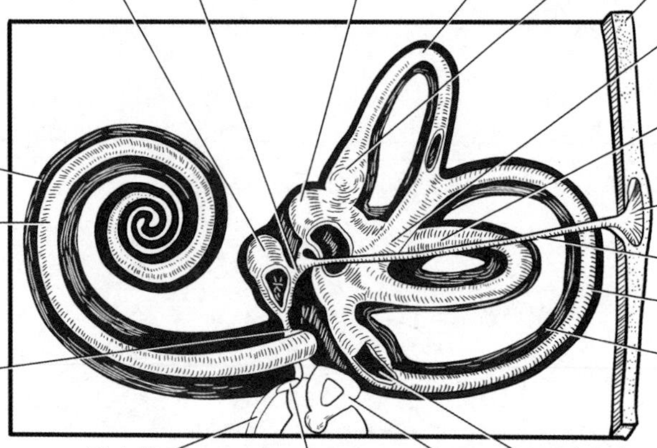

图 15-10 内耳模式图

图中标注：球囊　椭圆球囊管　椭圆囊　前膜半规管　前膜壶腹　硬脑膜　总膜脚　外膜半规管　内淋巴囊　内淋巴管　后膜半规管　后骨半规管　蜗螺旋管(骨蜗管)　蜗管　连合管　蜗水管　蜗窗　镫骨　后膜壶腹

（二）膜半规管

膜半规管（membranous semicircular duct）形态与骨半规管相似，套于同名骨半规管内，管径为骨半规管的 1/4～1/3（图 15-10）。在骨壶腹内，膜半规管有相应膨大的膜壶腹，壁上有隆起的**壶腹嵴**（crista ampullaris），是位觉感受器，能感受头部旋转变速运动的刺激。3 个膜半规管内的壶腹嵴相互垂直，可分别将头部在三维空间中的运动变化转变成神经冲动，经前庭神经的壶腹支传入。

（三）蜗管

蜗管（cochlear duct）位于耳蜗内，蜗管盘绕蜗轴两圈半，其前庭端借连合管与球囊相连通，顶端终于蜗顶，为盲端，故蜗管为盲管（图 15-9、图 15-10）。在水平断面上，蜗管呈三角形，有上壁、外侧壁和下壁：①上壁为蜗管前庭壁（前庭膜），将前庭阶和蜗管分开。②外侧壁为蜗螺旋管内表面骨膜的增厚部分，富有血管，称血管纹，一般认为与内淋巴的产生有关。③下壁由骨螺旋板和蜗管鼓壁（螺旋膜，又称基底膜）组成，与鼓阶相隔。在螺旋膜上有**螺旋器**（spiral organ），又称 Corti 器，是听觉感受器。

三、内耳道

内耳道（internal acoustic meatus）位于颞骨岩部后面的中部，自内耳门至内耳道底，长约 10 mm。内耳道底邻接骨迷路的内侧壁，有一横位的骨嵴，称横嵴，将内耳道底分隔为上、下两部（图 15-11）。上部的前份有一圆形的孔，有面神经通过。下部的前份为蜗区，有蜗神经通过。上、下部的后份有前庭上区、前庭下区和单孔，有前庭神经的 3 个分支通过。

四、内耳的血管和神经

（一）内耳的血管

由迷路动脉和茎乳动脉供血。迷路动脉多发自小脑下前动脉或基底动脉，少数发自小脑下后动脉和椎动脉的颅内段。在内耳道底分为前庭支和蜗支，前庭支分布于椭圆囊、球囊和半规管；蜗支分布于蜗螺旋管。茎乳动脉发自耳后动脉，分布到部分半规管。内耳的静脉汇入岩上、下窦或横窦。

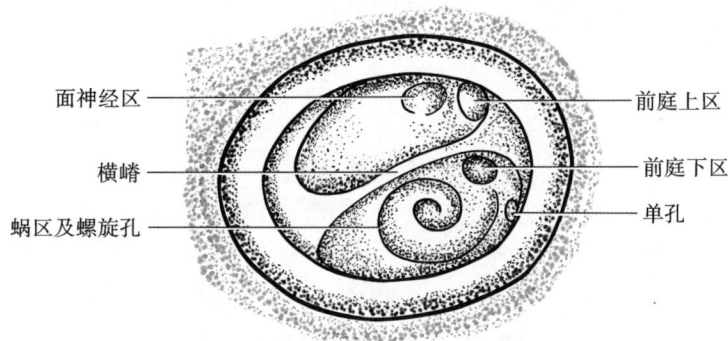

图 15-11　内耳道底（右侧）

（面神经区、横嵴、蜗区及螺旋孔、前庭上区、前庭下区、单孔）

（二）内耳的神经

前庭蜗神经包括前庭神经和蜗神经。前庭神经由前庭神经节的中枢突组成，周围突有 3 支：①上支为椭圆囊壶腹神经，穿前庭上区小孔分布于椭圆囊斑和前膜半规管和外膜半规管的壶腹嵴；②下支为球囊神经，穿前庭下区小孔分布至球囊斑；③后支为后壶腹神经，穿内耳道底后下部的单孔分布至后膜半规管的壶腹嵴。

蜗神经由蜗螺旋神经节细胞的中枢突组成，经蜗轴纵管，穿内耳道底筛状区的螺旋孔，经内耳门入颅；周围突穿经骨螺旋板和基底膜，分布于螺旋器。

第四节　临床应用要点

一、耵聍栓塞

耵聍栓塞是指外耳道内耵聍分泌过多或排出受阻，使耵聍在外耳道内聚集成团，阻塞外耳道。耵聍由外耳道软骨部皮肤的耵聍腺所分泌的淡黄色黏稠液体，与掉落的皮屑和灰尘等混合而成。耵聍腺是一种特殊的汗腺，位于长有耳毛的外耳道皮肤处。耵聍在空气中干燥后成薄片状，但有的耵聍状如黏稠的油脂，俗称"耳屎"或"油耳"。耳屎具有杀菌的功效，在某种程度上能防御外界细菌入侵，起到保护耳道的作用；同时还能润滑保湿耳道，使耳道长期处于湿润的状态，减少外界刺激，避免耳朵出现干痒等不适的症状。平时借咀嚼、张口等运动，耵聍可自行脱落排出。耵聍栓塞形成后，可影响听力或诱发炎症，是耳鼻喉科常见病之一。外耳道未完全阻塞者，多无症状；外耳道耵聍完全栓塞会引起听力下降，大多数患者由于耵聍遇水膨胀堵塞外耳道出现听力骤降而就诊。患者前来就诊时，往往可见到耵聍完全阻塞外耳道。一般用耵聍溶解剂软化耵聍，直接取出。

二、中耳炎

中耳由咽鼓管、鼓室、鼓窦及乳突小房等结构组成。累及中耳全部或部分结构的炎性病变就是中耳炎，好发于儿童，分为化脓性及非化脓性两大类。耳痛、流脓、听力下降、耳鸣、耳闷等是主要的临床表现。中耳炎主要的原因是咽鼓管功能障碍，咽鼓管在平常的时候是关闭的，可以防止鼻涕、鼻咽部的分泌物逆行感染，进入鼓室；但患者吞咽、打哈欠、打喷嚏的时候鼓室是开放的，以使中耳鼓室内外的气压保持一致。鼻炎、鼻窦炎、扁桃体炎、咽炎、鼻咽炎等咽部的炎症，都可能通过咽鼓管蔓延到中耳；鼻咽部的肿物，不管是良性肿物还是恶性肿物压迫咽鼓

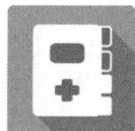

管引起咽鼓管堵塞,都可能诱发中耳炎。清洗外耳道和中耳的脓液,局部用抗生素是主要的治疗手段。

三、神经性耳聋

由于螺旋器毛细胞、听神经、听觉传导径路或各级神经元受损害导致的听力减退,临床上统称为神经性耳聋。听觉器官的适宜刺激物是声波。声波通过空气的传播,经外耳、中耳和内耳的传导系统,刺激听觉细胞,产生神经冲动,沿着听神经传到大脑皮质听区,产生听觉。神经性耳聋损害的部位主要是内耳听觉细胞到大脑皮质的传导通路。原因有多种,一般以遗传性因素为主,但药物不当使用、感染、噪声、衰老,以及高血压、糖尿病等全身性疾病,都可以诱发神经性耳聋。患者的主要临床表现是听力下降,常伴有耳鸣、听觉过敏或者幻听。如果仅是轻中度的听力下降,可通过佩戴助听器改善。如果双耳都是重度以上的感音神经性耳聋,一般只有通过人工耳蜗置入才能恢复双耳听力。

本章知识点

1. 前庭蜗器的组成及功能。
2. 中耳的组成。
3. 鼓室的位置、六个壁及其主要结构和临床意义。
4. 鼓膜的位置、分部和形态。
5. 咽鼓管的位置、分部、作用及幼儿咽鼓管的特点。
6. 骨迷路的组成。

(李严兵)

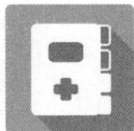

第五篇

神经系统

第十六章　神经系统总论

神经系统（nervous system）是人体各系统中结构和功能最为复杂，并起主导作用的调节系统。人类神经系统的形态和功能是在漫长的进化过程中获得的，它既有与脊椎动物神经系统相似之处，也有其自身特点。在漫长的生物进化过程中，人类由于生产劳动、语言交流和社会生活的发生和发展，大脑发生了质的变化。人脑不仅含有与其他高等动物大脑相似的感觉和运动中枢，而且有了语言分析中枢以及与思维、意识活动相关的中枢。远远超越了一般动物脑的范畴，不仅能被动适应环境的变化，而且能主动认识客观世界。神经系统协调人体各系统器官的功能活动，使人体成为一个有机的整体，维持内环境的稳定，适应外环境的变化，并且能认识及改造外界环境。

一、神经系统的组成

神经系统分为中枢部和周围部（图 16-1）。

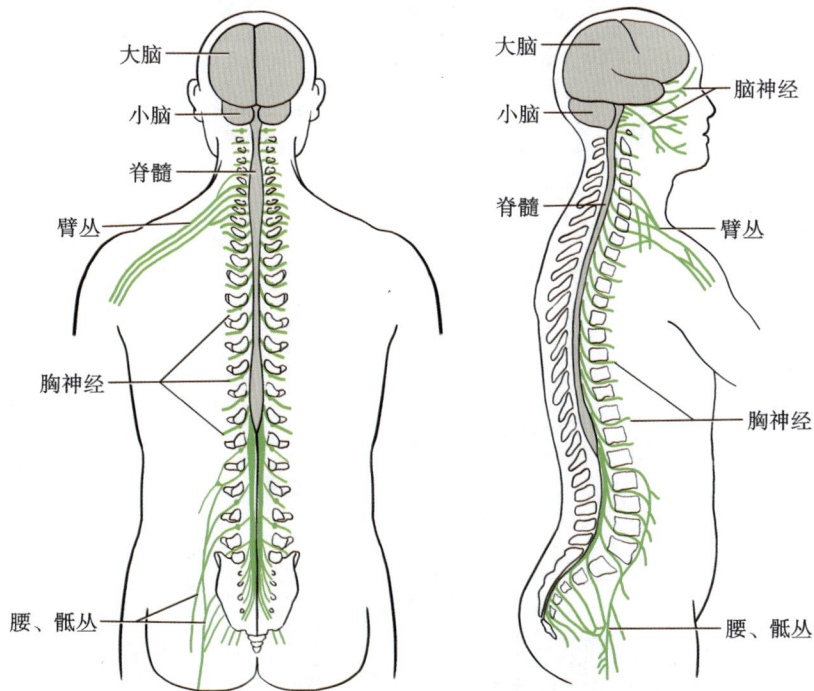

大脑
小脑
脊髓
臂丛
胸神经
腰、骶丛

大脑
小脑
脑神经
脊髓
臂丛
胸神经
腰、骶丛

图 16-1　神经系统的区分

中枢部包括位于颅腔内的脑和位于椎管内的脊髓，也称**中枢神经系统**（central nervous system）。

周围部是指遍布全身各处与脑相连的脑神经和与脊髓相连的脊神经，又称**周围神经系统**（peripheral nervous system）。周围神经又可根据其在各器官、系统中所分布的不同对象，分

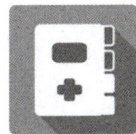

Note

为**躯体神经**(somatic nerve)和**内脏神经**(visceral nerve)。躯体神经分布于体表、骨、关节和骨骼肌;内脏神经分布于内脏、心血管、平滑肌和腺体。根据其功能又分为**感觉神经**(sensory nerve)和**运动神经**(motor nerve),感觉神经将神经冲动自感受器传向中枢,故又称**传入神经**(afferent nerve);运动神经是将神经冲动自中枢传向周围的效应器,故又称**传出神经**(efferent nerve)。内脏神经中的传出神经即**内脏运动神经**(visceral motor nerve)支配心肌、平滑肌和腺体,其活动不受人的主观意志控制,故又称自主神经或植物神经,它们又可分为交感神经和副交感神经。

二、神经系统的组织学

神经系统主要由神经组织构成,神经组织有两种主要的细胞成分,即**神经细胞**(nerve cell)(**神经元**(neuron))和**神经胶质细胞**(neuroglial cell)(**神经胶质**(neuroglia))。

(一)神经元

神经元是神经系统结构和功能的基本单位,具有感受刺激和传导神经冲动的功能。

1. 神经元的构造　神经元的大小和形态差异较大,其胞体有圆形、梭形和锥体形等。尽管神经元的形态各异,但每个神经元都可以分为胞体和突起两个部分(图16-2、图16-3)。

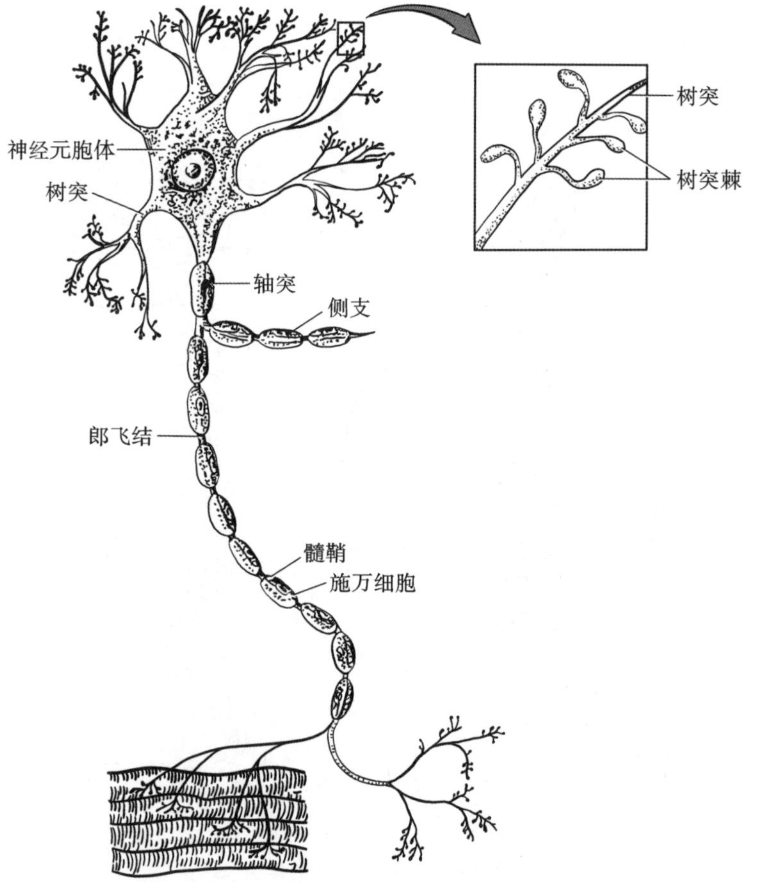

图16-2　神经元的基本形态

(1)**胞体**:神经元的代谢中心。细胞核大而圆,核仁明显。胞浆内含有神经细胞所特有的**尼氏体**(Nissl body)、**神经原纤维**(neurofibril),以及发达的高尔基复合体和丰富的线粒体(图16-4)。

脊神经节细胞(假单极神经元)

嗅细胞(双极神经元)

小脑梨状细胞(多极神经元)

轴突

脑干神经细胞(多极神经元)

轴突

脊髓前角细胞(多极神经元)

轴突

大脑皮质锥体细胞(多极神经元)

图 16-3 各种类型的神经元

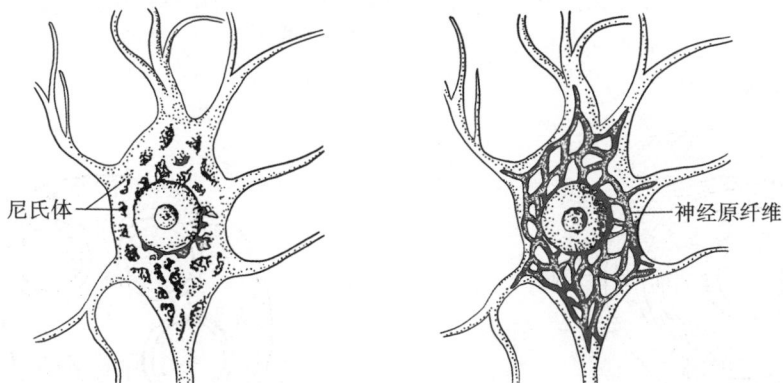

尼氏体

神经原纤维

图 16-4 尼氏体和神经原纤维

（2）**突起**：神经元的胞体向外突起的部分，按其形态构造分为树突和轴突（图 16-2）。①**树突**（dendrite）：通常有多个，为胞体向外伸出的树枝状突起，一般较短，局限于胞体附近，结构大

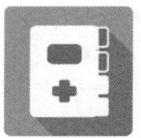

致与胞体相似。树突基部较宽,向外逐渐变细并反复分支,其小分支上有大量的微小突起,称**树突棘**(dendrite spine),是接收信息的装置。②**轴突**(axon):由胞体发出的一条细长突起,其粗细在全长均匀一致。轴突起始处有一特化区称**轴丘**(axon hillock)。小型细胞的轴突短而细,大细胞的轴突较长,有的可达 1 m 以上。轴突远端发出许多终末分支,其末端即**轴突终末**(axonal terminal),可与其他细胞构成突触。轴突内的细胞质称为**轴浆**(axoplasm),与胞体的胞质连通,具有不断的流动性,称为**轴浆流**(axoplasmic flow),轴浆流是双向的。轴突因缺乏核糖体而不能合成蛋白质,大分子的合成、组装成细胞器的过程都在胞体内完成。轴突的功能主要是传导由胞体发出的冲动,将其传递给其他的神经元或细胞(肌细胞、腺细胞等)。

2. 神经元的分类 根据神经元突起的数目可分为:①**假单极神经元**(pseudounipolar neuron):自胞体发出一个突起,但很快呈 T 形分叉为两支,一支至周围的感受器称周围突,另一支入脑或脊髓称中枢突。脑神经节、脊神经节中的感觉神经元属于此类。②**双极神经元**(bipolar neuron):自胞体两端各发出一个突起,其中一个抵达感受器,称周围突;另一个进入中枢部,称中枢突。如位于视网膜内的双极细胞、内耳的前庭神经节和蜗神经节内的感觉神经元。③**多极神经元**(multipolar neuron):具有多个树突和一个轴突,中枢部内的神经元绝大部分属于此类(图 16-3)。

依据神经元的功能和传导方向将神经元分为:①**感觉神经元**(sensory neuron):又称传入神经元。将内、外环境的各种刺激传向中枢部,假单极和双极神经元属此类。②**运动神经元**(motor neuron):又称传出神经元。将冲动自中枢部传向身体各部,支配骨骼肌或管理心肌、平滑肌和腺体的活动,多极神经元属于此类。③**联络神经元**(association neuron):又称中间神经元,是在中枢部位于感觉和运动神经元之间的多极神经元。此类神经元的数量很大,占神经元总数的 99%,在中枢神经内构成复杂的网络系统。根据轴突的长短,可将中间神经元分为两类:一类是高尔基 I 型细胞,轴突较长,将冲动从中枢部某一部位传向其他部位,因此也称为接替性或投射性中间神经元。另一类是高尔基 II 型细胞,轴突较短,常在特定局限的小范围内传递信息,又称局部中间神经元。

3. 神经纤维 神经元较长的突起被髓鞘(myelin sheath)和神经膜所包裹,称为**神经纤维**(nerve fiber)。若被髓鞘和神经膜共同包裹称**有髓纤维**(myelinated fiber)(图 16-5),仅为神经膜所包裹则为**无髓纤维**(nonmyelinated fiber)(图 16-6)。周围神经的髓鞘由施万细胞(Schwann cell)环绕轴突所形成;中枢神经系统的髓鞘由少突胶质细胞形成(图 16-7)。髓鞘呈节段状包绕在轴突外面,直至神经末梢之前,在相邻两髓鞘节段间的区域称**郎飞结**(Ranvier's node),该处轴突裸露(图 16-2)。神经冲动在有髓纤维中是以跳跃的方式传导。神经纤维的传导速度与髓鞘厚薄和神经纤维直径的大小成正比,即神经纤维越粗、髓鞘越厚,其传导电信号的速度就越快。

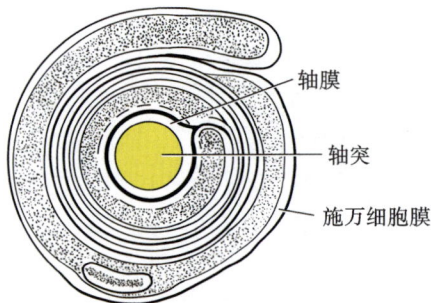

图 16-5 周围神经有髓纤维构成模式图

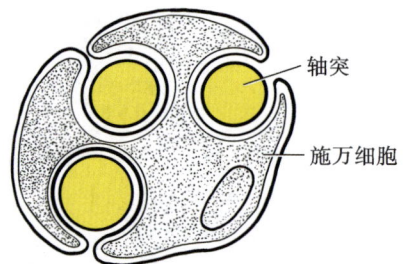

轴膜
轴突
施万细胞膜

图 16-6 无髓纤维与施万细胞关系图

轴突
施万细胞

4. 突触(synapse) 神经元与神经元之间或神经元与效应细胞之间传递信息的结构。根

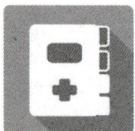

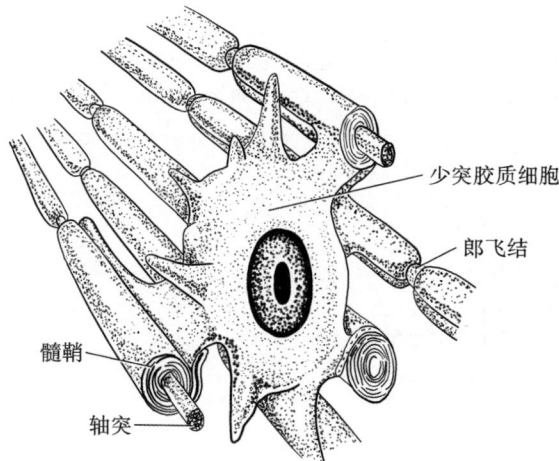

图 16-7 中枢神经有髓纤维构成模式图

据参与形成的部位可分为轴-树突触、轴-体突触、轴-轴突触、树-树突触和体-体突触等。根据传递方式可分为化学突触和电突触。一个神经元可以与一个或多个神经元发生突触，如人的大脑皮质每个神经元平均有 30000 个突触。

化学突触（chemical synapse）是神经系统内信息传递的主要方式，是以释放化学递质为中介的突触。化学突触包括三个部分（图 16-8）：**突触前部**（presynaptic element）、**突触后部**（postsynaptic element）和**突触间隙**（synaptic cleft）。突触前部有密集的**突触小泡**（synaptic vesicle），小泡内含有高浓度的神经递质。当神经冲动沿轴突传到突触前部时，小泡向**突触前膜**（presynaptic membrane）移动，与其融合，神经递质被释放到突触间隙（为 30～50 nm）。神经递质作用于**突触后膜**（postsynaptic membrane）上的受体，使受体蛋白或离子通道构型发生改变，产生电位变化从而影响突触后神经元或效应细胞的活性。化学突触的传递为单向性，时间上有突触延迟。

电突触（electrical synapse）是以电位扩布的方式进行信息传递的突触（图 16-8）。电突触的结构基础是**缝隙连接**（gap junction）。在缝隙连接处，相邻细胞借膜上的跨膜结构**连接子**（connexon）对合连接构成相邻细胞间的水相通道，中间有一小孔，允许分子质量小于 1.2 kd 的物质自由通过。电突触的电阻低，传导速度快，传导为双向性，可使相接触的神经元或细胞的功能同步，形成功能合胞体。

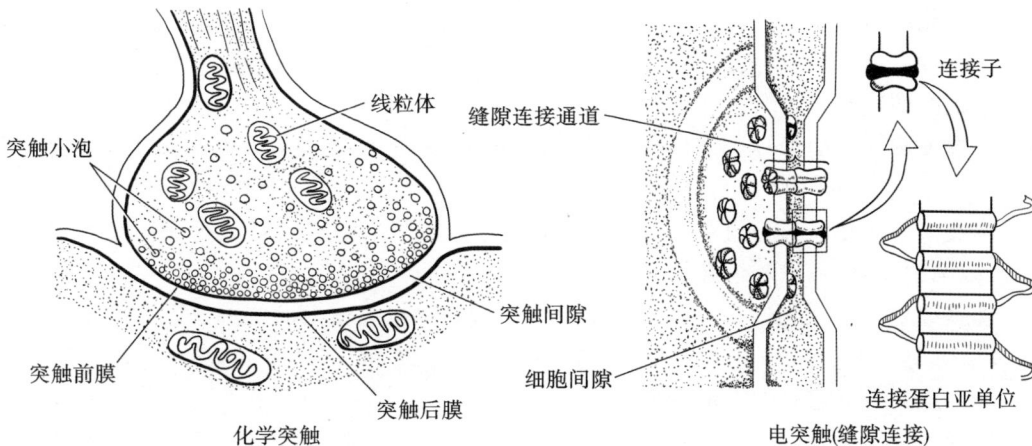

图 16-8 突触

（二）神经胶质细胞

神经胶质细胞（neuroglial cell）是神经组织中的另一类主要细胞，其数量是神经细胞的数10倍，可分为中枢神经系统和周围神经系统的胶质细胞（图 16-9）。前者有星形胶质细胞、少突胶质细胞、小胶质细胞、室管膜细胞等；后者有施万细胞和卫星细胞等。

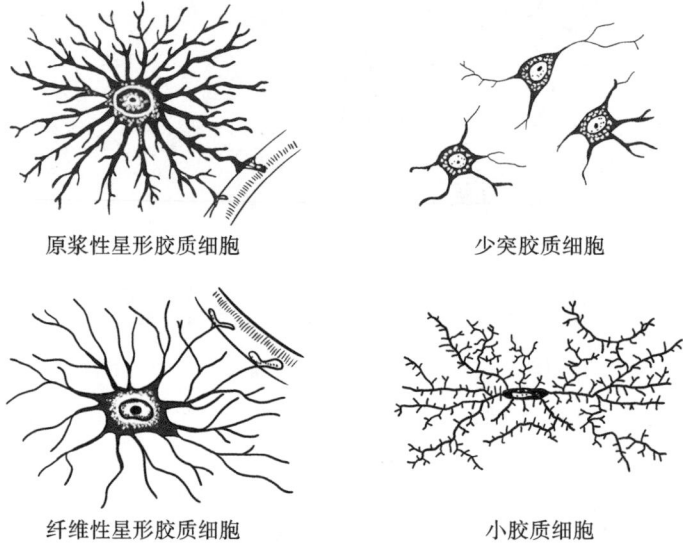

原浆性星形胶质细胞　　　　　少突胶质细胞

纤维性星形胶质细胞　　　　　小胶质细胞

图 16-9　神经胶质细胞

星形胶质细胞（astrocyte）是胶质细胞中体积最大、数量最多的细胞。此类细胞呈星形，由胞体发出许多突起，伸展包绕在神经元的胞体、树突、突触等处，有的延伸至郎飞结。突起的末端常膨大形成**脚板**（footplate）或称**终足**（end foot）。星形胶质细胞的核比其他胶质细胞的大，呈圆形或卵圆形，胞质中含有由**胶质原纤维酸性蛋白**（glial fibrillary acidic protein，GFAP）组成的胶质丝。GFAP 仅存在于星形胶质细胞的胞体中。根据胶质丝的含量以及突起的形状可将星形胶质细胞分为**纤维性星形胶质细胞**（fibrous astrocyte）和**原浆性星形胶质细胞**（protoplasmic astrocyte）。前者多分布在白质，细胞突起细长，胞质中含大量胶质丝；后者多分布在灰质，细胞突起粗短，胞质内胶质丝较少。星形胶质细胞具有许多重要功能，如分泌神经递质和神经营养因子、参与神经发育及再生、调控神经元微环境、形成血-脑屏障，以及参与免疫功能调节、调控突触传递、在突触形成和突触可塑性中发挥作用等。

少突胶质细胞（oligodendrocyte），胞体较小，呈梨形或椭圆形，有少量的突起，核较小呈圆形或卵圆形，着色较深。少突胶质细胞是中枢神经系统形成髓鞘的细胞，一个少突胶质细胞可形成多条轴突的髓鞘。

小胶质细胞（microglia），来源于中胚层的单核-巨噬细胞，胞体很小呈短棒状，一般由胞体两端伸出数条枯树枝样的突起，突起表面粗糙有棘刺。小胶质细胞参与中枢神经系统的免疫、炎症反应及损伤修复。当脑组织有炎症或损伤时，小胶质细胞被激活，变为大而圆的阿米巴样细胞，游走至损伤处，吞噬和清除坏死组织。

室管膜细胞（ependymocyte）是衬附于脑室面和脊髓中央管内面的一层立方或柱状上皮细胞，游离面可有微绒毛和纤毛。室管膜细胞参与组成脑脊液-脑屏障和血-脑屏障。脉络丛处的室管膜细胞还有分泌脑脊液的功能。

施万细胞（Schwann cell）和**卫星细胞**（satellite cell）是周围神经的胶质细胞。施万细胞是周围神经系统的成髓鞘细胞。卫星细胞是神经节内包裹神经元胞体的一层扁平细胞。

一般认为神经胶质细胞是神经系统的辅助细胞，主要对神经元起支持、营养、保护和修复

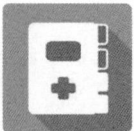

作用。神经胶质细胞在神经系统中所起的作用不亚于神经细胞,神经系统的复杂功能是由神经细胞和神经胶质细胞共同完成的。

三、神经系统的常用术语

在中枢部,神经元胞体及其树突的聚集部位,在新鲜标本中色泽灰暗,称**灰质**（gray matter）。配布于大脑和小脑表面的灰质称**皮质**（cortex）。形态和功能相似的神经元胞体聚集成团或柱,称**神经核**（nucleus）。神经纤维在中枢部聚集的部位称**白质**（white matter）,因髓鞘含类脂质、色泽明亮而得名。位于大脑和小脑皮质深部的白质称**髓质**（medulla）。白质中,起止、行程和功能基本相同的神经纤维集合在一起称为**纤维束**（fasciculus）。

在周围部,神经元胞体聚集处称**神经节**（ganglion）。神经纤维在周围部聚集为粗细不等的**神经**（nerve）（图 16-10）。神经内的每条神经纤维由称为**神经内膜**（endoneurium）的结缔组织包绕,若干神经纤维聚集为一条**神经束**（nerve tract）,包被神经束的结缔组织称**神经束膜**（perineurium）,由若干神经束汇聚成一条神经,包裹在神经外面的结缔组织称**神经外膜**。一条神经内的若干神经束,在行程中常相互反复编排、重新组合。

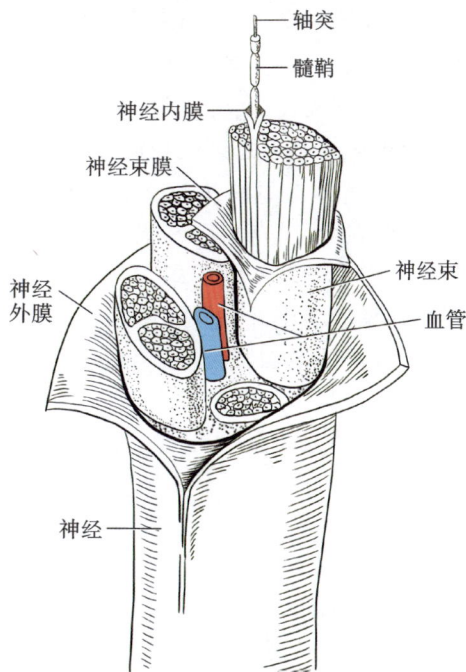

图 16-10 神经

四、神经系统的活动方式

神经系统在调节机体的活动中,对内、外环境的各种刺激做出适宜的反应,称为**反射**（reflex）,反射的结构基础是**反射弧**（reflex arc）。反射弧由感受器、传入神经、中枢、传出神经和效应器构成。反射是神经系统的基本活动方式。整个神经系统是由亿万个细胞组成的庞大而复杂的信息网络,它通过各种反射来维持机体内环境的稳定以及内环境与外环境的统一。

五、临床应用要点

（一）神经元、脑功能与疾病

神经元通过突触相互连接在一起,而脑功能的实现正是基于神经元形成的复杂的神经网络。马克思说"人的本质是社会关系的总和",那么,脑功能的本质就是"神经元关系的总和"。地球上有约 70 亿人,且人与人之间的关系也非常复杂,有一个假说叫"六度分隔",也叫"小世界假说",是说通过小于等于 6 个的连接点可以联系起任何两个陌生人,由此可以想象人类关系的复杂程度。另一个假说叫"150 法则",也就是著名的"邓巴数字",是说每个人只能与约 150 个人形成稳定关系。而人脑内的神经元,数量上比人的总数高一个数量级,突触的数目就更多。从出生到儿童时期,突触数目快速增多,而到青少年时期反而有一定下降,再到成年达到相对稳定的数目。突触数目无论变多还是变少都是不健康的。例如,孤独症患者的大脑突触数目变多,而精神分裂症患者的前额叶皮层突触数目则变少,一些神经退行性疾病,如阿尔茨海默病,在神经元死亡之前突触数目就已经明显减少。神经元之间的联系出现问题,脑的神

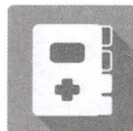

Note

265

经网络就会出现问题,神经精神疾病则由此产生。因此,神经元是实现脑功能的基础,也是神经精神疾病的核心要素。

(二) 胶质细胞未知的功能

长期以来教科书上都是这样描述胶质细胞的功能:神经胶质细胞是神经系统的辅助细胞,主要对神经元起支持、营养、保护和修复作用。然而,事实可能并不仅仅如此。生物进化程度越高,胶质细胞占脑内总细胞数的比例也越大。例如,果蝇的胶质细胞占脑细胞总数的25%,小鼠占65%,而人类则高达90%。中枢神经系统中,胶质细胞占大多数,在胶质细胞中,星形胶质细胞又占据半壁江山。传统的观点认为胶质细胞只对神经元起营养和支持作用,对神经元信号的传递和处理不起作用,这一观点正不断受到科学家的挑战。有研究表明,神经元产生长时程增强反应离不开星形胶质细胞的帮助,而且星形胶质细胞可以帮助神经元产生短则数小时、长则数天的增强反应,让老鼠学得好、记得牢。另外,胶质细胞还可以让高度兴奋的神经元保持适当"冷静",免受疾病侵袭。因此,胶质细胞是大脑内的一类神秘而令人感兴趣的细胞,"藏在深闺待人知"。

本章知识点

1. 神经元的基本形态。
2. 白质、髓质、纤维束、灰质、皮质、神经核、神经和神经节的组成概念。
3. 反射弧的基本组成。

(周丽华)

第十七章 中枢神经系统

第一节 脊 髓

脊髓（spinal cord）是中枢神经的低级部分，起源于胚胎时期神经管的末端，原始神经管的管腔形成脊髓中央管。脊髓在构造上保留着节段性，与分布于躯干和四肢的 31 对脊神经相连。正常状态下，脊髓的活动是在脑的控制下进行的，但脊髓本身也能完成许多反射活动。

一、位置和形态

脊髓位于椎管内，外包 3 层被膜，与脊柱的弯曲一致。脊髓上端在枕骨大孔处与延髓相连，下端变细呈圆锥状，称**脊髓圆锥**（conus medullaris），尖端约平对第 1 腰椎下缘（新生儿可达第 3 腰椎下缘），全长 42～45 cm，最宽处横径为 1～1.2 cm，重 20～25 g。软脊膜由此向下延续为一条结缔组织细丝，即**终丝**（filum terminale），其下端附于第 1 尾椎的背面，起固定脊髓的作用（图 17-1）。

脊髓呈前、后稍扁的圆柱形，全长粗细不等，有两个梭形膨大部。上方的称**颈膨大**（cervical enlargement），从第 4 颈髓节段至第 1 胸髓节段。下方的称**腰骶膨大**（lumbosacral enlargement），从第 1 腰髓节段至第 3 骶髓节段。两个膨大的形成是由此处神经细胞和纤维数目增多所致，与四肢的出现有关。

脊髓表面有 6 条平行的纵沟。前面正中较明显的沟称**前正中裂**（anterior median fissure），后面正中较浅的沟为**后正中沟**（posterior median sulcus）。这两条纵沟将脊髓分为左右对称的两半。脊髓的前外侧面有 1 对**前外侧沟**（anterolateral sulcus），有脊神经前根的根丝附着；后外侧面有 1 对**后外侧沟**（posterolateral sulcus），有脊神经后根的根丝附着。此外，在颈髓和胸髓上部，后正中沟和后外侧沟之间，还有一条较浅的**后中间沟**（posterior intermediate sulcus），是薄束和楔束在脊髓表面的分界标志。

脊髓在外形上没有明显的节段标志，每一对脊神经前、后根的根丝所附着的一段脊髓即为一个脊髓节段。由于脊髓有 31 对脊神经，故脊髓可分为 31 个节段，即颈髓（C）8 个节段、胸髓（T）12 个节段、腰髓（L）5 个节段、骶髓（S）5 个节段和尾髓（Co）1 个节段。

胚胎早期，脊髓几乎与椎管等长，脊神经根基本成直角与脊髓相连。从胚胎第 4 个月起，脊柱的生长速度快于脊髓，致使脊髓的长度短于椎管。脊髓上端连于延髓，位置固定，导致脊髓节段的位置高于相应的椎骨，出生时脊髓下端已平对第 3 腰椎，至成人则达第 1 腰椎下缘。由于脊髓的相对升高，腰、骶、尾部的脊神经根，在穿经相应椎间孔合成脊神经前，在椎管内几乎垂直下行。这些脊神经根在脊髓圆锥下方，围绕终丝聚集成束，形成**马尾**（cauda equina）。因第 1 腰椎以下已无脊髓，故临床上经脊髓蛛网膜下隙穿刺抽取脑脊液或麻醉时，常选择第 3、4 腰椎棘突间进针，以免损伤脊髓。

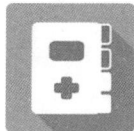

成人脊髓的长度与椎管的长度不一致，所以脊髓的各个节段与相应的椎骨不在同一高度。成人上颈髓节段（C_1～C_4）大致平对同序数椎骨，下颈髓节段（C_5～C_8）和上胸髓节段（T_1～T_4）约平对同序数椎骨的上 1 块椎骨，中胸髓节段（T_5～T_8）约平对同序数椎骨的上 2 块椎骨，下胸髓节段（T_9～T_{12}）约平对同序数椎骨的上 3 块椎骨，腰髓节段约平对第 10～12 胸椎，骶髓、尾髓节段约平对第 1 腰椎（图 17-2）。了解脊髓节段与椎骨的对应高度，对判断脊髓损伤的平面及手术定位，具有重要的临床意义。

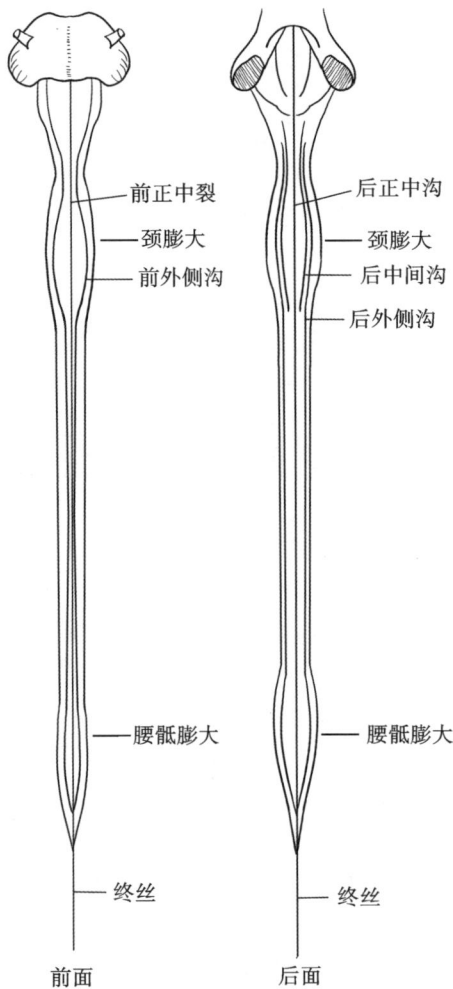

图 17-1　脊髓外形简图

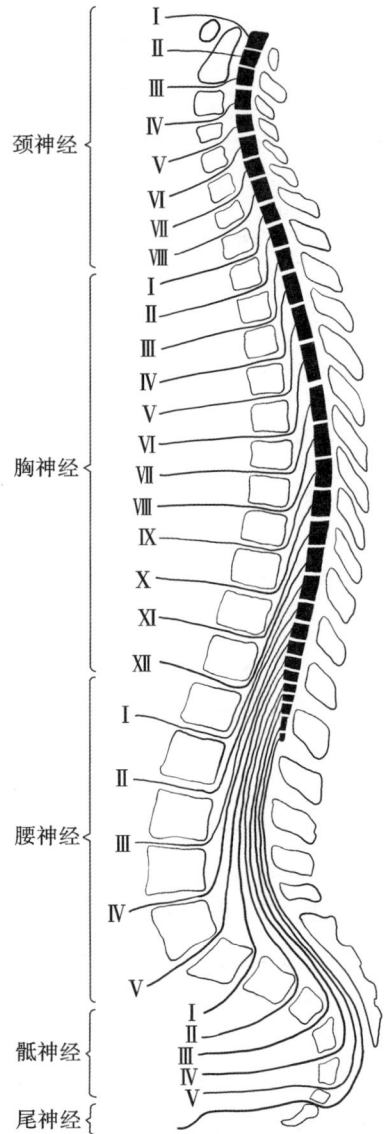

图 17-2　脊髓节段与椎骨序数的关系模式图

二、脊髓的内部结构

脊髓由围绕中央管的灰质和位于外围的白质组成（图 17-3、图 17-4）。在脊髓的横切面上，可见中央有一细小的**中央管**（central canal），围绕中央管周围的是呈 H 形的**灰质**（gray matter），灰质的外围是**白质**（white matter）。

在纵切面上灰质纵贯成柱，在横切面上，有些灰质柱呈突起状称为**角**。每侧的灰质，前部扩大为**前角（柱）**（anterior horn（column））；后部狭细为**后角（柱）**（posterior horn（column）），

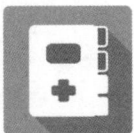

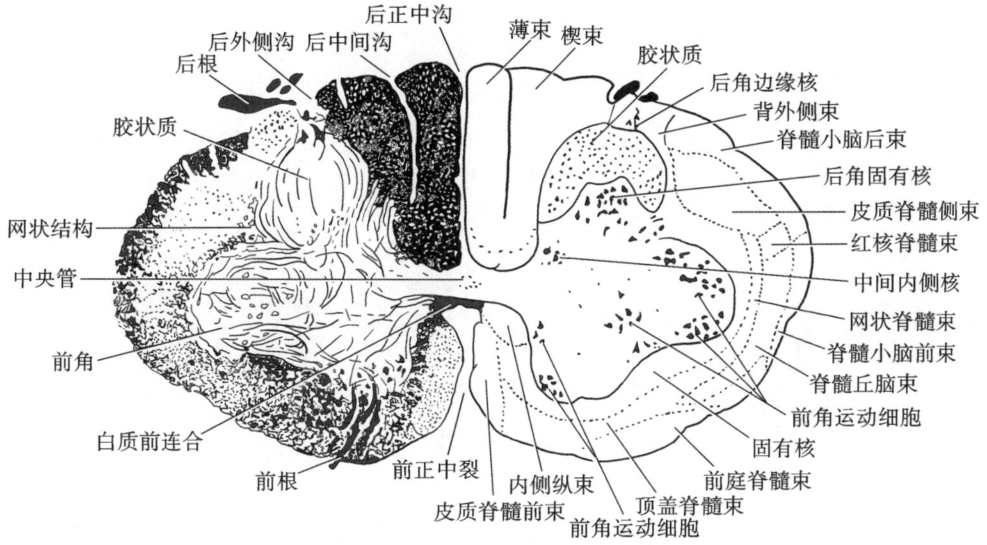

图 17-3　新生儿脊髓颈膨大部的水平切面

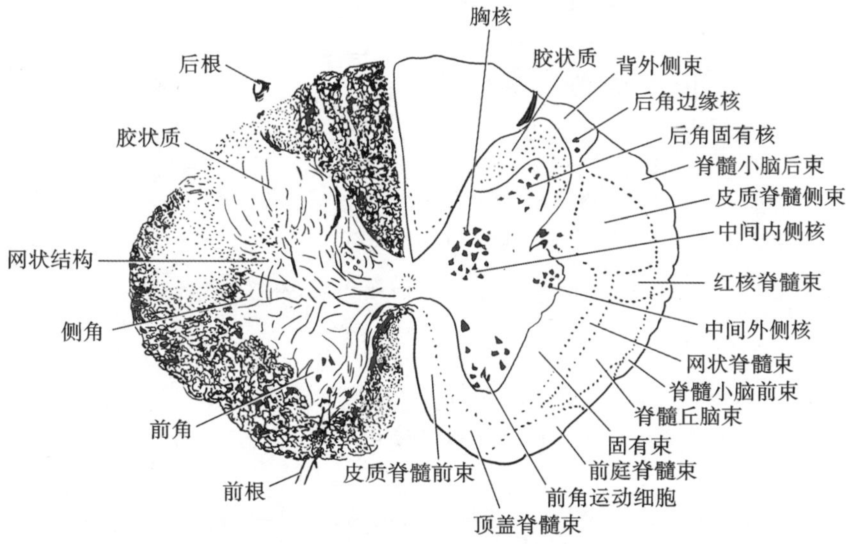

图 17-4　新生儿脊髓胸部的水平切面

它由后向前又可分为头、颈和基底三个部分；前、后角之间的区域为**中间带**（intermediate zone），在胸髓和上腰髓（$T_1 \sim L_3$），中间带外侧部向外伸出**侧角（柱）**（lateral horn（column））；中央管前、后的灰质分别称为**灰质前连合**（anterior gray commissure）和**灰质后连合**（posterior gray commissure），连接两侧的灰质。

白质借脊髓的纵沟分为 3 个索，前正中裂与前外侧沟之间为**前索**（anterior funiculus），前、后外侧沟之间为**外侧索**（lateral funiculus），后外侧沟与后正中沟之间为**后索**（posterior funiculus）。在灰质前连合的前方有纤维横越，称**白质前连合**（anterior white commissure）。在后角基部外侧与白质之间，灰、白质混合交织，称网状结构，在颈部比较明显。

中央管为细长的管道，纵贯脊髓全长，内含脑脊液。此管向上通第四脑室，向下在脊髓圆锥内扩大为一梭形的**终室**（terminal ventricle）。40 岁以上的人中央管常闭塞。

（一）灰质

脊髓灰质是神经元胞体及突起聚集的部位。灰质内的神经元往往聚集成群（神经核）或分布成层。20 世纪 50 年代 Rexed 描述了猫脊髓灰质神经元的细胞分层构筑（即 Rexed's 板层学说），其后人们公认高级哺乳动物包括人类均有类似的结构。Rexed 将脊髓灰质共分为 10 层，灰质从后向前分为 9 层，分别用罗马数字 Ⅰ～Ⅸ表示，中央管周围灰质为第 Ⅹ 层（图 17-5）。

(a) 灰质核团

腰骶膨大部   中胸部

(b) 灰质分层

图 17-5　脊髓灰质主要核团及 Rexed 分层模式图

Ⅰ层：又称边缘层，薄而边界不清，呈弧形，与白质相邻，内有粗细不等的纤维束穿过，呈松散的海绵状，故称海绵带。内含大、中、小型神经元，此层在腰骶膨大处最清楚，胸髓处不明显。层内有**后角边缘核**（posteromarginal nucleus）。接受后根的传入纤维，发出纤维参与组成脊髓丘脑束。

Ⅱ层：占据灰质后角头之大部，由大量密集的小型神经元组成，此层几乎不含有髓纤维，在活脊髓切片上呈半透明的胶状，髓鞘染色法不着色，故称**胶状质**（substantia gelatinosa）。此层接受后根外侧部传入纤维（薄髓和无髓）的侧支及从脑干下行的纤维，发出纤维主要参与组成背外侧束，在白质中上、下行若干节段，与相邻节段的 Ⅰ～Ⅳ 层神经元构成突触。此层对分析、加工脊髓的感觉信息，特别是痛觉信息起重要作用。

Ⅲ层：与 Ⅱ 层平行，所含神经元胞体略大，形态多样，细胞密度比 Ⅱ 层略小。该层还有许多有髓纤维。

Ⅳ层：较厚，细胞排列较疏松，其大小形态各异，有小圆形细胞、中等的三角形细胞和大型星形细胞。

Ⅲ层和Ⅳ层内较大的细胞群组成**后角固有核**（nucleus proprius）。此二层接受大量的后根传入纤维，发出的纤维联络脊髓的不同节段并进入白质形成纤维束。

Ⅰ～Ⅳ层相当于后角头，向上与三叉神经脊束核的尾端相延续，是皮肤感受外界痛、温、触、压等刺激的初级传入纤维终末和侧支的主要接受区，故属于外感受区。Ⅰ～Ⅳ层发出纤维到节段内和节段间，参与许多复杂的多突触反射通路，并发出上行纤维束到脑的不同部位。

Ⅴ层：是一厚层，占据后角颈部，细胞形态大小不一，可分为内侧部和外侧部。内侧部占

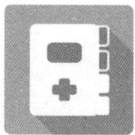

2/3，与后索有明显的分界。外侧部占 1/3，细胞较大、染色明显，位于上下前后纵横交错的纤维束之间，形成所谓的网状结构。接受来自皮肤、肌肉和内脏传入的细纤维。

Ⅵ层：位于后角基底部，在颈膨大和腰骶膨大处明显，分内、外侧两部。内侧 1/3 含密集深染的中、小型细胞；外侧 2/3 细胞疏松，由较大的三角形和星形细胞组成。接受本体感觉和一些皮肤的初级传入纤维。

Ⅴ层和Ⅵ层接受后根本体感觉的初级传入纤维，以及大脑皮质运动区、感觉区和皮质下结构的大量下行纤维，提示该二层与运动的调节密切相关。

Ⅶ层：主要位于中间带，向后内侧可延伸至后角基底部。此层含有一些明显的核团：胸核、中间内侧核和中间外侧核。此层的外侧部与中脑和小脑之间有广泛的上、下行的纤维联系（通过脊髓小脑束、脊髓顶盖束、脊髓网状束、顶盖脊髓束、网状脊髓束和红核脊髓束联系），因此参与姿势与运动的调节。其内侧部有许多与毗邻灰质和节段之间的脊髓固有反射连接，与运动和自主功能有关。**胸核**（thoracic nucleus）又称**背核**（dorsal nucleus）或 **Clarke 柱**（Clarke's column），见于 $C_8 \sim L_3$ 节段，位于后角基底部内侧，靠近白质后索，接受后根的传入纤维，发出纤维到脊髓小脑后束和脊髓中间神经元。胚胎脊髓背外侧至中央管的细胞迁移到中央管外侧形成靠近中央管的**中间内侧核**（intermediomedial nucleus）和位于侧角的**中间外侧核**（intermediolateral nucleus）。中间外侧核（$T_1 \sim L_2$ 或 L_3 节段）是交感神经节前神经元胞体所在的部位，即交感神经的低级中枢，发出纤维经前根进入脊神经，再经白交通支到交感干。这种节前纤维也来自中间内侧核的细胞。在 $S_2 \sim S_4$ 节段，Ⅶ层的外侧部有**骶副交感核**（sacral parasympathetic nucleus），是副交感神经节前神经元胞体所在的部位，即副交感神经的低级中枢，发出纤维组成盆内脏神经。

Ⅷ层：位于脊髓胸段，横跨前角基底部，在颈、腰骶膨大处局限于前角内侧部。此层由大小不同、形态各异的细胞组成，为脊髓固有的中间神经元。接受邻近层的纤维终末、对侧Ⅷ层的联合纤维终末以及一些下行纤维束（如网状脊髓束、前庭脊髓束、内侧纵束）的终末；发出纤维至两侧前角。

Ⅸ层：Ⅸ层是一些排列复杂的核柱，位于前角的腹侧，由前角运动神经元和中间神经元组成。前角运动神经元包括大型的 α-运动神经元和小型的 γ-运动神经元，α-运动神经元的纤维支配跨关节的梭外肌纤维，引起关节运动；γ-运动神经元支配梭内肌纤维，其作用与肌张力调节有关。此层内的中间神经元是一些中、小型神经元，大部分是分散的，少量的细胞形成核群，如前角连合核，发出轴突终于对侧前角。有一些小型的中间神经元称为 Renshaw 细胞，它们接受 α-运动神经元轴突的侧支，而它们本身发出的轴突反过来与同一或其他的 α-运动神经元形成突触，对 α-运动神经元起抑制作用，形成负反馈环路。

在颈、腰骶膨大处，前角运动神经元主要分为内、外侧两群。内侧群又称**前角内侧核**，与其他部位的前角运动神经元一样，发出纤维经脊神经前根至脊神经，支配躯干的固有肌。外侧群又称**前角外侧核**，发出纤维经脊神经前根至脊神经，支配肢带肌和四肢肌。此外，还有以下核群：在 $C_1 \sim C_5$、C_6 节段有不规则形的**副神经核组**，其轴突组成副神经的脊髓部；在 $C_3 \sim C_7$ 节段有**膈神经核**（phrenic nucleus），发出纤维支配膈肌；在 $L_2 \sim S_1$ 有**腰骶核**（lumbosacral nucleus），其轴突分布尚不清楚。

前角运动神经元损伤，可导致所支配的骨骼肌弛缓性瘫痪。表现为运动丧失、肌肉萎缩、肌张力低下、腱反射消失。

Ⅹ层：位于中央管周围，包括灰质前连合、灰质后连合。某些后根的纤维终于此处。

脊髓灰质内有许多神经核团，它们与各层的对应关系见表 17-1。

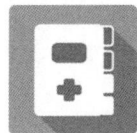

表 17-1　脊髓灰质各层与核团的对应关系

层	对应的核团或部位	层	对应的核团或部位
Ⅰ	后角边缘核	Ⅶ	中间带、胸核、中间内侧核
Ⅱ	胶状质		中间外侧核、骶副交感核
Ⅲ、Ⅳ	后角固有核	Ⅷ	前角基底部
Ⅴ	后角颈部	Ⅸ	前角内侧核、前角外侧核
Ⅵ	后脚基底部	Ⅹ	中央灰质

（二）白质

脊髓白质的神经纤维分为传入纤维、传出纤维，上行纤维、下行纤维和脊髓固有纤维。这些纤维组成不同的纤维束（图 17-3、图 17-4）。

传入纤维由脊神经节神经元的中枢突组成，经后根进入脊髓，分内、外侧两部。内侧部纤维粗，沿后角内侧部进入后索，组成薄束、楔束，主要传导本体感觉和精细触觉，其侧支进入脊髓灰质。外侧部主要由细的无髓和有髓纤维组成，这些纤维进入脊髓后上升或下降 1～2 个节段，在胶状质背外侧聚集成**背外侧束**（dorsolateral fasciculus）或称 Lissauer 束，由此束发出侧支或终支进入后角。后根外侧部的细纤维主要传导痛觉、温度觉、粗触压觉和内脏感觉信息。

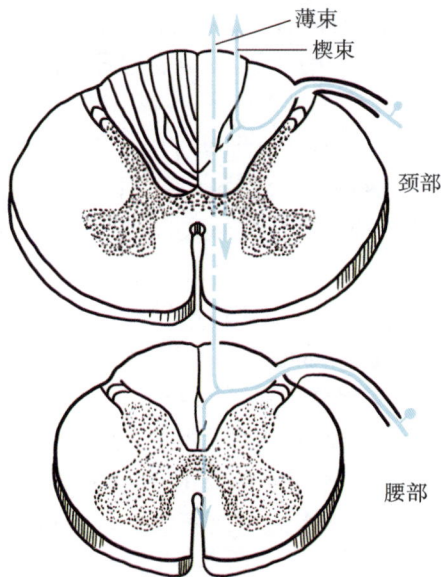

图 17-6　薄束和楔束

传出纤维由灰质前角运动神经元发出的纤维和侧角发出的交感节前纤维组成，经前根至周围神经。上行纤维起自脊髓，将后根的传入信息和脊髓的信息上传至脊髓以上的脑区。下行纤维起自各脑区的神经元，下行纤维与脊髓神经元发生突触联系。

脊髓固有纤维（脊髓固有束）执行脊髓节段内和节段间的联系。

1. 上行纤维（传导）束　又称感觉传导束，主要是将后根传入的各种感觉信息向上传递到脑的不同部位。

（1）**薄束**（fasciculus gracilis）和**楔束**（fasciculus cuneatus）：薄束和楔束是脊神经后根内侧部的粗纤维在同侧脊髓后索的直接延续（图 17-6）。薄束起自同侧 T_5 及以下的脊神经节细胞，腰部楔束起自同侧 T_4 及以上的脊神经节细胞。这些细胞的周围突分布至肌、腱、关节和皮肤的感受器；中枢突经后根内侧部进入脊髓，在后索上行，止于延髓的薄束核和楔束核。薄束在 T_5 以下占据后索的全部，在 T_4 以上只占据后索的内侧部，楔束位于后索的外侧部。薄、楔束传导同侧躯干及上下肢的肌、腱、关节的本体感觉（位置觉、运动觉和振动觉）和皮肤的精细触觉（如通过触摸辨别物体纹理粗细和两点距离）信息。

（2）**脊髓小脑束**：包括脊髓小脑前束、脊髓小脑后束、脊髓小脑嘴侧束和楔小脑束。

①**脊髓小脑前束**（anterior spinocerebellar tract）：位于脊髓外侧索周边部的腹侧份，主要起自腰骶膨大处 Ⅴ～Ⅶ 层的外侧部，即相当于后角基底部和中间带的外侧部，大部分交叉至对侧上行，小部分在同侧上行，经小脑上脚进入小脑皮质。

②**脊髓小脑后束**（posterior spinocerebellar tract）：位于脊髓外侧索周边部的背侧份，主要

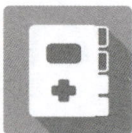

起自同侧Ⅶ层的胸核,但也有来自对侧胸核经白质前连合交叉过来的少许纤维,上行经小脑下脚终于小脑皮质。由于胸核位于胸髓和上腰髓,所以此束仅见于L₂以上脊髓节段。

此二束传递下肢和躯干下部的非意识性本体感觉和触、压觉信息至小脑。后束传递的信息可能与肢体个别肌的精细运动和姿势的协调有关,前束所传递的信息则与整个肢体的运动和姿势有关。

③脊髓小脑嘴侧束和楔小脑束:将同侧上肢的本体感觉和触、压觉信息经小脑下脚传递至小脑,前者还可经小脑上脚传至小脑。

(3)脊髓丘脑束:分为脊髓丘脑侧束(lateral spinothalamic tract)和脊髓丘脑前束(anterior spinothalamic tract)(图17-7)。脊髓丘脑侧束位于外侧索的前半部,主要传递痛、温觉信息。脊髓丘脑前束位于前索,前根纤维的内侧,主要传递粗触觉、压觉信息。脊髓丘脑束主要起自脊髓灰质Ⅰ和Ⅳ~Ⅷ层,纤维经白质前连合交叉至对侧时上升1~2个节段(即边交叉边上升),或先上升1~2个节段后再经白质前连合,交叉至对侧外侧索和前索上行,止于背侧丘脑。当一侧脊髓丘脑侧束损伤时,损伤平面1~2个节段以下的对侧身体部位痛、温觉减退或消失。

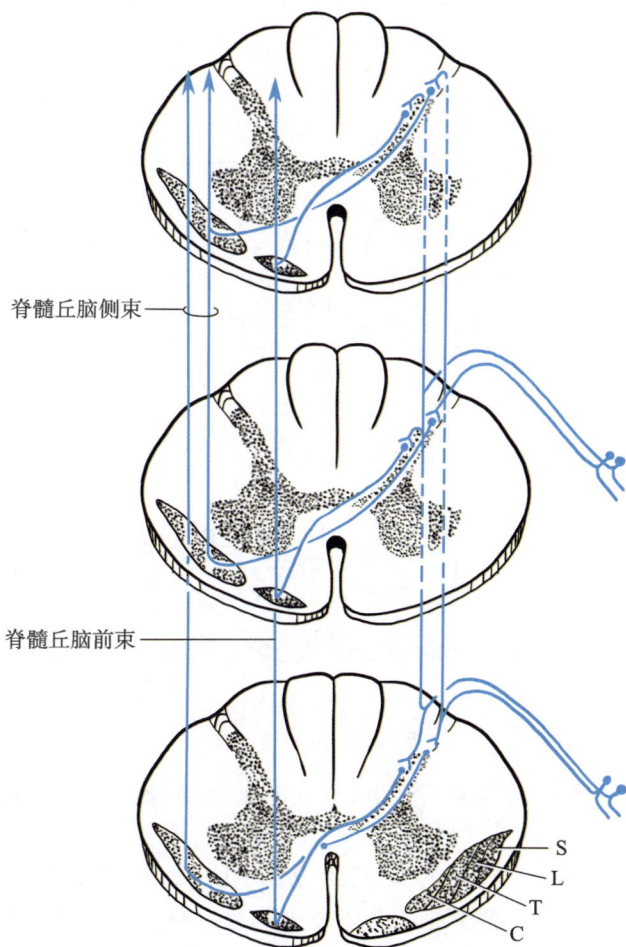

图 17-7　脊髓丘脑侧束和前束

(4)内脏感觉束(visceral sensory tract):内脏感觉纤维起自脊神经节细胞,其周围突分布至胸、腹腔器官,中枢突入脊髓,经后角和中间带细胞中继,发出的纤维伴随脊髓丘脑束上行至脑。

除以上介绍的上行传导束以外,还有脊髓网状束、脊髓中脑束、脊髓橄榄束等。

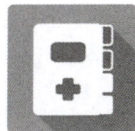

2. 下行纤维(传导)束 即运动传导束,起自脑的不同部位,直接或间接止于脊髓前角或侧角。

(1) **皮质脊髓束**(corticospinal tract):起于大脑皮质中央前回和其他一些皮质区域,下行至延髓锥体交叉处,大部分(75% ~90%)纤维交叉至对侧,称为**皮质脊髓侧束**(lateral corticospinal tract),不交叉纤维在同侧下行为**皮质脊髓前束**(anterior corticospinal tract),另有少量不交叉纤维在同侧下行加入皮质脊髓侧束,称**皮质脊髓前外侧束**(anterolateral corticospinal tract)(图 17-8)。

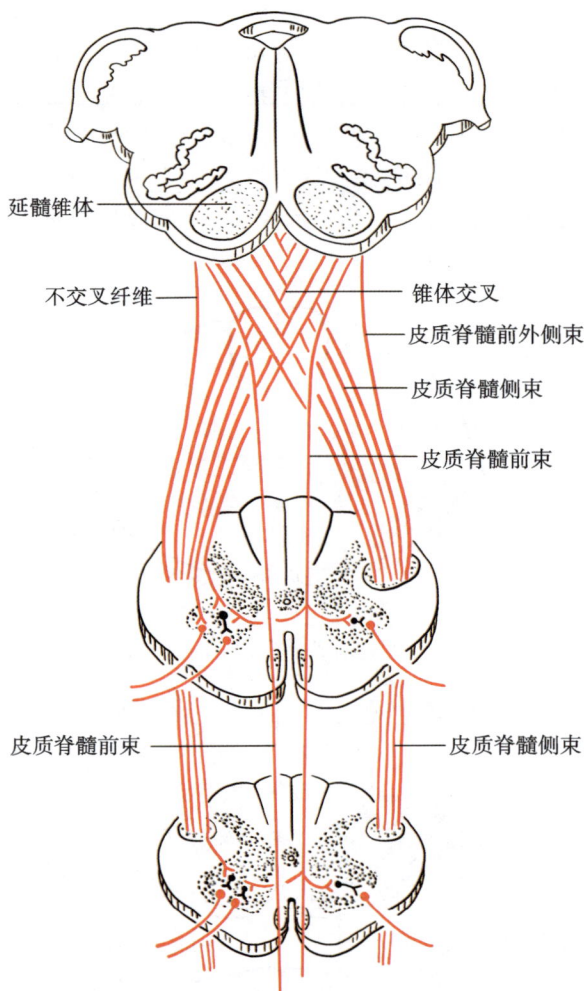

图 17-8 皮质脊髓束

①皮质脊髓侧束:在脊髓外侧索后部下行,直至骶髓(约 S_4 节段),纤维依次经各节段灰质中继后或直接终于同侧前角运动神经元,主要是前角外侧核。

②皮质脊髓前束:在前索最内侧下行,只达脊髓中胸部,大多数纤维逐节经白质前连合交叉,中继后终于对侧前角运动神经元。部分不交叉纤维,中继后终于同侧前角运动神经元和前角内侧核。

③皮质脊髓前外侧束:由不交叉纤维组成,沿侧束的前外侧部下降,大部分终于颈髓,小部分可达腰骶部。皮质脊髓束的纤维到达脊髓灰质后,大部分纤维与Ⅳ~Ⅷ层的中间神经元形成突触,通过中间神经元间接地影响前角运动神经元。

(2) **红核脊髓束**(rubrospinal tract):起自中脑红核,纤维交叉至对侧,在脊髓外侧索内下行,至Ⅴ~Ⅶ层。此束有兴奋屈肌运动神经元、抑制伸肌运动神经元的作用,它与皮质脊髓束

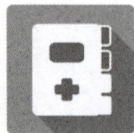

一起对肢体远端肌肉运动发挥重要影响。

(3) **前庭脊髓束**(vestibulospinal tract):起于前庭神经核,在同侧前索外侧部下行,止于Ⅷ层和部分Ⅶ层。主要兴奋伸肌运动神经元,抑制屈肌运动神经元,在调节身体平衡中起作用。

(4) **网状脊髓束**(reticulospinal tract):起自脑桥和延髓的网状结构,大部分在同侧下行,行于白质前索和外侧索前内侧部,止于Ⅶ、Ⅷ层。有兴奋或抑制α-运动神经元和γ-运动神经元的作用。

(5) **顶盖脊髓束**(tectospinal tract):主要起自中脑上丘,向腹侧行,于中脑导水管周围灰质腹侧经被盖背侧交叉越边,在前索内下行,终止于颈髓上段Ⅵ~Ⅷ层。有完成视觉、听觉的姿势反射运动的功能。

(6) **内侧纵束**(medial longitudinal fasciculus):位于前索,为一复合的上、下行纤维的总合,在脑干起于不同的核团,进入脊髓的部分为内侧纵束降部,终于Ⅶ层、Ⅷ层,中继后影响前角运动神经元。其作用主要是协调眼球的运动和头部的姿势。

(7) **下行内脏通路**:在脊髓中,尚有下行纤维将冲动传至中间外侧核的交感神经节前神经元和骶髓第2~4节段S_2~S_4的副交感节前神经元,经此支配平滑肌、心肌和腺体。这些下行纤维主要来自下丘脑和脑干的有关核团及网状结构,下行于脊髓的前索和外侧索中。

3. 脊髓固有束(propriospinal tract) 脊髓固有束局限于脊髓内,其上行或下行纤维的起始神经元均位于脊髓灰质。脊髓内的大多数神经元属于脊髓固有束神经元,多数位于Ⅴ~Ⅷ层内。脊髓固有束行于脊髓节段内、节段间甚至脊髓全长,主要集中于脊髓灰质周围。脊髓固有束有完成脊髓节段内和节段间整合和调节的功能。

三、脊髓的功能和脊髓反射

(一) 脊髓的功能

脊髓是神经系统的低级中枢,是高级中枢发挥功能的基础,一些高级中枢的功能需要通过脊髓实现。脊髓的功能主要有传导和运动功能。①传导功能:后根接受身体大部分区域的躯体和内脏感觉信息,在脊髓中继进行初步的整合和分析,向上传递至高级中枢,以及脊髓的运动神经元。②运动功能:经前根发出的运动纤维,管理躯体运动和内脏活动,是躯体和内脏运动的低级中枢。

(二) 脊髓反射

脊髓反射指脊髓固有的反射。其反射弧包括感受器、脊神经节内感觉神经元及后根传入纤维、脊髓固有束神经元及固有束、脊髓运动神经元及前根传出纤维、效应器。脊髓反射有不同的类型,反射弧只包括一个传入神经元和一个传出神经元(只经过一次突触)的称单突触反射,大多数反射弧是由两个以上的神经元组成的多突触反射;只涉及一个脊髓节段的反射称节段内反射,跨节段的反射为节段间反射。脊髓反射还可以分为躯体-躯体反射(刺激躯体引起躯体反应)、内脏-内脏反射(刺激内脏引起内脏反应)、躯体-内脏反射(刺激躯体引起内脏反应)和内脏-躯体反射(刺激内脏引起躯体反应)等。

(周丽华)

第二节 脑

脑(brain)位于颅腔内,是中枢神经最高级的部分。成人脑的平均重量约为1400 g。脑可

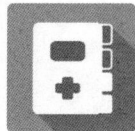

以分为端脑、间脑、中脑、脑桥、延髓和小脑共 6 个部分(图 17-9、图 17-10)。

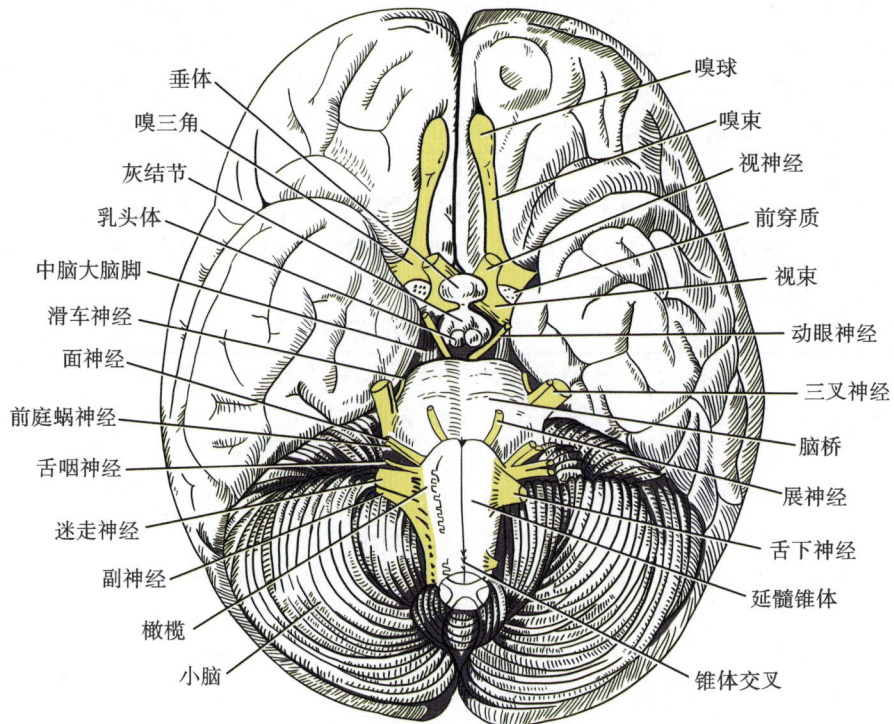

图 17-9 脑的底面

图 17-10 脑的正中矢状切面

一、脑干

脑干(brain stem)由三个部分组成,由下而上包括延髓、脑桥和中脑。延髓向下经枕骨大孔与脊髓相连,延髓和脑桥的背面连接小脑,它们之间为第四脑室(图 17-10)。脑干与Ⅲ~Ⅻ对脑神经相连,大脑皮质、小脑、脊髓之间借脑干互相联系。脑干是心血管运动、呼吸和吞咽中枢,也是视觉、听觉和平衡觉等反射的中枢。

（一）脑干的外形

1. 脑干的腹侧面

（1）**延髓**（medulla oblongata）（图 17-11）：外形似倒置的圆锥体,下端在枕骨大孔水平与脊髓相续,上端与脑桥以横行的**延髓脑桥沟**（bulbopontine sulcus）为界。脊髓表面的纵行沟、裂向上延续到延髓。腹侧面正中有前正中裂,两侧的纵行隆起称为**锥体**（pyramid）,在延髓下端,锥体内的纤维大部分左右交叉,形成外形上可见的**锥体交叉**（decussation of pyramid）。锥体背外侧的卵圆形隆起为**橄榄**（olive）,内有下橄榄核。橄榄与锥体之间的前外侧沟有舌下神经根丝出脑。在橄榄背外侧的后外侧沟内,由上而下依次排列有舌咽神经、迷走神经和副神经的根丝。

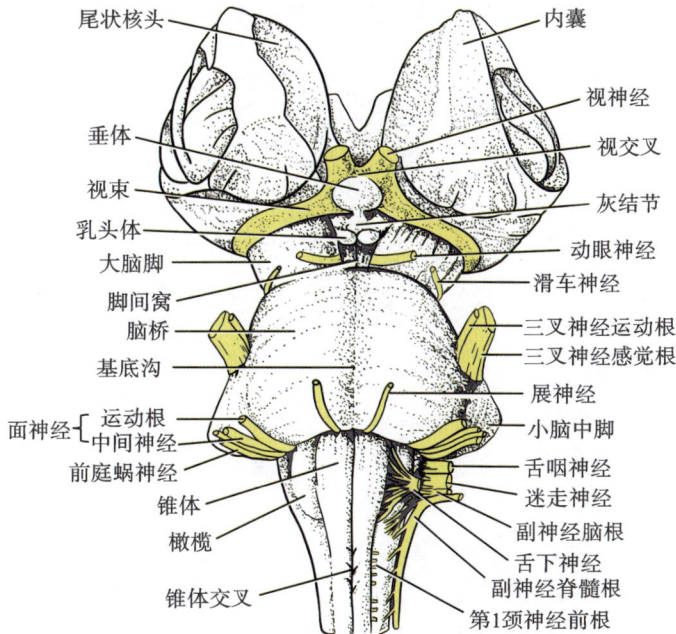

图 17-11 脑干外形（腹侧面）

（2）**脑桥**（pons）（图 17-11）：腹侧面宽阔膨隆,称**基底部**（basilar part）,正中的纵行浅沟为**基底沟**（basilar sulcus）,容纳基底动脉。基底部向后外侧逐渐变窄,移行为**小脑中脚**（middle cerebellar peduncle）,也称为**脑桥臂**（brachium pontis）,由脑桥进入小脑的纤维构成。小脑中脚与脑桥基底部之间有三叉神经根（包括粗大的感觉根和位于其前内侧细小的运动根）。脑桥基底部的上端连接中脑的大脑脚,下缘借延髓脑桥沟与延髓分界,沟内自内向外有展神经、面神经（运动根和中间神经）和前庭蜗神经根。在延髓脑桥沟的外侧端,延髓、脑桥与小脑之间的区域,临床上称为**脑桥小脑三角**（pontocerebellar trigone）,面神经根和前庭蜗神经根位于此处。因此该部位的肿瘤常累及这些脑神经。

（3）**中脑**（midbrain）（图 17-11）：上界为间脑的视束,下界为脑桥上缘。两侧部的一对粗大隆起称**大脑脚**（cerebral peduncle）,由大量发自大脑皮质的下行纤维构成。两侧大脑脚之间的凹陷为**脚间窝**（interpeduncular fossa）,窝底有许多小血管出入,称**后穿质**（posterior perforated substance）。动眼神经根从脚间窝出脑。

2. 脑干的背侧面

（1）**延髓**（图 17-12）：以横行的**髓纹**（striae medullares）为界分为上、下两部,上部中央管敞开为第四脑室,构成菱形窝的下半部;下部形似脊髓,在后正中沟两侧有两个膨隆,内侧的为

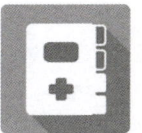

薄束结节(gracile tubercle),外上方的为**楔束结节**(cuneate tubercle),深面分别有薄束核和楔束核,是脊髓中薄束和楔束的终止核团。在楔束结节的外上方有隆起的**小脑下脚**(inferior cerebellar peduncle)。

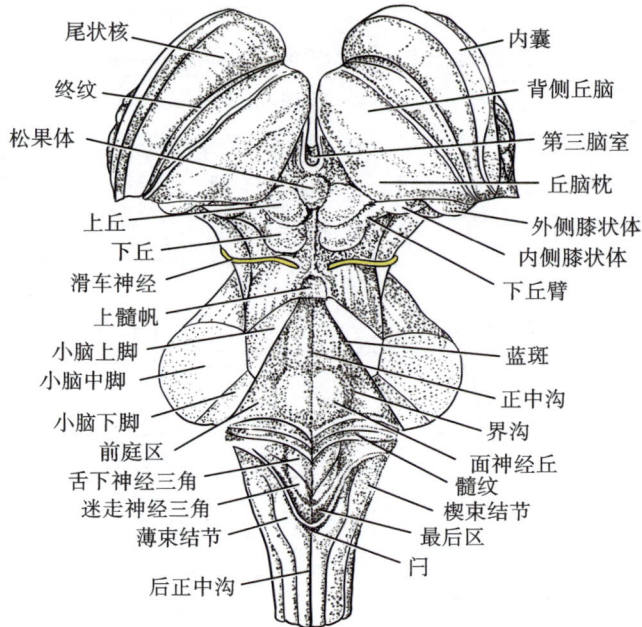

图 17-12　脑干外形(背侧面)

(2) **脑桥**(图 17-12):背侧面为第四脑室底的上半,其外侧壁为左、右**小脑上脚**(superior cerebellar peduncle),两上脚之间的薄层白质称为**上髓帆**(superior medullary velum),构成部分第四脑室顶。

(3) **中脑**(图 17-12):背侧面有两对圆形的隆起,上方的一对称**上丘**(superior colliculus),下方的一对称**下丘**(inferior colliculus)。上丘和下丘分别向外上方伸出长的隆起,称为**上丘臂**(brachium of superior colliculus)和**下丘臂**(brachium of inferior colliculus),分别连于间脑的外侧膝状体和内侧膝状体。在下丘与上髓帆之间有滑车神经根出脑,是唯一从脑干背面出脑的脑神经。

(4) **菱形窝**(rhomboid fossa):即**第四脑室底**(floor of the fourth ventricle),位于延髓上部和脑桥的背面,其上外侧界为小脑上脚,下外侧界自内下向外上依次为薄束结节、楔束结节和小脑下脚。此窝正中有纵行的**正中沟**(median sulcus),其外侧有纵行的**界沟**(sulcus limitans)。界沟外侧呈三角形的区域为**前庭区**(vestibular area),其深面有前庭神经核,前庭区外侧角处的小隆起称**听结节**(acoustic tubercle),内有蜗神经背核;界沟与正中沟之间的区域称**内侧隆起**(medial eminence)。在髓纹以下可见两个小的三角形区域:**舌下神经三角**(hypoglossal triangle),位于内上方,内有舌下神经核;**迷走神经三角**(vagal triangle),位于外下方,内含迷走神经背核。迷走神经三角与菱形窝下外侧缘之间的狭长区域称为**最后区**(area postrema),此区含丰富的血管和神经胶质。在髓纹上方的内侧隆起上有一圆形隆起,称为**面神经丘**(facial colliculus),内有面神经膝和展神经核。在新鲜标本上,界沟上端可见一蓝黑色的小区域,称为**蓝斑**(locus ceruleus),内有含色素的去甲肾上腺素能神经元。

3. 第四脑室(fourth ventricle)(图 17-13 至图 17-15)　位于脑桥、延髓与小脑之间的四棱锥形脑室腔,内有脑脊液。它的顶朝向小脑,前部由两侧的小脑上脚及位于两脚之间的薄片白质上髓帆组成,后部由**下髓帆**(inferior medullary velum)和第四脑室脉络组织组成。下髓帆

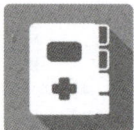

亦为薄片白质,与上髓帆均伸入小脑并在小脑中相融合,构成第四脑室的顶。附着于下髓帆和菱形窝下角之间的上皮性室管膜与其表面的软脑膜和血管共同形成第四脑室脉络组织。部分脉络组织的血管反复分支缠绕成丛突入室腔,成为**第四脑室脉络丛**(choroid plexus of fourth ventricle),能产生脑脊液。

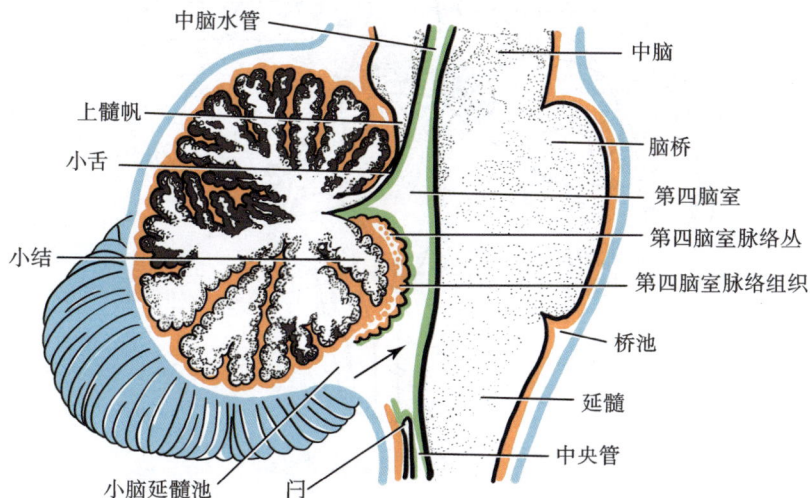

图 17-13 脑干、小脑和第四脑室正中矢状切面示意图
蓝色示蛛网膜;红色示软脑膜;绿色示室管膜;箭头示第四脑室正中孔

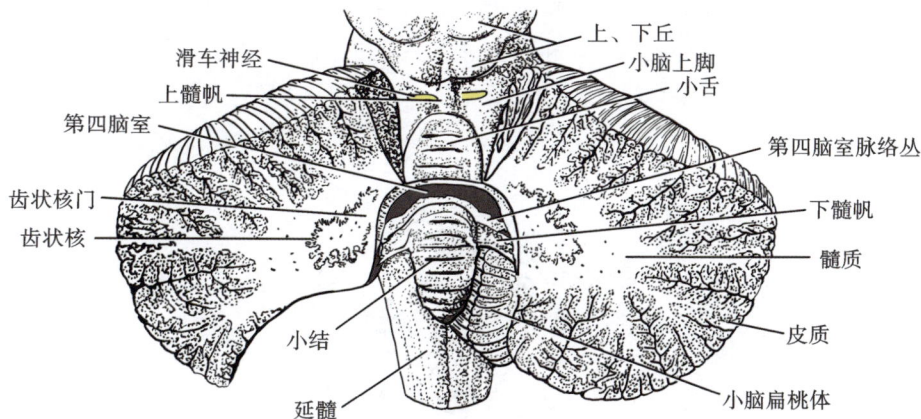

图 17-14 小脑冠状切面示第四脑室顶
第四脑室顶最上部被切除

第四脑室向上经中脑导水管通第三脑室,向下延续为延髓下部和脊髓的中央管,并借脉络组织上的 3 个孔与蛛网膜下隙相通。单个的**第四脑室正中孔**(median aperture of fourth ventricle)位于菱形窝下角尖的上方,成对的**第四脑室外侧孔**(lateral aperture of fourth ventricle)位于第四脑室外侧隐窝的尖端。

（二）脑干内部结构的特征

脑干的内部结构与脊髓相似,亦由灰质、白质和网状结构构成,但脊髓中央管在延髓与脑桥的背侧像一本书翻开一样向两侧展开,而且头部增加了新的感觉和运动器官,所以脑干较脊髓更为复杂。

1. 脑干的特征性变化

（1）在延髓下部,除中央管逐渐移向背侧外,其余结构的配布与脊髓相似。但在延髓上部

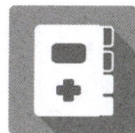

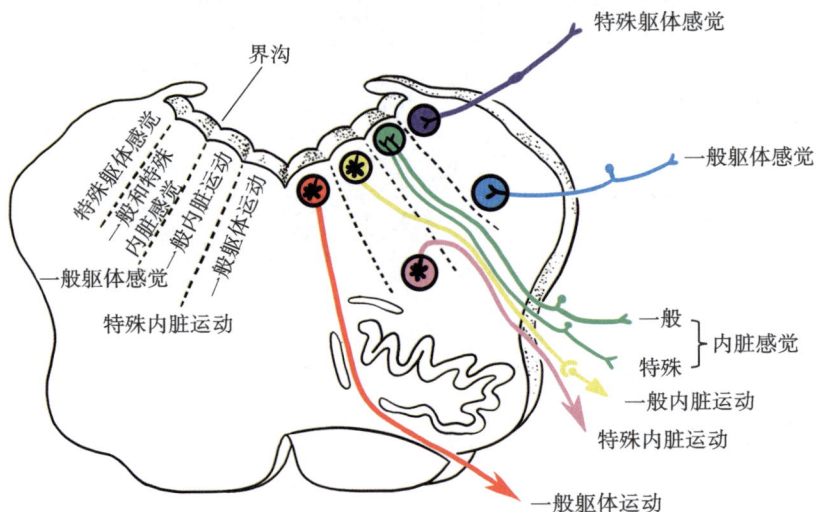

图 17-15　第四脑室脉络组织

和脑桥,中央管的后壁于中线处纵向敞开形成菱形窝,与小脑共同围成第四脑室;原中央管周围灰质的后部也随之向两侧展开,构成菱形窝表面的第四脑室室底灰质。如此,脊髓灰质内由前角至后角依次为躯体运动核、内脏运动核和感觉性核团的腹、背排列关系,在脑干的室底灰质内则变成了由中线向两侧的内、外侧排列关系。脊髓内围绕在灰质周围的白质,在脑干中部则被推挤到脑干的腹外侧部。这样,脊髓内灰质与白质的内、外排列关系在脑干的大部分区域则变成了背、腹排列关系(图 17-16)。

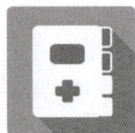

图 17-16　脑神经核基本排列规律模式图(延髓橄榄中部水平切面)

（2）脑干内的灰质不再像脊髓那样是一个连续的纵贯脊髓全长的细胞柱,而是功能相同的神经元胞体聚集成团状或柱状的神经核,断续地分布于白质之中(图 17-17)。

（3）脑干灰质内的神经核除含有与后 10 对脑神经直接相联系的脑神经核外,由于经过脑干的上、下行的纤维束以及脑干与小脑之间联系的纤维束,有的终止于脑干,有的则在脑干内中继,因此出现了许多与这些纤维束中继有关的神经核团——中继核。

（4）脑干灰、白质之间的网状结构范围较脊髓明显扩大,结构和功能亦更为复杂,其中包

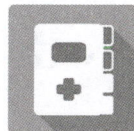

图 17-17 脑神经核在脑干背面的投影示意图

含了许多重要的神经核团(网状核)及生命中枢,如心血管运动中枢和呼吸中枢等。

2. 脑干的脑神经核 脊髓灰质内含有与脊神经 4 种纤维成分相对应的 4 种核团:①躯体运动纤维起始于脊髓前角运动核。②内脏运动纤维起始于脊髓侧角的交感神经核或骶副交感核。③内脏感觉纤维终止于脊髓中间内侧核。④躯体感觉纤维则直接或间接终止于脊髓后角的有关核团。

在生物进化过程中,头部出现高度分化的视、听、嗅、味觉感受器,以及由鳃弓衍化而成的面部和咽喉部骨骼肌。随着这些器官的发生和相应神经支配的出现,脑神经的纤维成分增加至 7 种,于是在脑干内部也出现与其相对应的 7 种脑神经核团(图 17-18)。

(1)**一般躯体运动核**:共 4 对,脊髓前角运动核,自上而下依次为动眼神经核、滑车神经核、展神经核和舌下神经核,紧靠中线两侧分布。它们发出一般躯体运动纤维,支配由肌节衍化的眼外肌和舌肌的随意运动。

(2)**特殊内脏运动核**:共 4 对,位于一般躯体运动核腹外侧的网状结构内。自上而下依次为三叉神经运动核、面神经核、疑核和副神经核。它们发出特殊内脏运动纤维,支配由鳃弓衍化而成的表情肌、咀嚼肌、咽喉肌,以及胸锁乳突肌和斜方肌的随意运动。因为在种系发生上,鳃弓与属于内脏的呼吸等功能有关,故将鳃弓衍化的骨骼肌视为"内脏"。

(3)**一般内脏运动核**:共 4 对,相当于脊髓的骶副交感核。包括动眼神经副核、上泌涎核、下泌涎核和迷走神经背核。它们发出一般内脏运动(副交感)纤维,支配头、颈、胸、腹部平滑肌

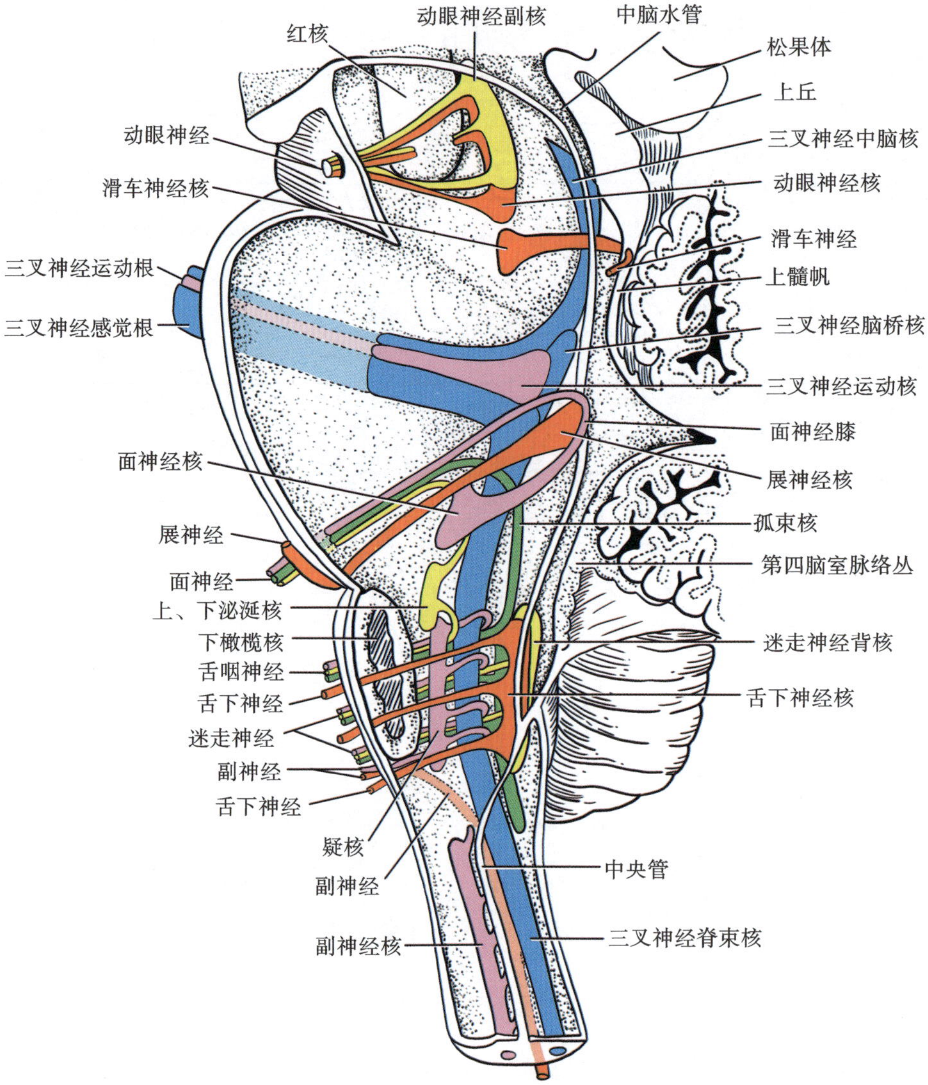

图 17-18　脑神经核与脑神经关系模式图

运动、心肌的收缩以及腺体的分泌。

（4）**一般内脏感觉核**：仅 1 对，即孤束核下部，相当于脊髓的中间内侧核。接受来自内脏器官和心血管的一般内脏感觉纤维传递的信息。

（5）**特殊内脏感觉核**：即孤束核上部（头段），接受来自味蕾的味觉传入纤维。

（6）**一般躯体感觉核**：3 对，即三叉神经中脑核、三叉神经脑桥核和三叉神经脊束核。它们相当于脊髓后角的Ⅰ～Ⅳ层灰质，其尾端与之相延续，接受来自头面部皮肤和口、鼻黏膜的一般躯体感觉冲动。

（7）**特殊躯体感觉核**：2 对，即前庭神经核和蜗神经核，分别接受来自内耳的平衡觉和听觉纤维。因为内耳膜迷路在发生上起源于外胚层，所以将听觉和平衡觉归入"躯体感觉"。

以上 7 类功能相同的脑神经核，在脑干内有规律地纵向排列成 6 个功能柱：①在第四脑室室底灰质中运动性脑神经核柱位于界沟内侧，感觉性脑神经核柱位于界沟外侧。②由中线向两侧依次为一般躯体运动核柱、一般内脏运动核柱、一般和特殊内脏感觉核柱和特殊躯体感觉核柱。③特殊内脏运动核柱和一般躯体感觉核柱则位于室底灰质（或中央灰质）腹外侧的网状结构内（图 17-17、图 17-18）。

脑神经核的性质及分类：第Ⅲ～Ⅻ对脑神经均出入脑干，与这些脑神经相关联的脑神经核团都位于脑干内。这些脑神经核团在脑干内的排列模式可从脊髓灰质排列模式推导理解。在脊髓灰质中,感觉性核团与运动性核团的排列是背腹关系,但在脑干内,由于中央管向两侧敞开成为第四脑室,背、腹排列的脊髓灰质成为由外侧向内侧排列的室底灰质。此外,由于头面部特殊感觉器官(如位听器和味蕾等)的出现,脑干内出现了与这些结构相关联的神经核团。

(三)脑干的内部结构

1. 延髓的内部结构 延髓下部与脊髓相似,向上逐渐复杂,主要表现在:①延髓下部出现两个交叉,即锥体交叉和丘系交叉,它们把脊髓延伸到延髓下部的灰质前、后角分割成几段。②橄榄的出现和小脑下脚的形成。③脊髓中央管敞开为第四脑室后,脊髓的灰质移行为第四脑室的室底灰质,并分别演化为与舌咽神经、迷走神经、副神经、舌下神经等相联系的神经核。

1)延髓的灰质

(1)脑神经核(图 17-17、图 17-18):

①舌下神经核(hypoglossal nucleus):呈柱状,位于舌下神经三角深面,自髓纹下方延至菱形窝的尾端。该核发出的轴突组成舌下神经根。

②副神经核(accessory nucleus):由延髓部(脑部)和脊髓部组成。延髓部起自疑核尾端,发出的纤维出颅后并入迷走神经支配咽喉肌。脊髓部起自上 6 个颈髓节段的前角背外侧神经元,即副神经脊髓核,发出的纤维合成一干,上行经枕骨大孔入颅,与延髓部发出的纤维一起经颈静脉孔出颅。

③疑核(nucleus ambiguus):在网状结构中较深的位置。核的头端发出纤维加入舌咽神经。其余部分发出纤维成为迷走神经、副神经的一部分。

④**迷走神经背核**(dorsal nucleus of vagus nerve)和**下泌涎核**(inferior salivatory nucleus):属于副交感神经核。迷走神经背核位于舌下神经核的背外侧。此核发出的节前纤维成为迷走神经的主要成分。下泌涎核发出副交感神经的节前纤维进入舌咽神经,其分支岩小神经至耳神经节换元,节后纤维管理腮腺的分泌。

⑤孤束核(solitary tract nucleus):孤束核是一般内脏感觉纤维和味觉纤维的终止核。迷走神经、舌咽神经和面神经的传入纤维在迷走神经背核外侧形成孤束,味觉纤维止于孤束核的上部,其他内脏感觉纤维止于孤束核的中、尾段。孤束核发出的纤维一部分上行到间脑,中继后将内脏感觉冲动传至更高级中枢;一部分纤维终止于脑干的运动核,完成各种内脏反射活动;另外还有部分纤维进入网状结构,参与呼吸、循环和呕吐等功能活动。

⑥三叉神经脊束核(spinal nucleus of trigeminal nerve):三叉神经脊束核是从颈髓延伸到脑桥的细长形的核。此核主要接受三叉神经内传递头面部痛、温觉的初级感觉纤维;下部还接受来自面神经、舌咽神经和迷走神经的一般躯体感觉纤维。

(2)其他神经核:

①**薄束核**(gracile nucleus)和**楔束核**(cuneate nucleus):位于薄束结节和楔束结节深面,是传导深感觉的中继核团。脊髓后索的薄束和楔束终止于此二核。薄束核和楔束核发出的弓状纤维左右交叉后形成内侧丘系,上行至丘脑。

②**下橄榄核**(inferior olivary nucleus):位于橄榄的深面。功能尚不清楚。

2)延髓的白质

(1)下行的传导束:

①**锥体**(pyramid)和**锥体交叉**(decussation of pyramid):脑桥基底部纵行的锥体束纤维下降至延髓聚集成锥体。锥体的下端有 70%～90%的纤维交叉至对侧形成椎体交叉。交叉的纤维下行于脊髓侧索,称**皮质脊髓侧束**。不交叉的纤维在同侧前索下行,称**皮质脊髓前束**。两束合称为**皮质脊髓束**,终止于脊髓前角运动神经元(图 17-8)。另一部分锥体束的纤维(皮质核

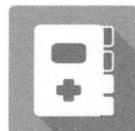

束)终止于两侧脑神经运动核。

②**内侧纵束**(medial longitudinal fasciculus):位于舌下神经核腹侧,紧靠正中沟两侧纵行的纤维束。它起自中脑,下行于脊髓前索,终止于脊髓前角运动神经元。

③**顶盖脊髓束**(tectospinal tract):发自中脑顶盖,在内侧纵束的腹侧下降至脊髓,止于脊髓前角运动神经元。

在延髓中还有红核脊髓束、前庭脊髓束和网状脊髓束等下行传导束。

(2)上行的传导束:

①**内侧丘系交叉**(decussation of medial lemniscus)和**内侧丘系**(medial lemniscus):由薄束核和楔束核发出的二级纤维呈弓状走向中央管的腹侧,在锥体交叉的正上方,左右交叉,称为内侧丘系交叉。交叉后的纤维转向上,在中线两侧,两个下橄榄核之间,形成向上的纤维束,称为内侧丘系。

②**脊髓小脑束**:由脊髓侧索的表层进入延髓外侧的表层。脊髓小脑前束上行入脑桥,经小脑上脚和前髓帆进入小脑。脊髓小脑后束在延髓上部经小脑下脚进入小脑。传导深部感觉冲动。此二束参与非意识性本体感觉的反射活动。

③**脊髓丘脑束**:分为脊髓丘脑前束和脊髓丘脑侧束,沿脊髓前索和侧索上行,在延髓位于外侧,两者在脑干内逐渐靠近,又称脊髓丘系,向上终于丘脑的腹后外侧核。前束传导粗触觉;侧束传导痛、温觉(图 17-7)。

④**小脑下脚**:延髓背外侧的粗大纤维束。主要由来自脊髓和延髓进入小脑的纤维构成。

2. 脑桥的内部结构　脑桥在切面上分为两部。背侧部称被盖部,是延髓背侧大部分的直接延续。腹侧部称基底部,两部以斜方体及内侧丘系的前缘为界。

(1)**蜗神经核**(cochlear nucleus)和**前庭神经核**(vestibular nucleus):前庭蜗神经由管理听觉的蜗神经与管理平衡觉的前庭神经组成。蜗神经由螺旋神经节细胞的中枢突组成,入脑后终止于延髓和脑桥交界处的**蜗腹侧核**(ventral cochlear nucleus)和**蜗背侧核**(dorsal cochlear nucleus)。蜗神经核发出的二级纤维在基底部和被盖部之间组成一个横穿内侧丘系的带状纤维束,称斜方体。它越过中线到对侧被盖部前外侧,在上橄榄核外方转向上行,称为**外侧丘系**(lateral lemniscus)。外侧丘系沿内侧丘系外缘上行,止于丘脑的内侧膝状体。内侧膝状体发出纤维组成听辐射,终止于大脑颞叶皮质听觉中枢。

内耳前庭神经节中枢突组成的前庭神经终止于前庭神经核。前庭神经核发出的纤维有 3 个去向:①经小脑下脚终止于古小脑皮质及顶核;②组成前庭脊髓束,在脊髓同侧前索下行止于前角神经元;③在第四脑室底的深面参与形成内侧纵束。

(2)**面神经核**(facial nucleus):位于脑桥被盖下部展神经核的腹外侧。面神经核发出的纤维走向背面的展神经核内侧,绕过展神经核背面折向腹外侧,形成面神经膝,沿面神经核的外侧、三叉神经脊束核的内侧从脑桥下缘出脑,参与形成面神经。

(3)**上泌涎核**(superior salivatory nucleus):属于副交感核,散在于网状结构的外侧部。发出的纤维加入面神经,控制舌下腺、下颌下腺和泪腺等的分泌。

(4)**展神经核**(abducent nucleus):位于菱形窝面神经丘的深面,发出的纤维经脑桥腹侧部,出延髓脑桥沟的内侧部构成展神经,支配眼外直肌的随意运动。

(5)**三叉神经核**:三叉神经核是三叉神经的终核和始核,包括 4 个核(图 17-17、图 17-19)。①**三叉神经脑桥核**(pontine nucleus of trigeminal nerve):位于脑桥被盖部网状结构的外侧,下接脊束核,是传导面部触压觉信息的中继核(图 17-17)。②**三叉神经脊束核**(spinal nucleus of trigeminal nerve):三叉神经脊束核为一细长的核团,其上端达脑桥中下部,与三叉神经脑桥核相续;下端可延伸至第 1、2 颈段脊髓,与脊髓灰质后角相续。③**三叉神经中脑核**(mesencephalic nucleus of trigeminal nerve):三叉神经中脑核是一个细长的细胞柱,下端位于三叉神经根水

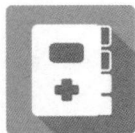

平,位于脑桥被盖部的背外侧,第四脑室底两侧,上段延伸至中脑导水管周围灰质两侧。一般认为中脑核主要管理咀嚼肌和表情肌的本体感觉,并参与调节咀嚼肌力。④**三叉神经运动核**(motor nucleus of trigeminal nerve)(图 17-17):位于脑桥中部网状结构背外侧,发出的轴突组成三叉神经运动根,出脑后加入下颌神经,支配咀嚼肌、二腹肌前腹、下颌舌骨肌、腭帆张肌和鼓膜张肌。

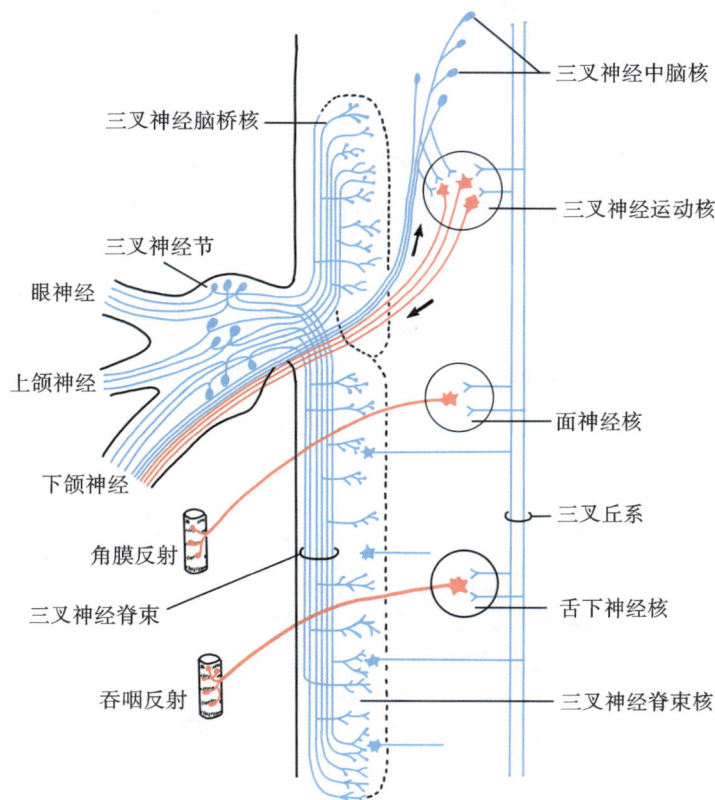

图 17-19 三叉神经感觉核、运动核及其纤维联系示意图

(6) **蓝斑核**(nucleus ceruleus):位于脑桥上半部,第四脑室底菱形窝界沟上端的深面,外侧紧邻三叉神经中脑核,主要由去甲肾上腺素能神经元构成。此核发出的纤维投射至丘脑下部、边缘系统、小脑皮质、脊髓和延髓等处,几乎遍布中枢神经系统的各部。蓝斑核发出的纤维目前已知其功能与呼吸、睡眠和觉醒等有关。

3. 中脑的内部结构　中脑的结构比较简单,其功能除了与视觉、听觉有关外,还与调节运动、维持姿势的反射活动密切相关。上丘和下丘合成**顶盖**(tectum)。上丘是视觉反射中枢,发自上丘和下丘的纤维组成顶盖脊髓束,沿中央灰质外缘走向腹侧,在中线交叉后下行,止于脊髓前角运动神经元,完成视觉和听觉的躯体反射。脑桥被盖部的延续称为**被盖**(tegmentum),内有神经核和纤维束。

1) 中脑的灰质

(1) **滑车神经核**(trochlear nucleus):位于中脑下丘平面的中脑水管腹侧。该核发出的一般躯体运动纤维与其余脑神经的走行相反,向后绕中脑水管周围灰质,在上髓帆内纤维左右完全交叉,在脑干背侧出脑,绕大脑脚行向腹侧,支配眼的上斜肌(图 17-17、图 17-18)。

(2) **动眼神经核**(oculomotor nucleus):位于中脑上丘平面,中脑水管腹侧。动眼神经核包括成对的外侧核和不成对的正中核。这些核团发出的纤维行向腹侧经脚间窝的内侧出脑,构成动眼神经(Ⅲ)的一般躯体运动纤维,支配除外直肌和上斜肌以外的眼球外肌和上睑提肌。

成对的**动眼神经副核**(又称 Edinger-Westphal 核)位于上丘平面动眼神经核的背内侧,与动眼神经核共同形成动眼神经核复合体。该核发出副交感神经节前纤维加入动眼神经出脑,与睫状神经节内的神经元形成突触联系(图 17-17、图 17-18)。由该节发出副交感神经节后纤维支配眼球的瞳孔括约肌和睫状肌,使瞳孔缩小和调节晶状体的曲度,参与完成瞳孔对光反射和调节反射。

(3)**下丘核**(nucleus of inferior colliculus):位于中脑下部背侧下丘深面的神经核。主要接受外侧丘系的纤维,传出纤维经下丘臂到达内侧膝状体,是听觉通路上的重要中继站。下丘核还是重要的听觉反射中枢,发出的纤维到达上丘深部,进而通过顶盖脊髓束,完成头和眼转向声源的反射活动。

(4)**上丘灰质**(gray matter of superior colliculus):位于中脑上部背侧上丘的深面,在人类构成重要的视觉反射中枢。上丘接受视束、上丘臂的双侧视神经纤维,传出纤维绕过中脑导水管周围灰质,在中脑导水管腹侧越过中线交叉,称被盖背侧交叉,然后下行构成顶盖脊髓束至颈段脊髓的中间带和前角运动内侧核,完成头、颈部的视觉和听觉的躯体反射活动。

(5)**顶盖前区**(pretectal area):位于中脑和间脑交界部,介于后连合和上丘上端之间,导水管周围灰质的背外侧部。区内有视束核、豆状下核、顶盖前区核等若干小核团,接受经视束和上丘臂来的视网膜节细胞的轴突,传出纤维经中脑水管腹侧交叉,止于动眼神经副核,使两眼同时完成直接和间接瞳孔对光反射(图 17-20)。

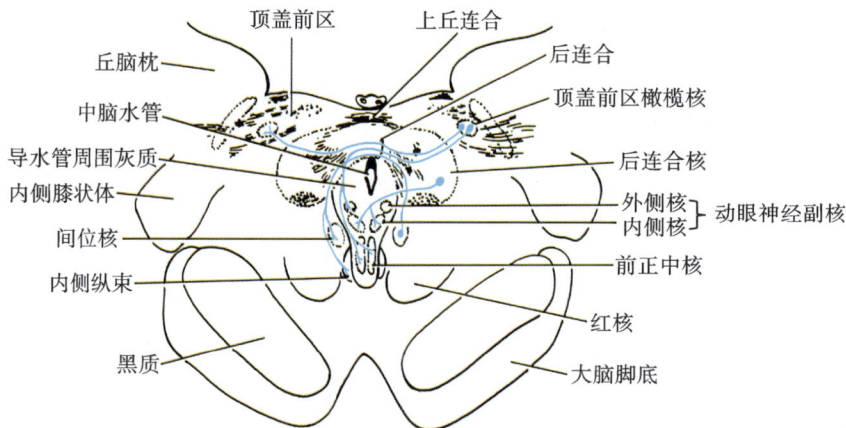

图 17-20 中脑顶盖前区的核团及其纤维联系

(6)**红核**(red nucleus):位于中脑上丘水平的被盖部,横切面上为一圆形核团。红核包括小细胞部和大细胞部,前者几乎占红核全部。红核的传入纤维主要来自小脑和大脑皮质。来自小脑的纤维起自小脑齿状核,经小脑上脚至脑桥上部左、右侧交叉,少部分纤维止于红核,大部分纤维穿越或环绕红核,终止于背侧丘脑,中继后投射到大脑额叶运动皮质。起自红核大细胞部的传出纤维在上丘下部水平被盖腹侧越边交叉(被盖腹侧交叉)到对侧下行,形成**红核脊髓束**(rubrospinal tract),主要终止于颈髓中间带和前角外侧部。起自红核小细胞部的传出纤维在同侧脑干内下行至下橄榄核。经中继后到达对侧小脑。在功能上,红核参与躯体运动的调节。

(7)**黑质**(substantia nigra):位于中脑被盖和大脑脚底之间,可分为腹侧的**网状部**(reticular part)和背侧的**致密部**(compact part)两部。网状部细胞的形态、纤维联系和功能与端脑的苍白球内段相似;致密部细胞主要为多巴胺能神经元,其合成的多巴胺经黑质纹状体纤维释放至新纹状体,以调节纹状体的功能活动。Parkinson 病(或震颤麻痹)是由于黑质的多巴胺能神经元变性,黑质和新纹状体内多巴胺水平降低,导致背侧丘脑向大脑运动皮质发放的兴

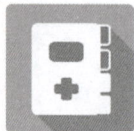

奋性冲动减少。患者表现为肌强直,运动受限、减少并出现震颤。在生理状况下,黑质是调节随意运动的重要中枢。

(8) **腹侧被盖区**(ventral tegmental area):位于中脑黑质与红核之间,富含多巴胺能神经元,属边缘系统。该区的传出纤维主要终止于下丘脑、海马结构、杏仁体等边缘系统结构,形成中脑边缘多巴胺能系统,参与人的学习、记忆、情绪及精神活动的调节。

(9) **中脑导水管周围灰质**(periaqueductal gray matter):又称中央灰质,属于顶盖和被盖之间环绕中脑水管的灰质区。除脑神经核(如动眼神经核、滑车神经核)、部分中脑网状结构核团(如被盖背核)位于此区外,其本身可以分为 4 个区:内侧区、腹外侧区、背外侧区和背侧区。不同区的纤维投射定位不同。

2)中脑的白质

(1) **小脑上脚交叉**(decussation of superior cerebellar peduncle):发自小脑齿状核,在脑桥上部和下丘高度左右交叉。交叉后的纤维一部分止于红核,一部分止于丘脑。

(2) **内侧丘系和外侧丘系**:在中脑水平,上行的感觉传导束都集中在被盖的外侧。内侧丘系在下丘高度紧靠红核的外侧、黑质的背侧。内侧丘系的背外侧是外侧丘系,外侧丘系逐渐转向背侧终止于下丘核和内侧膝状体。

(3) **脊髓丘脑束**:脊髓丘脑侧束位于内侧丘系的背侧;脊髓丘脑前束位于内侧丘系的背内侧。

(4) **三叉丘系**:走行分散,一部分走行于内侧丘系背内侧,另一部分与脊髓丘脑侧束并行。

(5) **大脑脚底**(crus cerebri):位于中脑最腹侧的纤维束,主要由大脑皮质向脑干、小脑和脊髓下行投射的皮质脑桥束和锥体束在中脑底部集中组成。中部 3/5 为锥体束,内侧是额桥束,外侧是顶枕颞桥束。

4. 脑干网状结构 在脑干内,除脑神经核、边界清楚的非脑神经核团和长距离的纤维束以外的区域,神经纤维纵横交织,其间散在分布大小不等的神经细胞群,称为**脑干网状结构**(reticular formation of brain stem)。

(1) 脑干网状结构的主要核团:大多数网状结构核团的边界不甚分明,核团内的细胞也并非紧密聚集。根据细胞构筑、位置和纤维联系可以分为以下 4 群(图 17-21)。

①投射到小脑的核群:包括外侧网状核、旁正中网状核和脑桥被盖网状核,传递来自脊髓、大脑皮质感觉和运动区及前庭神经核的信息到小脑。

②中缝核群:位于脑干中缝两侧,主要由 5-羟色胺能神经元构成。

③内侧(中央)核群:近中线两侧,位于延髓的有腹侧网状核和巨细胞网状核;位于脑桥的有脑桥尾侧网状核和脑桥颅侧网状核,以及中脑的楔形核和楔形下核。内侧核群接受来自脊髓、脑神经感觉核、上丘、小脑、大脑运动和感觉皮质的信息,发出长的轴突,经多突触联系投射到大脑皮质,或经网状脊髓束下行至脊髓前角运动细胞,因此可以认为内侧核群是网状结构的"效应区"。

④外侧核群:位于内侧核群的外侧。在延髓和脑桥有腹侧网状核、背侧网状核、小细胞网状核,在中脑有外侧核、脚桥被盖网状核与臂旁核。接受各种感觉纤维的侧支,与内侧区形成突触联系。可认为外侧核群是脑干网状结构的"感受区"。

(2) 脑干网状结构的功能:

①通过上行网状激动系统和上行网状抑制系统调节睡眠、觉醒和意识状态:上行网状激动系统是维持大脑皮质觉醒状态的功能系统,包括向脑干网状结构的感觉传入,由网状结构向间脑的丘脑板内核、网状核和下丘脑等的投射,以及由间脑向大脑皮质的广泛投射(图 17-22)。与视、听、躯体感觉的"特异性"投射不同,上行网状系统传递的上行信息是"非特异性"的,并不引起特定的感觉,但可使大脑皮质处于觉醒和警觉状态,保持皮质的神经元活动水平,使皮质

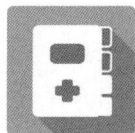

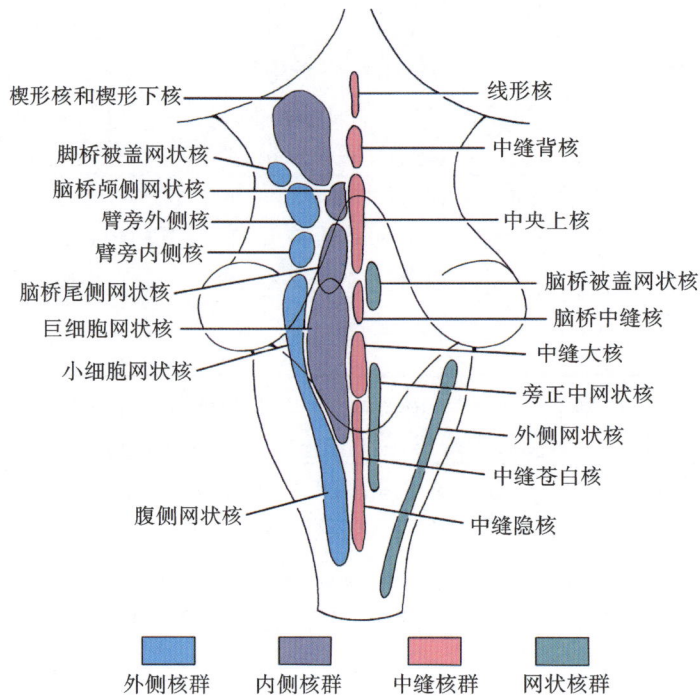

楔形核和楔形下核 —— 线形核
脚桥被盖网状核 —— 中缝背核
脑桥颅侧网状核 ——
臂旁外侧核 —— 中央上核
臂旁内侧核 ——
脑桥尾侧网状核 —— 脑桥被盖网状核
巨细胞网状核 —— 脑桥中缝核
小细胞网状核 —— 中缝大核
—— 旁正中网状核
—— 外侧网状核
—— 中缝苍白核
腹侧网状核 —— 中缝隐核

外侧核群　　内侧核群　　中缝核群　　网状核群

图 17-21　脑干网状结构核团在脑干背面投影示意图

对各种传入信息有良好的感知力,在人的觉醒和睡眠周期的维系中起重要作用。某些麻醉药物和安眠药物就是通过抑制上行网状系统的某个环节而发挥作用的。此外,若该系统受损,会造成不同程度的意识障碍,甚至深度昏迷。上行网状抑制系统与上行网状激动系统的动态平衡决定着睡眠-觉醒周期的变化和意识的水平。初步认为是位于延髓孤束核周围和脑桥下部内侧的网状结构,其上行纤维对脑干网状结构的上部施加抑制性影响。

②对躯体运动的控制:网状脊髓束起自脑桥和延髓的网状结构,在同侧下行止于脊髓中间带和前角内侧部,参与对躯体运动和肌张力的调节。发出网状脊髓束的神经元也接受来自与躯干、四肢运动控制有关的高级中枢(如大脑运动皮质、小脑和基底核等)的信息传入。

③对内脏活动的调节:脑桥下部和延髓网状结构中有调节内脏活动的重要中枢,如呼吸中枢、心血管运动中枢等。如果这些结构受损,会导致呼吸、循环障碍,甚至危及生命。

(四)脑干代表性水平切面

脑干的内部结构复杂,一般先从典型切面进行辨认,再通过分析、对比、归纳,找出其间的内在联系和规律。在脑干部分,有 8 个最基本的代表平面。

1. 延髓的代表性切面

(1)**锥体交叉平面**(图 17-23):在延髓下端腹侧部,左、右锥体束纤维经中央管灰质腹侧交叉,组成锥体交叉,交叉纤维使前正中裂中断,脊髓前角被分割。在此阶段的前角内有自颈髓上延的副神经核。在后索的薄束和楔束深面,分别出现了薄束核和楔束核。楔束外侧有三叉神经脊束,该束的内侧为三叉神经脊束核。中央管周围的灰质称中央灰质,前角的背外侧为网状结构。脊髓丘脑束及脊髓小脑前、后束和红核脊髓束位于相当于脊髓外侧索的部位。

(2)**内侧丘系交叉平面**(图 17-24):位于锥体交叉平面稍上方,该切面最明显的变化是薄束核、楔束核增大,并发出纤维绕行于中央灰质的外缘,称内弓状纤维,于中央管腹侧交叉越边形成内侧丘系交叉。交叉后的纤维于中线两侧上行,称为内侧丘系。锥体束聚集而成的锥体位于其腹侧。网状结构位于中央灰质的腹外侧,其他纤维束的位置与前一平面相比变化不大。

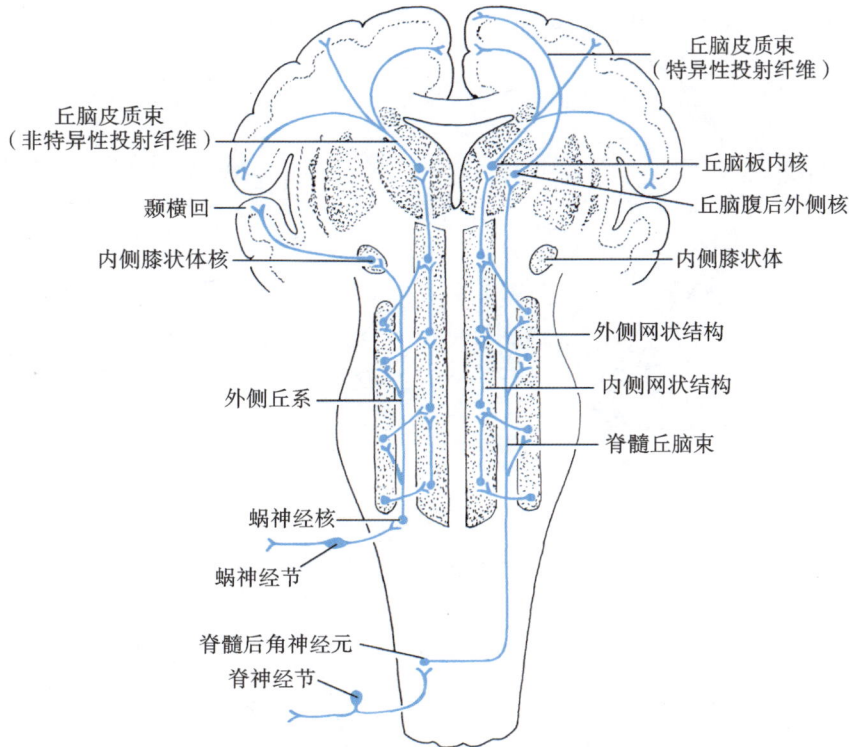

图 17-22 上行网状激动系统示意图

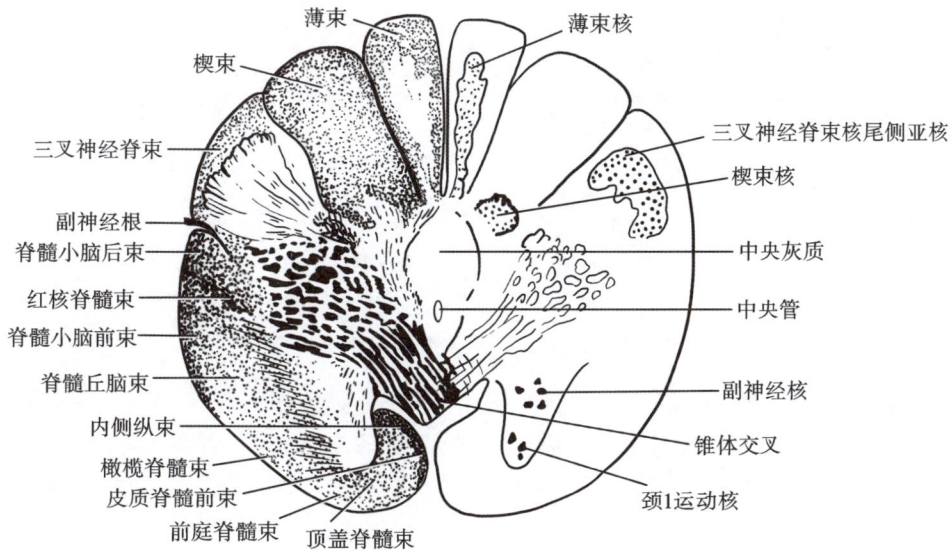

图 17-23 延髓水平切面(经锥体交叉高度)

（3）**橄榄中部横切面**（图 17-25）：该平面主要的变化包括锥体背外侧橄榄的深面出现下橄榄核，中央管敞开成为第四脑室，脑室底与锥体之间的部分称为被盖部。室底灰质以界沟为界，界沟内侧为运动性脑神经核，外侧属感觉性。自正中沟两侧向外依次有舌下神经核，迷走神经背核，孤束核及其包围的孤束，前庭神经核。在室底灰质腹侧的网状结构中有疑核。在中线的两侧，由腹侧向背侧依次有锥体束、内侧丘系、顶盖脊髓束和内侧纵束。脊髓小脑后束已加入小脑下脚，在小脑下脚的腹内侧可见三叉神经脊束及其内侧的三叉神经脊束核。在下橄榄核的背侧有舌咽神经、迷走神经和副神经根出脑，在锥体和橄榄之间有舌下神经出脑。

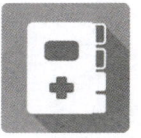

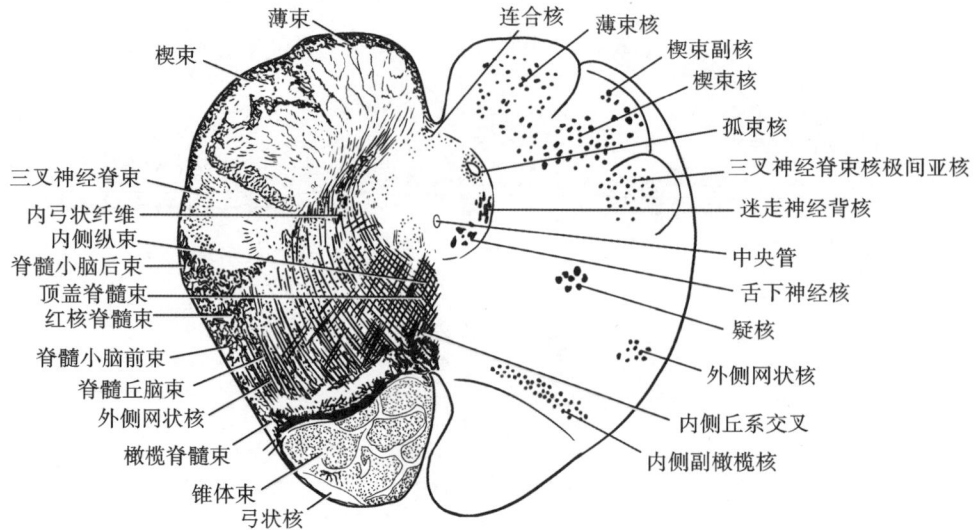

图 17-24　延髓水平切面（经内侧丘系交叉高度）

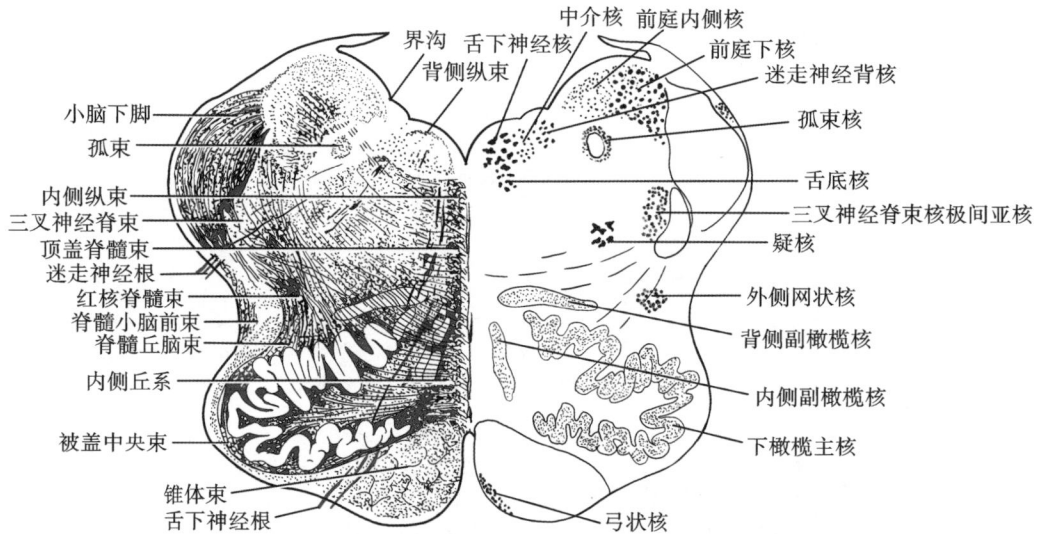

图中标注（上图）：
薄束、楔束、三叉神经脊束、内弓状纤维、内侧纵束、脊髓小脑后束、顶盖脊髓束、红核脊髓束、脊髓小脑前束、脊髓丘脑束、外侧网状核、橄榄脊髓束、锥体束、弓状核、连合核、薄束核、楔束副核、楔束核、孤束核、三叉神经脊束核极间亚核、迷走神经背核、中央管、舌下神经核、疑核、外侧网状核、内侧丘系交叉、内侧副橄榄核

图 17-25　延髓水平切面（经橄榄中部高度）

图中标注（下图）：
小脑下脚、孤束、内侧纵束、三叉神经脊束、顶盖脊髓束、迷走神经根、红核脊髓束、脊髓小脑前束、脊髓丘脑束、内侧丘系、被盖中央束、锥体束、舌下神经根、界沟、舌下神经核、背侧纵束、中介核、前庭内侧核、前庭下核、迷走神经背核、孤束核、舌底核、三叉神经脊束核极间亚核、疑核、外侧网状核、背侧副橄榄核、内侧副橄榄核、下橄榄主核、弓状核

（4）**橄榄上部横切面**（图 17-26）：此平面相当于第四脑室外侧隐窝平面，菱形窝最宽处。小脑下脚的外侧有蜗神经后核和蜗神经前核，接受前庭蜗神经蜗根，小脑下脚的腹侧有舌咽神经根通过。下橄榄核形体变小，其他纤维束的位置基本同上一横切面。

　　2. 脑桥的代表性切面

　　（1）**面神经丘平面**（图 17-27、图 17-28）：分为位于腹侧的基底部和位于背侧的被盖部，二者之间以横行的斜方体为界，纵行的内侧丘系从斜方体中间穿过，斜方体的纤维在上橄榄核外侧缘折向上行成为外侧丘系。脑桥基底部含纵横交织的纤维，脑桥核散在其中，它们发出横行的纤维越边交叉到对侧，并向外聚集形成小脑中脚，向后进入小脑。纵行的纤维有锥体束等，前者被横行的脑桥小脑纤维分成若干小束。脑桥被盖部与延髓被盖部相延续，其外侧有小脑下脚进入小脑，室底中线两侧与界沟之间有隆起的面神经丘，深面有面神经膝和展神经核。界沟的外侧可见前庭神经核。面神经核位于外侧丘系的背内侧，它发出纤维绕展神经核，然后转向腹外侧出脑，三叉神经脊束核和三叉神经脊束位于面神经核背外侧。网状结构位于被盖中央，其他纤维束的位置与前述延髓上部切面大致相同。

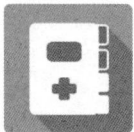

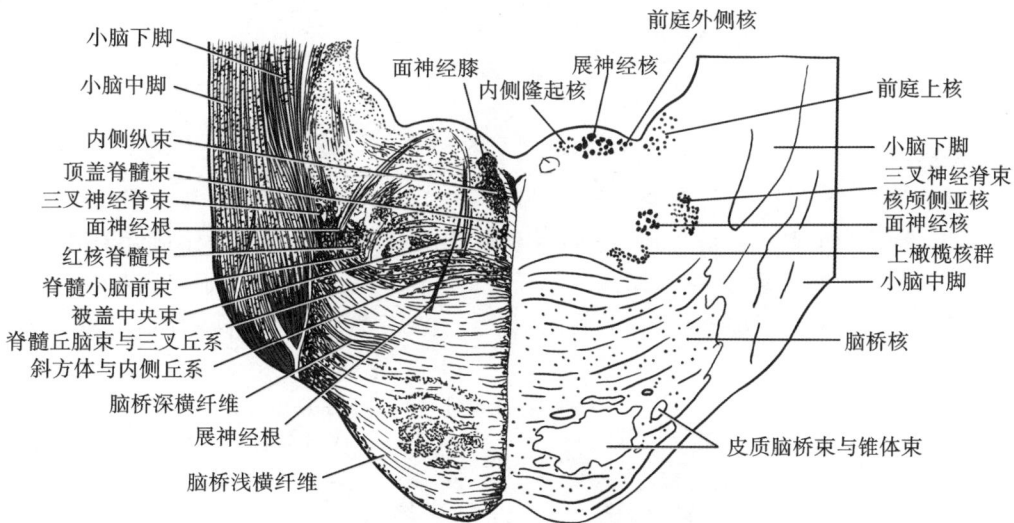

图 17-26　延髓水平切面(经橄榄上部高度)

听结节　内侧纵束　背侧纵束　舌下前置核　前庭内侧核　前庭下核　前庭神经降支　蜗背侧核　小脑下脚　孤束核　孤束　蜗腹侧核　三叉神经脊束　三叉神经脊束核颅侧亚核　橄榄小脑纤维　疑核　蜗神经　桥延体核　舌咽神经　脊髓小脑前束　红核脊髓束　脊髓丘脑束　顶盖脊髓束　前庭脊髓束　下橄榄主核　被盖中央束　内侧丘系　锥体束　弓状核

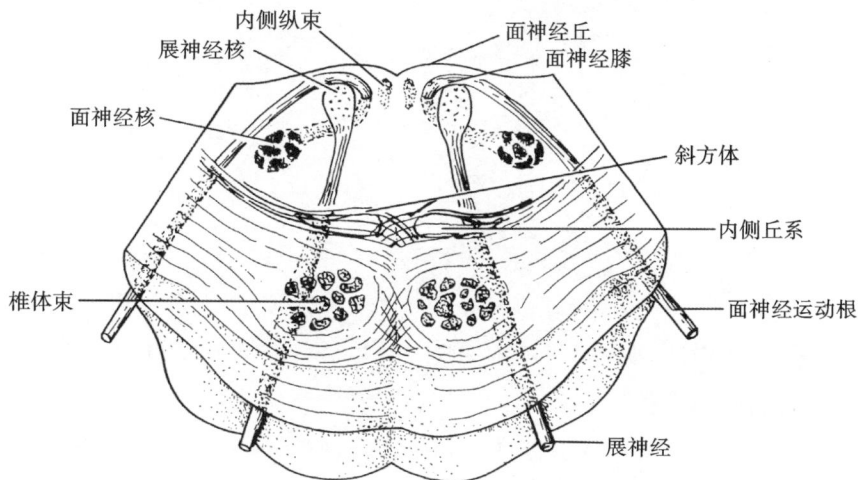

图 17-27　脑桥水平切面(经脑桥下部,面神经丘高度)

小脑下脚　小脑中脚　面神经膝　前庭外侧核　内侧隆起核　展神经核　内侧纵束　前庭上核　顶盖脊髓束　小脑下脚　三叉神经脊束　三叉神经脊束核颅侧亚核　面神经根　面神经核　红核脊髓束　上橄榄核群　脊髓小脑前束　小脑中脚　被盖中央束　脊髓丘脑束与三叉丘系　脑桥核　斜方体与内侧丘系　脑桥深横纤维　展神经根　皮质脑桥束与锥体束　脑桥浅横纤维

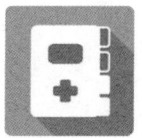

图 17-28　面神经的特殊内脏运动纤维在脑干内走行示意图

内侧纵束　展神经核　面神经丘　面神经膝　面神经核　斜方体　内侧丘系　椎体束　面神经运动根　展神经

（2）**三叉神经根平面**（图17-29）：脑桥基底部的结构同上一横切面，但变得宽大，被盖部背侧第四脑室缩小，小脑上脚、中脚自内向外构成其侧壁。三叉神经根穿小脑中脚入被盖部，其外侧有三叉神经脑桥核，内侧有三叉神经运动核。

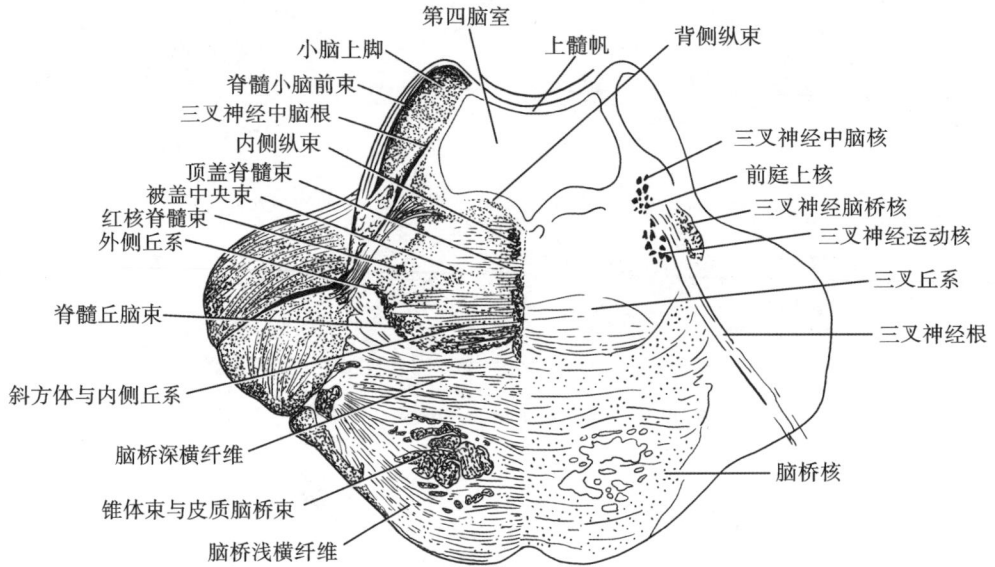

图 17-29　脑桥水平切面（经脑桥中部，三叉神经根高度）

（3）**滑车神经交叉平面**（图17-30）：脑桥基底部变小，纵行纤维位于基底部外缘。第四脑室缩得更小，室顶为上髓帆。滑车神经根在上髓帆内交叉后出脑。外侧丘系位于被盖外侧浅表部，其腹内侧为脊髓丘系、内侧丘系和三叉丘系。三叉神经中脑核位于室周灰质的外侧，其腹内侧为蓝斑核。小脑上脚纤维在被盖腹侧网状结构的中线上越边，形成小脑上脚交叉。

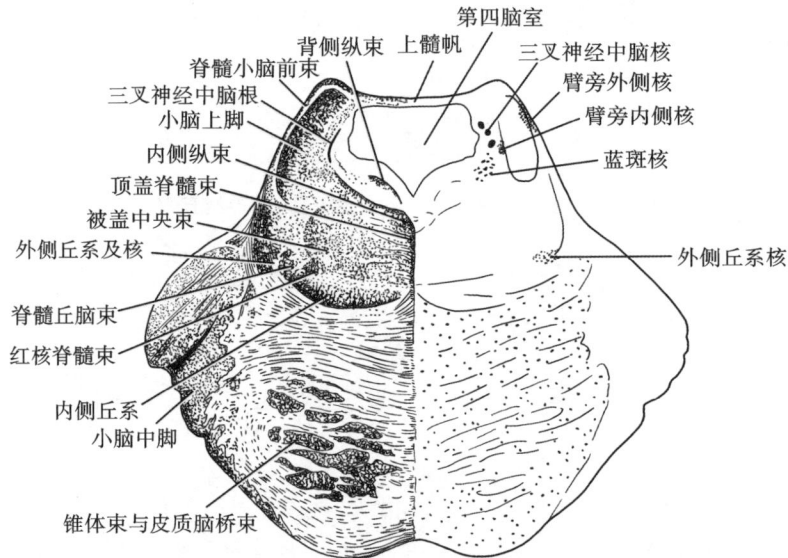

图 17-30　脑桥水平切面（经脑桥上部，滑车神经根交叉高度）

3. 中脑的代表性切面

（1）**下丘平面**（图17-31）：包括顶盖、中脑导水管周围灰质和大脑脚三个部分。顶盖由顶盖前区、上丘和下丘组成；大脑脚底由纵行的纤维束构成，自内侧向外侧依次为额桥束、锥体束及顶、枕、颞桥束；大脑脚底的背侧是黑质，黑质背侧与中脑导水管周围灰质腹外侧之间的部分为中脑被盖。该平面的顶盖为下丘,外侧丘系的纤维散入其内。内侧纵束位于导水管中央灰质腹侧的中线两侧,滑车神经核位于该束的背侧,该束的腹侧有小脑上脚交叉,交叉纤维的腹侧为红核脊髓束。内侧丘系位于黑质背侧,脊髓丘系位于内侧丘系背外侧,三叉丘系位于其背内侧。网状结构位于被盖的背外侧部。

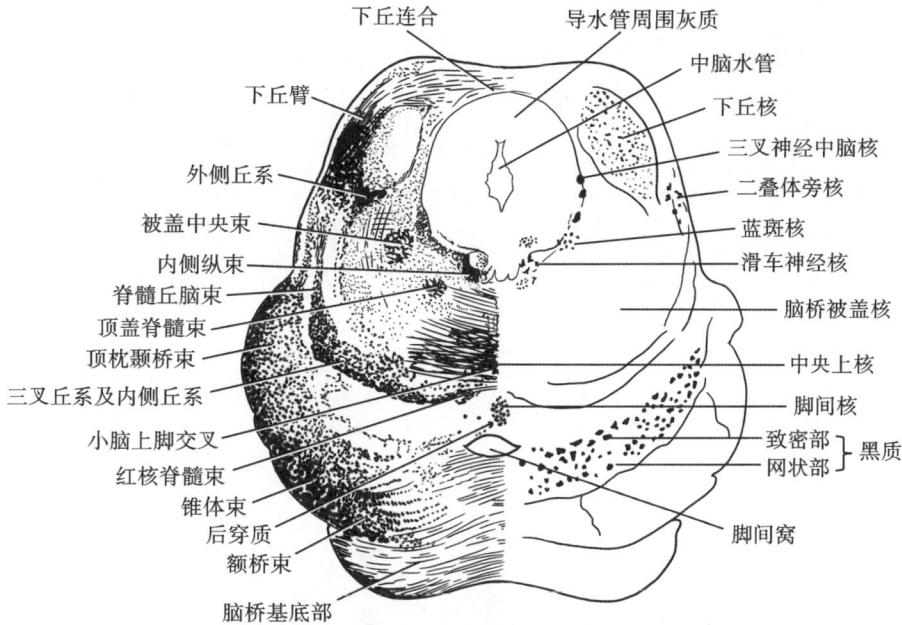

图 17-31　中脑水平切面(经下丘高度)

(2) **上丘平面**(图 17-32):该平面的顶盖部为上丘,在导水管周围灰质腹侧有动眼神经核及位于其背内侧的动眼神经副核,该二核发出动眼神经根纤维行向腹侧,于大脑脚底内侧出脑。在被盖部有大而圆的红核,其外侧是内侧丘系、三叉丘系和脊髓丘系,在红核的背侧有顶盖脊髓束交叉,腹侧有红核脊髓束交叉。大脑脚底、黑质与下丘平面相同。

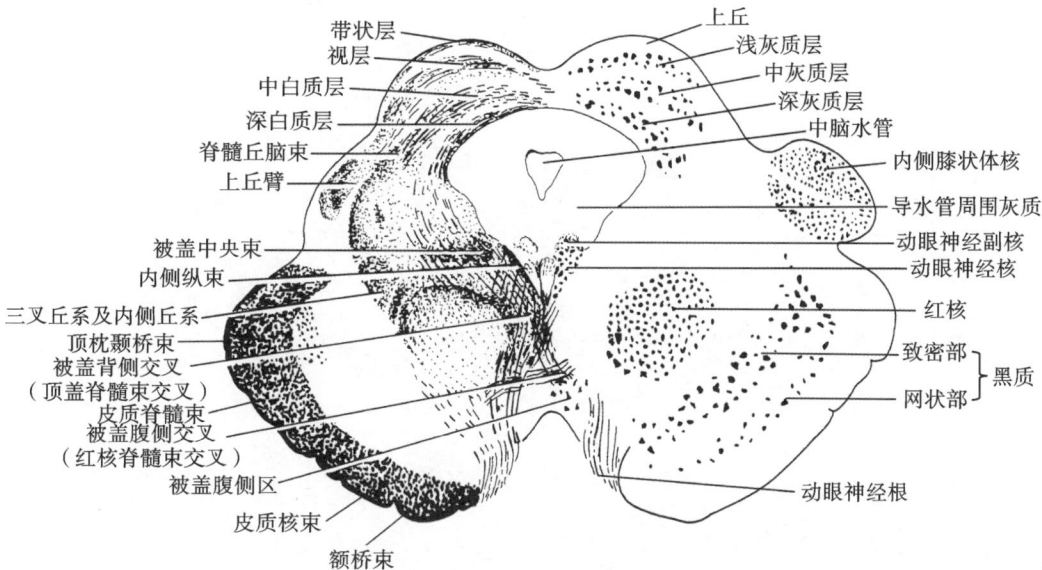

图 17-32　中脑水平切面(经上丘高度)

(欧阳钧)

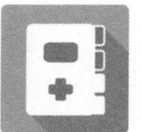

二、小脑

小脑（cerebellum）位居颅后窝，借其上、中、下三对小脑脚连于脑干的背面，上方借大脑横裂和小脑幕与大脑分隔。小脑是机体重要的躯体运动调节中枢之一，其功能主要是维持身体平衡、调节肌张力以及协调随意运动。

（一）小脑的外形

小脑两侧的膨大部为**小脑半球**（cerebellar hemispheres），中间的狭窄部为**小脑蚓**（cerebellar vermis）。小脑上面稍平坦，其前、后缘凹陷，称**小脑前、后切迹**（anterior and posterior cerebellar notches）；下面膨隆，在小脑半球下面的前内侧，各有一突出部，称**小脑扁桃体**（tonsil of cerebellum）。小脑扁桃体紧邻延髓和枕骨大孔的两侧，当颅内压增高时，小脑扁桃体可被挤压入枕骨大孔，形成枕骨大孔疝或称小脑扁桃体疝，压迫延髓内的呼吸中枢和心血管运动中枢，危及生命。小脑蚓的下面从前向后依次为**小结**（nodule）、**蚓垂**（uvula of vermis）、**蚓锥体**（pyramid of vermis）和**蚓结节**（tuber of vermis）。小结向两侧借**绒球脚**（peduncle of flocculus）与位于小脑半球前缘的**绒球**（flocculus）相连（图17-33、图17-34、图17-35、图17-36）。

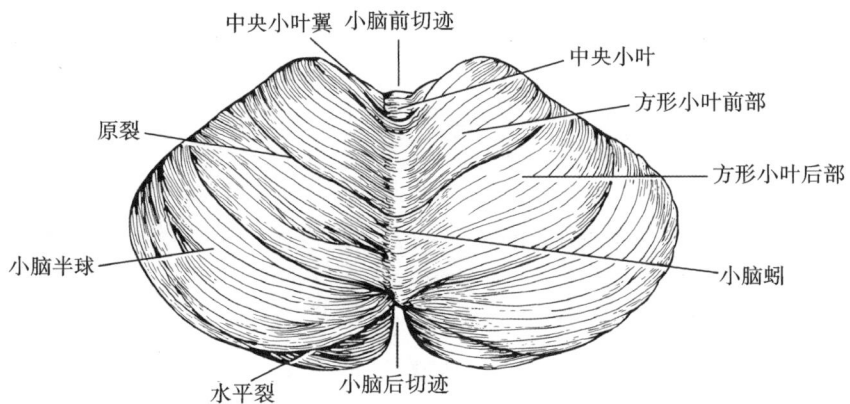

图 17-33　小脑的外形（上面）

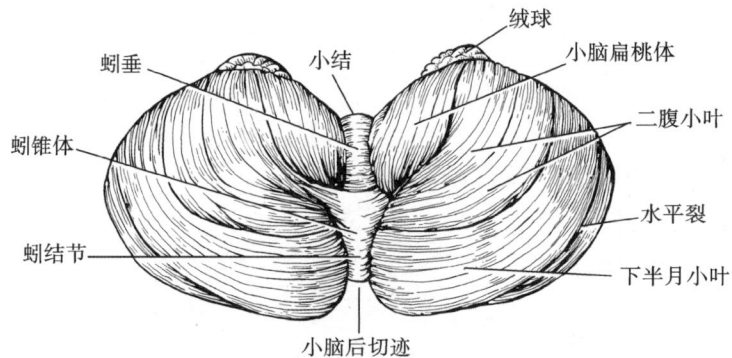

图 17-34　小脑的外形（下面）

（二）小脑的分叶、分区

小脑表面有许多相互平行的浅沟，将其分为许多狭长的小脑叶片（图17-37）。其中小脑上面前、中 1/3 交界处有一略呈 V 字形的深沟，称为**原裂**（primary fissure）；小脑下面绒球和小结的后方有一深沟，为**后外侧裂**（posterolateral fissure）；原裂和后外侧裂于小脑表面几乎形成一个环，此环的前上部分为**小脑前叶**（anterior lobe），后下部分为**小脑后叶**（posterior lobe），

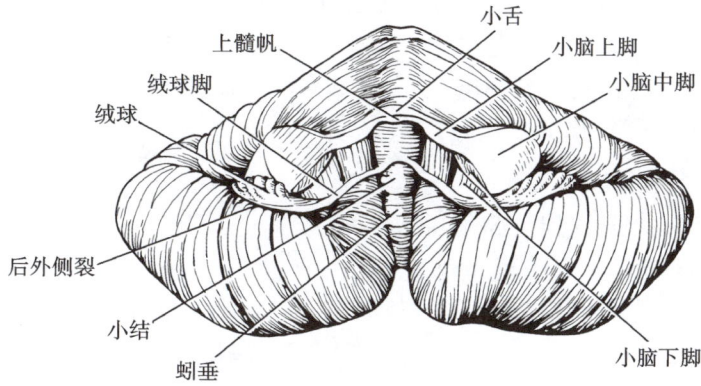

图 17-35 小脑的外形（前面）

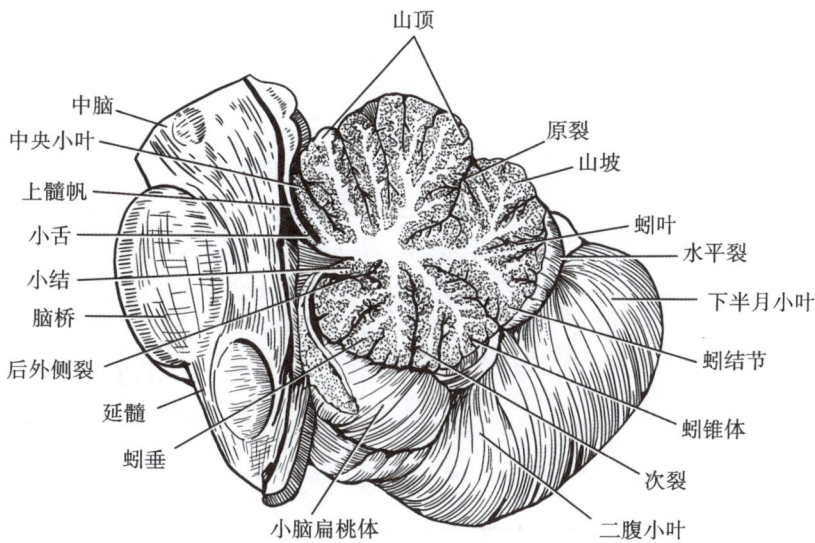

图 17-36 小脑正中矢状切面

占据后外侧裂的绒球、绒球脚和小结为**绒球小结叶**（flocculonodular lobe）。前叶和后叶构成小脑的主体，故又称**小脑体**（corpus of cerebellum）。

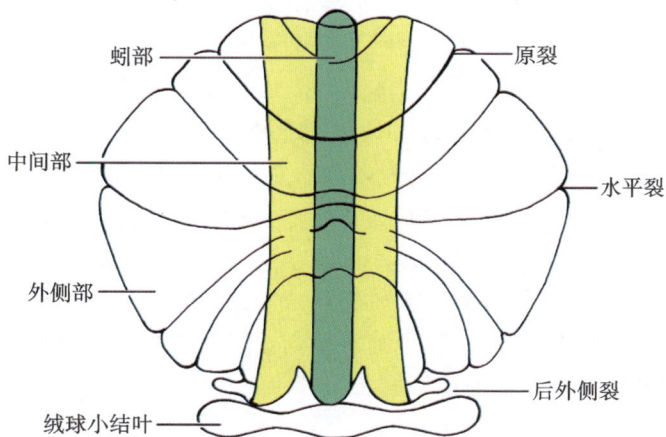

图 17-37 小脑皮质平面示意图（示小脑分区）

小脑的分区（解剖分区和功能分区）与小脑的种系发生密切相关。绒球水平裂小结叶在进化上出现最早，构成**原小脑**（archicerebellum），因其纤维联系及功能与前庭密切相关，故又称

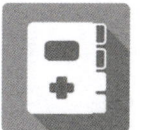

前庭小脑(vestibulocerebellum)。小脑体内侧区和中间区在进化上出现较晚,共同组成**旧小脑**(paleocerebellum),因主要接受来自脊髓的信息,又称**脊髓小脑**(spinocerebellum)。小脑体的外侧区在进化中出现最晚,构成**新小脑**(neocerebellum),因其与大脑皮质同步发展,而且与大脑皮质构成纤维联系环路,故又称**大脑小脑**(cerebrocerebellum)。

(三)小脑的内部结构

小脑包括表面的皮质、深部的髓质和小脑核。

1. 小脑皮质(cerebellar cortex) 位于小脑表面的灰质。小脑皮质细胞构筑分为三层:由浅至深依次为分子层、梨状细胞层和颗粒层(图 17-38)。小脑皮质内的神经元有 5 类:**星形细胞**(stellate cell)和**篮细胞**(basket cell)位于分子层;**梨状细胞**(piriform cell)(也称 Purkinje 细胞)位于梨状细胞层;而颗粒层则含**颗粒细胞**(granular cell)和 Golgi II 型细胞。颗粒细胞为谷氨酸能的兴奋性神经元,其他 4 类均为 γ-氨基丁酸能的抑制性神经元。梨状细胞的轴突是小脑皮质唯一的传出纤维,其余 4 类神经元则均为中间神经元。小脑外的传入纤维和小脑内的中间神经元以梨状神经元为核心,构成小脑感觉运动整合功能的神经调节环路。

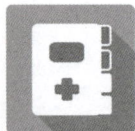

图 17-38 小脑皮质细胞构筑模式图

兴奋性冲动由攀缘纤维和苔藓纤维传入,前者直接与梨状细胞树突构成突触,后者与颗粒细胞构成突触。

兴奋性冲动转而由颗粒细胞发出的平行纤维传递给梨状细胞树突;梨状细胞是小脑皮质的传出神经元,

Golgi II 型细胞、篮细胞和星形细胞均为抑制性中间神经元

2. 小脑核(cerebellar nuclei) 位于小脑内部,埋于小脑髓质内。由内侧向外侧依次为**顶核**(fastigial nucleus)、**球状核**(globose nucleus)、**栓状核**(emboliform nucleus)和**齿状核**(dentate nucleus),共 4 对,其中球状核和栓状核合称为**中间核**,属于旧小脑(图 17-39)。顶核位于第四脑室顶的上方,小脑蚓的白质内,属于原小脑;齿状核位于小脑半球的白质内,最大,呈皱缩的口袋状,袋口朝向前内方,属于新小脑。小脑核主要接受相应小脑皮质梨状细胞的轴突,也接受苔藓纤维和攀缘纤维的侧支;其轴突构成小脑的主要传出纤维。

3. 小脑髓质 由三类纤维构成:①小脑皮质与小脑核之间的往返纤维;②小脑叶片间或小脑各叶之间的联络纤维;③小脑的传入和传出纤维。传入和传出纤维组成小脑上脚、小脑中脚、小脑下脚三对脚(图 17-40)。

(1)**小脑下脚**(inferior cerebellar peduncle):又称绳状体,连于小脑和延髓之间,由小脑的传入纤维和传出纤维两个部分构成。传入纤维包括起于前庭神经、前庭神经核、延髓下橄榄核、延髓网状结构进入小脑的纤维;脊髓小脑后束及楔小脑束的纤维。传出纤维包括发自绒球

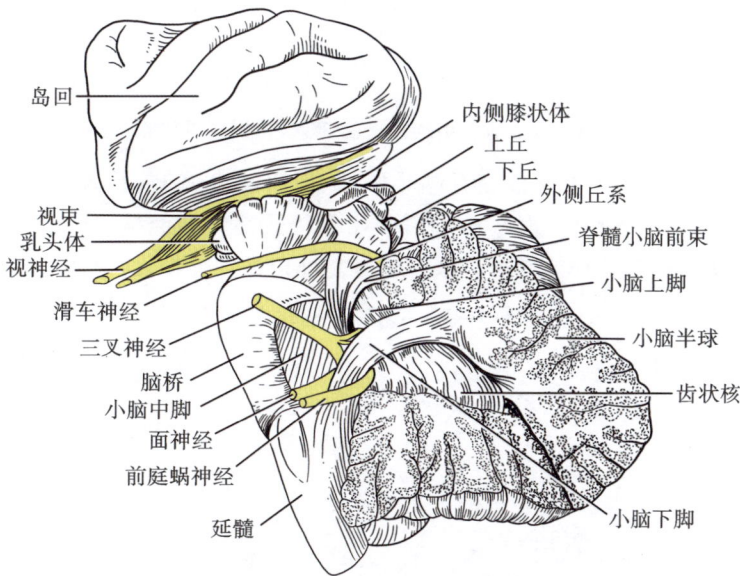

图 17-39 小脑水平切面(示小脑核)

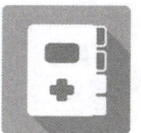

图 17-40 小脑脚示意图

和部分小脑蚓部皮质,止于前庭神经核的小脑前庭纤维;起于顶核,止于延髓的顶核延髓束纤维和顶核网状纤维。

(2) **小脑中脚**(middle cerebellar peduncle):又称脑桥臂,最粗大,位于最外侧,连于小脑和脑桥之间。其主要成分为小脑传入纤维,几乎全部由对侧脑桥核发出的脑桥小脑纤维构成,仅含少许脑桥网状核到小脑皮质的纤维;小脑中脚含少量小脑至脑桥的传出纤维。

(3) **小脑上脚**(superior cerebellar peduncle):又称结合臂,连于小脑和中脑之间。其主要成分为起自小脑核,止于对侧红核和背侧丘脑的小脑传出纤维;含有的小脑传入纤维主要有脊髓小脑前束、三叉小脑束,以及起自顶盖和红核的顶盖小脑束、红核小脑束等。

(四)小脑的纤维联系和功能

1. 前庭小脑(原小脑) 主要接受同侧前庭神经初级平衡觉纤维和前庭神经核经小脑下脚的传入纤维。其传出纤维经顶核中继或直接经小脑下脚终止于同侧前庭神经核和网状结

Note

构,之后发出前庭脊髓束和内侧纵束,至脊髓前角运动神经元和脑干的眼外肌运动核。前庭小脑的主要作用为调节躯干肌运动、协调眼球运动以及维持身体平衡(图 17-41)。

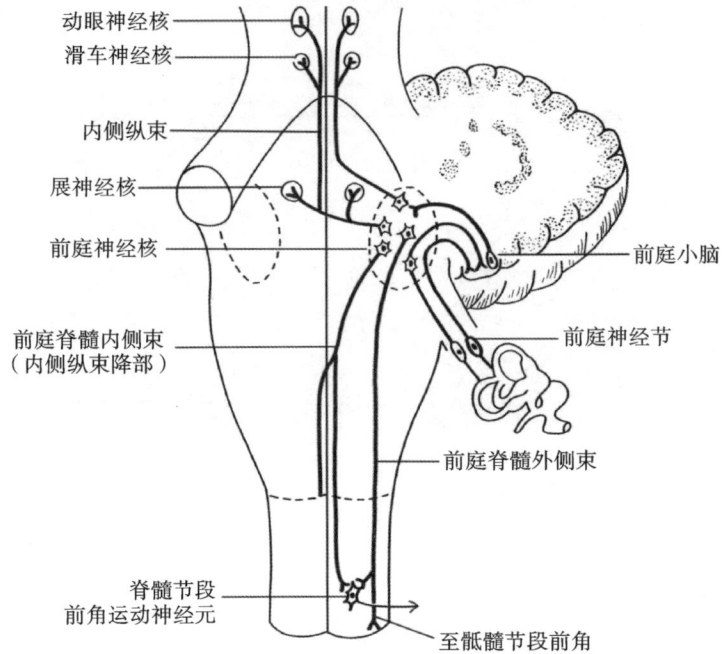

图 17-41　前庭小脑的主要传入、传出纤维联系

2. 脊髓小脑(旧小脑)　主要接受脊髓小脑前、后束经小脑上、下脚传入的本体感觉冲动。其传出纤维主要投射至顶核和中间核,中继后发出纤维到前庭神经核、脑干网状结构和红核,再经前庭脊髓束、网状脊髓束及红核脊髓束来影响脊髓前角运动神经元,以调节肌张力(图 17-42)。

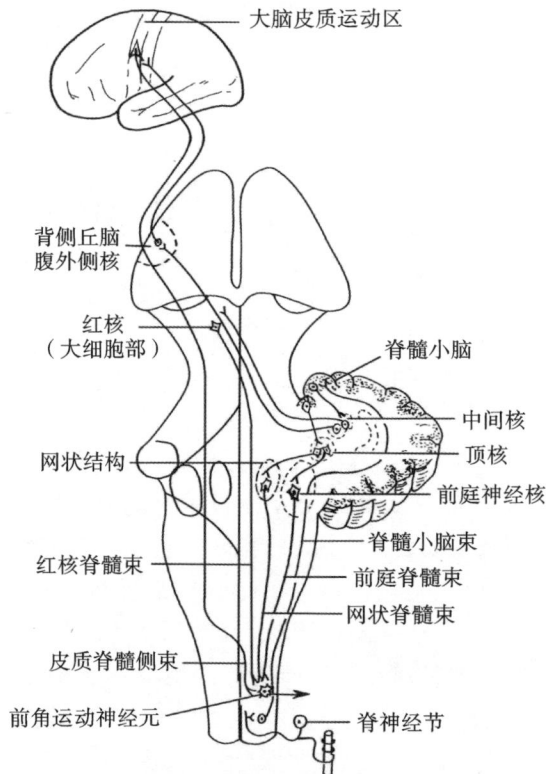

图 17-42　脊髓小脑的主要传入、传出纤维联系

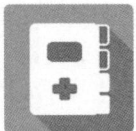

3. 大脑小脑（新小脑）　　主要接受皮质脑桥束在脑桥核中继后经小脑中脚传入的纤维。发出纤维在齿状核中继后经小脑上脚进入对侧的红核和对侧背侧丘脑腹前核及腹外侧核,后者再发出纤维投射到大脑皮质躯体运动区,最后经皮质脊髓束下行至脊髓,以调控骨骼肌的随意、精细运动(图17-43、图17-44)。运动信息从联络皮质传至脑桥换元后至对侧小脑半球,再经丘脑投射至运动皮质,构成"内反馈环路"。同时小脑又接受头颈、躯干、四肢运动过程中的运动感觉信息反馈,此为"外反馈"。小脑汇聚、比较、整合两个方面的信息,及时觉察运动指令与运动实施之间的误差,经小脑-大脑反馈,修正大脑皮质运动区有关的起始、方向、速度或终止的指令,并经小脑传出联系影响各级下行通路,使运动意念得以精确实现。

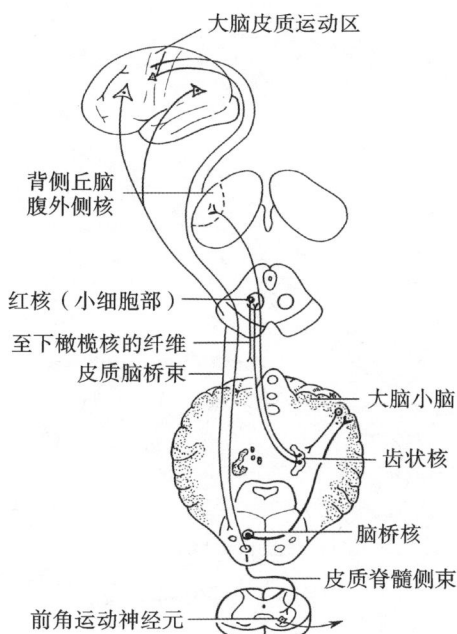

图 17-43　大脑小脑的主要传入传出纤维联系

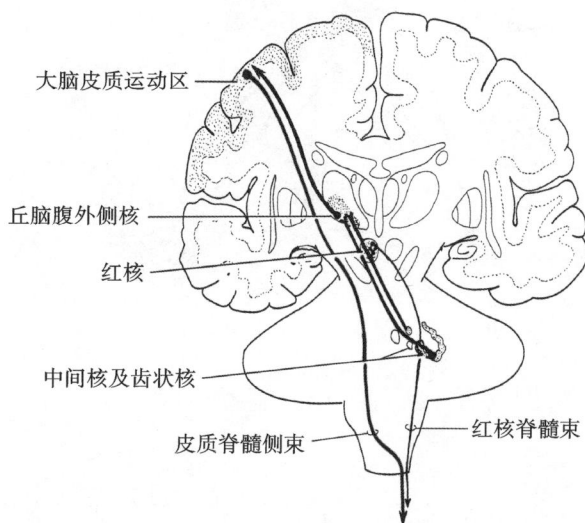

图 17-44　小脑传入传出纤维二次交叉示意图

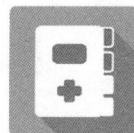

三、间脑

间脑（diencephalon）居于中脑与端脑之间，连接大脑半球和中脑。由于大脑半球的掩盖，仅腹侧的视交叉、灰结节、漏斗、垂体和乳头体露于脑底。间脑包括背侧丘脑、后丘脑、上丘脑、底丘脑和下丘脑这 5 个部分。间脑是仅次于端脑的高级中枢。

两侧间脑之间的窄腔为**第三脑室**（third ventricle），其顶部为脉络丛；底为视交叉、灰结节、漏斗和乳头体；前界为终板；后经中脑导水管通第四脑室；两侧为背侧丘脑和下丘脑；背侧丘脑与下丘脑以**下丘脑沟**（hypothalamic sulcus）为界，此沟的前端有与侧脑室相通的**室间孔**（interventricular foramen）（图 17-45）。

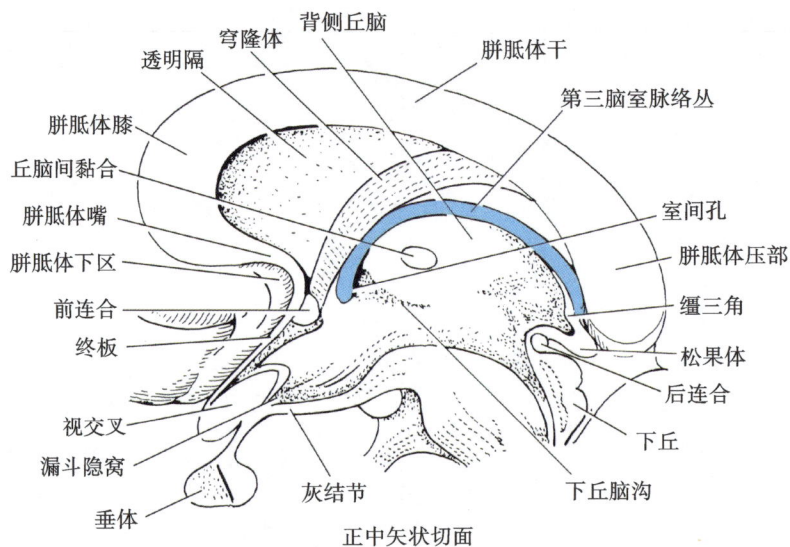

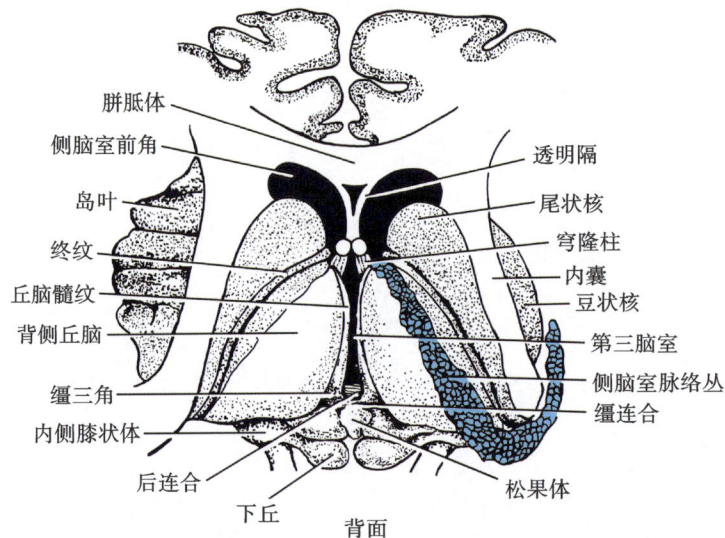

正中矢状切面

背面

图 17-45　间脑

（一）背侧丘脑

背侧丘脑（dorsal thalamus）又称**丘脑**，为一对卵圆形的灰质团块，借**丘脑间黏合**（interthalamic adhesion）（约 20% 缺如）相连。丘脑前端的突出部称**丘脑前结节**（anterior thalamic tubercle），后端膨大为**丘脑枕**（pulvinar），背外侧面的外侧缘与端脑尾状核之间隔有**终纹**（terminal stria）（图 17-46）。

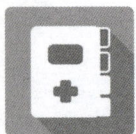

在背侧丘脑灰质内部有一"Y"字形由白质构成的**内髓板**（internal medullary lamina），将背侧丘脑分为三个核群：**前核群**（anterior nuclear group）、**内侧核群**（medial nuclear group）和**外侧核群**（lateral nuclear group）。外侧核群分为背、腹两层，背层从前向后分为背外侧核、后外侧核及枕，腹层由前及后分为**腹前核**（ventral anterior nucleus）、**腹外侧核**（ventral lateral nucleus）和**腹后核**（ventral posterior nucleus），腹后核又可分为**腹后外侧核**（ventral posterolateral nucleus）和**腹后内侧核**（ventral posteromedial nucleus）。此外，在丘脑内侧面，第三脑室侧壁上的薄层灰质及丘脑间黏合内的核团，合称**中线核**（midline nuclei）。内髓板内有若干**板内核**（intralaminar nuclei）。在外侧核群与内囊之间的薄层灰质称**丘脑网状核**（reticular thalamic nucleus），网状核与外侧核群间为**外髓板**（external medullary lamina）（图17-46）。

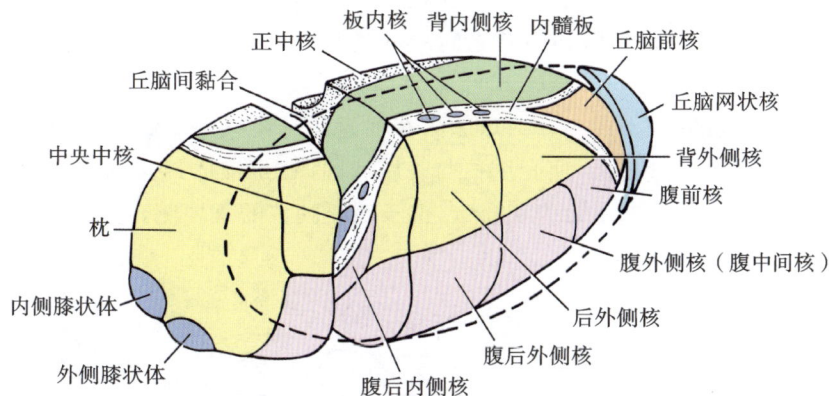

图 17-46　背侧丘脑核团模式图

依进化顺序的先后，背侧丘脑又可分为古、旧、新三类核团（图17-46）。

1. 非特异性投射核团（古丘脑）　背侧丘脑内进化上较古老的部分，包括中线核、板内核和网状核，主要接受嗅脑、脑干网状结构的传入纤维，传出纤维分布至下丘脑和纹状体等结构，并与这些结构形成往返的纤维联系。脑干网状结构汇聚各种感觉，组成上行网状激动系统，这些上行纤维经此类核团转接，然后弥散投射到大脑皮质广泛区域，维持机体的觉醒状态。

2. 特异性中继核团（旧丘脑）　背侧丘脑内进化上较新的部分，包括腹前核、腹外侧核和腹后核。主要功能是充当脊髓或脑干等结构的特异性上行传导系统的转接核，再由这些核发出纤维将不同的感觉及与运动有关的信息转送到大脑特定区。腹前核和腹外侧核主要接受小脑齿状核、苍白球和黑质传入纤维，经它们转接，并发出纤维投射至躯体运动中枢，调节躯体运动。腹后内侧核接受三叉丘系和由孤束核发出的纤维，腹后外侧核接受内侧丘系和脊髓丘系的纤维。腹后核发出纤维（丘脑中央辐射）经内囊投射至大脑皮质中央后回的躯体感觉中枢。

腹后核的传入和传出纤维均有严格定位关系：传导头面部感觉的纤维投射到腹后内侧核，由腹后内侧核发出纤维投射到大脑皮质中央后回下部头面部躯体感觉中枢；传导上肢、躯干和下肢感觉的纤维由内向外依次投射到腹后外侧核，再由该核发出纤维投射到相应上肢、躯干和下肢大脑皮质躯体感觉中枢代表区。

3. 联络性核团（新丘脑）　背侧丘脑内进化最新的部分，包括前核、内侧核和外侧核的背侧组。此类核团接受广泛的传入纤维，尤其是与大脑皮质形成丰富的纤维联系。功能上与脑的高级神经活动（如情感、学习与记忆等）有关。

（二）后丘脑

后丘脑（metathalamus）居于背侧丘脑的后下方，中脑顶盖的上方，包括**内侧膝状体**（medial geniculate body）和**外侧膝状体**（lateral geniculate body）（图17-46），属特异性中继核。

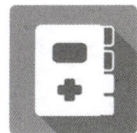

前者是听觉传导通路在丘脑的中继站,接受下丘来的听觉纤维,发出纤维组成听辐射投射至颞叶的听觉中枢。后者为视觉传导通路的中继站,接受视束的传入纤维,继而发出纤维组成视辐射,投射至枕叶的视觉中枢。

(三)上丘脑

上丘脑(epithalamus)居第三脑室顶后部的周围,为背侧丘脑与中脑顶盖前区相移行的部分,包括**松果体**(pineal body)、缰连合、缰三角、丘脑髓纹和后连合(图 17-45)。缰三角内有缰核,接受丘脑髓纹的纤维,并发出纤维组成缰核脚间束投射至中脑脚间核,故缰核被认为是边缘系统与中脑之间联系的中继站。丘脑髓纹主要由来自隔区的纤维束构成,大部分终止于缰核。

(四)底丘脑

底丘脑(subthalamus)是间脑和中脑之间的过渡区,位于背侧丘脑与内囊下部之间,主要结构包括**底丘脑核**(subthalamic nucleus)和**未定带**(zona incerta)(图 17-47)。底丘脑核紧邻内囊的内侧,黑质内侧部的上方,与苍白球之间有往返的纤维联系。该纤维束行经内囊,称**底丘脑束**(subthalamic fasciculus)。底丘脑核与苍白球同源,是锥体外系的重要结构,其主要功能是对苍白球起抑制作用。未定带为灰质带,位于底丘脑核的背内侧,是中脑网状结构头端的延续,向外侧过渡到丘脑网状核。

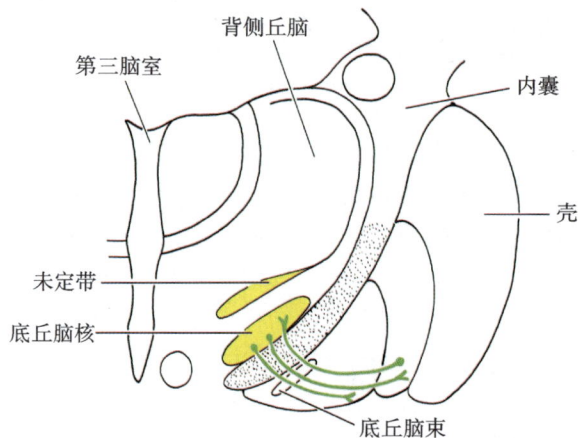

图 17-47 底丘脑(冠状切面)的结构和纤维联系

(五)下丘脑

1. 下丘脑的位置和外形 **下丘脑**(hypothalamus)位于背侧丘脑的前下方,构成第三脑室侧壁的下份和底壁,后上方借下丘脑沟与背侧丘脑为界,其前端达室间孔,后端与中脑被盖相续。从脑底面观察,**终板**(terminal lamina)和**视交叉**(optic chiasma)居前部,向后依次为**视束**(optic tract)、**灰结节**(tuber cinereum)和**乳头体**(mamillary body)。灰结节向前下方形成中空的圆锥状部分称**漏斗**(infundibulum),灰结节与漏斗移行部的上端膨大成**正中隆起**(median eminence);漏斗下端与**垂体**(hypophysis)相连(图 17-48)。

2. 下丘脑的分区及主要核团 下丘脑从前向后分为 4 区,分别为**视前区**(preoptic region)(位于视交叉前缘)、**视上区**(supraoptic region)(位于视交叉上方)、**结节区**(tuberal region)(位于灰结节内及其上方)和**乳头体区**(mamillary region)(位于乳头体内及其上方)。由内向外分为三带:**室周带**(periventricular zone)(位于第三脑室室管膜下的薄层灰质)、**内侧带**(medial zone)和**外侧带**(lateral zone)(以穹隆柱和乳头丘脑束分界)。

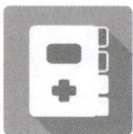

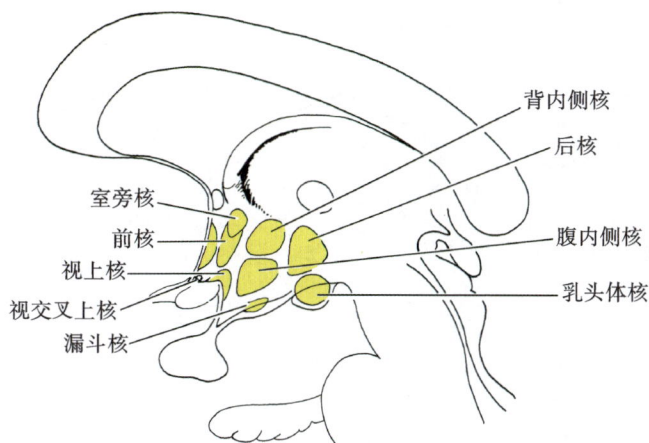

图 17-48　下丘脑(矢状切面)的主要核团

　　下丘脑的主要核团如下(图 17-48):位于视上区的有**视交叉上核**(suprachiasmatic nucleus)、**室旁核**(paraventricular nucleus)和**视上核**(supraoptic nucleus)等;位于结节区的有**漏斗核**(infundibular nucleus)(哺乳动物又称**弓状核**)、**背内侧核**(dorsomedial nucleus)和**腹内侧核**(ventromedial nucleus)等;位于乳头体区的**乳头体核**(mamillary body nucleus)和**下丘脑后核**(posterior hypothalamic nucleus)。

　　3. 下丘脑的纤维联系　作为内脏活动的高级调控中枢,下丘脑与中枢神经系统其他部位有着复杂的纤维联系,主要包括:①与垂体的联系,由视上核和室旁核合成分泌的**抗利尿激素**(antidiuretic hormone,ADH)和催产素,经**视上垂体束**(supraopticohypophysial tract)投射到神经垂体,在此储存并在需要时释放入血液;由漏斗核及邻近室周区合成分泌的多种激素释放因子或抑制因子经**结节漏斗束**(tuberohypophysial tract)投射到垂体门脉系统,调控腺垂体的内分泌功能。②与边缘系统的联系,通过**穹隆**(fornix)将海马结构与乳头体核联系;经**前脑内侧束**(medial forebrain bundle)将隔区、下丘脑(横贯下丘脑外侧区)与中脑被盖联系;借**终纹**(terminal stria)将隔区、下丘脑与杏仁体联系。③与丘脑、脑干和脊髓的联系,分别通过**乳头丘脑束**(mamillothalamic tract)、**乳头被盖束**(mamillotegmental tract)、**背侧纵束**(dorsal longitudinal fasciculus)、**下丘脑脊髓束**(hypothala mospinal tract)与丘脑前核、中脑被盖、脑干副交感核、脊髓的侧角(交感节前神经元和骶髓的副交感节前神经元)相联系(图 17-49、图 17-50)。

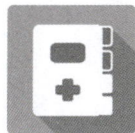

图 17-49　下丘脑与神经垂体和腺垂体的纤维联系(矢状切面)

　　4. 下丘脑的功能　下丘脑体积虽小,约占脑重的 0.3%,其功能却十分重要。它既是神经-内分泌的调控中心,又是内脏活动的高级调节中枢,其主要功能如下:①神经-内分泌调节:

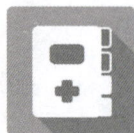

图 17-50 下丘脑的纤维联系（矢状切面）

通过下丘脑-垂体-甲状腺轴系、下丘脑-垂体-性腺轴系和下丘脑-垂体-肾上腺轴系将神经调节与激素调节融为一体。②自主神经调节：下丘脑前区内侧使副交感神经系统兴奋，下丘脑后区外侧使交感神经系统兴奋，通过背侧纵束和下丘脑脊髓束调控脑干和脊髓的自主神经活动。③体温的调节：下丘脑前区（含前核）有热敏神经元，对体温升高敏感，若体温升高，会启动机体的散热机制，包括排汗及扩张表皮血管。损毁此区，可导致高热。下丘脑后区（含后核）有冷敏神经元，对体温降低敏感，若体温下降，会启动产热机制，包括停止发汗和收缩表皮血管。损毁此区，可导致变温症（体温随环境改变）。④摄食行为调节：下丘脑腹内侧核为机体的饱食中枢，下丘脑外侧部为机体的摄食中枢。⑤昼夜节律调节：上丘脑松果体分泌的褪黑素，调节机体昼夜节律的变化。⑥情绪活动调节：参与情感、学习与记忆等脑的高级神经精神活动。

（刘　靖）

四、端脑

端脑（telencephalon）由左、右**大脑半球**（cerebral hemisphere）和半球间连合及其内腔构成。大脑半球表面的灰质层，称**大脑皮质**（cerebral cortex），深部的大脑白质称**大脑髓质**（cerebral medullary substance），埋在大脑髓质内的灰质核团称为**基底核**（basal nuclei），大脑半球内的腔隙称为**侧脑室**（lateral ventricle）。

（一）端脑的外形和分叶

端脑表面凹凸不平。凹陷处称**大脑沟**（cerebral sulci），沟之间形成长短大小不一的隆起，为**大脑回**（cerebral gyri）（图 17-51、图 17-52）。

1. 主要的沟和裂　左、右大脑半球之间纵行的裂隙为**大脑纵裂**（cerebral longitudinal fissure），纵裂的底面有连接左、右大脑半球的宽厚的纤维束板，即**胼胝体**（corpus callosum）。两侧大脑半球后部与小脑上面之间近似水平位的裂隙为**大脑横裂**（cerebral transverse fissure）。每侧大脑半球分为上外侧面、内侧面和下面。上外侧面隆突，内侧面平坦，两面以上缘为界。下面凹凸不平，和上外侧面之间以下缘为界，和内侧面之间无明显分界，半球内有三条恒定的沟，将每侧大脑半球分为 5 叶，分别为额、顶、枕、颞叶及岛叶。**外侧沟**（lateral sulcus）起于大脑半球下面，行向后上方，至上外侧面。外侧沟为大脑最明显和最深的沟，近似水平位。**中央沟**（central sulcus）起于大脑半球上缘中点稍后方，斜向前下，下端与外侧沟隔一脑回，上端延伸至半球内侧面。**顶枕沟**（parietooccipital sulcus）位于大脑半球内侧面的后部，起自距状沟,自下向上至半球上缘。

2. 大脑半球的分叶 在外侧沟上方和中央沟以前的部分为**额叶**(frontal lobe),外侧沟以下的部分为**颞叶**(temporal lobe);**枕叶**(occipital lobe)位于大脑半球后部,在内侧面为顶枕沟以后的部分;**顶叶**(parietal lobe)为外侧沟上方,中央沟后方,枕叶以前的部分;**岛叶**(insular lobe)呈三角形岛状,位于外侧沟深面,被额、顶、颞叶所掩盖(图 17-51、图 17-52)。顶、枕、颞叶之间在上外侧面并没有明显的大脑沟或回作为分界,以顶枕沟至枕前切迹(在枕极前方约 5 cm 处)连线的顶枕线为界,后面的为枕叶,自顶枕线的中点至外侧沟后端的连线为顶、颞叶的分界。

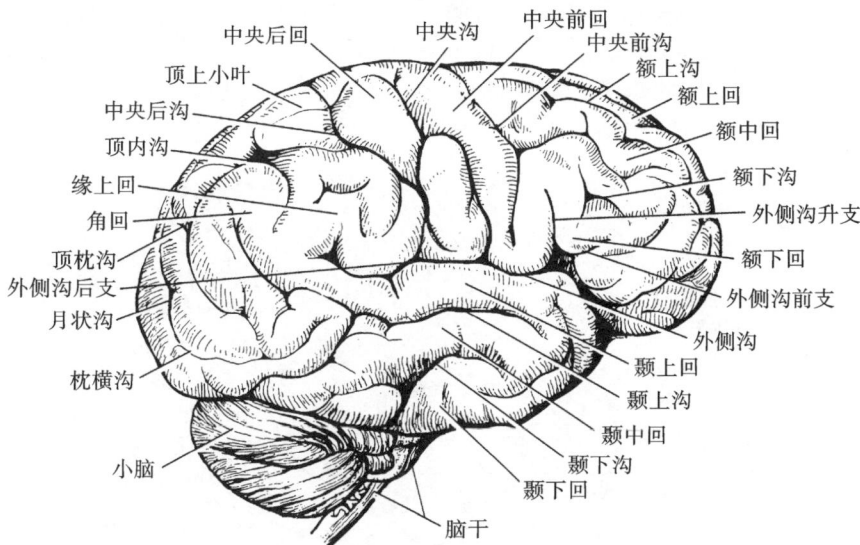

图 17-51 大脑半球外侧面

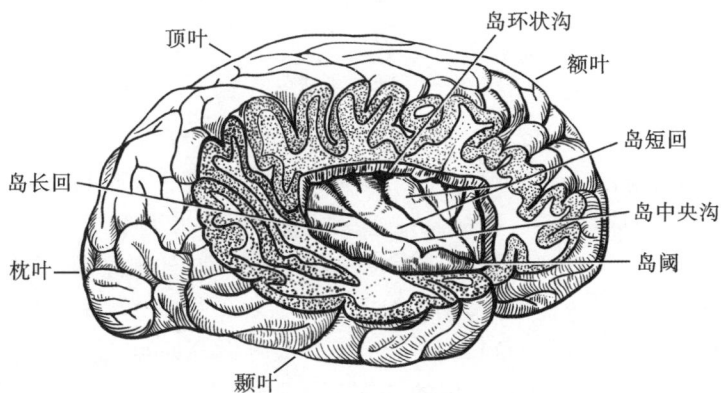

图 17-52 岛叶

3. 大脑半球上外侧面的沟和回 在半球上外侧面,中央沟前方,有与之平行的中央前沟,自中央前沟有两条向前水平走行的沟,为**额上沟**(superior frontal sulcus)和**额下沟**(interior frontal sulcus),由上述三沟将额叶分成四个脑回,**中央前回**(precentral gyrus)居中央沟和中央前沟之间,**额上回**(superior frontal gyrus)居额上沟之上方,沿半球上缘走行并转至半球内侧面,**额中回**(middle frontal gyrus)居额上、下沟之间。**额下回**(inferior frontal gyrus)居额下沟和外侧沟之间。在中央沟后方,有与其平行的中央后沟,此沟与中央沟之间为**中央后回**(postcentral gyrus)。在中央后沟后方有一条与半球上缘平行的顶内沟,顶内沟的上方为顶上小叶,下方为顶下小叶,顶下小叶又分为包绕外侧沟后端的**缘上回**(supramarginal gyrus)和围

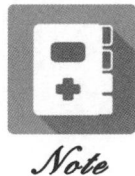

Note

绕颞上沟末端的**角回**（angular gyrus）。在外侧沟的下方,有与之平行的**颞上沟**（superior temporal sulcus）和**颞下沟**（inferior temporal sulcus）。颞上沟的上方为**颞上回**（superior temporal gyrus）,其背侧面形成外侧沟的下壁,其后部有两条斜向前外的短回,即**颞横回**（transverse temporal gyrus）,这两条小回分别是前颞横回和后颞横回。颞上沟与颞下沟之间为**颞中回**（middle temporal gyrus）。颞下沟的下方为**颞下回**（inferior temporal gyrus）（图17-51）。

4. 大脑半球内侧面的沟和回　在半球的内侧面,自中央前、后回背外侧面延伸到内侧面的部分为**中央旁小叶**（paracentral lobule）。在中部有前后方向略呈弓形的胼胝体。胼胝体下方的弓形纤维束为穹隆,两者间为薄层的**透明隔**（transparent septum）。在胼胝体后下方,有呈弓形的**距状沟**（calcarine sulcus）向后至枕叶后端,此沟中部与顶枕沟相连。距状沟与顶枕沟之间称**楔叶**（cuneus）,距状沟下方为**舌回**（lingual gyrus）。在胼胝体背面有胼胝体沟,此沟绕过胼胝体后方,向前移行于海马沟。在胼胝体沟上方,有与之平行的**扣带沟**（cingulate sulcus）。扣带沟与胼胝体沟之间为**扣带回**（cingulate gyrus）（图17-53）。

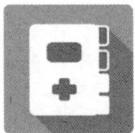

图 17-53　大脑半球内侧面

5. 大脑半球下面的沟和回　在半球下面,额叶内有纵行的沟,称**嗅束沟**（olfactory groove）,此沟内侧部为**直回**（straight gyrus）,外侧部总称为**眶回**（orbital gyrus）。嗅束沟内容纳嗅束,其前端膨大为嗅球,后者与嗅神经相连。嗅束向后扩大为嗅三角。嗅三角与视束之间为前穿质,内有许多小血管穿入脑实质内,其后部邻近视束处,外观光滑,呈斜带状,称斜角带。颞叶下方有与半球下缘平行的枕颞沟,在此沟内侧并与之平行的为**侧副沟**（collateral sulcus）,侧副沟的内侧为**海马旁回**（parahippocampal gyrus）（又称海马回）,其前端弯曲,称**钩**（uncus）。侧副沟与枕颞沟间为枕颞内侧回,枕颞沟的外侧为枕颞外侧回。在海马旁回的内侧为海马沟,在沟的上方有呈锯齿状的窄条皮质,称**齿状回**（dentate gyrus）。从侧脑室内面看,在齿状回的外侧,侧脑室下角底壁上有一弓形隆起,称**海马**（hippocampus）,海马和齿状回构成**海马结构**（hippocampal formation）（图17-54、图17-55）。

在半球的内侧面可见环绕胼胝体周围和侧脑室下角底壁的结构,包括隔区（即胼胝体下区和终板旁回）、扣带回、海马旁回、海马和齿状回等,加上岛叶前部、颞极共同构成**边缘叶**（limbic lobe）（图17-53）。

（二）大脑皮质的功能定位

机体各种功能活动的最高中枢在大脑皮质上都有定位关系,这些重要中枢是执行某种功能的核心部分。例如,中央前回主要管理全身骨骼肌运动;中央后回主要管理全身感觉。

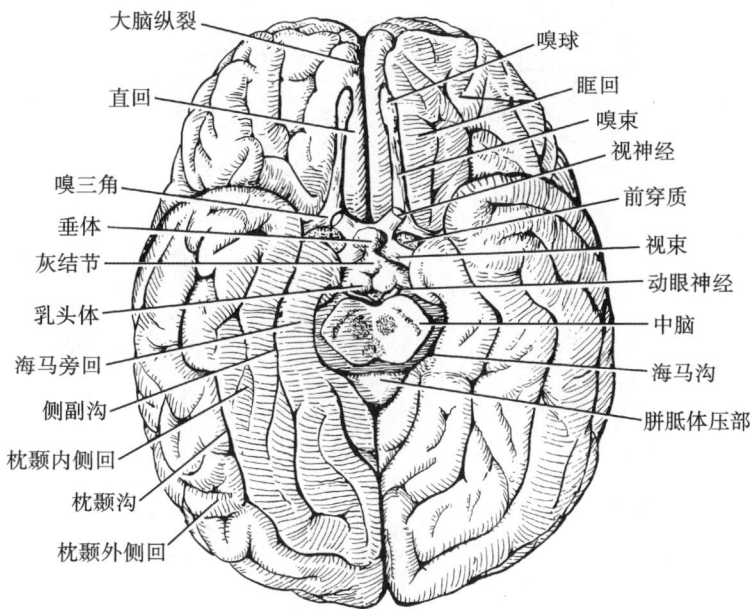

图 17-54　端脑底面

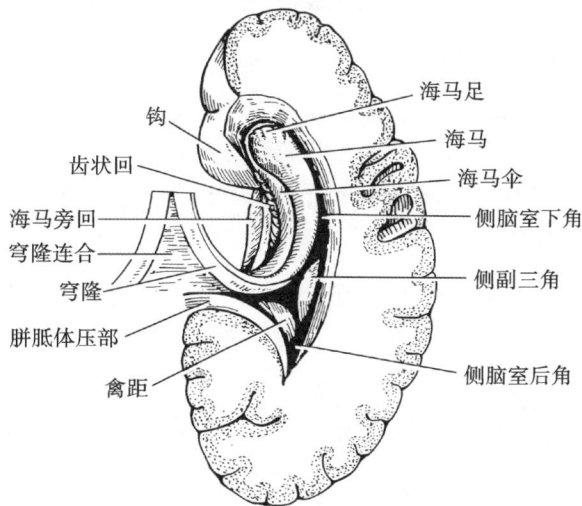

图 17-55　海马结构

1. 第 Ⅰ 躯体运动区（first somatic motor area）　位于中央前回和中央旁小叶前部（4 区和 6 区），该中枢对骨骼肌运动的管理特点如下（图 17-56）：①上下颠倒，但头部是正的，中央前回最上部和中央旁小叶前部与下肢、会阴部运动有关，中部与躯干和上肢的运动有关，下部与面、舌、咽、喉的运动有关。②左右交叉，即一侧运动区支配对侧肢体的运动。但一些与联合运动有关的肌则受两侧运动区的支配，如眼球外肌、咽喉肌、咀嚼肌等。③身体各部分投影区的大小与各部形体大小无关，而取决于功能的重要性和复杂程度。该区发出纤维组成锥体束，至脑干一般躯体运动核、特殊内脏运动核和脊髓前角。

2. 第 Ⅰ 躯体感觉区（first somatic sensory area）　位于中央后回和中央旁小叶后部（3、1、2 区），接受背侧丘脑腹后核传来的对侧半身痛、温、触、压觉，以及位置和运动觉，各部投影与第 Ⅰ 躯体运动区相似，身体各部在此区的投射特点如下（图 17-57）：①上下颠倒，但头部是正的；②左右交叉；③身体各部在该区投射范围的大小也取决于该部感觉敏感程度，如手指和唇的感

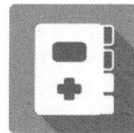

Note

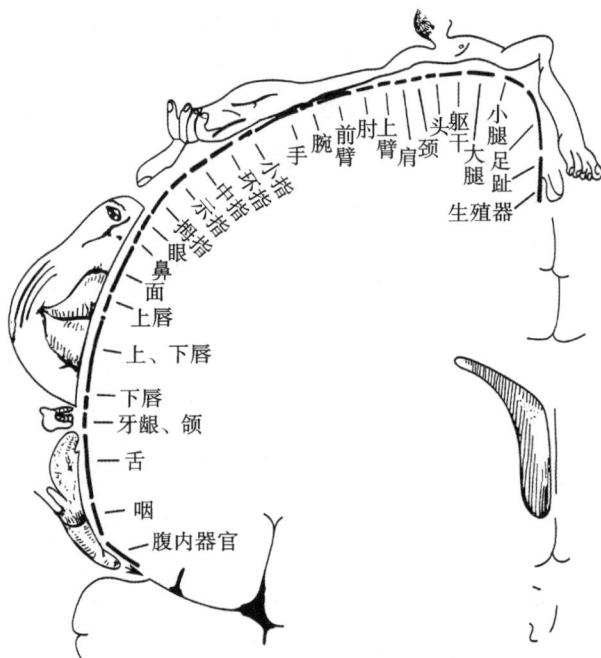

图 17-56　人体各部在第Ⅰ躯体运动区的定位

受器最密,在感觉区的投射范围就最大。

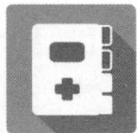

图 17-57　人体各部在第Ⅰ躯体感觉区的定位

　　3. 第Ⅱ躯体运动和第Ⅱ躯体感觉中枢　它们均位于中央前回和中央后回下面的岛盖皮质,与对侧上、下肢运动和双侧躯体感觉(以对侧为主)有关。

　　4. 第Ⅰ视区(primary visual area)　位于距状沟上、下方的枕叶皮质,即上方的楔叶和下方的舌回(17 区),接受来自外侧膝状体的纤维。局部定位关系特点是距状沟上方的视皮质接受来自上部视网膜的冲动,下方的视皮质接受来自下部视网膜的冲动。距状沟后 1/3 上、下方接受来自黄斑区的冲动。一侧视觉区接受来自双眼同侧半视网膜的冲动,主司双眼对侧半视野的视觉,损伤一侧视觉区可引起双眼对侧视野偏盲称同向性偏盲。

5. 第Ⅰ听区(primary auditory area) 位于颞横回(41、42 区),接受来自内侧膝状体的纤维。每侧的第Ⅰ听区都接受来自两耳的冲动,因此一侧第Ⅰ听区受损,不致引起全聋。

6. 平衡觉区(vestibular area) 位于中央后回下端,头面部感觉区的附近。但关于此中枢的位置存有争议。

7. 嗅觉区(olfactory area) 位于海马旁回钩的内侧部及其附近。

8. 味觉区(gustatory area) 位于中央后回下部(43 区),舌和咽的一般感觉区附近。

9. 内脏活动的皮质中枢 位于边缘叶,在该叶的皮质区可找到呼吸、血压、瞳孔、胃肠和膀胱等各种内脏活动的代表区。因此认定,边缘叶是内脏神经功能调节的高级中枢。

10. 语言中枢 人类大脑皮质与动物的本质区别是能进行思维和意识等高级活动,并进行语言表达,故在人类大脑皮质上具有相应的语言中枢,如听、说、读和写等中枢(图 17-58)。①**运动性语言区**(motor speech area):在额下回后 1/3 部(44、45 区),又称 Broca 语言区。主司说话功能,如果此中枢受损,患者虽能发音,却不能说出具有意义的语言,称运动性失语症。②**书写区**(writing area):在额中回的后部(6、8 区),紧靠中央前回,管理上肢,特别是手肌的运动区。此中枢主管书写功能,若受伤,虽然手的运动功能仍然保存,但写字、绘图等精细动作发生障碍,称为失写症。③**听觉性语言区**(auditory speech area):在颞上回后部(22 区),能调整自己的语言和听到、理解别人的语言。此中枢受损后,患者虽能听到别人讲话,但不理解讲话的意思,自己讲的话混乱而割裂,答非所问,不能正确回答问题和正常说话,称感觉性失语症。④**视觉性语言区**:又称阅读中枢,在顶下小叶的角回(39 区),靠近视觉区。此中枢与理解文字和认图密切相关,若受损,患者尽管视觉无障碍,但对原来认识的字不能阅读,也不理解文字符号的意义,称失读症。

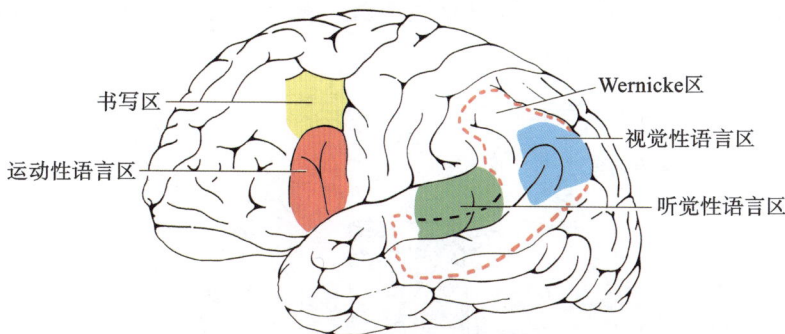

图 17-58 左侧大脑半球的语言中枢

(三)端脑的内部结构

大脑半球表层的灰质称大脑皮质,深部的大脑白质称大脑髓质。埋在大脑髓质深部的灰质核团称基底核(又称基底神经节)。端脑的内腔为侧脑室。

1. 基底核 位于大脑白质内,位置靠近脑底,包括纹状体、屏状核和杏仁体。

(1)**纹状体**(corpus striatum):由尾状核和豆状核组成,其前端互相连接,**尾状核**(caudate nucleus)是由前向后弯曲的圆柱体,分为头、体、尾三部,位于丘脑背外侧,延伸至侧脑室前角、中央部和下角。**豆状核**(lentiform nucleus)位于岛叶深部,借内囊与内侧的尾状核和丘脑分开,此核在水平切面上呈三角形,并被两个白质的板层分隔成三部,外侧部最大,称**壳**(putamen),内侧两部合称**苍白球**(globus pallidus),在种系发生上,尾状核和壳是较新的结构,合称新纹状体。苍白球为较旧的结构,称旧纹状体。纹状体是锥体外系的重要组成部分,

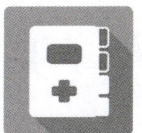

Note

309

在调节躯体运动中起到重要作用(图 17-59)。

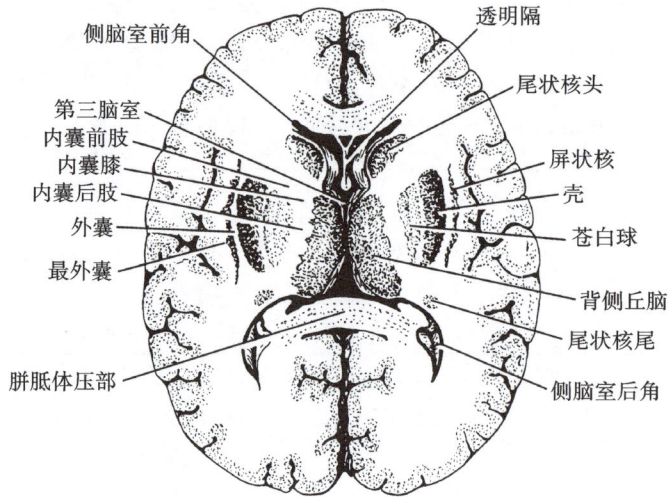

图 17-59　基底核、背侧丘脑和内囊

（2）**屏状核**(claustrum)：位于岛叶皮质与豆状核之间，屏状核与豆状核之间的白质称**外囊**，屏状核与岛叶皮质之间的白质称最外囊。人类屏状核的功能并不清楚。

（3）**杏仁体**(amygdaloid body)：在侧脑室下角前端的上方，海马旁回钩的深面，与尾状核的末端相连，为边缘系统的皮质下中枢，与调节内脏活动和情绪的产生有关。

2. 脑室系统　主要为**侧脑室**(lateral ventricle)，左、右各一，位于大脑半球内，延伸至半球的各脑叶内。分为四个部分：中央部位于顶叶内，室间孔和胼胝体压部之间；前角伸向额叶，室间孔以前的部分；后角伸入枕叶，下角最长伸到颞叶内(图 17-60、图 17-61)。侧脑室经左、右**室间孔**(interventricular foramen)与第三脑室相通。侧脑室形状不规则，腔内有脉络丛和脑脊液。

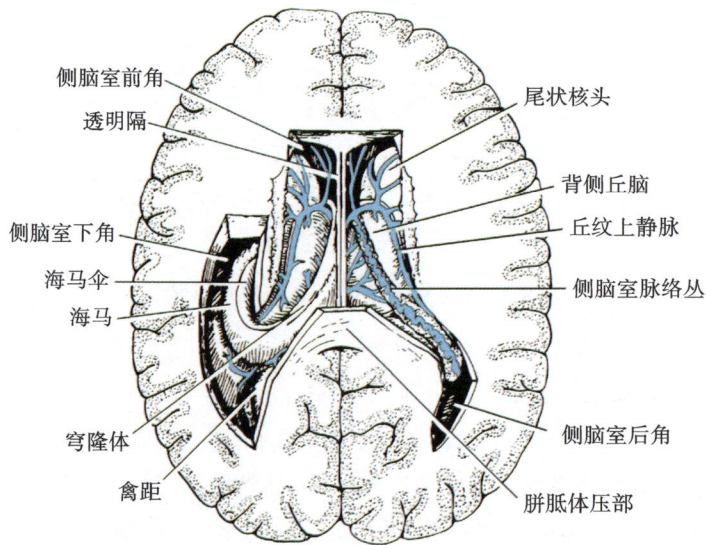

图 17-60　侧脑室

3. 大脑皮质(cerebral cortex)　大脑皮质是覆盖在大脑半球表面的灰质，人类大脑皮质重演了种系发生的次序，可分为古皮质(海马、齿状回)、旧皮质(嗅脑)和新皮质(其余大部分)。古皮质、旧皮质与嗅觉和内脏活动有关，新皮质高度发展，占大脑半球皮质的 96％以上，并将

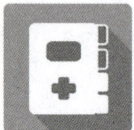

侧脑室中央部
第三脑室
侧脑室后角
中脑水管
第四脑室
第四脑室正中孔
中央管
侧面

侧脑室前角
室间孔
侧脑室下角
第四脑室外侧孔

侧脑室
室间孔
脑室脉络丛
第三脑室
中脑水管
第四脑室

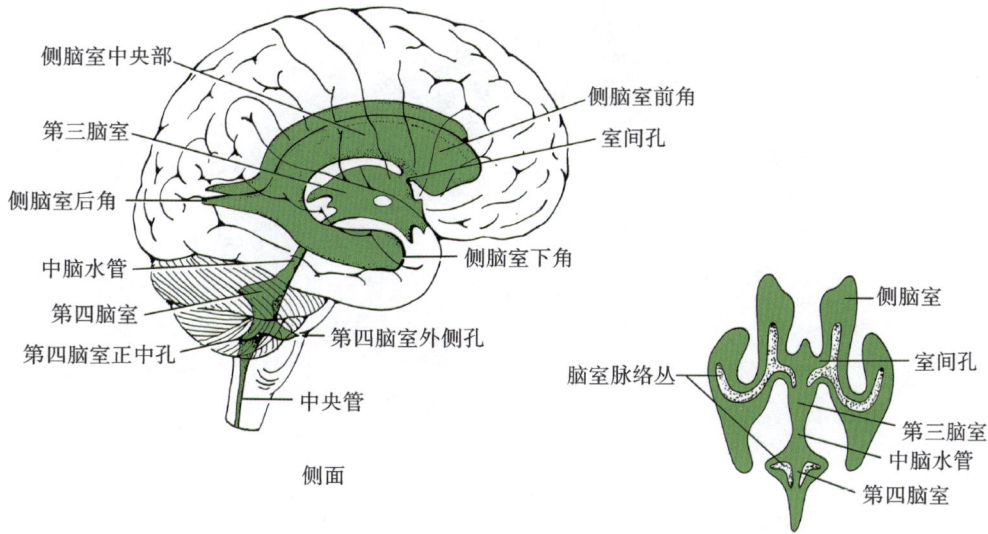

图 17-61　脑室投影图

古皮质和旧皮质推向半球的内侧面下部和下面。

大脑皮质的神经元可分为两类(图 17-62):①传出神经元;②联络神经元。它们依照一定的规律分层排列并组成一个整体。古皮质和旧皮质为三层结构(分子层、锥体细胞层和多形细胞层),新皮质基本为六层结构(分子层、外颗粒层、外锥体细胞层、内颗粒层、内锥体细胞层和多形细胞层)。

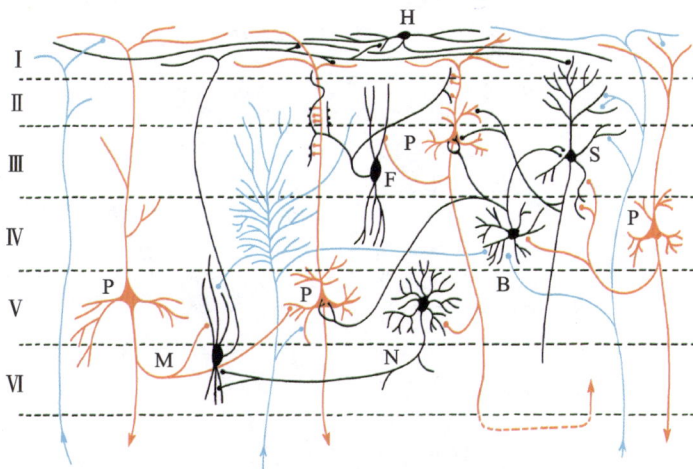

图 17-62　大脑皮质的分层和细胞构筑

黑色:皮质内固有神经元;红色:传出神经元;蓝色:传入纤维。右侧和左侧的传入纤维为联络纤维或皮质-皮质联系纤维,中央的传入纤维为特异性感觉纤维。各层有特定的神经元分布,但某些神经元的胞体不局限于一层内。

P. 锥体细胞;M. 马丁诺蒂细胞;F. 梭形细胞;H. 水平细胞;N. 神经胶质样细胞;B. 篮细胞;S. 星形细胞

(四)大脑半球的髓质

大脑半球的髓质主要由联系皮质各部和皮质下结构的神经纤维组成,可分为三类。

1. 联络纤维(association fiber)　联系同侧半球内各部分皮质的纤维,其中短纤维联系相邻脑回称弓状纤维。长纤维联系本侧半球各叶(图 17-63),其中主要的有:①钩束:呈钩状绕过外侧裂,连接额、颞两叶的前部。②上纵束:在豆状核与岛叶的上方,连接额叶、顶叶、枕叶、颞叶。③下纵束:沿侧脑室下角和后角的外侧壁走行,连接枕叶和颞叶。④扣带:位于扣带回和海马旁回的深部,连接边缘叶的各部。

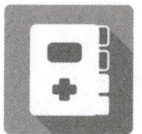

Note

311

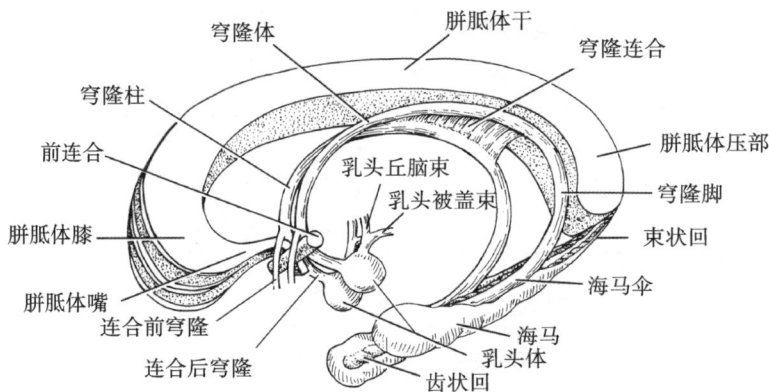

图 17-63　大脑半球联络纤维

2. 连合纤维(commissural fiber)　连合左、右半球皮质的纤维。包括胼胝体、前连合和穹隆连合(图 17-64)。①胼胝体:位于大脑纵裂底,由连合左、右大脑半球新皮质的纤维构成,其纤维向两半球内部前、后、左、右辐射,广泛联系额叶、顶叶、枕叶、颞叶。在正中矢状切面上,胼胝体很厚。前端呈钩形的纤维板,由前向后分嘴、膝、干和压部共四个部分。胼胝体的下面构成侧脑室顶。②**前连合**(anterior commissure):在终板上方横过中线的一束连合纤维,主要连接两侧颞叶。③**穹隆**(fornix)和**穹隆连合**(fornical commissure):穹隆是从海马至下丘脑乳头体的弓形纤维束,两侧穹隆经胼胝体的下方前行并互相靠近,其中一部分纤维越至对边,连接对侧的海马,称穹隆连合。

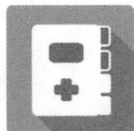

图 17-64　大脑半球连合纤维

3. 投射纤维(projection fiber)　由大脑皮质与皮质下各中枢间的上、下行纤维组成。它们大部分经过内囊。

内囊(internal capsule)是位于丘脑、尾状核和豆状核之间的白质板。在水平切面上呈向外开放的 V 字形,分前肢、膝和后肢三个部分。前肢(又称额部)伸向前外,位于豆状核与尾状核之间。后肢(又称枕部)伸向后外,分为豆丘部(豆状核与丘脑之间)、豆状核后部和豆状核下部。膝介于前、后肢之间,即 V 字形转角处(图 17-65)。

(1) 内囊前肢的投射纤维:主要包括额桥束和由丘脑背内侧核投射到前额叶的丘脑前辐射。

(2) 内囊膝部的投射纤维:主要有皮质核束,该束纤维从中央前回下 1/3(躯体运动区、头面部代表区)发出,下行到脑干的一般躯体运动核和特殊内脏运动核。

(3) 内囊后肢的投射纤维:经豆丘部的下行纤维束为皮质脊髓束、皮质红核束和顶桥束等,上行纤维束是丘脑中央辐射和丘脑后辐射。其中皮质脊髓束是中央前回中上部和中央旁小叶前部发出至脊髓前角运动核的纤维束。而丘脑中央辐射是丘脑腹后核至中央后回的纤维束,传递皮肤、肌和关节的感觉,如此区受损,对侧躯体将产生感觉障碍。经豆状核后部向后行的纤维是视辐射及枕桥束,前者由外侧膝状体到视皮质,后者由枕叶至脑桥核。经豆状核下部向外侧行的纤维有听辐射及颞桥束,前者由内侧膝状体至听皮质,后者由颞叶至脑桥核。因此,当内囊广泛受损时,患者会出现对侧偏身感觉丧失(丘脑中央辐射受损),对侧偏瘫(皮质脊髓束、皮质核束损伤)和对侧偏盲(视辐射受损)的"三偏"症状。

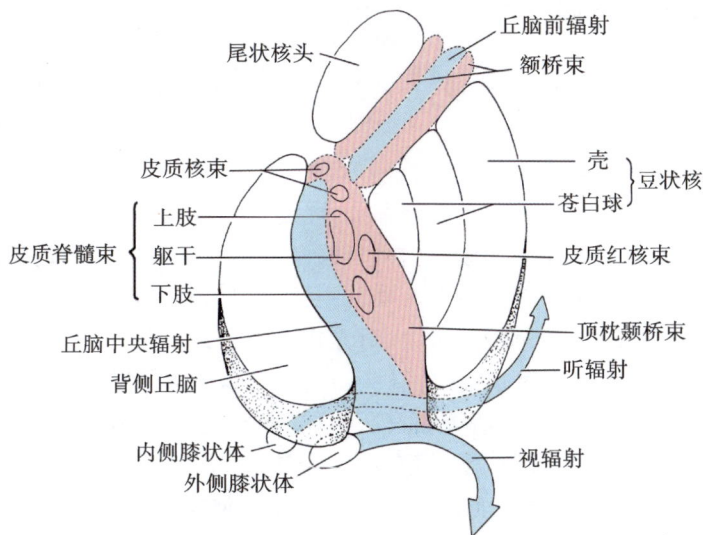

图 17-65 内囊模式图

第三节 临床应用要点

一、中枢神经疾病的主要症状

罹患中枢神经系统疾病的患者常出现意识障碍、感知觉障碍、运动障碍、肌张力异常,以及头痛、头晕等临床表现。这些症状的出现都是基于神经组织的病变而出现的,可概括为:①缺损症状:中枢神经系统受损后正常功能缺失。如内囊出血时上、下行传导束受损,对侧肢体瘫痪,感觉丧失和视野缺损。②释放症状:一般高位中枢对低位中枢有抑制作用,高位神经中枢受损后,对低位中枢的抑制解除,导致低位中枢的功能表现出来。例如,脊髓受损后,受损平面以下出现肌张力增高以及病理征阳性等。内囊出血后瘫痪侧肢体的肌力增高。③刺激症状:神经组织受到各种有菌或者无菌性炎症刺激表现出来的神经刺激症状。如大脑皮质受到刺激后表现出的癫痫症状;外周神经受到刺激后,表现出的疼痛、麻木、蚁走感、麻胀感等。④休克症状:中枢神经系统亚急性变病时的短暂性功能失代偿,如内囊出血时的昏迷(脑休克),脊髓损伤后出现的弛缓性瘫痪(脊髓休克)。

二、脊髓损伤的症状

脊髓损伤是由各种原因引起的脊髓结构和功能性损害,造成的损伤平面以下脊髓功能障碍。脊髓损伤有三大主要症状:感觉功能障碍、运动功能障碍和肌功能障碍。患者表现为痛

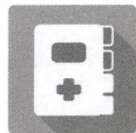

觉、温觉、触觉消失,以及四肢瘫痪和大小便失禁。脊髓白质内有上行和下行传导束,灰质的前角负责运动功能,后角负责感觉功能,通过脊神经分布于骨骼肌和皮肤。腰骶段还有负责排尿、排便的副交感中枢。脊髓的某一部位受损,可导致损伤平面以下的感觉丧失、运动瘫痪。如果某些感觉或运动保留,则称为不完全性脊髓损伤。如果感觉完全丧失、四肢均瘫痪,则称为完全性脊髓损伤。如果损伤部位位于腰骶段,则表现出大小便失禁、性功能障碍、会阴部感觉丧失等,但双下肢感觉和运动保持正常。脊髓损伤的治疗以药物、手术和康复治疗为主,但往往无法完全恢复。主要是因为我们并不清楚脊髓损伤后神经再生的确切机制。

三、脑干病变的症状

脑干包括延髓、脑桥和中脑,是呼吸、心血管中枢的所在地。脑干不同部位的病变表现出不同的特征性症状。

(1)中脑症状群:①眼球运动障碍:出现动眼神经及滑车神经麻痹,两眼球上视、下视瘫痪,即帕里诺(Parinaud)综合征。②感觉障碍:出现病灶对侧半身各种感觉障碍,包括痛、温、触觉及深感觉障碍,主要是因为病变侵及内侧丘系及脊髓丘脑束。③运动障碍:出现病灶对侧中枢性面神经、舌下神经及中枢性上下肢瘫痪。主要是因为病变侵及皮质核束。④瞳孔异常:动眼神经副核及其纤维受损,患侧瞳孔散大、对光反射减弱或消失。

(2)脑桥症状群:①脑神经症状:脑桥病变引起的三叉神经症状,以患侧面部感觉障碍为主,角膜反射减低或丧失,同侧咀嚼肌萎缩且肌力弱,张口时下颌偏向患侧;外展神经麻痹,眼球内斜。②感觉障碍:感觉障碍程度不一,有的完全缺失,有的轻度减退。肢体感觉障碍及面部感觉可以呈交叉状态。肢体感觉症状表现为分离性感觉障碍。③运动麻痹:若病变侵及皮质脊髓束,患者多于病灶对侧出现偏瘫。

(3)延髓症状群:①肢体瘫痪:延髓锥体束交叉上方病变时,病灶对侧出现上下肢瘫痪,伴肌张力增高,腱反射亢进。锥体交叉处病变时,出现上下肢交叉性瘫痪,患侧上肢瘫,对侧下肢瘫。②感觉障碍:延髓病变损伤感觉传导通路时,多出现病变对侧肢体的分离性感觉障碍。病灶损害双侧内侧丘系时,可出现双侧深感觉障碍。③脑神经障碍:延髓病变时,可出现第Ⅸ、Ⅹ、Ⅺ、Ⅻ对脑神经的损害症状。表现为吞咽困难、声音嘶哑、舌肌萎缩等。脑干内除了脑神经核,还有非脑神经核、脑干网状结构,所以脑干的病变不仅会引起相应的感觉和运动障碍,还会引起锥体外系症状及精神症状。另外,在临床上,一侧的病变往往会波及对侧,所以往往会出现双侧的脑神经和肢体症状。

四、基底节出血(内囊出血)

基底节出血多见于高血压性脑出血,常是由血压骤升导致豆纹动脉破裂而引起。豆纹动脉是大脑中动脉的分支,成直角发出,当血压波动时,豆纹动脉最易受累。内囊位于丘脑、尾状核与豆状核之间,虽然范围狭小,却是上行和下行纤维束通过的地方,因此,内囊一旦出血,临床症状常比较严重。内囊出血的急性期,由于病灶对侧视野缺损,患者的头和眼常转向病灶一侧,呈"凝视病灶"的状态。若血肿直接压迫丘脑,或破入脑室,则病情表现凶险。患者常迅速陷入昏迷,并伴有高热、呼吸循环紊乱,以及消化道出血等危象。意识清醒的患者,由于锥体束(皮质脊髓束和皮质核束)受累,常出现病灶对侧不同程度的偏身运动障碍,如鼻唇沟变浅,呼吸时瘫痪一侧面颊鼓起较高,伸舌偏向偏瘫侧,病灶对侧上下肢瘫痪等。偏瘫肢体常常上肢重于下肢,肌张力降低,腱反射减弱或消失。数周之后,肌张力渐渐增强,由弛缓性瘫痪逐渐转变为痉挛性瘫痪,上肢屈曲、内收,下肢强直,腱反射亢进,呈典型的上运动神经元性瘫痪。由于内囊后肢的感觉传导纤维受累,患者可出现病灶对侧偏身感觉减退或消失。如视放射也受累,则出现病灶对侧偏盲,即构成内囊损害的"三偏"(偏瘫、偏身感觉障碍及偏盲)症状。

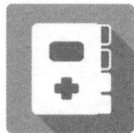

五、小脑病变的症状

小脑维持姿势、步态的平衡,同时也维持肢体肌肉的张力,还能控制随意、精准的运动。小脑共济失调常见的六大表现,主要包括平衡障碍、运动障碍、语言障碍、眼部异常、吞咽功能障碍、眩晕。小脑的各种病变均可能导致共济失调,如小脑梗死、小脑出血、小脑肿瘤、小脑萎缩等。①平衡障碍:表现为站立不稳,摇晃,步态不稳,呈醉汉步态,行走时两腿分开,左右摇摆,双上肢屈曲前伸如将跌倒之状。②运动障碍:患者通常会有随意运动的力量、速度、幅度和节律不规则,出现运动不协调,行走步基宽,运动不能马上停止,也可能有意向性震颤,如头部、肢体不自主抖动。写字时间距不等,字越写越大。③语言障碍:患者发音的肌肉逐渐不协调,会导致声音忽高忽低,比较难以控制,还可能会有语音不清或者言语缓慢、不连贯的情况。④眼部异常:患者会有眼球震颤、视物模糊等症状,如果前庭功能受累,还可能会出现摇摆性眼颤症状。⑤吞咽功能障碍:喉部肌肉协调能力下降可能会导致吞咽障碍,出现吃饭或喝水呛咳。⑥眩晕:如果是脑缺血导致小脑共济失调的患者,可能有眩晕感,严重时可感觉天旋地转、不敢睁眼,还可伴有恶心、呕吐。

📖 本章知识点

1. 脊髓的位置和外形。
2. 脊髓节段的概念。
3. 脊髓横切面上灰、白质的配布及各部的名称。
4. 脊髓灰质的主要核团及功能。
5. 脊髓主要上行纤维束(薄束、楔束、脊髓丘脑束)的位置和功能性质。
6. 脊髓主要下行纤维束(皮质脊髓侧、前束、红核脊髓束)的位置和功能性质。
7. 脑各部的区分。
8. 脑干的组成,脑干各部的主要外部形态结构。
9. 第四脑室的位置与交通。
10. 脑干内部结构的概况,重要脑神经核与其他核团,各主要上、下行纤维束在脑干各部位的位置概况。
11. 网状结构的功能。
12. 小脑的位置与分部,小脑扁桃体的所在部位及临床意义。
13. 第三脑室的位置、交通。
14. 背侧丘脑的位置和分部,背侧丘腹后核,后丘脑内、外侧膝状体的功能。
15. 大脑半球的主要沟裂、脑回等表面结构及分叶情况。
16. 基底核的位置、组成;新、旧纹状体的概念。
17. 胼胝体的位置与联系概况。
18. 内囊的位置、分部,通过内囊的各主要纤维束的局部位置、关系及临床意义。
19. 侧脑室的位置、分部,侧脑室脉络丛的组成及功能。
20. 大脑皮质主要的功能定位中枢的位置(第Ⅰ躯体运动区、第Ⅰ躯体感觉区、视觉区、听觉区)。
21. 语言中枢和内脏活动皮质中枢的部位和功能。

(谢 巍)

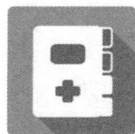

第十八章 周围神经系统

周围神经系统(peripheral nervous system)是指除中枢神经系统以外,分布于全身各处的神经结构和神经组织。周围神经系统是一个完整的结构系统,根据与中枢神经连接的部位,一般将其划分为**脊神经**(spinal nerve)和**脑神经**(cranial nerve)两大部分。前者指与脊髓相连的周围神经部分,由31对成对分布的神经组成;后者则指与脑相连的部分,由12对成对分布的神经组成。周围神经的不同纤维成分分布的部位不同,一部分神经纤维分布于躯干和四肢的骨骼肌和皮肤,一部分纤维分布于内脏、心血管和腺体组织。因此又可以根据周围神经分布的部位将其划分为**躯体神经**(somatic nerve)和**内脏神经**(visceral nerve)两大部分。我们一般将周围神经系统分为三大部分来描述,即脊神经、脑神经和内脏神经。内脏神经部分是将存在于脊神经和脑神经中的内脏神经抽提出来,将与之相关联的中枢部分组成一个完整体系来进行描述。

第一节 脊 神 经

一、脊神经概述

(一) 脊神经的构成及纤维分布

每对脊神经连接一个脊髓节段,由**前根**(anterior root)和**后根**(posterior root)组成。前根连接于脊髓前外侧沟,由运动性神经根丝构成;后根连接于脊髓后外侧沟,由感觉性神经根丝构成。前根和后根在椎间孔处合为一条脊神经。脊神经后根在椎间孔处有椭圆形的膨大,称**脊神经节**(spinal ganglion),其中含有假单极感觉神经元。

根据脊神经与脊髓的连接关系,脊神经可分为5部分,分别为**颈神经**(cervical nerves)8对,**胸神经**(thoracic nerves)12对,**腰神经**(lumbar nerves)5对,**骶神经**(sacral nerves)5对,**尾神经**(coccygeal nerves)1对。

不同部位的脊神经前、后根在椎管内的走行方向和走行距离有明显差别。颈神经根最短,行程近于水平;胸神经根较长,斜向外下走行;腰神经根最长,几近垂直下行,在无脊髓的椎管内形成**马尾**(cauda equina)。所有脊神经干都经同序数椎体上方或下方的椎间孔穿出椎管或骶管,形成特定的位置关系。在椎间孔处,脊神经有如下重要毗邻:其前方为椎体及椎间盘,后方为关节突关节和黄韧带,上方是上位椎弓的椎下切迹,下方是下位椎弓的椎上切迹。因此该部位的任何损伤和病变都可能累及脊神经,导致感觉和运动障碍。

脊神经既含有感觉神经纤维,也含有运动神经纤维,属于混合性神经。脊神经的终末既分布于皮肤和骨骼肌等部位,也分布于体腔内脏器、心血管及腺体组织,因此,实际上脊神经含有四种不同的纤维成分(图18-1),即躯体感觉纤维、躯体运动纤维、内脏感觉纤维及内脏运动

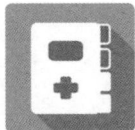

纤维。

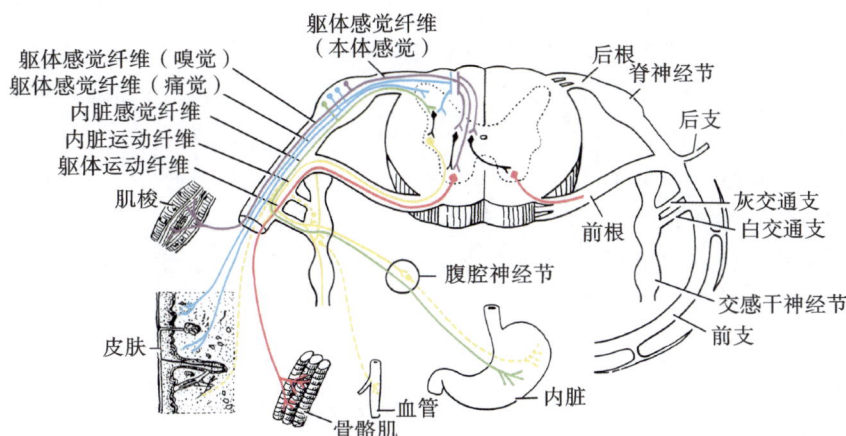

图 18-1　脊神经的组成、分支和分布示意图

（1）**躯体感觉纤维**：来自脊神经节中的假单极神经元，其中枢突组成脊神经后根进入脊髓，周围突组成脊神经分布于皮肤、骨骼肌、肌腱和关节等部位，将皮肤的痛、温觉和触觉（浅感觉），以及骨骼肌、肌腱、关节的运动觉和位置觉（深感觉）信号传入中枢。

（2）**躯体运动纤维**：由位于脊髓灰质前角运动神经元的轴突构成，经前根分布于躯干和肢体的骨骼肌，支配其随意运动。

（3）**内脏感觉纤维**：也来自脊神经节的假单极神经元，其中枢突构成脊神经后根进入脊髓，周围突组成脊神经分布于内脏、心血管和腺体的感受器，将这些结构的感觉冲动传入中枢。

（4）**内脏运动纤维**：发自胸髓 12 个节段和腰髓第 1～3 节段的中间外侧核（交感神经低级中枢）以及骶髓第 2～4 节段的骶副交感低级中枢，其神经元的轴突在内脏运动神经节内交换神经元，然后分布于内脏、心血管和腺体效应器，支配心肌和平滑肌的运动、控制腺体分泌活动。

（二）脊神经的分支

脊神经的前根和后根在椎间孔处合为脊神经，随即分为 4 支，即前支、后支、脊膜支和交通支。

1. 前支（anterior branch）　前支神经纤维的含量最多，分布范围最广，主要涉及躯干前、外侧部和四肢的肌肉及皮肤，是脊神经干发出的最粗大分支，为混合性神经支。除 12 对胸神经外，其余脊神经前支共组成 4 个神经丛，即**颈丛**（cervical plexus）、**臂丛**（brachial plexus）、**腰丛**（lumber plexus）和**骶丛**（sacral plexus）。上述神经丛发出的神经分支分布于身体的效应器和感受器。

2. 后支（posterior branch）　后支较前支细小，也为混合性神经支，分布于项部、背部和腰骶部。由脊神经干发出，向躯干背面走行。大部分脊神经后支可分为肌支和皮支两大类，前者分布于项、背、腰、骶和臀部的深层肌，后者则分布于枕、项、背、腰、骶和臀部的皮肤。脊神经后支的分布具有明显的节段性。

某些脊神经后支形成较粗大的神经干，分布于特定区域。第 1 颈神经后支又称**枕下神经**（suboccipital nerve），在寰椎后弓上方与椎动脉下方之间穿行，支配椎枕肌。第 2 颈神经后支的皮支称为**枕大神经**（greater occipital nerve），穿斜方肌肌腱到达皮下，分布于枕、项部皮肤。第 3 颈神经后支的内侧支称为**第 3 枕神经**（third occipital nerve），该支也穿过斜方肌至皮下，分布于枕部下方皮肤。第 1～3 腰神经后支的外侧支粗大，称为**臀上皮神经**（superior gluteal nerve），分布于臀上部皮肤。第 1～3 骶神经后支的皮支，称为**臀中皮神经**（middle gluteal

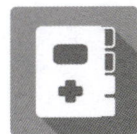

nerve),分布于臀中部区域。

3. 交通支（communication branch） 交通支为连于脊神经与交感干之间的细支,属于交感神经系统结构。可分为两类,即**白交通支**（white communicating branches）和**灰交通支**（grey communicating branches）。前者由脊髓灰质中间外侧核发出的有髓节前神经纤维构成,发自脊神经连于交感干;后者由起于交感干的无髓节后神经纤维构成,发自交感干返回脊神经。

4. 脊膜支（meningeal branch） 脊膜支为脊神经出椎间孔后发出的一条返回椎管内的细支。该支返回椎管后分为横支、升支和降支,分布于脊髓被膜、血管壁、骨膜、韧带和椎间盘等处。每条脊膜支均接受来自邻近灰交通支或胸交感神经节的分支。上3对颈神经脊膜支的升支较大,可至颅后窝,分布于硬脑膜。

（三）脊神经走行及分布的形态学特点

脊神经在走行及分布方面具有一些共同的形态学特征,主要包括以下三点。

（1）多数情况下,较大的神经干与血管伴行于同一个结缔组织筋膜鞘内,构成血管神经束。在肢体的关节处,神经与血管一般行于关节的屈侧,并发出浅支和深支。

（2）较大的神经干一般分为皮支、肌支和关节支。皮支从深面穿过深筋膜,浅出于皮下,常与浅静脉伴行,主要含躯体感觉纤维和内脏运动纤维,前者与皮肤内的感受器相连,后者分布至皮肤内的血管平滑肌、竖毛肌和汗腺。肌支多从肌肉的近侧端或肌的起点附近发出,伴随血管一起入肌,主要含有躯体运动纤维和躯体感觉纤维。关节支多在关节附近发出,主要由躯体感觉纤维组成。

（3）某些部位的脊神经仍然保持着节段性分布的特点,相邻分布区之间可以存在重叠现象。

二、颈丛

（一）颈丛的组成及位置

颈丛由第1～4颈神经前支相互交织构成（图18-2）,位于胸锁乳突肌上部的深面,中斜角肌和肩胛提肌起始端的前方。

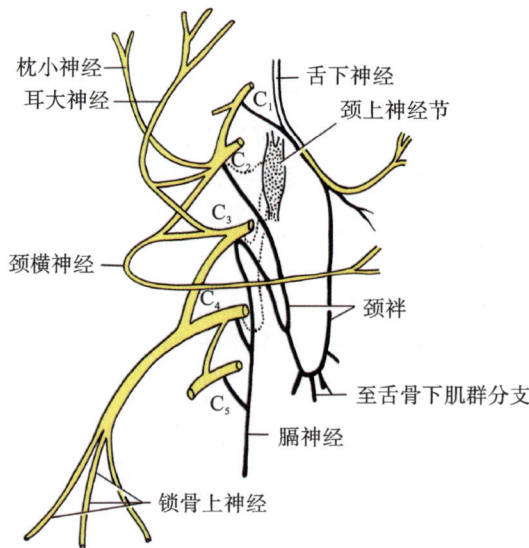

图18-2 颈丛的组成及颈袢示意图

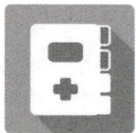

（二）颈丛的分支

颈丛的分支可以分为三类,即皮支、肌支及交通支。最主要的分支有 5 支,其中枕小神经、耳大神经、颈横神经及锁骨上神经为皮支,膈神经为肌支(图 18-3、图 18-4);颈丛与副神经、迷走神经和交感神经之间有交通支相连,其中最重要的是颈丛分支与舌下神经之间的交通联系,**颈袢**(ansa cervicalis)是这种交通联系的具体形式(图 18-2)。

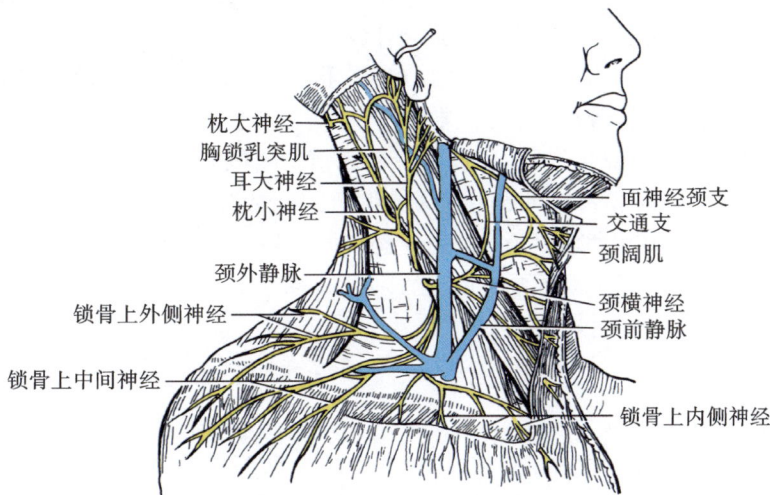

图 18-3 颈丛皮支的分布

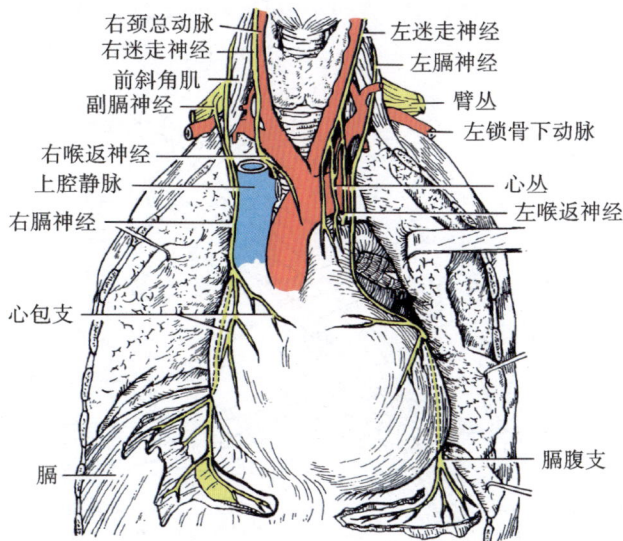

图 18-4 膈神经

颈丛的皮支在胸锁乳突肌深面集中,从该肌后缘中点附近浅出,再向各方散开,分布于一侧颈部皮肤。颈丛皮支由深面浅出的部位,是颈部浅层结构浸润麻醉的重要阻滞点,故临床又将其称为神经点。

1. 枕小神经(lesser occipital nerve)(C₂) 沿胸锁乳突肌后缘上行,分布于枕部及耳郭背面上部的皮肤。

2. 耳大神经(great auricular nerve)(C₂、C₃) 沿胸锁乳突肌表面向耳垂方向上行,分布于耳郭及附近皮肤。耳大神经位置表浅,且附近没有重要结构,是临床神经干移植的理想替代物。

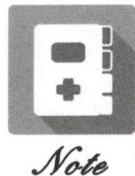

3. 颈横神经（transverse nerve of neck）（C_2、C_3）　发出后横行跨过胸锁乳突肌表面向前走行，分布于颈前部皮肤。该神经支常与面神经分支间有交通支存在。

4. 锁骨上神经（supraclavicular nerve）（C_3、C_4）　共有 2～4 条分支，呈辐射状行向下方和下外侧，越过锁骨达胸前壁上份及肩部。该神经主要分布于颈侧区下份、胸壁上部和肩部的皮肤。

5. 膈神经（phrenic nerve）（C_3～C_5）　起初在前斜角肌上端的外侧下行，继而沿其前面下降至肌的内侧，在锁骨下动、静脉之间经胸廓上口进入胸腔。入胸后有心包膈血管与其伴行，经肺根前方，在纵隔胸膜与心包之间下行到达膈，最后于中心腱附近穿入膈的肌纤维中（图18-4）。膈神经的运动纤维支配膈肌运动，感觉纤维分布于胸膜、心包以及膈下面的部分腹膜。一般认为，右膈神经的感觉纤维尚分布到肝、胆囊和肝外胆道的浆膜。

膈神经受到损伤后，主要影响同侧半膈肌的功能，表现为腹式呼吸减弱或消失，严重者可有窒息感。膈神经受到刺激时可发生呃逆。约有 48% 的人有**副膈神经**（accessory phrenic nerve），常见于一侧，于锁骨下静脉上方或下方加入膈神经。

三、臂丛

（一）臂丛的组成和位置

臂丛由第 5～8 颈神经前支和第 1 胸神经前支的大部分纤维交织汇集而成。该神经丛的主要结构先经斜角肌间隙向外侧穿出，继而在锁骨后方向外下进入腋窝。

组成臂丛的五条脊神经前支经过反复分支、交织和组合后，最后形成三个神经束，分别为臂丛内侧束、臂丛外侧束和臂丛后束。臂丛的主要分支多发源于该三条神经束（图 18-5）。在腋窝内，三个神经束分别走行于腋动脉的内侧、外侧和后方，夹持、包围腋动脉的中段。

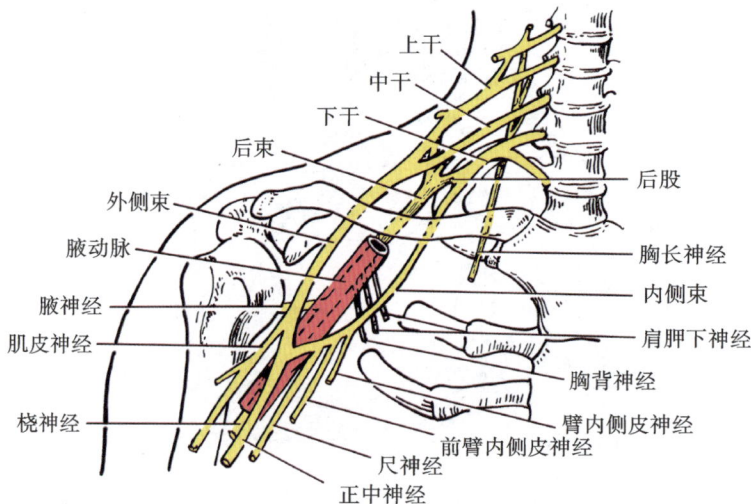

图 18-5　臂丛组成模式图

（二）臂丛的分支

臂丛是分支最多的神经丛，分布的范围也十分广泛。根据各分支发出的部位，臂丛可分为锁骨上分支和锁骨下分支两大类。

1. 锁骨上分支　在锁骨上方发自臂丛尚未形成三条神经束之前的各级神经干，多为行程较短的肌支，分布于颈深肌群、背部浅层肌（斜方肌除外）、部分胸上肢肌及上肢带肌。其主要分支如下（图 18-6）。

（1）**胸长神经**（long thoracic nerve）（C_5～C_7）：起自相应神经根，分布于前锯肌和乳房外侧

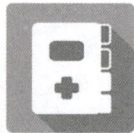

份。此神经受损可导致前锯肌瘫痪，出现以肩胛骨内侧缘翘起为特征的"翼状肩"体征。

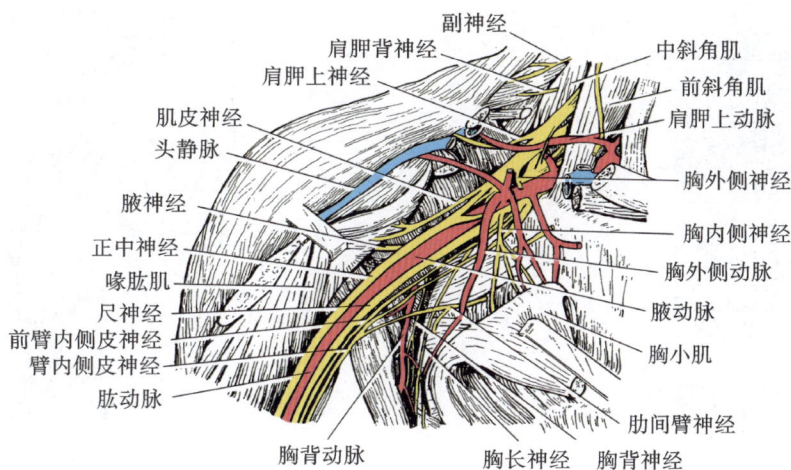

图 18-6 臂丛及其分支

（2）**肩胛背神经**（dorsal scapular nerve）（C_4、C_5）：起自相应脊神经根，分布于菱形肌和肩胛提肌。

（3）**肩胛上神经**（suprascapular nerve）（C_5、C_6）：起自臂丛的上干，向后走行，经肩胛上切迹进入冈上窝，继而伴肩胛上动脉一起绕肩胛冈外侧缘转入冈下窝，分布于冈上肌、冈下肌和肩关节。

2. 锁骨下分支　在锁骨下方发自臂丛的内侧束、外侧束和后束。多为行程较长的分支，分布范围广泛，包括肩部、胸腰部、臂部、前臂部和手部的肌、关节及相应区域的皮肤（图 18-7、图 18-8）。

（1）**肩胛下神经**（subscapular nerve）（$C_5 \sim C_7$）：起自臂丛的后束，分为上支和下支，支配肩胛下肌和大圆肌的运动。

（2）**胸内侧神经**（medial pectoral nerve）（C_8、T_1）：起自臂丛内侧束，穿过腋动脉和腋静脉之间弯曲前行，后与胸外侧神经的一支汇合，从深面进入并支配胸小肌，有部分纤维穿出该肌或绕其下缘分布于胸大肌。

（3）**胸外侧神经**（lateral pectoral nerve）（$C_5 \sim C_7$）：起自臂丛外侧束，跨过腋动、静脉的前方，穿过锁胸筋膜后行于胸大肌深面，并分布至该肌。此神经在行程中发出一支与胸内侧神经的分支汇合，分布于胸小肌。

（4）**胸背神经**（thoracodorsal nerve）（$C_6 \sim C_8$）：起自臂丛后束，沿肩胛骨外侧缘伴肩胛下血管下行，分支分布于背阔肌。乳腺癌根治术过程中清除淋巴结时，应注意勿伤及此神经。

（5）**腋神经**（axillary nerve）（C_5、C_6）：起自臂丛后束，伴旋肱后血管向后外方向走行，绕肱骨外科颈至三角肌深面，发出分支支配三角肌和小圆肌。其余部分纤维自三角肌后缘穿出后延为皮神经，分布于肩部和臂外侧区上部的皮肤，称为**臂外侧上皮神经**（superior lateral brachial cutaneous nerve）。肱骨外科颈骨折、肩关节脱位和使用腋杖不当所致的重压，都有可能造成腋神经损伤，导致三角肌瘫痪。此时表现为臂不能外展，臂部旋外力减弱，肩部和臂外上部皮肤感觉障碍。

（6）**肌皮神经**（musculocutaneous nerve）（$C_5 \sim C_7$）：起自臂丛外侧束，向外侧斜穿喙肱肌，在肱二头肌与肱肌之间下行，发出的肌支分布于这三块肌。另有部分纤维分布于前臂外侧份的皮肤，称为**前臂外侧皮神经**（lateral antebrachial cutaneous nerve）。肱骨骨折和肩关节损伤时可伴发肌皮神经的损伤，此时表现为屈肘无力以及前臂外侧部皮肤感觉的减弱。

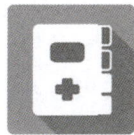

321

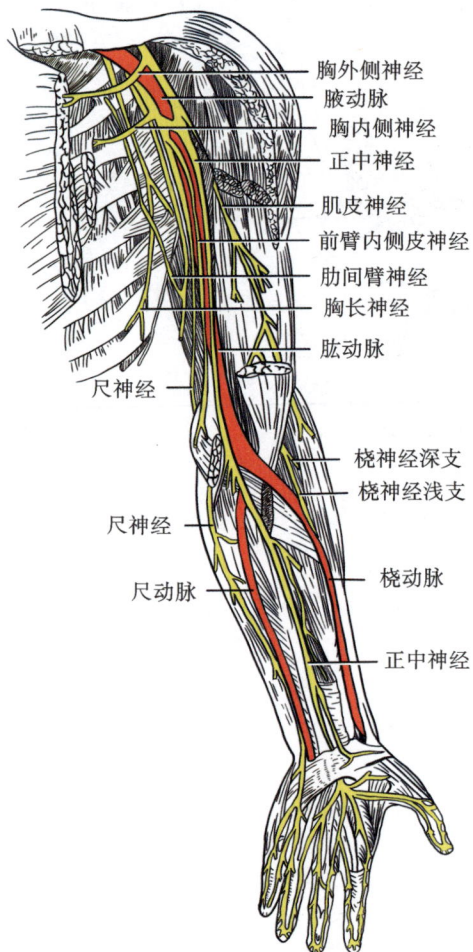

图 18-7　上肢的神经（左上肢前面）

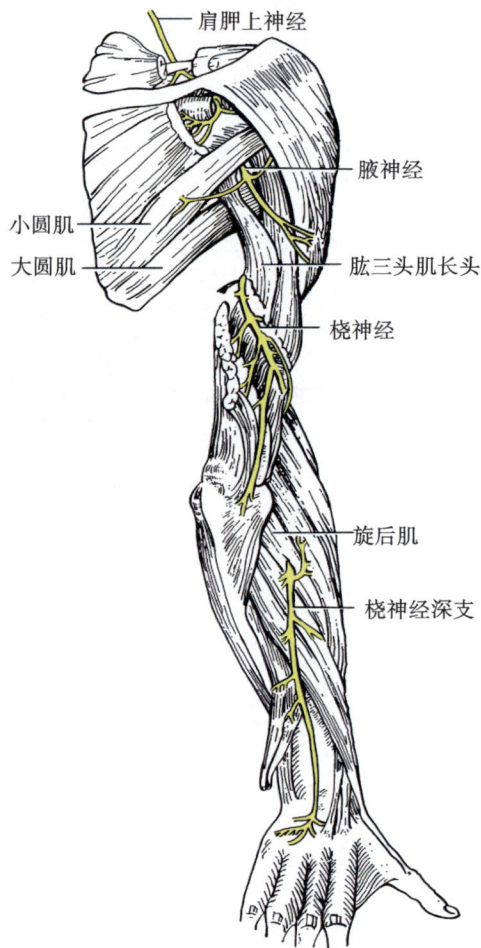

图 18-8　上肢的神经（右上肢后面）

（7）**正中神经**（median nerve）（$C_6 \sim T_1$）：由分别发自臂丛内侧束和外侧束的内侧根和外侧根汇合而成。两根夹持腋动脉向外下方成锐角合为正中神经主干，先于肱动脉的外侧前行，继而在臂部沿肱二头肌内侧沟下行。逐渐从外侧跨过肱动脉至其内侧，伴随同名血管一起降至肘窝。从肘窝继续向下穿旋前圆肌和指浅屈肌腱弓后在前臂正中下行到达腕部，然后行于桡侧腕屈肌腱与掌长肌腱之间，并进入屈肌支持带深面的腕管，最后在掌腱膜深面分布至手掌。

正中神经在臂部一般不发出分支，在肘部及前臂发出许多肌支，其中沿前臂骨间膜前面下行的**骨间前神经**（anterior interosseous nerve）较粗大，行程较长。正中神经在前臂的分布范围较广，支配除肱桡肌、尺侧腕屈肌和指深屈肌尺侧半以外的所有前臂屈肌和旋前肌。在手部屈肌支持带的下方，正中神经发出一粗短的返支，行于桡动脉掌浅支外侧进入鱼际，支配除拇收肌以外的鱼际肌群。在手掌区，正中神经发出数条指掌侧总神经，每条指掌侧总神经下行至掌骨头附近又分为两支指掌侧固有神经，后者沿手指的相对缘行至指尖。

正中神经在手部的分布可概括如下：运动纤维支配第 1、2 蚓状肌和鱼际肌（拇收肌除外）；感觉纤维则分布于鱼际及掌心表面的皮肤、桡侧三个半手指掌面皮肤及中节和远节指背皮肤（图 18-9、图 18-10）。

正中神经整个行程中以腕部位置最为表浅，极易在前臂和腕部外伤时受损，出现相应的功能障碍。如"旋前肌综合征"，正中神经在穿过旋前圆肌和指浅屈肌起点腱弓处受压损伤，出现该神经所支配的肌收缩无力和手掌感觉障碍等症状。另外，正中神经在腕管内易因周围结构

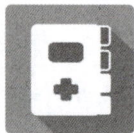

指掌侧固有神经

蚓状肌
小指短屈肌
小指展肌
指掌侧总神经
尺神经交通支

尺神经深支
尺神经浅支
指浅屈肌腱
正中神经

指浅、深屈肌腱
拇收肌
指掌侧总神经
正中神经返支
拇短展肌
桡神经浅支
屈肌支持带
拇短伸肌腱
拇长展肌腱
桡侧腕屈肌腱

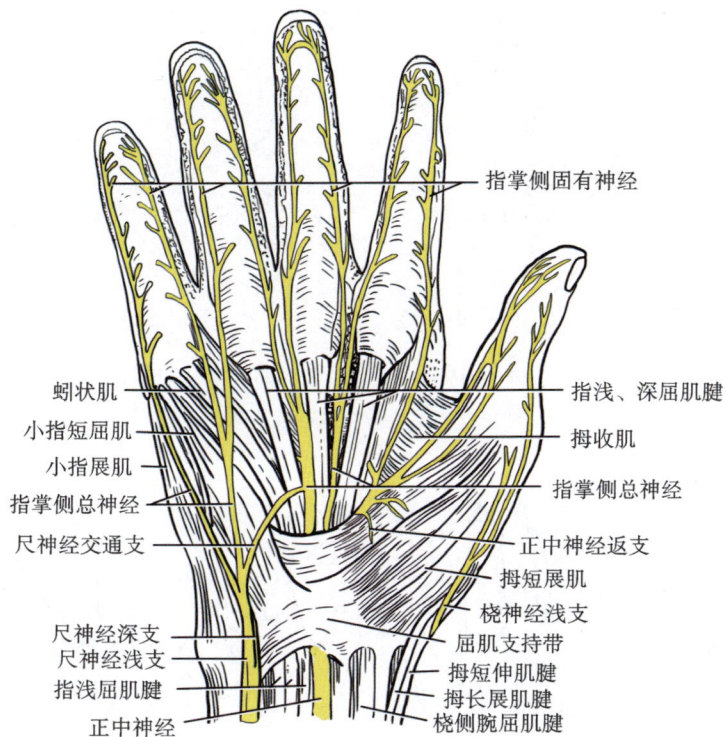

图 18-9　手的神经(掌面)

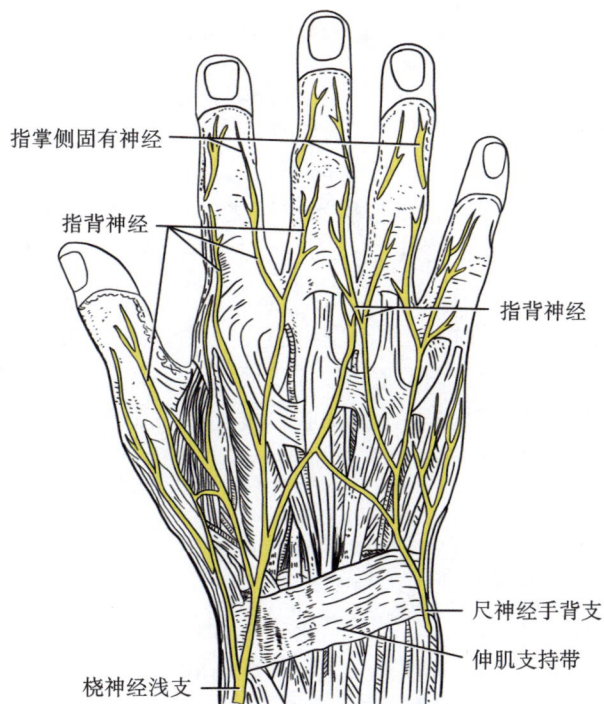

指掌侧固有神经

指背神经

指背神经

尺神经手背支
伸肌支持带

桡神经浅支

图 18-10　手的神经(背面)

的炎症、肿胀和关节的病变而受压损伤,出现"腕管综合征",表现为鱼际肌萎缩,手掌变平呈"猿掌",同时桡侧三个半手指掌面皮肤及桡侧半手掌出现感觉异常、麻木、疼痛等感觉障碍(图18-11、图 18-12)。

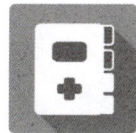

Note

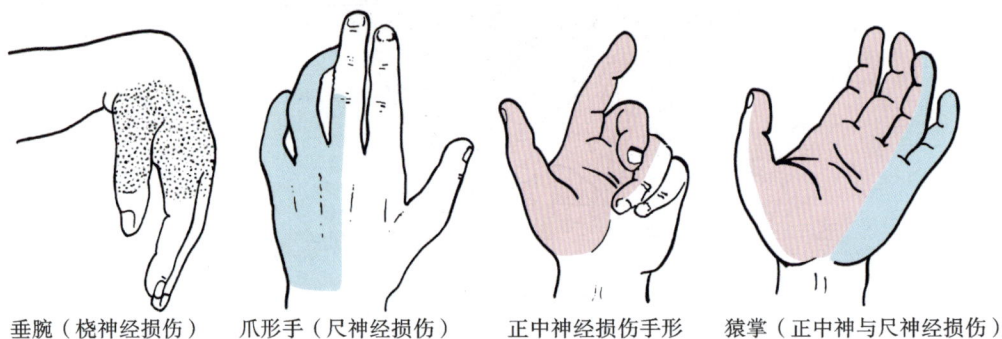

图 18-11 手部皮肤的神经分布

M. 正中神经；U. 尺神经；R. 桡神经

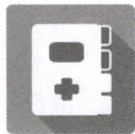

垂腕（桡神经损伤）　　爪形手（尺神经损伤）　　正中神经损伤手形　　猿掌（正中神与尺神经损伤）

图 18-12 桡神经、尺神经和正中神经损伤时的手形及皮肤感觉丧失区

（8）**尺神经**（ulnar nerve）（C_8、T_1）：发自臂丛内侧束，经腋动、静脉之间穿出腋窝，先在肱二头肌内侧沟于肱动脉内侧下行至臂中份，继而穿内侧肌间隔至臂后区内侧继续下行进入肱骨内上髁后方的尺神经沟。在此尺神经由后向前穿过尺侧腕屈肌的起点，行至前臂前内侧份。到达前臂后，伴随尺动脉，于尺侧腕屈肌与指深屈肌之间下行。至桡腕关节上方尺神经发出手背支，主干在豌豆骨桡侧、屈肌支持带浅面分为浅支和深支，这些分支在掌腱膜深面、腕管浅面进入手掌（图 18-7）。

尺神经在臂部不发出分支，在前臂上部发出肌支，支配尺侧腕屈肌和指深屈肌尺侧半。从桡腕关节上方发出的手背支，在腕部伸肌支持带浅面转至手背部，发出分支分布于手背尺侧半和小指、环指尺侧半及中指近节尺侧半背面皮肤。浅支分布于小鱼际表面的皮肤、小指掌面皮肤和环指尺侧半掌面皮肤。深支分布于小鱼际肌、拇收肌、骨间掌侧肌、骨间背侧肌及第 3、4 蚓状肌（图 18-9、图 18-10）。

尺神经在肘部肱骨内上髁后方、尺侧腕屈肌起点处和豌豆骨外侧容易受到损伤。受损后出现相应的运动障碍，主要表现为屈腕力减弱、环指和小指远节指关节不能屈曲、小鱼际肌和骨间肌萎缩、拇指不能内收及各指不能相互靠拢。与此同时，各掌指关节过伸，掌骨间呈现深凹，表现为"爪形手"（图 18-11、图 18-12）。感觉障碍则表现为手掌和手背内侧缘皮肤感觉丧失。若在豌豆骨处受损，皮肤感觉不受影响，主要表现为骨间肌的运动障碍。

（9）**桡神经**（radial nerve）（$C_5\sim T_1$）：起自臂丛后束，发出后始位于腋动脉的后方，与肱深动脉伴行，先经肱三头肌长头和内侧头之间下行，继而沿桡神经沟绕肱骨中段后面行向外下，至肱骨外上髁稍上方穿过外侧肌间隔达肱肌与肱桡肌之间，后继续于肱肌与桡侧腕长伸肌之间下行。

桡神经在臂部发出较多分支，其中肌支主要分布于肱三头肌、肘肌、肱桡肌和桡侧腕长伸肌。关节支分布于肘关节。皮支共有 3 支,臂后皮神经在腋窝发出后分布于臂后区的皮肤;臂外侧下皮神经在三角肌止点远侧浅出,分布于臂下外侧部的皮肤;前臂后皮神经自臂中份外侧浅出,下行至前臂后面,直达腕部,沿途分支分布于前臂后面皮肤(图 18-8)。

桡神经在肱骨外上髁前方分为两终末支,分别为浅支和深支。**桡神经浅支**(superficial branch)为皮支,分布于手背桡侧半皮肤和桡侧三个半手指近节背面的皮肤(图 18-9、图 18-10)。**桡神经深支**(deep branch)较浅支粗大,主要为肌支,分布于前臂伸肌群、桡尺远侧关节、腕关节和掌骨间关节。

在臂中段的后方,桡神经紧贴肱骨的桡神经沟走行(图 18-8),因此,肱骨中段和桡骨颈处骨折时最易损伤桡神经。当肱骨中段或中、下 1/3 交界处骨折时,容易合并桡神经损伤,导致前臂伸肌群瘫痪,表现为抬前臂时呈"垂腕"状,伴随第 1、2 掌骨间背面皮肤感觉障碍(图 18-11、图 18-12)。桡骨颈骨折时,桡神经深支易受损,出现伸腕无力、不能伸指等症状。

(10)**臂内侧皮神经**(medial brachial cutaneous nerve)(C_8、T_1):起自臂丛内侧束,分布于臂内侧和臂前面的皮肤。该神经支在腋窝内常与肋间臂神经有交通支。

(11)**前臂内侧皮神经**(medial antebrachial cutaneous nerve)(C_8、T_1):起自臂丛内侧束,在前臂分为前、后两支,分布于前臂内侧份的前面和后面的皮肤。

四、胸神经前支

胸神经前支共有 12 对,第 1~11 对均位于相应的肋间隙中,称为**肋间神经**(intercostal nerve);第 12 对位于第 12 肋的下方,故名**肋下神经**(subcostal nerve)。第 1 胸神经前支除有分支行于第 1 肋间隙外,还发出分支加入臂丛。第 2~6 肋间神经除主干行于相应肋间隙外,还在肋角前方分出一侧支,向下并前行于下位肋骨的上缘。

上 6 对肋间神经的肌支分布于肋间肌、上后锯肌和胸横肌。其皮支分为两类,外侧皮支分布于胸外侧壁和肩胛区的皮肤,前皮支分布于胸前壁皮肤及内侧份胸膜壁层。第 4~6 肋间神经的外侧皮支和第 2~4 肋间神经的前皮支均向内、外方向发出分支分布于乳房。第 2 肋间神经的外侧皮支横行通过腋窝到达臂内侧部与臂内侧皮神经交通,分布于臂上部内侧份皮肤,又称为**肋间臂神经**(intercostobrachial nerve)(图 18-13)。

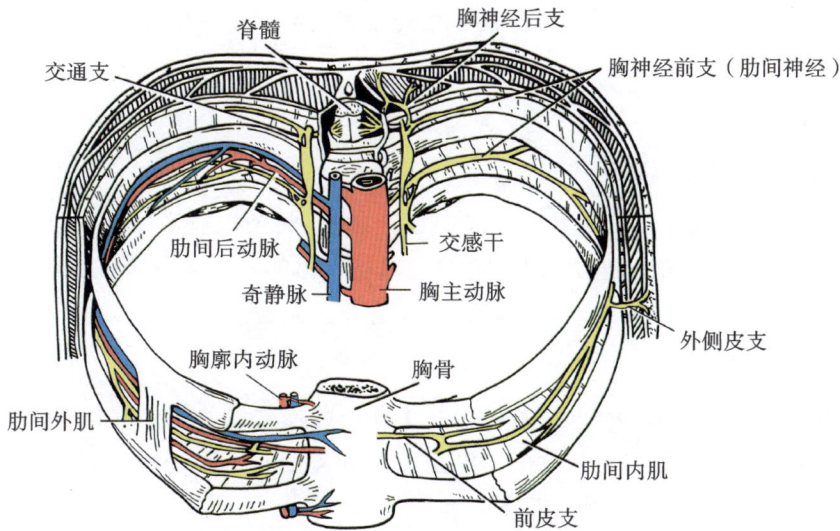

图 18-13 肋间神经走行及分支

第 7~11 肋间神经及肋下神经在相应肋间隙内向前下方走行,出肋间隙进入腹壁后,续行于腹横肌和腹内斜肌之间,最后在腹直肌外侧缘穿腹直肌鞘,分布于腹直肌。下 5 对肋间神经发出的肌支分布于肋间肌和腹前外侧壁肌群,发出的外侧皮支和前皮支主要分布于胸部和腹部的皮肤,同时也有分支分布至胸膜和腹膜的壁层。

胸神经前支在胸、腹壁皮肤的分布具有非常明显的节段性特点,依据胸神经从小到大的序数,由上向下按顺序依次排列(图 18-14)。每一对胸神经前支的皮支在躯干的分布区也相对恒定。如 T_2 分布区相当于胸骨角平面,T_4 相当于两乳头连线平面,T_6 相当于剑突平面,T_8 相当于两侧肋弓中点连线平面,T_{10} 相当于脐平面,T_{12} 的分布区则相当于脐与耻骨联合连线中点的平面。临床上,可以根据躯体皮肤感觉障碍的发生区域来分析受损胸神经的具体节段,同时也可以根据受损的胸神经节段,推知躯干皮肤感觉障碍分布区域。

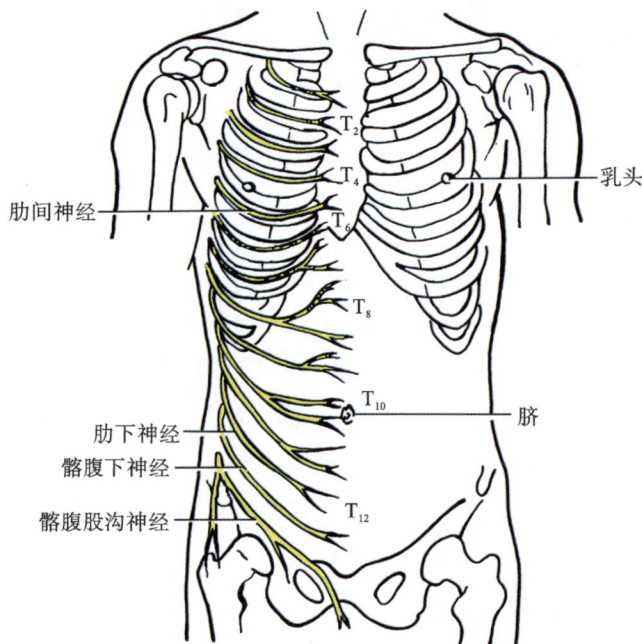

图 18-14　躯干皮神经的节段性分布

五、腰丛

(一)腰丛的组成和位置

腰丛位于腰大肌深面、腰椎横突的前方。由第 12 胸神经前支的一部分、第 1~3 腰神经前支及第 4 腰神经前支的一部分组成(图 18-15)。该丛发出的分支除就近支配位于附近的髂腰肌和腰方肌外,还发出分支分布于腹股沟区、大腿前部和大腿内侧部。

(二)腰丛的分支

1. 髂腹下神经(iliohypogastric nerve)(T_{12},L_1) 自腰大肌外侧缘穿出,经肾的后面和腰方肌前面向外下方走行于腹壁各肌之间。沿途发出分支分布于腹壁肌,同时有皮支分布于臀外侧区、腹股沟区及下腹部的皮肤(图 18-16)。

2. 髂腹股沟神经(ilioinguinal nerve)(L_1) 在髂腹下神经下方从腰大肌外侧缘穿出,行于腹横肌与腹内斜肌之间。该支较髂腹下神经细小,其肌支沿途分布于附近的腹壁肌,皮支则分布于腹股沟部、阴囊或大阴唇的皮肤(图 18-16)。

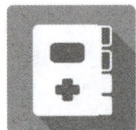

Note

图 18-15 腰、骶丛的组成模式图

图 18-16 腰丛的分支

3. 股外侧皮神经(lateral femoral cutaneous nerve)(L_2、L_3) 从腰大肌外侧缘穿出,向前外侧走行,横过髂肌表面至髂前上棘内侧,继而在腹股沟韧带深面越过,离开髂窝进入股部。在髂前上棘下方 5~6 cm 处,该神经支穿出深筋膜分布于大腿前外侧部的皮肤(图 18-16)。

4. 股神经(femoral nerve)(L_2~L_4) 自腰大肌外侧缘发出,在腰大肌与髂肌之间下行到达腹股沟区,随后在腹股沟韧带中点稍外侧从深面穿经该韧带,于股动脉的外侧进入大腿股三角区。在此发出数条分支,其中肌支分布于髂肌、耻骨肌、股四头肌和缝匠肌。皮支中有行程较短的股中间皮神经和股内侧皮神经,分布于大腿和膝关节前面的皮肤区;皮支中最长的是**隐神经**(saphenous nerve),该分支伴随股动脉进入收肌管下行,在管的下部穿前壁出收肌管,在膝关节内侧继续下行,于缝匠肌下端后方浅出至皮下,随后与大隐静脉伴行,沿小腿内侧面下

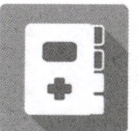

行至足内侧缘,沿途发出分支分布于髌下、小腿内侧面及足内侧缘的皮肤(图18-17)。除以上分支外,股神经尚有分支至膝关节和股动脉。

股神经受损后主要表现为屈髋无力,坐位时不能伸膝,行走困难,膝跳反射消失,皮支损伤分布区剧烈神经痛及痛觉过敏,大腿前内侧面和小腿内侧面皮肤感觉障碍等,可伴有水肿、青紫等营养性改变。

5. 闭孔神经(obturator nerve)(L$_2$～L$_4$) 发自腰丛,从腰大肌内侧缘穿出,紧贴盆壁内面前行,与闭孔血管伴行,穿闭膜管出盆腔,至股内侧区分为前、后两支,分别在短收肌的前、后方浅出至大腿内侧区(图18-17)。其肌支主要支配闭孔外肌、长收肌、短收肌、大收肌和股薄肌,偶见发出分支至耻骨肌;皮支主要分布于大腿内侧份皮肤。除这些分支外,闭孔神经也有细小分支分布于髋关节和膝关节。

6. 生殖股神经(genitofemoral nerve)(L$_1$、L$_2$) 自腰大肌前面穿出并下行,在腹股沟韧带上方分为生殖支和股支。生殖支于腹股沟管深环处进入该管,随管内结构分布于提睾肌和阴囊(男性)或随子宫圆韧带分布于大阴唇(女性)。股支则穿过股鞘和阔筋膜分布于股三角区的皮肤(图18-16)。

六、骶丛

(一)骶丛的组成和位置

骶丛位于盆腔内,恰在骶骨和梨状肌的前面、髂血管的后方。由来自腰丛的腰骶干和所有骶、尾神经前支组成,是全身最大的脊神经丛。腰骶干由第4腰神经前支的部分纤维和第5腰神经前支的所有纤维合成,位于腰丛下方,随后下行越过盆腔上口进入小骨盆,加入骶丛(图18-15)。

(二)骶丛的分支

骶丛发出的分支分为两大类。第一类是短距离走行的分支,直接分布于邻近的盆壁肌,如梨状肌、闭孔内肌和股方肌等。第二类为走行距离较长的分支,分布于臀部、会阴、股后部、小腿和足部的肌群及皮肤,主要包括以下分支(图18-18):

1. 臀上神经(superior gluteal nerve)(L$_4$、L$_5$、S$_1$) 由骶丛发出,分布于臀中肌、臀小肌和阔筋膜张肌。

2. 臀下神经(inferior gluteal nerve)(L$_5$、S$_1$、S$_2$) 由骶丛发出,发出分支支配臀大肌。

3. 股后皮神经(posterior femoral cutaneous nerve)(S$_1$～S$_3$) 自骶丛发出,沿途发出分支分布于臀区、股后区和腘窝的皮肤(图18-18)。

4. 阴部神经(pudendal nerve)(S$_2$～S$_4$) 由骶丛发出,沿途发出分支分布于会阴部肌群和皮肤,以及外生殖器皮肤。阴部神经在会阴部的主要分支包括肛神经(直肠下神经)、会阴神经、阴茎(男性)/阴蒂(女性)背神经等。肛神经分布于肛门外括约肌和肛门部皮肤;会阴神经与阴部血管伴行分布于会阴诸肌以及阴囊(男性)/大阴唇(女性)的皮肤;阴茎背神经/阴蒂背神经行于阴茎/阴蒂背侧,分布于阴茎/阴蒂的海绵体及皮肤(图18-19)。

5. 坐骨神经(sciatic nerve)(L$_4$、L$_5$、S$_1$～S$_3$) 坐骨神经为全身直径最粗大、行程最长的神经。坐骨神经从骶丛发出后,经梨状肌下孔出盆腔至臀大肌深面,在坐骨结节与大转子的中间下行入股后区,继而行于股二头肌长头的深面,一般在腘窝上方分为胫神经和腓总神经两大终支(图18-18)。坐骨神经在股后区发出肌支支配股二头肌、半腱肌和半膜肌,同时也有分支分布至髋关节。

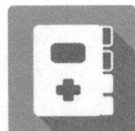

图 18-17 下肢的神经（前面）

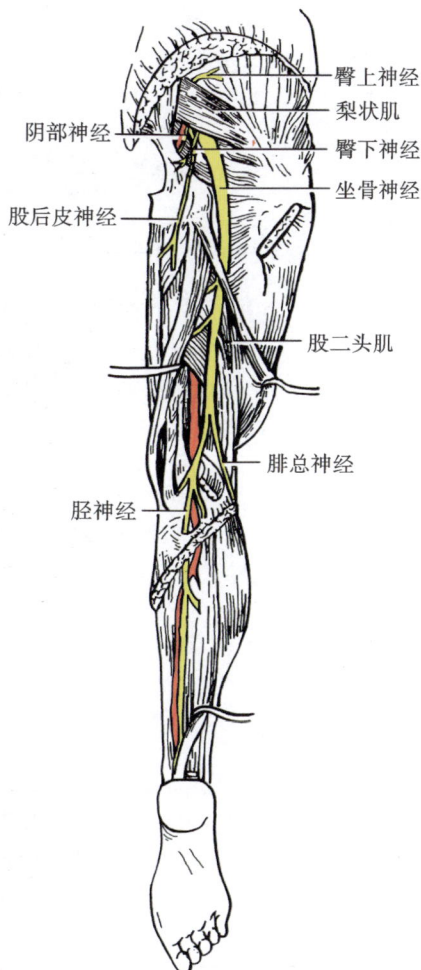

图 18-18 下肢的神经（后面）

　　坐骨神经的变异常见，主要表现在坐骨神经出盆腔时与梨状肌的不同关系以及坐骨神经分为两大终支时的不同部位两个方面。根据统计资料，坐骨神经以单干形式从梨状肌下孔出盆腔者占 66.3%，为最常见的形式。以其他形式出盆腔者则占 33.7%，包括以下三种情况：①以单干穿梨状肌出盆腔；②神经干分为两支，一支穿梨状肌，另一支穿梨状肌下孔出盆腔；③神经干分为两支，一支穿梨状肌上孔，另一支穿梨状肌下孔出盆腔。在上述变异中，坐骨神经长年受梨状肌收缩的压迫，神经干的血液供应受到影响，以单干穿梨状肌出盆腔者所受影响最大，最终可能导致功能障碍，称为"梨状肌综合征"。

　　坐骨神经在腘窝上方分为两大终末分支，即胫神经和腓总神经。

　　（1）**胫神经**（tibial nerve）（L_4、L_5、$S_1 \sim S_3$）：胫神经为坐骨神经干的延续，在股后区下份沿中线下行进入腘窝，与腘血管相伴下行至小腿后区、比目鱼肌深面，继而伴胫后血管至内踝后方，最后在屈肌支持带深面的踝管内分为**足底内侧神经**（medial plantar nerve）和**足底外侧神经**（lateral plantar nerve）两终支，进入足底区。足底内侧神经在踇展肌深面、趾短屈肌内侧前行，发出分支分布于足底内侧肌群、足底内侧半皮肤及内侧三个半足趾跖面皮肤。足底外侧神经在踇展肌和趾短屈肌深面行至足底外侧，发出分支分布于足底中间群和外侧群肌、足底外侧半皮肤和外侧一个半趾跖面皮肤（图 18-20）。

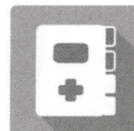

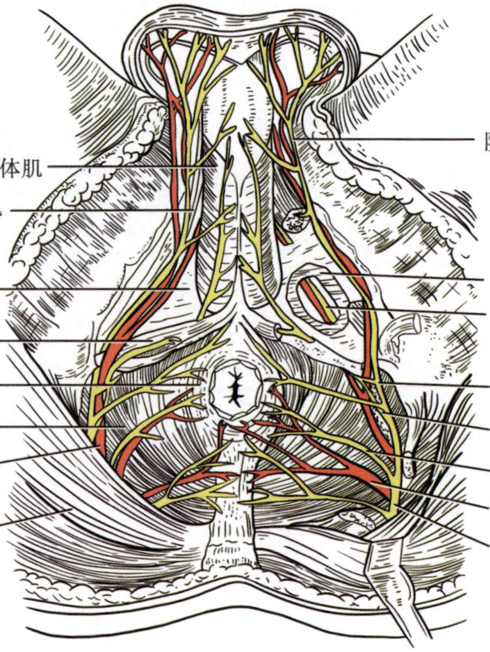

图 18-19　会阴部的神经（男性）

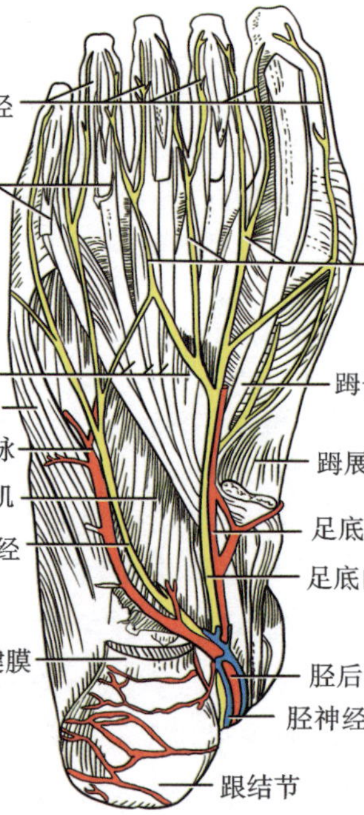

图 18-20　足底的神经

　　胫神经在腘窝和小腿后区发出许多分支，其中肌支分布于小腿后群诸肌，皮支主要为腓肠内侧皮神经，伴小隐静脉下行，沿途再分出分支分布于相应区域的皮肤，并在小腿下部与来自腓总神经的腓肠外侧皮神经吻合为腓肠神经。腓肠神经经外踝后方至足的外侧缘前行，分布于足背及小趾外侧缘皮肤；关节支则分布于膝关节和踝关节。

　　胫神经损伤后，由于小腿后群肌收缩无力，患者表现为足不能跖屈，不能以足尖站立，内翻力减弱；同时出现小腿后面、足底、足外侧缘皮肤感觉障碍。小腿后群肌瘫痪，收缩无力，导致小腿前外侧群肌的过度牵拉，使足呈背屈和外翻位，出现"钩状足"畸形（图 18-21）。

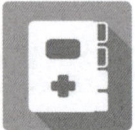

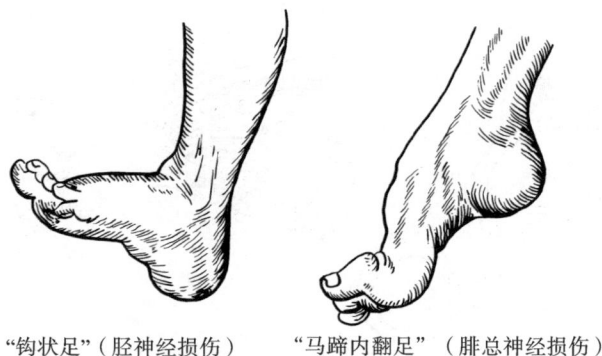

"钩状足"（胫神经损伤）　　　　"马蹄内翻足"（腓总神经损伤）

图 18-21　神经损伤后足的畸形

（2）**腓总神经**（common peroneal nerve）（L_4、L_5、S_1、S_2）：在腘窝近侧端由坐骨神经发出，沿股二头肌肌腱内侧向外下走行，至小腿上段外侧、绕腓骨颈向前穿过腓骨长肌，分为**腓浅神经**（superficial peroneal nerve）和**腓深神经**（deep peroneal nerve）两大终末支（图 18-17、图 18-18）。腓浅神经分出后先在腓骨长肌深面下行，继而于腓骨长、短肌与趾长伸肌之间走行，沿途发出分支分布于腓骨长肌和腓骨短肌；终支在小腿中、下 1/3 交界处浅出为皮支，分布于小腿外侧、足背和第 2～5 趾背的皮肤。腓深神经分出后在腓骨与腓骨长肌之间斜向前行，在胫骨前肌和趾长伸肌之间与胫前血管伴行，继而在胫骨前肌与姆长伸肌之间下行，最后经踝关节前方达足背。沿途发出分支分布于小腿前群肌、足背肌及第 1、2 趾相对缘的皮肤。

腓总神经的分布范围主要包括小腿前、外侧群肌和足背肌以及小腿外侧、足背和趾背的皮肤。除此之外，腓总神经尚有分支分布至膝关节前外侧部和胫腓关节。腓总神经发出的腓肠外侧皮神经分布于小腿外侧面皮肤，并与来自胫神经的腓肠内侧皮神经吻合。

腓总神经绕行腓骨颈处的位置最为表浅，易受损伤。受伤后由于小腿前、外侧肌群功能丧失，患者表现为足不能背屈，足趾不能伸，足下垂、内翻，呈"马蹄内翻足"畸形（图 18-21），行走时呈"跨阈步态"。同时小腿前、外侧面及足背区出现明显的感觉障碍。

七、尾丛

第 4、5 骶神经前支及尾神经分支组成的小神经丛，称为尾丛（coccygeal plexus）。尾丛位于尾骨的盆面，其分支分布于尾骨肌、部分肛提肌以及骶尾关节。由尾丛发出的肛尾神经穿过骶结节韧带后分布于尾骨背面的小片皮肤区。

（吕海侠）

第二节　脑　神　经

脑神经（cranial nerves）有 12 对，按其与脑相连的排列顺序以罗马数字表示，名称如下：Ⅰ嗅神经、Ⅱ视神经、Ⅲ动眼神经、Ⅳ滑车神经、Ⅴ三叉神经、Ⅵ展神经、Ⅶ面神经、Ⅷ前庭蜗神经、Ⅸ舌咽神经、Ⅹ迷走神经、Ⅺ副神经及Ⅻ舌下神经。其中第Ⅰ对与端脑相连，第Ⅱ对与间脑相连，第Ⅲ～Ⅳ对与中脑相连，第Ⅴ～Ⅷ对与脑桥相连，第Ⅸ～Ⅻ对连于延髓（图 18-22、表 18-1）。脑神经主要分布于头颈部，第Ⅹ对脑神经还分布到胸、腹腔脏器。

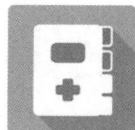

Note

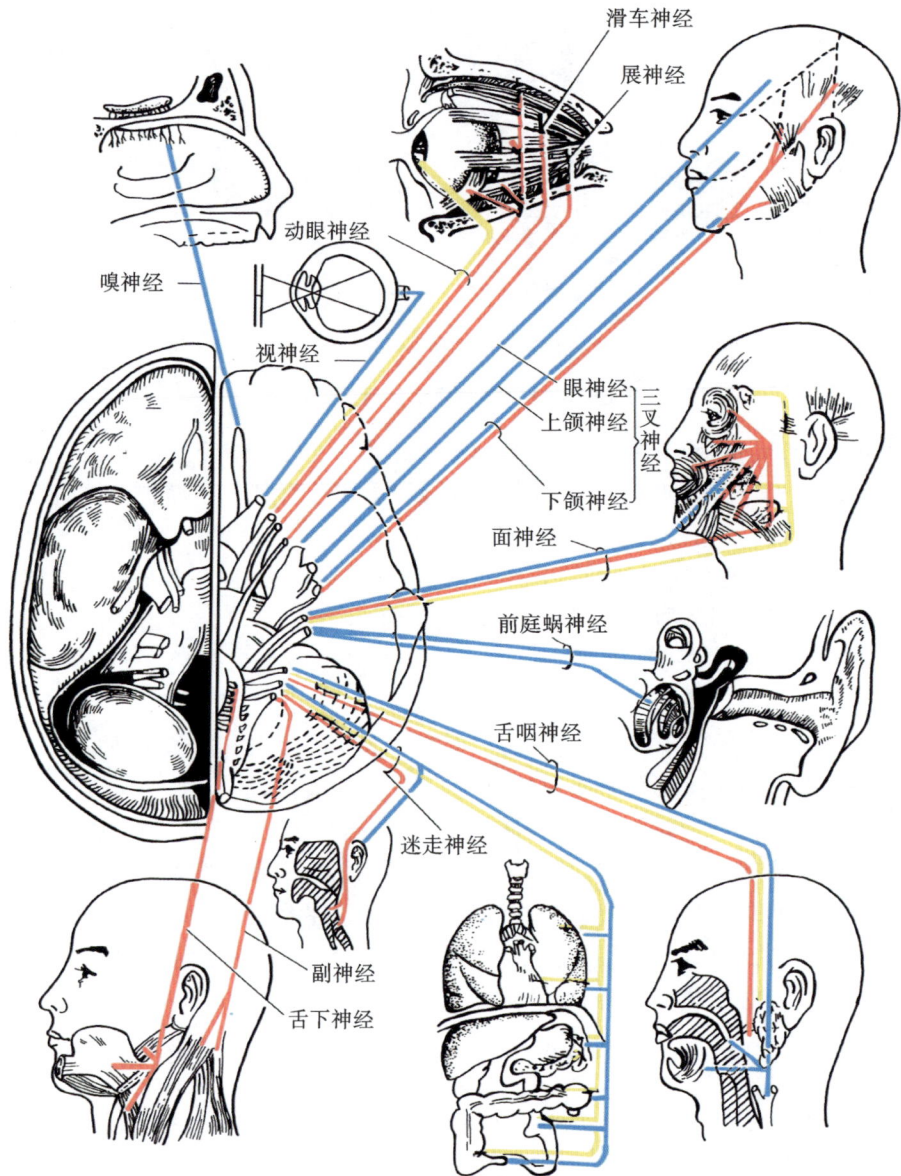

图 18-22　脑神经概观

表 18-1　各脑神经性质和进出颅腔部位

序列及名称	性质	连接的脑部	进出颅腔的位置
Ⅰ 嗅神经	感觉性	嗅球（端脑）	筛孔
Ⅱ 视神经	感觉性	视交叉（间脑）	视神经管
Ⅲ 动眼神经	运动性	脚间窝（中脑）	眶上裂
Ⅳ 滑车神经	运动性	前髓帆（中脑）	眶上裂
Ⅴ 三叉神经	混合性	脑桥臂（脑桥）	眼神经经眶上裂 上颌神经经圆孔 下颌神经经卵圆孔
Ⅵ 展神经	运动性	桥延沟（脑桥）	眶上裂
Ⅶ 面神经	混合性	桥延沟（脑桥）	内耳门→茎乳孔

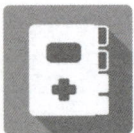

续表

序列及名称	性质	连接的脑部	进出颅腔的位置
Ⅷ前庭蜗神经	感觉性	桥延沟(脑桥)	内耳门
Ⅸ舌咽神经	混合性	后外侧沟(延髓)	颈静脉孔
Ⅹ迷走神经	混合性	后外侧沟(延髓)	颈静脉孔
Ⅺ副神经	运动性	后外侧沟(延髓)	颈静脉孔
Ⅻ舌下神经	运动性	锥体外侧(延髓)	舌下神经管

脑神经纤维成分远比脊神经复杂,除包含脊神经4种纤维成分外,还含有和头部特殊感觉器官(视器、听器、平衡器、嗅器和味蕾)相联系的特殊躯体感觉纤维和特殊内脏感觉纤维,以及控制鳃弓演化的骨骼肌(咀嚼肌、面肌和咽喉肌)运动的特殊内脏运动纤维,共计7种纤维成分。分别如下:①一般躯体感觉纤维:分布于皮肤、肌、腱、口腔及鼻腔黏膜、眼结膜、角膜和脑膜。②一般内脏感觉纤维:分布于头、颈、胸、腹部的内脏器官。③一般躯体运动纤维:脑干内一般躯体运动核发出的轴突,分布于眼外肌和舌肌等骨骼肌。④一般内脏运动纤维:脑干内一般内脏运动核(副交感核)发出的轴突(节前纤维),经位于器官旁或器官内的器官旁节或器官内节(节后纤维)换神经元后,支配心肌、平滑肌的运动以及控制腺体的分泌。⑤特殊躯体感觉纤维:分布于视器和前庭蜗器等特殊感觉器官。⑥特殊内脏感觉纤维:分布于味蕾和嗅器。⑦特殊内脏运动纤维:脑干内特殊内脏运动核发出的轴突,支配咀嚼肌、面肌、咽喉肌等由鳃弓演化而来的骨骼肌,因此,称为特殊内脏运动纤维。

有些脑神经,可能只含有上述7种纤维中的一种,有些脑神经则含有一种、两种或数种纤维。因此,根据脑神经所含的纤维成分,可分为运动性脑神经(Ⅲ、Ⅳ、Ⅵ、Ⅺ、Ⅻ)、感觉性脑神经(Ⅰ、Ⅱ、Ⅷ)和含感觉、运动纤维的混合性脑神经(Ⅴ、Ⅶ、Ⅸ、Ⅹ)。

脑神经与脊神经的主要不同之处如下:①每一对脊神经都是混合性的,但脑神经有感觉性脑神经、运动性脑神经和混合性脑神经三种。②由于头部分化出特殊感觉器,而出现了与之相联系的第Ⅰ、Ⅱ、Ⅷ对脑神经。③脑神经中的内脏运动纤维,属于副交感成分,且仅存在于第Ⅲ、Ⅶ、Ⅸ、Ⅹ四对脑神经中。而脊神经中的内脏运动纤维,主要是交感成分,存在于12对胸神经和第1、2、3对腰神经中,仅第2、3、4对骶神经含有副交感成分。第Ⅲ、Ⅶ、Ⅸ对脑神经中的一般内脏运动纤维(副交感纤维)从脑干内相应的副交感神经核发出后,先分别终止于颅部四对相应的副交感神经节(睫状神经节、下颌下神经节、翼腭神经节、耳神经节),节内的神经元再发出纤维分布于平滑肌和腺体。与第Ⅹ对脑神经一般内脏运动纤维相连的副交感神经节多位于所支配的器官旁或壁内,称器官旁节或壁内节。

脑神经中躯体感觉和内脏感觉纤维的胞体绝大多数是假单极神经元,在脑外集中成神经节,有三叉神经节(Ⅴ)、膝神经节(Ⅶ)、舌咽和迷走神经(Ⅸ和Ⅹ)的上、下神经节。与平衡、听觉传入相关的神经节由双极神经元胞体聚集而成,有前庭神经节和蜗神经节(Ⅷ)。

一、嗅神经

嗅神经(olfactory nerve)为特殊内脏感觉纤维,传导嗅觉,起自鼻腔嗅区黏膜的嗅细胞。嗅细胞为双极神经元,其周围突分布于嗅黏膜上皮,中枢突集成15～20条嗅丝,穿筛孔入颅,止于端脑的嗅球(图18-22)。颅前窝骨折伤及筛板时,可撕脱嗅丝和脑膜,造成嗅觉障碍和脑脊液鼻漏。

二、视神经

视神经(optic nerve)为特殊躯体感觉纤维。视网膜节细胞轴突在视神经盘处汇聚,然后

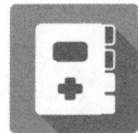

Note

穿出巩膜构成视神经。视神经向后穿视神经管入颅中窝,形成视交叉,再经视束止于间脑外侧膝状体,传导视觉冲动。由于视神经外包有三层脑膜延续而来的被膜,蛛网膜下腺也随之延续到视神经周围。因此颅内压增高时,视神经也受压,常出现视神经盘水肿(图 18-23)。

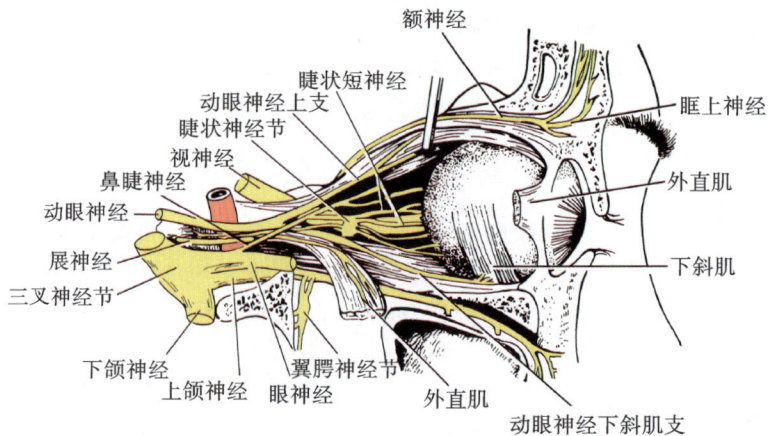

图 18-23　视神经横断面

三、动眼神经

动眼神经(oculomotor nerve)由中脑上丘平面动眼神经核发出的躯体运动纤维和动眼神经副核发出的一般内脏运动纤维(副交感神经)组成。自中脑脚间窝出脑,经海绵窦外侧壁向前,穿眶上裂入眶。躯体运动纤维支配上睑提肌、上直肌、内直肌、下直肌和下斜肌。而副交感纤维,进入睫状神经节内交换神经元,节后纤维支配瞳孔括约肌及睫状肌,兴奋时使瞳孔缩小和使晶状体的屈度加大(图 18-24)。一侧动眼神经损伤,患者可出现患侧上睑下垂,眼球朝向外下方、固定不能转动,瞳孔对光反射消失。

睫状神经节(ciliary ganglion)为副交感神经节,位于视神经与外直肌后份之间,由副交感根、交感根和感觉根组成(图 18-24、图 18-25)。①副交感根:睫状神经节短根,来自动眼神经中的内脏运动纤维在此节交换神经元,自节内神经元发出节后纤维加入睫状短神经进入眼球,支配瞳孔括约肌和睫状肌。②交感根:来自颈内动脉丛,穿过神经节加入睫状短神经,进入眼球后支配瞳孔开大肌和眼球血管。③感觉根:来自鼻睫神经,穿过神经节随睫状短神经入眼球,传导眼球的一般感觉。

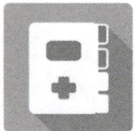

图 18-24　眶内的神经(右侧)

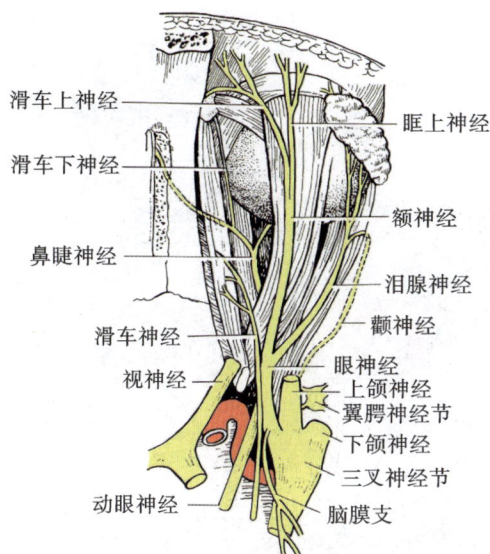

图 18-25　眶内的神经(上面)

四、滑车神经

滑车神经(trochlear nerve)由中脑下丘平面对侧滑车神经核发出的躯体运动纤维组成,于中脑背侧下丘下方出脑,绕过大脑脚外侧向前,经海绵窦外侧壁及眶上裂入眶内,支配上斜肌(图 18-25)。

五、三叉神经

三叉神经(trigeminal nerve)为混合性神经,含有一般躯体感觉和特殊内脏运动两种纤维。①特殊内脏运动纤维:始于三叉神经运动核,其轴突组成细小的三叉神经运动根,由脑桥基底部与小脑中脚交界处出脑,加入下颌神经,经卵圆孔出颅,分布于咀嚼肌等。运动根内含有由三叉神经中脑核发出的纤维,传导咀嚼肌的本体感觉。②一般躯体感觉纤维:组成粗大的感觉根,位于运动根的外侧,连接**三叉神经节**(trigeminal ganglion)(又称半月神经节)。该节位于颞骨岩部尖端三叉神经节压迹处,由硬脑膜形成的三叉神经腔内,蛛网膜和蛛网膜下隙也延伸入腔中,包绕三叉神经根和三叉神经节后部。在三叉神经节阻滞麻醉时,如麻醉药误入蛛网膜下隙,则可影响脑干,引起意识丧失或心搏骤停的严重后果。

三叉神经节由假单极神经元组成,中枢突聚集成感觉根入脑,止于三叉神经脑桥核和三叉神经脊束核;周围突形成眼神经、上颌神经和下颌神经三条大的分支,分布于面部的皮肤、眼、口腔、鼻腔、鼻旁窦的黏膜,以及牙齿、脑膜等,传导痛、温、触、压等多种感觉。三大分支在面部分布区的界限,分别以口裂和眼裂为界(图 18-25、图 18-26)。

三叉神经运动根只进入下颌神经,因此眼神经和上颌神经为感觉性神经,下颌神经为混合性神经。它们的行程、分支和分布如下。

1. 眼神经(ophthalmic nerve)　向前穿行于海绵窦外侧壁,经眶上裂入眶,在眶内分为 3 支(图 18-25、图 18-26、图 18-27):①**泪腺神经**(lacrimal nerve):位于最外侧,在外直肌的上方向前外侧走行,分布于泪腺、结合膜和上睑外侧的皮肤。②**额神经**(frontal nerve):位于上睑提肌的上方,分为外侧的**眶上神经**(supraorbital nerve),向前经眶上切迹至额部皮肤;内侧的**滑车上神经**(supratrochlear nerve)分布于额部及上睑内侧皮肤。③**鼻睫神经**(nasociliary nerve):在上直肌下方、与眼动脉伴行斜跨视神经上方至眼眶内侧,终支称**滑车下神经**

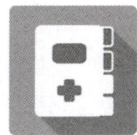

Note

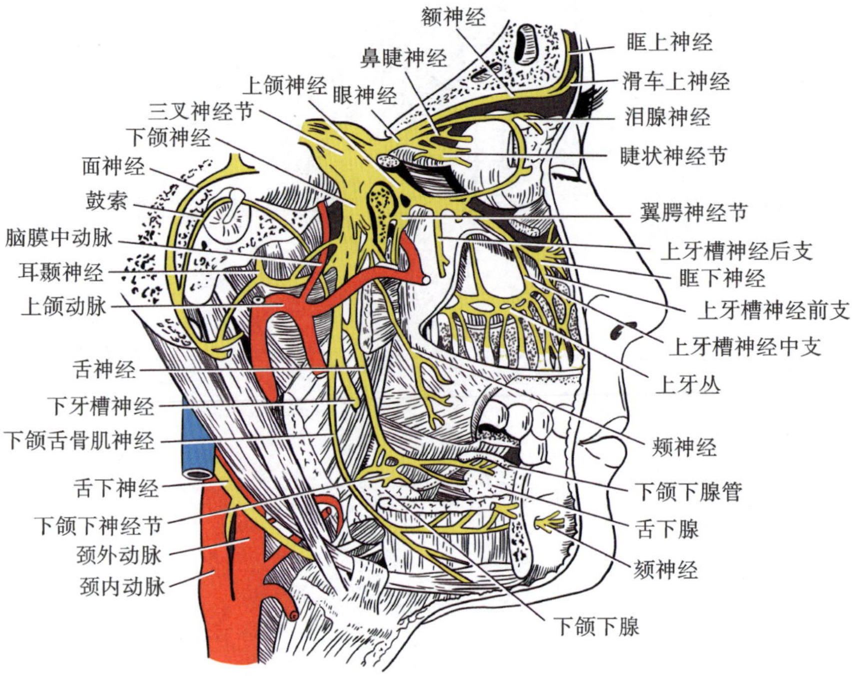

图 18-26　三叉神经

（infratrochlear nerve）。发出许多分支分布于鼻腔黏膜、筛窦、眼球、眼睑、泪囊以及鼻背皮肤等。

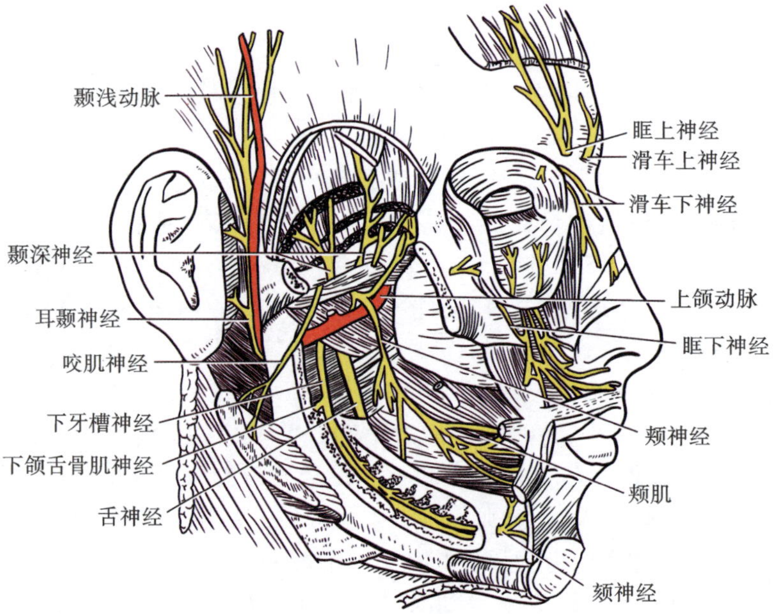

图 18-27　下颌神经

2. 上颌神经（maxillary nerve）　自三叉神经节发出后，行经海绵窦外侧壁，穿圆孔到翼腭窝，再经眶下裂入眶，延续为眶下神经（图 18-26、图 18-27、图 18-28）。其主要分支如下：①**眶下神经**（infraorbital nerve）：经眶下裂入眶，再经眶下沟、眶下管出眶下孔，分为数支，分布于下睑、眶下孔附近、上唇和颊部的皮肤。临床上做上颌部手术时，常在眶下孔处进行麻醉。眶下神经在眶下管中发出**上牙槽神经**（superior alveolar nerve）的中支和前支，与上牙槽神经后支构成**上牙丛**(superior dental plexus),再由上牙丛发出分支分布至上颌前部的牙齿和牙龈。②**翼腭神经**(pterygopalatine nerve):常为 2 条短小的神经,从翼腭窝发出,下行至翼腭神经节,穿过神经节分布于鼻、腭和咽的黏膜。③**颧神经**(zygomatic nerve):在翼腭窝处分出,与眶下神经一起经眶下裂入眶,再穿经眶的外侧壁,分布于颧骨表面及其附近皮肤,中途发出分支与泪腺神经交通。④**上牙槽神经后支**(posterior superior alveolar branch):在翼腭窝发出,在上颌骨体后方穿骨质进入上颌骨,分布于上颌骨、上颌磨牙及牙龈。

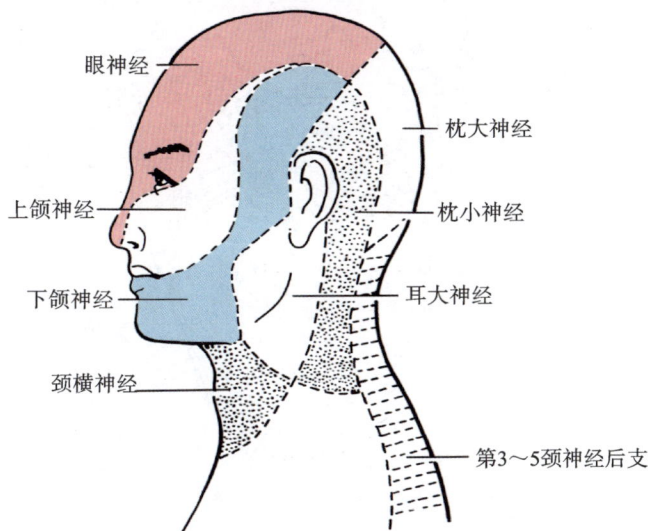

图 18-28 头面部皮神经分布示意图

3. 下颌神经(mandibular nerve) 粗大,为混合性神经。感觉支分布于下颌的牙齿、口腔底、舌黏膜以及颞部和口裂以下的皮肤;运动支分布至咀嚼肌等。下颌神经出卵圆孔至颞下窝,在翼外肌深面分为前、后两干(图 18-26、图 18-27、图 18-28)。

(1)前干:细小,发出的分支包括:①**颊神经**(buccal nerve):穿越翼外肌的两头,向前行经咬肌深面、颊肌外面,直至口角,分布至颊部黏膜和皮肤。②**咀嚼肌神经**(masticatory muscle nerve):属特殊内脏运动纤维,分支有咬肌神经、颞深神经、翼内肌神经、翼外肌神经,支配咬肌、颞肌、翼内肌和翼外肌。

(2)后干:除下颌舌骨肌神经为运动支外,余均为感觉支:①**耳颞神经**(auriculotemporal nerve):有二根,向后夹包脑膜中动脉,再合成一干绕下颌颈的内后方,在腮腺实质内上行,分布于外耳和颞部的皮肤。②**下牙槽神经**(inferior alveolar nerve):最大的分支,经下颌孔入下颌管,在下颌骨内分支构成**下牙丛**(inferior dental plexus),再由下牙丛发出分支分布至下颌牙齿和牙龈。终支出颏孔,称为**颏神经**(mental nerve),分布于颏部和下唇的皮肤。下牙槽神经在入下颌孔以前,分出**下颌舌骨肌神经**(mylohyoid nerve)至下颌舌骨肌的下面,支配下颌舌骨肌和二腹肌前腹。③**舌神经**(lingual nerve):在下牙槽神经的前方,向前下呈弓状沿舌骨舌肌的外面至舌尖,分布于舌前 2/3 的黏膜,管理黏膜的一般感觉。在颞下窝内,舌神经从后方接受面神经的**鼓索**(chorda tympani)。鼓索内含有味觉纤维和副交感纤维。前者随舌神经至舌,管理舌前 2/3 味觉;后者经下颌下神经节交换神经元后,发出节后纤维分布至下颌下腺和舌下腺,管理腺体的分泌。

三叉神经损伤后表现如下:①感觉障碍:患侧头面部皮肤及舌、口、鼻腔黏膜的一般感觉丧失,同时角膜反射消失。②运动障碍:患侧咀嚼肌瘫痪,张口时下颌偏向患侧。③疼痛:三叉神经痛可发生在三叉神经任何一支,范围与该支在面部分布区相一致,当压迫眶上孔、眶下孔或颏孔时,可加剧和诱发疼痛。

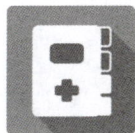

六、展神经

展神经(abducent nerve)由起于展神经核的躯体运动纤维组成。自延髓脑桥沟出脑，向前经海绵窦及眶上裂入眶，支配外直肌(图 18-24、图 18-29)。一侧展神经损伤可导致外直肌麻痹，患者表现为患侧眼球不能向外转动，出现内斜视，多由炎症、肿瘤引起。

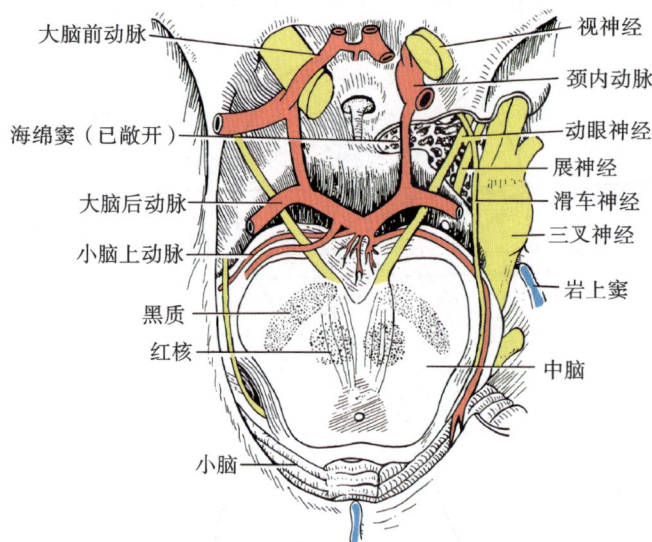

图 18-29 展神经(颅底内面)

七、面神经

面神经(facial nerve)为混合性神经，主要含有三种纤维成分：①特殊内脏运动纤维：起于面神经核，支配面肌的运动。②一般内脏运动纤维：起于上泌涎核，发出副交感节前纤维，经翼腭神经节和下颌下神经节换元后，节后纤维分布于泪腺、下颌下腺、舌下腺及鼻、腭的黏膜腺。③特殊内脏感觉纤维：味觉纤维，其胞体位于膝神经节，周围突分布于舌前 2/3 的味蕾，中枢突止于孤束核。

面神经由两个根组成：一个是较大的运动根，另一个是较小的中间神经(含感觉和副交感两种纤维)。这两个根自延髓脑桥沟的外侧部出脑后与前庭蜗神经同行，经内耳门进入内耳道，在内耳道底与前庭蜗神经分开，进入弯曲的面神经管。在管内，先行向前外，继而急转向后外，在转折处膨大形成**膝神经节**(geniculate ganglion)。之后主干弓状弯面向下行，由茎乳孔出颅，分支穿过腮腺达到面部和耳后(图 18-30、图 18-31)。

面神经的分支包括面神经管内和颅外的分支。

(1) **面神经管内的分支**(图 18-31)：①**鼓索**(chorda tympani)：在茎乳孔上方约 6 mm 处，自面神经发出，行向前上，进入鼓室，行经锤骨和砧骨之间，穿鼓室前壁至颞下窝而加入舌神经，其中味觉纤维分布到舌前 2/3 黏膜，副交感纤维至下颌下神经节交换神经元，节后纤维分布于下颌下腺和舌下腺。②**岩大神经**(greater petrosal nerve)：含内脏运动(副交感)纤维。于膝神经节处离开面神经，出颞骨经破裂孔，向前进入翼腭神经节，在节内换神经元，其节后纤维分布于泪腺及鼻、腭部的黏液腺，支配其分泌活动。③**镫骨肌神经**(stapedial nerve)：由鼓室发出，支配镫骨肌。

(2) **面神经颅外分支**：面神经出茎乳孔后，发出一些细小分支，支配枕肌、耳周围肌、二腹肌后腹和茎突舌骨肌。主干前行进入腮腺实质，分为上、下两干，干分支交织成**腮腺丛**(parotid

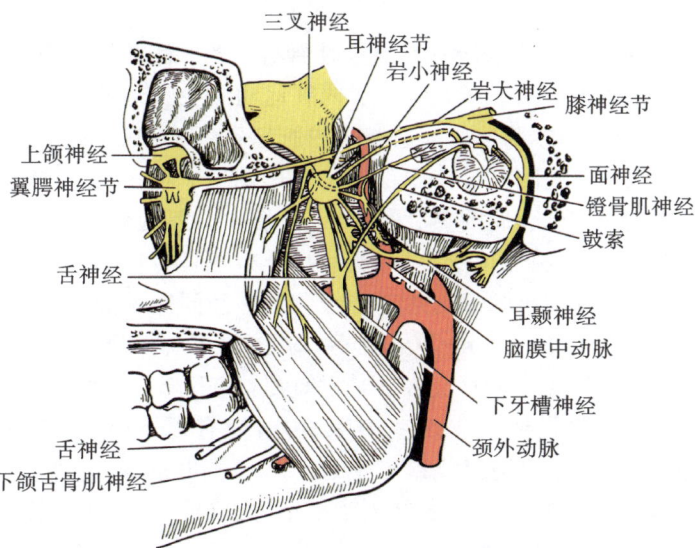

图 18-30　面神经在面部的分支

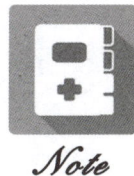

图 18-31　鼓索、翼腭神经节与耳神经节

plexus)，再发出终支，呈扇形分布于面部表情肌(图 18-30)。①**颞支**(temporal branch)：起自上干，上升到颞部，支配额肌和眼轮匝肌等。②**颧支**(zygomatic branch)：起自上干，分布到眼轮匝肌和颧肌。③**颊支**(buccal branch)：起自上干，横向前行，支配颊肌、口轮匝肌以及其他的口周围肌。④**下颌缘支**(marginal mandibular branch)：起自下干，沿下颌骨下缘分布至口裂以下的面肌。⑤**颈支**(cervical branch)：起自下干，经下颌角后方到颈部，分布于颈阔肌。

翼腭神经节(pterygopalatine ganglion)为位于翼腭窝内的副交感神经节，由副交感根、交感根和感觉根组成。①副交感根：起自上泌涎核，经面神经的岩大神经达此节，于节内更换神经元。②交感根：来自颈内动脉交感丛的岩深神经。③感觉根：来自上颌神经的分支翼腭神经。交感根和感觉根仅从该节路过，并不更换神经元。从翼腭神经节发出的分支分布于泪腺、鼻甲、腭的黏膜,司黏膜的一般感觉及控制腺体的分泌(图18-31)。

下颌下神经节(submandibular ganglion)为副交感神经节,位于舌神经与下颌下腺之间,同样也由副交感根、交感根和感觉根组成。①副交感根:起自上泌涎核,经面神经的鼓索加入下颌神经的舌神经,再抵达此节,并于此节内更换神经元。②交感根:来自面动脉的交感丛。③感觉根:来自舌神经。下颌下神经节的分支分布于舌下腺和下颌下腺。

面神经损伤部位不同,会表现出不同的症状。面神经管外损伤者主要表现为患侧表情肌瘫痪,额纹消失,不能闭眼,不能皱眉,鼻唇沟变平,不能鼓腮,口角歪向健侧。面神经管内损伤者除有上述表现外,还可出现患侧舌前2/3味觉障碍,泪腺、舌下腺及下颌下腺分泌障碍,以及眼结膜、鼻腔、口腔黏膜干燥等现象。

八、前庭蜗神经

前庭蜗神经(vestibulocochlear nerve)连于脑桥延髓沟外侧部,居面神经外侧,由**前庭神经**(vestibular nerve)和**蜗神经**(cochlear nerve)组成,属于特殊躯体感觉纤维。

1. 前庭神经 传导平衡觉,其双极神经元胞体在内耳道底附近,聚成前庭神经节。神经元的周围突分布于壶腹嵴、球囊斑和椭圆囊斑;中枢突组成前庭神经,与蜗神经伴行,出内耳门入脑干,止于前庭神经核。

2. 蜗神经 传导听觉,其双极神经元胞体在内耳的蜗轴内聚成蜗神经节,神经元的周围突分布于感受听觉的螺旋器;中枢突在内耳道聚成蜗神经,经内耳门入脑干,止于蜗神经核。

九、舌咽神经

舌咽神经(glossopharyngeal nerve)为混合性神经,含5种纤维成分:①特殊内脏运动纤维:起于疑核,支配茎突咽肌和咽缩肌。②一般内脏运动(副交感)纤维:起于下泌涎核,在耳神经节交换神经元后到腮腺,司腮腺分泌。③特殊内脏感觉纤维:胞体位于颈静脉孔处的下神经节,中枢突终于脑干孤束核,周围突分布于舌后1/3的味蕾。④一般内脏感觉纤维:胞体也位于下神经节,中枢突终于孤束核,周围突分布于咽、舌后1/3等处黏膜,以及颈动脉窦和颈动脉小球。⑤一般躯体感觉纤维:胞体位于上神经节内,分布于耳后皮肤。

舌咽神经自延髓后外侧沟出脑后与迷走神经和副神经同出颈静脉孔。在孔内神经干上有膨大的**上神经节**(superior ganglion)。出孔后,在孔的下方又形成一个稍大的**下神经节**(inferior ganglion)。舌咽神经出颅后先在颈内动、静脉间下降,然后呈弓形绕茎突咽肌向前,经舌骨舌肌深面达舌根。除发肌支支配茎突咽肌外,尚有以下分支:①**鼓室神经**(tympanic nerve):起自下神经节,与交感神经组成**鼓室丛**(tympanic plexus)。分布于鼓室、乳突小房和咽鼓管的黏膜,司黏膜感觉。鼓室神经的终支为**岩小神经**(lesser petrosal nerve),内含管理腮腺的副交感节前纤维,出鼓室入耳神经节交换神经元后,经耳颞神经支配腮腺分泌。②**咽支**(pharyngeal branch):有3~4支,在咽后壁上与迷走神经和交感神经的咽支共同构成咽丛。分支至咽壁的肌肉和黏膜,司部分咽缩肌运动和黏膜的一般内脏感觉。③**颈动脉窦支**(carotid sinus branch):分布于颈动脉窦和颈动脉小球,分别感受动脉内的压力和血液内的二氧化碳浓度的变化,调节血压和呼吸(图18-32)。④**舌支**(lingual branch):舌支为舌咽神经的终支,经舌骨舌肌的深面,分布于舌后1/3黏膜和味蕾,司一般内脏感觉和味觉。⑤舌咽神经还发出咽支、扁桃体支和茎突咽肌支等。

耳神经节(otic ganglion)为副交感神经节,位于卵圆孔下方,由副交感根、交感根、感觉根和运动根组成(图18-33)。①副交感根:起自下泌涎核,经岩小神经到达此节,更换神经元后经耳颞神经分布于腮腺,控制腮腺的分泌。②交感根:来自脑膜中动脉的交感丛。③感觉根:来自耳颞神经,分布于腮腺,传导腮腺一般感觉。④运动根:起自三叉神经运动核,经下颌神经达

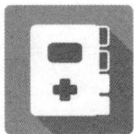

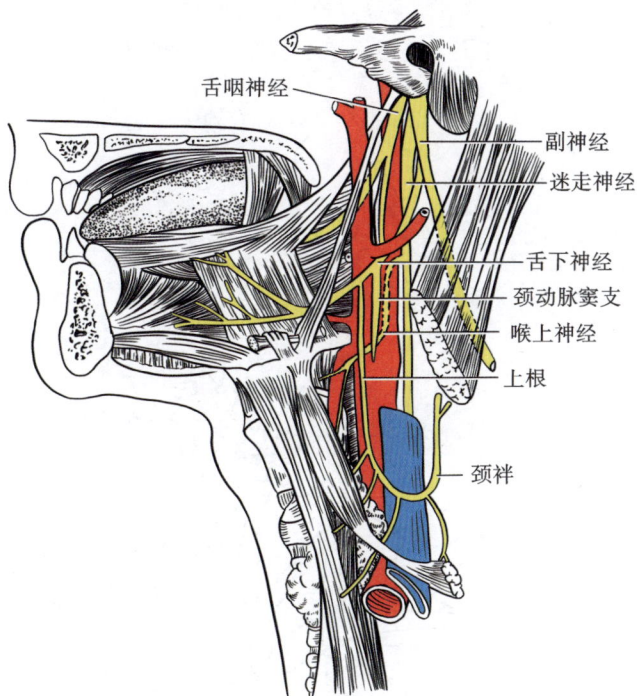

图 18-32 舌咽神经、迷走神经和舌下神经

此节,分布于鼓膜张肌和腭帆张肌。

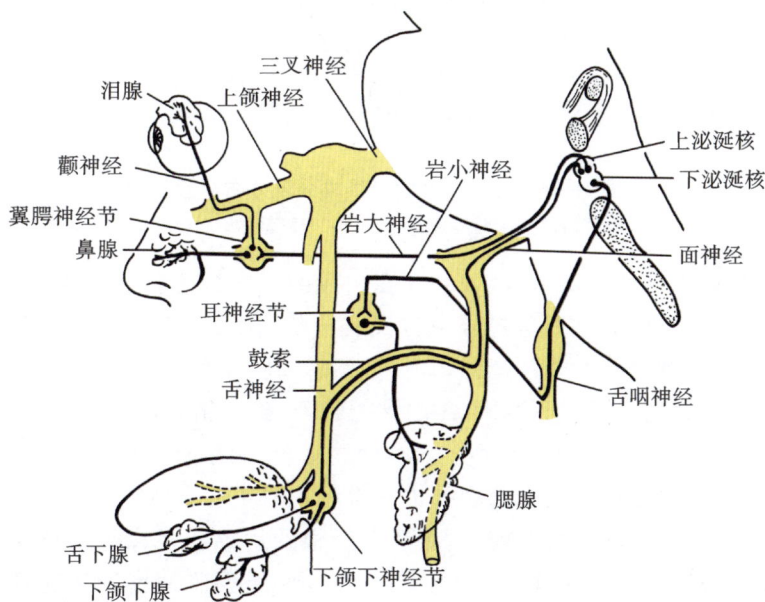

图 18-33 头部腺体的副交感纤维来源

十、迷走神经

迷走神经(vagus nerve)为混合性神经,是行程最长、分布范围最广的脑神经。迷走神经含有 4 种纤维成分:①一般内脏运动(副交感)纤维:起于迷走神经背核,主要分布到颈、胸和腹部的脏器,管理平滑肌、心肌和腺体活动。②特殊内脏运动纤维:起于疑核,支配咽、喉肌。③一般内脏感觉纤维:其胞体位于颈静脉孔下方的下神经节内,其中枢突终于孤束核,周围突

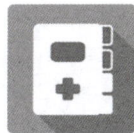

分布于颈、胸和腹部的脏器。④一般躯体感觉纤维：其胞体位于上神经节内，其中枢突止于三叉神经脊束核，周围突主要分布于耳郭、外耳道的皮肤和硬脑膜（图 18-34）。

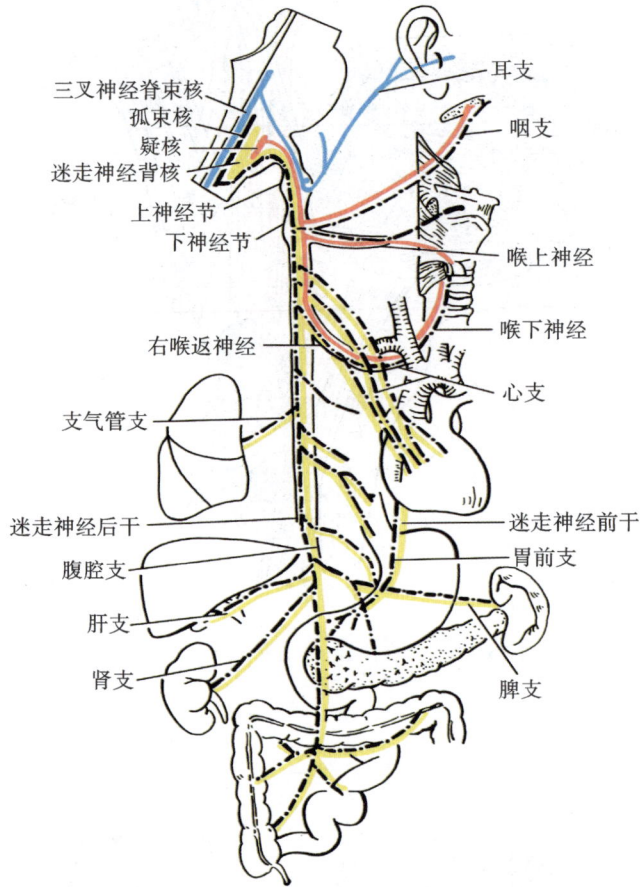

图 18-34　迷走神经的纤维成分及分布示意图

红色：特殊内脏运动纤维；黄色：一般内脏运动纤维；蓝色：一般躯体感觉纤维；黑色：一般内脏感觉纤维

迷走神经由延髓后外侧沟出脑，经颈静脉孔出颅腔。在颈静脉孔内有**上神经节**（superior ganglion）。离开颈静脉孔后，在颈静脉孔下方又有梭状、较大的**下神经节**（inferior ganglion）。在下神经节以下，迷走神经干位于颈动脉鞘内，沿颈总动脉和颈内静脉之间的后面下降。

到颈根部，左、右迷走神经行程不同：①右迷走神经：经右锁骨下动、静脉间进入胸腔，沿气管右侧下行，经右肺根后方至食管后面分散成食管后丛。此丛向下集中构成**迷走神经后干**（posterior vagal trunk），经膈肌的食管裂孔进入腹腔。②左迷走神经：由左颈总动脉和左锁骨下动脉间下降到胸腔，越主动脉弓左前方，再经左肺根的后方至食管前面分散成食管前丛，此丛向下聚合成**迷走神经前干**（anterior vagal trunk），亦经膈肌的食管裂孔进入腹腔（图 18-35）。

迷走神经的分支如下。

（1）**在颈部的分支**：①**耳支**（auricular branch）：由上神经节发出，管理外耳道和耳郭后面的皮肤。②**咽支**（pharyngeal branch）：有数条，起自下神经节，经颈内、外动脉之间前行。至咽侧壁，与舌咽神经和交感神经的咽支共同构成咽丛，支配咽缩肌和软腭肌（腭帆张肌除外）的运动及咽黏膜的感觉。③**喉上神经**（superior laryngeal nerve）：起自下神经节，经颈内动脉内侧行向前下，至舌骨大角处分为内、外两支。内支是一般内脏感觉纤维，较粗，与喉上动脉同穿甲状舌骨膜入喉，管理声门裂以上的喉黏膜以及会厌、舌根等的感觉；外支是特殊内脏运动纤维，

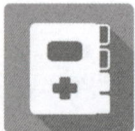

Note

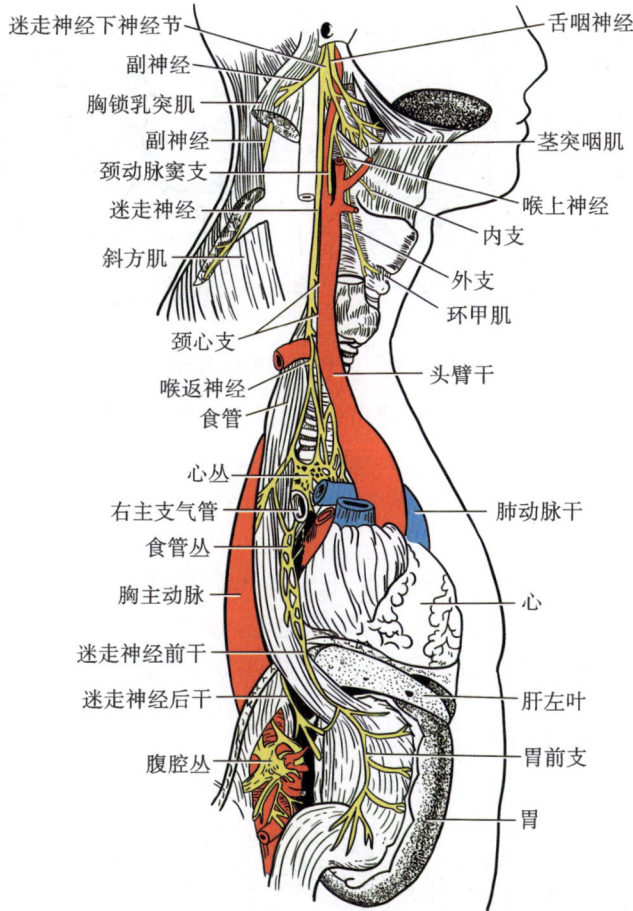

图 18-35　舌咽神经、迷走神经和副神经

细小,支配环甲肌(图 18-35)。④颈心支:纤细,有上、下两支,下行入胸腔,与交感神经一起构成心丛,支配心脏。上支发出主动脉神经(减压神经),分布至主动脉弓壁内,感受压力和化学刺激。

（2）**在胸部的分支**:①喉返神经(recurrent laryngeal nerve):左、右侧的发出部位不同。左侧喉返神经位置较低,在主动脉弓前方处发出后勾绕主动脉弓;右侧位置较高,在右锁骨下动脉前方处发出,并勾绕该动脉。然后,左、右侧喉返神经均返行向上,行于食管与气管之间的沟内,至甲状腺侧叶深面,环甲关节后方进入喉内,称为**喉下神经**(inferior laryngeal nerve),管理除环甲肌以外的喉肌以及声门裂以下的黏膜的感觉。②**支气管支**(bronchial branch):在迷走神经下行接近肺根处发出,在支气管前、后方与交感神经的分支共同构成肺丛,再发出细支至支气管和肺。

（3）**在腹部的分支**:迷走神经前、后干经膈的食管裂孔进入腹腔(图 18-35)。①前干:在贲门附近发出**胃前支**(anterior gastric branch)和**肝支**(hepatic branch)。胃前支沿胃小弯向右,沿途发出 4～6 个小支分布至胃前壁,其终支以"鸦爪"形分支分布于幽门部前壁。肝支有 1～3 条,参加肝丛,随肝固有动脉分支分布于肝、胆囊等处。②后干:也在贲门附近发出**胃后支**(posterior gastric branch)和**腹腔支**(celiac branch)。胃后支沿胃小弯深部走行,沿途发支至胃后壁,终支也以"鸦爪"形分支分布于幽门窦及幽门管后壁(图 18-36)。腹腔支沿胃左动脉向右行,与交感神经一起构成腹腔丛,以后与交感纤维一起沿腹腔干、肠系膜上动脉及肾动脉等分布于胰、脾、肾以及结肠左曲以上的消化管。

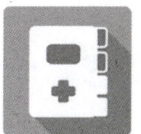

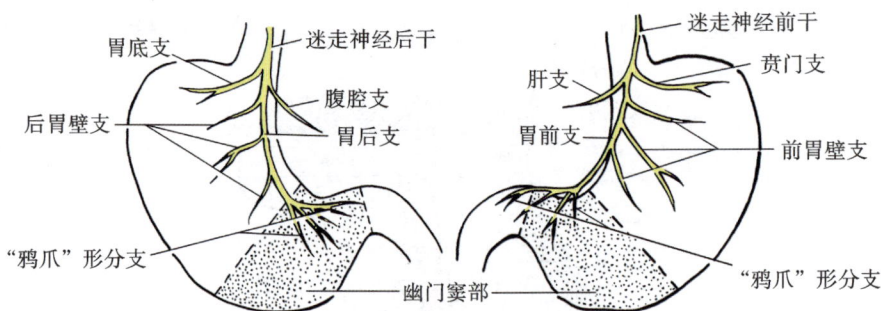

图 18-36　胃的迷走神经分布

一侧迷走神经主干损伤表现为患侧软腭瘫痪、声音嘶哑、心动过速;两侧迷走神经主干同时损伤可引起失声、喉部肌肉瘫痪、呼吸困难、心律不齐,甚至死亡。

十一、副神经

副神经(accessory nerve)为运动性神经,含特殊内脏运动纤维,起自疑核(延髓根)和副神经核(脊髓根)(图 18-37)。从延髓橄榄后沟下部迷走神经根的下方出脑,经颈静脉孔出颅,出颅向后外斜穿胸锁乳突肌,自胸锁乳突肌后缘上、中 1/3 交点附近浅出,越过颈后穿入斜方肌,支配此二肌。

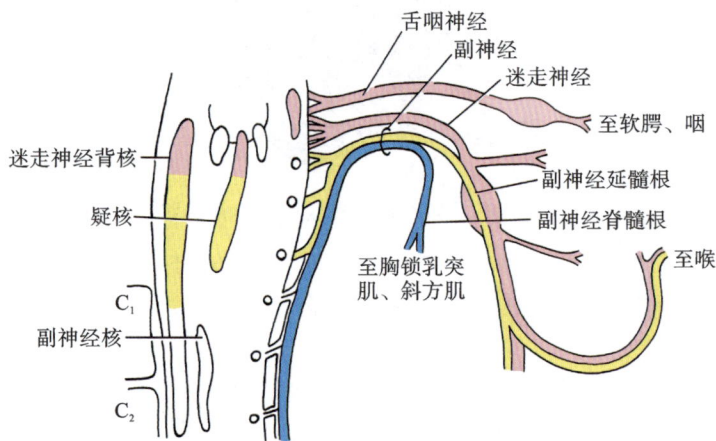

图 18-37　副神经的延髓根和脊髓根

十二、舌下神经

舌下神经(hypoglossal nerve)为运动性神经,含一般躯体运动纤维。起自舌下神经核,于延髓锥体与橄榄体之间出脑,经舌下神经管出颅。出颅后在颈内动、静脉之间下降到舌骨上方,呈弓形弯向前内,经舌骨舌肌的浅层进入舌内,分布于舌内肌和舌外肌(图 18-32)。一侧舌下神经完全损伤时,患侧半舌肌瘫痪,伸舌时舌尖偏向患侧。

(郭开华)

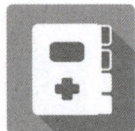

第三节　内脏神经系统

内脏神经系统（visceral nervous system）分为中枢部和周围部。内脏神经和躯体神经一样，按照纤维的性质，可分为感觉性和运动性两种。

内脏运动神经调节内脏、心血管等器官的运动及腺体的分泌，通常不受人的意志控制，是不随意的，故又称**自主神经系统**（autonomic nervous system），或者植物神经系统。内脏感觉神经如同躯体感觉神经，其初级感觉神经元胞体也位于感觉性脑神经节和脊神经节内，周围突则分布于内脏和心血管等器官的内感受器，把感受到的刺激传递到各级中枢，也可到达大脑皮质。内脏感觉神经传递的信息经中枢整合后，通过内脏运动神经调节相应器官的活动，从而在维持机体内、外环境的动态平衡和机体正常生命活动中发挥重要作用。

一、内脏运动神经

内脏运动神经包括交感神经和副交感神经两个部分。内脏运动神经和躯体运动神经在功能上互相依存、互相协调，又互相制约，以维持机体内、外环境的统一和平衡。但二者也有不同之处。①支配的器官不同：躯体运动神经支配骨骼肌，一般受意志的控制；内脏运动神经则支配平滑肌、心肌和腺体，一般不受意志的控制。②神经元数目不同：躯体运动神经自低级中枢至骨骼肌只有一个神经元。而内脏运动神经自低级中枢发出后必须在周围部的内脏运动神经节交换神经元，由节内神经元再发出纤维到达效应器。因此，内脏运动神经从低级中枢到达所支配的器官经过两级神经元。第一级神经元称**节前神经元**（preganglionic neuron），胞体位于脑干或脊髓内，其轴突称**节前纤维**（preganglionic fiber）。第二级神经元称**节后神经元**（postganglionic neuron），胞体位于周围部的自主神经节内，其轴突称**节后纤维**（postganglionic fiber）。节后神经元的数目较多，一个节前神经元可以和多个节后神经元构成突触（图 18-38、图 18-39）。③纤维成分不同：躯体运动神经只有一种纤维成分，而内脏运动神经则有交感和副交感两种纤维成分，多数内脏器官同时接受交感和副交感神经的双重支配。④纤维粗细不同：躯体运动神经纤维一般是比较粗的有髓纤维，而内脏运动神经纤维则是薄髓（节前纤维）和无髓（节后纤维）的细纤维。⑤节后纤维分布形式不同：内脏运动神经节后纤维的分布形式和躯体运动神经亦有不同，躯体运动神经以神经干的形式分布，而内脏运动神经节后纤维常攀附脏器或血管形成神经丛，由神经丛再分支至效应器（图 18-39）。

内脏运动神经节后纤维的终末与效应器的连接，缺少像躯体运动神经那样单独的末梢装置，而常以神经丛的形式分布于平滑肌细胞和腺细胞的周围，所以从末梢释放出来的递质以扩散方式作用于邻近的多个平滑肌细胞和腺细胞。

（一）交感神经

1. 中枢部　交感神经（sympathetic nerve）低级中枢部位于第 1 胸髓至第 3 腰髓节段（C_1 ~L_3）的灰质侧角的中间外侧核。发出的节前纤维经脊神经前根和前支到达周围部的交感神经节（图 18-39）。高级中枢一般在下丘脑，通过下丘脑-垂体系统调控交感神经系统的功能活动。

2. 周围部　周围部包括交感干、交感神经节，以及由节发出的分支等（图 18-40）。

（1）**交感干**（sympathetic trunk）：由椎旁神经节和节间支连接而成，位于脊柱两侧，上起自颅底，下至尾骨前方汇合于奇神经节。交感干神经节借交通支与相应的脊神经相连。

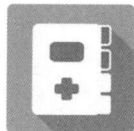

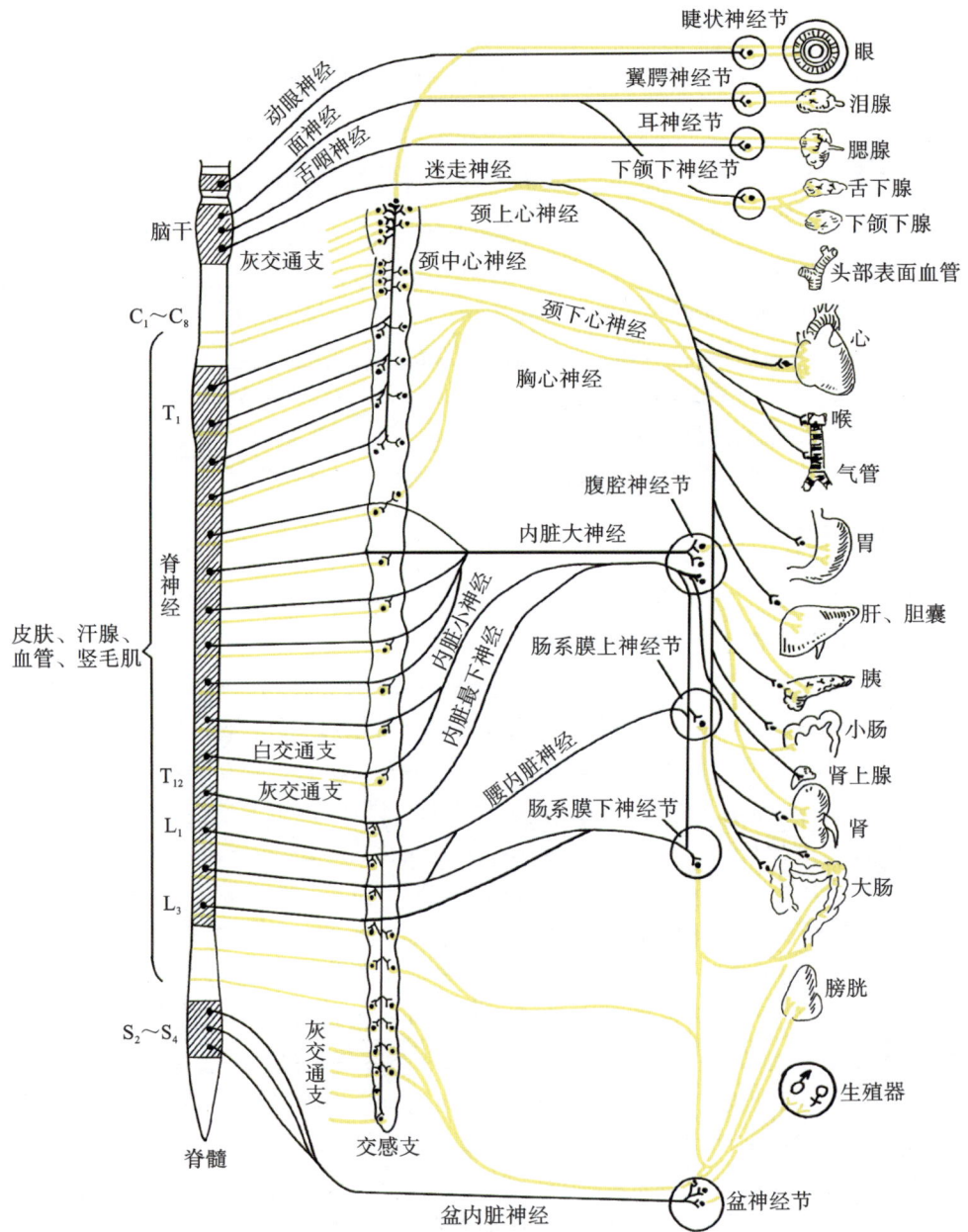

图 18-38　内脏运动神经概况

黑色:节前纤维;黄色:节后纤维

（2）**交感神经节**（sympathetic ganglion）:包括椎旁神经节和椎前神经节。**椎旁神经节**（paravertebral ganglion）位于脊柱两侧,借节间支相连形成交感干,每侧 19～24 个,其中颈部有颈上、中、下 3 个节,胸部有 10～12 个节,腰部有 4～5 个节,骶部有 2～3 个节,尾部只有 1 个节,即奇神经节。**椎前神经节**（prevertebral ganglion）呈不规则的结节状团块,位于脊柱前方,包括**腹腔神经节**（celiac ganglion）、**主动脉肾神经节**（aorticorenal ganglion）及**肠系膜上、下神经节**（superior and inferior mesenteric ganglion）,分别位于同名动脉根部的附近。

（3）**交通支**（communicating branch）:每个交感干神经节与相应的脊神经之间由交通支相连,分为白交通支和灰交通支（图 18-38、图 18-40）。**白交通支**（white communicating branch）为脊髓灰质侧角中间外侧核发出的节前纤维,因具有髓鞘色白而得名。白交通支只存在于 T_1

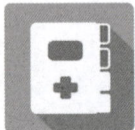

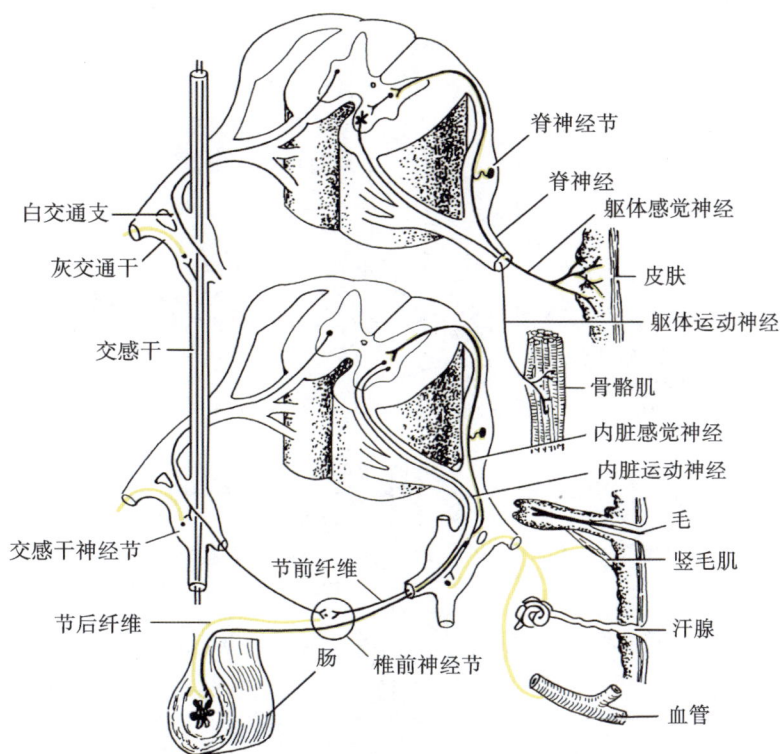

图 18-39　交感神经纤维走行示意图

～L_3脊神经与相应的椎旁神经节之间。**灰交通支**(grey communicating branch)连于交感干与31 对脊神经之间,由无髓鞘的节后纤维组成,色灰暗而得名。

交感神经节前纤维的走向如下:交感神经节前纤维→脊神经前根→脊神经→白交通支→交感干。进入交感干后有 3 种去向:①终止于相应的椎旁神经节,并交换神经元。②在交感干内上升或下降,在上方或下方的椎旁神经节交换神经元。③穿过椎旁神经节至椎前神经节交换神经元。

交感神经节后纤维叶有 3 种去向:①经灰交通支返回脊神经,随脊神经分布至全身的血管、汗腺和竖毛肌。②攀附动脉走行,随动脉到达所支配的器官。③离开交感干直接分布到所支配的器官。

3. 交感神经的分支及分布

(1) **颈部**:颈交感干位于颈血管鞘后方,颈椎横突的前方,分别为颈上、中、下神经节。**颈上神经节**(superior cervical ganglion)最大,位于第 2、3 颈椎横突的前方。**颈中神经节**(middle cervical ganglion)多位于第 6 颈横突的前方,常缺如。**颈下神经节**(inferior cervical ganglion)位于第 7 颈椎横突基部和第 1 肋骨颈之间的前方,椎动脉的起始处的后方。颈下神经节常与第 1 胸神经节合并成颈胸神经节,称为**星状神经节**(stellate ganglion)。

颈部交感干神经节发出的节后神经纤维,有 4 个去向:①经灰交通支连于 8 对颈神经,并随颈神经分支而分布。②直接分布至邻近的动脉,形成颈内动脉丛、颈外动脉丛、锁骨下动脉丛和椎动脉丛等,发出分支攀附于动脉表面。③发出咽支,直接进入咽壁,与迷走神经、舌咽神经的咽支共同构成咽丛。④3 对颈部交感干神经节分别发出颈上、中、下心神经,下行进入胸腔,加入心丛(图 18-40、图 18-41)。

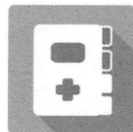

Note

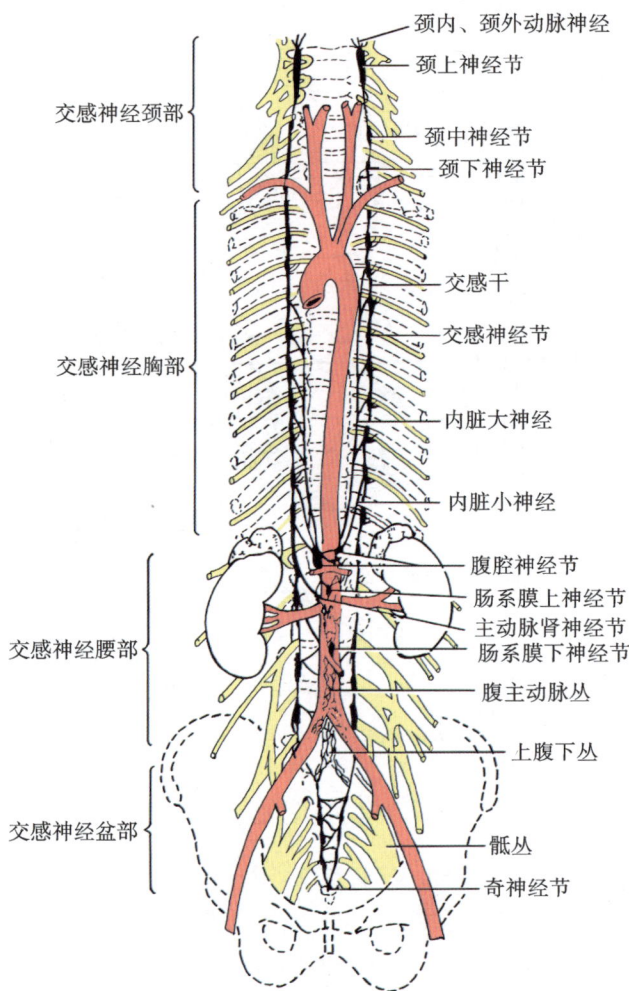

图 18-40　交感干和交感神经节

（2）**胸部及腰部**：胸交感干位于肋小头的前方，每侧有 10～12 个胸神经节。胸交感节发出的分支有 4 个去向：①经灰交通支与 12 对胸神经相连。②从上 5 对胸神经节发出许多分支，参与构成胸主动脉丛、食管丛、肺丛及心丛等。③组成**内脏大神经**（greater splanchnic nerve），由穿过第 5（或 6）～9（或 10）胸交感神经节的节前纤维组成，向前下方行走中合成一干，沿椎体前面倾斜下降，穿过膈角，主要终于腹腔神经节。④组成**内脏小神经**（lesser splanchnic nerve），由穿过第 10～12 胸交感干神经节的节前纤维组成，下行穿过膈角，主要终于主动脉肾神经节。由腹腔神经节、肠系膜上神经节、主动脉肾神经节等发出的节后纤维，分布至肝、脾、肾等实质性脏器和结肠左曲以上的消化管（图 18-40、图 18-41）。

（3）**腰部**：有 4～5 对**腰神经节**（lumbar ganglion），位于腰椎体前外侧与腰大肌内侧缘之间。腰交感节发出的分支如下：①灰交通支连接 5 对腰神经，并随腰神经分布。②组成**腰内脏神经**（lumbar splanchnic nerve），起自第 1～3 腰髓节段中间外侧核的节前纤维，由穿过腰交感神经节后形成腰内脏神经，终于腹主动脉丛和肠系膜下丛内的椎前神经节。由椎前神经节发出的节后纤维分布至结肠左曲以下的消化道及盆腔脏器，并有纤维伴随血管分布至下肢（图 18-40、图 18-41）。当下肢血管痉挛时，可手术切除腰交感干以获得缓解。

（4）**盆部**：盆交感神经位于骶骨前面，骶前孔内侧，有 2～3 对**骶神经节**（sacral ganglion）和一个**奇神经节**（impar ganglion）。节后纤维的去向如下：①灰交通支，连接骶尾神经，分布于

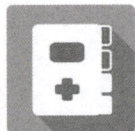

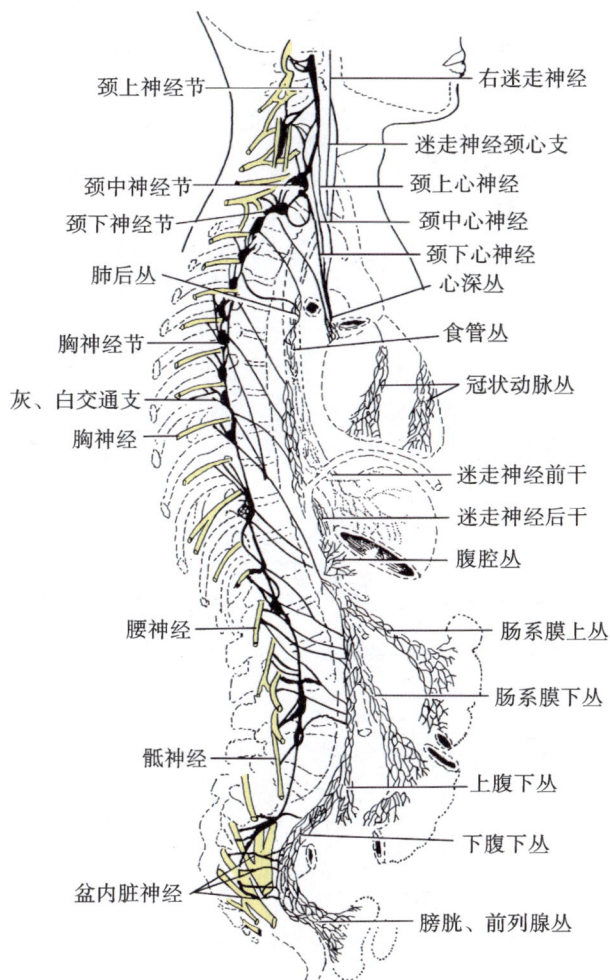

图 18-41　右交感干与内脏神经丛的联系

下肢及会阴部的血管、汗腺和竖毛肌。②一些小支加入**盆丛**（pelvic plexus），分布于盆腔器官（图 18-40、图 18-41）。

　　交感神经节前、节后纤维分布均有一定规律，如来自第 1～5 胸髓（$T_1～T_5$）节段中间外侧核的节前纤维，更换神经元后，其节后纤维支配头、颈、胸腔脏器和上肢的血管、汗腺和竖毛肌；来自第 5～12 胸髓（$T_5～T_{12}$）节段中间外侧核的节前纤维，更换神经元后，其节后纤维支配肝、脾、肾等腹腔实质性器官和结肠左曲以上的消化道；来自脊髓上腰段中间外侧核的节前纤维，更换神经元后，其节后纤维支配结肠左曲以下的消化道，盆腔脏器，以及下肢的血管、汗腺和竖毛肌。

（二）副交感神经

　　1. 中枢部　副交感神经（parasympathetic nerve）的中枢部为脑干的 4 对副交感神经核（Ⅲ、Ⅶ、Ⅸ、Ⅹ）和第 2～4 骶髓（$S_2～S_4$）节段的骶副交感核（图 18-38）。

　　2. 周围部　周围部为副交感神经节，包括器官旁节或器官内节，多位于器官附近或器官壁内。节内的细胞即为节后神经元，位于盆部的副交感神经节较小，而位于颅部的副交感神经节较大，肉眼可见，有睫状神经节、下颌下神经节、翼腭神经节和耳神经节等（图 18-42）。

　　3. 颅部副交感神经　其节前纤维行于第 Ⅲ、Ⅶ、Ⅸ、Ⅹ 对脑神经内，已于脑神经中详述，现概括如下：①随动眼神经副核发出的节前纤维，由中脑的动眼神经副核发出，随眼神经入眶，在睫状神经节内换神经元，节后纤维进入眼球壁，分布于瞳孔括约肌和睫状肌。②随面神经走行

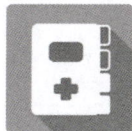

的副交感神经节前纤维,由脑桥的上泌涎核发出,一部分节前纤维经岩大神经至翼腭窝内的翼腭神经节交换神经元,节后纤维分布于泪腺、鼻腔、口腔以及腭黏膜的纤体。另一部分节前纤维经鼓索,加入舌神经,至下颌下神经节换神经元,节后纤维分布于下颌下腺、舌下腺。③随舌咽神经走行的副交感节前纤维,由延髓的下泌涎核发出,经鼓室神经至鼓室丛,由鼓室丛发出岩小神经至卵圆孔下方的耳神经节,其节后纤维分布于腮腺。④随迷走神经走行的副交感节前纤维,由延髓的迷走神经背核发出,随迷走神经的分支到达心、肺、肝、脾、胰、肾及结肠左曲以上的腹部消化道的器官旁节或器官内节换神经元,节后纤维分布于上述器官的平滑肌、心肌和腺体(图 18-42)。

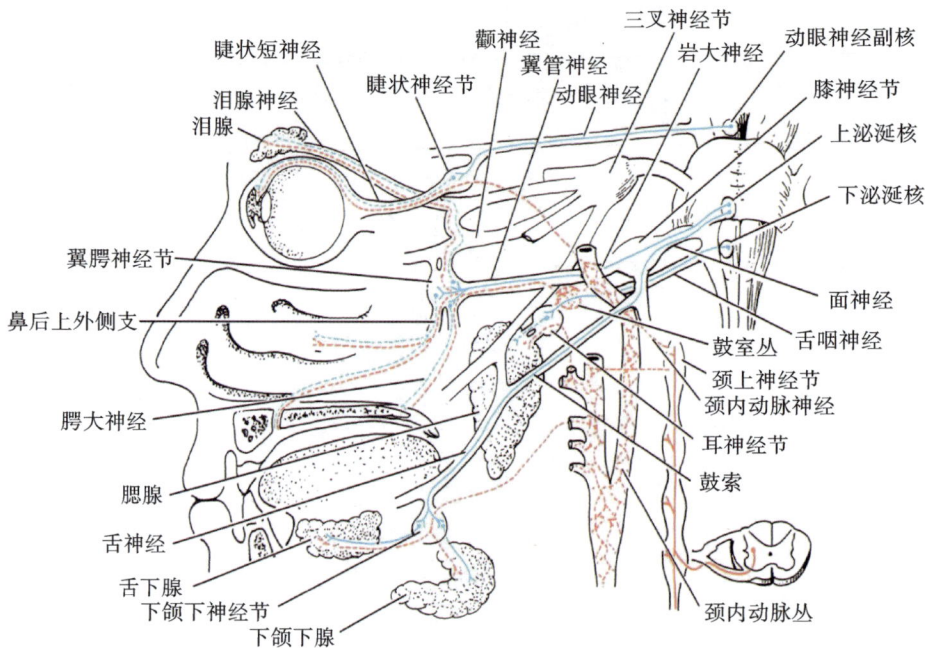

图 18-42　头部内脏神经分布示意图
红色:交感神经;蓝色:副交感神经

4. 盆部副交感神经　由第 2～4 骶髓(S_2～S_4)节段的骶副交感核发出节前纤维,加入骶神经,出骶前孔,离开骶神经,构成盆内脏神经加入盆丛,随盆丛分支到所支配脏器的器官旁节或器官内节换神经元,节后纤维支配结肠左曲以下的消化道、盆腔内脏的平滑肌和腺体(图 18-43)。

（三）交感神经与副交感神经的主要区别

交感神经、副交感神经都是内脏运动神经,常共同支配一个器官,形成对内脏器官的双重神经支配。但在神经来源、形态结构、分布范围和功能上,两者又有明显的区别。

（1）低级中枢的部位不同:交感神经低级中枢位于脊髓胸腰部灰质的中间外侧核,副交感神经的低级中枢位于脑干一般内脏运动核和脊髓骶部的骶副交感核。

（2）周围部神经节的位置不同:交感神经节位于脊柱两旁(椎旁神经节)和脊柱前方(椎前神经节),副交感神经节位于所支配的器官附近,称为器官旁节;或位于器官壁内,称为器官内节。因此副交感神经节前纤维比交感神经长,而其节后纤维则较短。

（3）节前神经元与节后神经元的比例不同:一个交感节前神经元的轴突可与多个节后神经元形成突触,而一个副交感节前神经元的轴突则与较少的节后神经元形成突触。所以交感神经的作用范围较广泛,而副交感神经的作用则较局限。

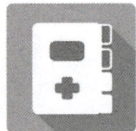

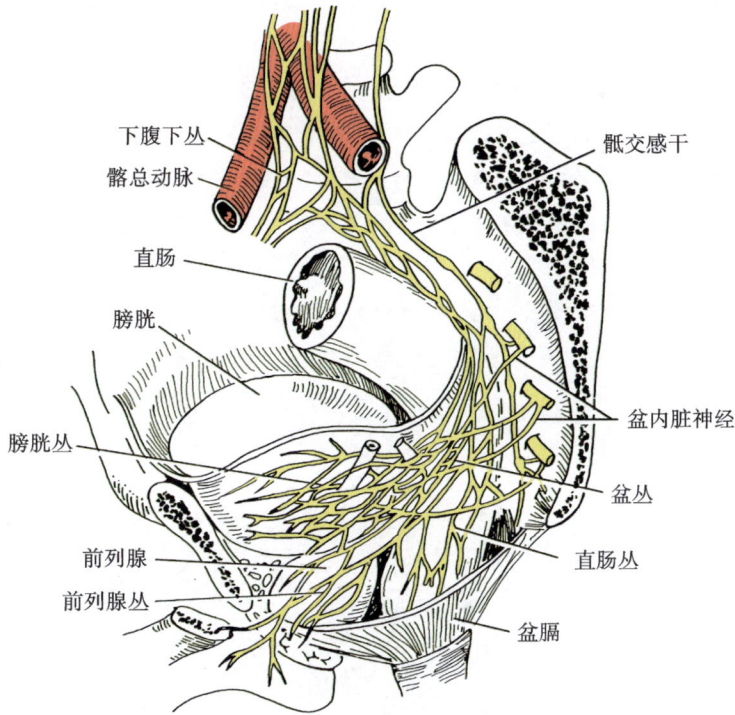

图 18-43 盆部内脏神经丛

（4）分布范围不同：交感神经在周围的分布范围较广，除至头颈部及胸、腹腔脏器外，尚遍及全身血管、腺体、竖毛肌等。副交感神经的分布则不如交感神经广泛，一般认为大部分血管、汗腺、竖毛肌、肾上腺髓质无副交感神经支配。

（5）对同一器官所起的作用不同：交感神经与副交感神经对同一器官的作用既是互相拮抗又是互相统一的。例如，当机体运动时，交感神经兴奋性增强，副交感神经兴奋减弱、相对抑制，于是机体出现心跳加快、血压升高、支气管扩张、瞳孔开大、消化活动受抑制等现象。表明此时机体的代谢加强，能量消耗加快，以适应环境的剧烈变化。而当机体处于安静或睡眠状态时，副交感神经兴奋加强，交感神经相对抑制，因而出现心跳减慢、血压下降、支气管收缩、瞳孔缩小、消化活动增强等现象，这有利于体力的恢复和能量的储存。可见在交感神经和副交感神经互相拮抗、相互统一的协调作用下，机体才能更好地适应环境的变化，才能在复杂多变的环境中生存。交感神经和副交感神经的活动，是在脑的较高级中枢，特别是在下丘脑和大脑边缘叶的调控下进行的。

（四）内脏神经丛

交感神经、副交感神经和内脏感觉神经在到达所支配的脏器的行程中，常互相交织共同构成**内脏神经丛**（plexus of visceral nerve）（又称自主神经丛）。这些神经丛主要攀附于头、颈部和胸、腹腔内动脉的周围，或分布于脏器附近和器官之内（图 18-41）。除颈内动脉丛、颈外动脉丛、锁骨下动脉丛和椎动脉丛等没有副交感神经参加外，其余的内脏神经丛均有交感、副交感神经以及内脏感觉神经纤维。这些神经丛发出分支，分布于胸、腹及盆腔的内脏器官。

1. 心丛（cardiac plexus） 由两侧交感干的颈上、中、下神经节，以及 1～4 或 5 胸神经节发出的心支以及迷走神经的心支共同组成。心丛又可分为心浅丛和心深丛，浅丛位于主动脉弓下方右肺动脉前方，深丛位于主动脉弓和气管杈之间。心丛内有心神经节（副交感节），来自迷走神经的副交感节前纤维在此交换神经元。心丛的分支组成心房丛和左、右冠状动脉丛，随动脉分支分布于心肌。

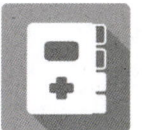

351

2. 肺丛 (pulmonary plexus) 位于肺根的前、后方,与心丛互相连续,丛内亦有小的神经节为迷走神经节后神经元。肺丛由迷走神经的支气管支和交感干的 2～5 胸神经节的分支组成,也有心丛的分支加入,其分支随支气管和肺血管的分支入肺。

3. 腹腔丛 (celiac plexus) 腹腔丛是最大的内脏神经丛,位于腹腔干和肠系膜上动脉根部周围。丛内主要有腹腔神经节、肠系膜上神经节、主动脉肾神经节等。腹腔丛由来自两侧的胸交感干的内脏大、小神经和迷走神经后干的腹腔支以及腰上部交感神经节的分支共同构成。来自内脏大、小神经的交感节前纤维在丛内神经节交换神经元,来自迷走神经的副交感节前纤维则到所分布的器官附近或肠管壁内交换神经元。腹腔丛及丛内神经节发出的分支伴动脉的分支分布,可分为许多副丛,如肝丛、胃丛、脾丛、肾丛以及肠系膜上丛等,各副丛则分别沿同名血管分支到达各脏器(图 18-44)。

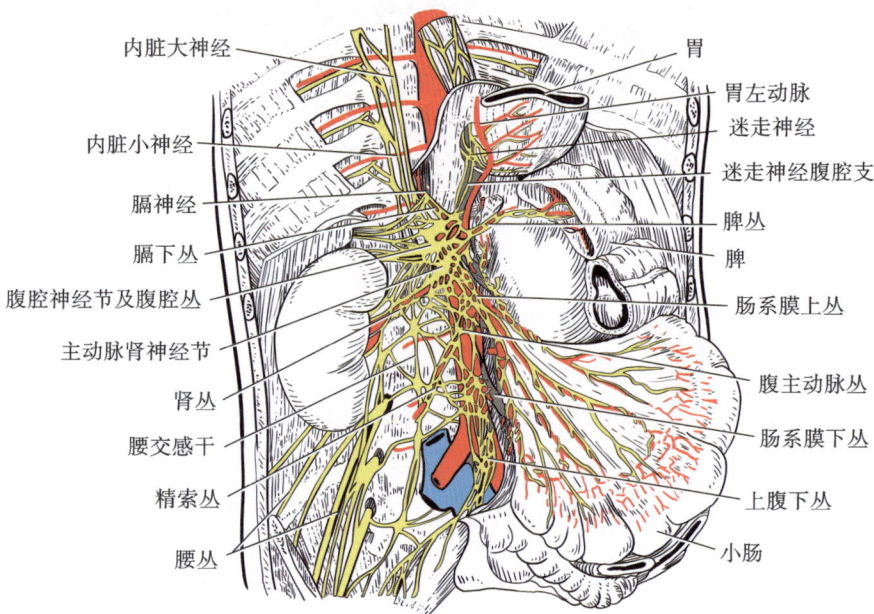

图 18-44 腹腔丛

4. 腹主动脉丛 (abdominal aortic plexus) 位于腹主动脉前面及两侧,是腹腔丛在腹主动脉表面向下延续部分,接受第 1～2 腰神经节的分支。此丛分出肠系膜下丛,沿同名动脉分支分布于结肠左曲至直肠上段的肠管。腹主动脉丛的一部分纤维下行入盆腔,参与腹下丛的组成;另一部分纤维沿髂总动脉和髂外动脉组成与动脉同名的神经丛,随动脉分布于下肢血管、汗腺、竖毛肌(图 18-44)。

5. 腹下丛 (hypogastric plexus) 可分为上腹下丛和下腹下丛。上腹下丛位于第 5 腰椎体前面,腹主动脉末端及两髂总动脉之间,是腹主动脉丛向下的延续部分,两侧分别接受下位腰神经节发出的腰内脏神经,在肠系膜下神经节交换神经元。下腹下丛即**盆丛** (pelvic plexus),由上腹下丛延续到直肠两侧,并接受骶部交感干的节后纤维和第 2～4 骶神经的副交感节前纤维。此丛伴随髂内动脉的分支组成直肠丛、精索丛、输尿管丛、膀胱丛、前列腺丛、子宫阴道丛等,并随动脉分支分布于盆腔各脏器(图 18-43)。

二、内脏感觉神经

内脏感觉神经 (visceral sensory nerve)将来自内脏的刺激变成神经冲动,并将内脏感觉性

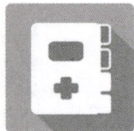

冲动传到中枢,中枢可直接通过内脏运动神经或间接通过体液调节各内脏器官的活动。与躯体感觉神经一样,内脏感觉神经元的细胞体位于脑神经节和脊神经节内,也是假单极神经元,其周围突是粗细不等的有髓或无髓纤维。传导内脏感觉的脑神经节包括膝神经节、舌咽神经下节和迷走神经下节,脑神经节细胞的周围突,随同面神经、舌咽神经、迷走神经分布于内脏器官,中枢突随同面神经、舌咽神经、迷走神经进入脑干,终止于孤束核。传导内脏感觉的脊神经节细胞的周围突,随同交感神经和骶部副交感神经分布于内脏器官,中枢突随同脊神经后根进入脊髓,终于灰质后角。在中枢内,内脏感觉纤维一方面直接或间接经中间神经元与内脏运动神经元相联系,以完成内脏-内脏反射;或与躯体运动神经元联系,形成内脏-躯体反射;另一方面,可经过较复杂的传导途径,将冲动传导到大脑皮质,形成内脏感觉。

与躯体感觉对切割敏感、定位准确等特点不同,内脏感觉有其明显的特点:①纤维数目较少,细纤维占多数,痛阈较高,正常的内脏活动一般不引起主观感觉,但胃饥饿时的收缩可引起饥饿感觉,直肠、膀胱的充盈可引起膨胀感觉等。②对切割、烧灼等刺激不敏感,但对牵拉、膨胀、冷热、缺血等刺激则十分敏感。③传入途径比较分散,即1个脏器的感觉纤维可经几条脊神经传入中枢,而1条脊神经又包含几个脏器的感觉纤维。因此,内脏痛往往是弥散的,而且定位亦不准确。④内脏器官发生病变时,体表一定区域会产生感觉过敏或疼痛,这种现象称为**牵涉性痛**(referred pain)。其机制被认为与同一脊髓节段支配有关,即管理内脏病变器官与管理体表部位的感觉神经元在同一脊髓节段,内脏病变器官的神经冲动可扩散或影响到邻近的感觉神经元,使感觉中枢定位不准而产生牵涉性痛(图18-45)。例如,心绞痛时,疼痛可放射到左胸前区及左臂内侧皮肤,患者在该区可感到疼痛(图18-46)。

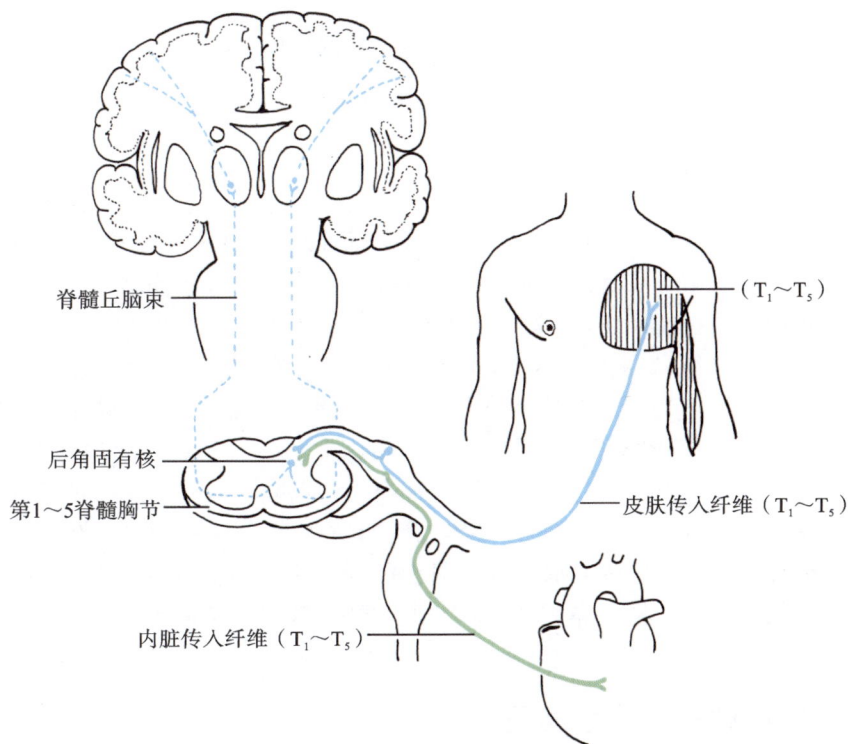

脊髓丘脑束

后角固有核

第1~5脊髓胸节

内脏传入纤维（$T_1 \sim T_5$）

（$T_1 \sim T_5$）

皮肤传入纤维（$T_1 \sim T_5$）

图 18-45　内脏传入神经与皮肤传入神经中枢投射联系

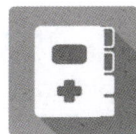

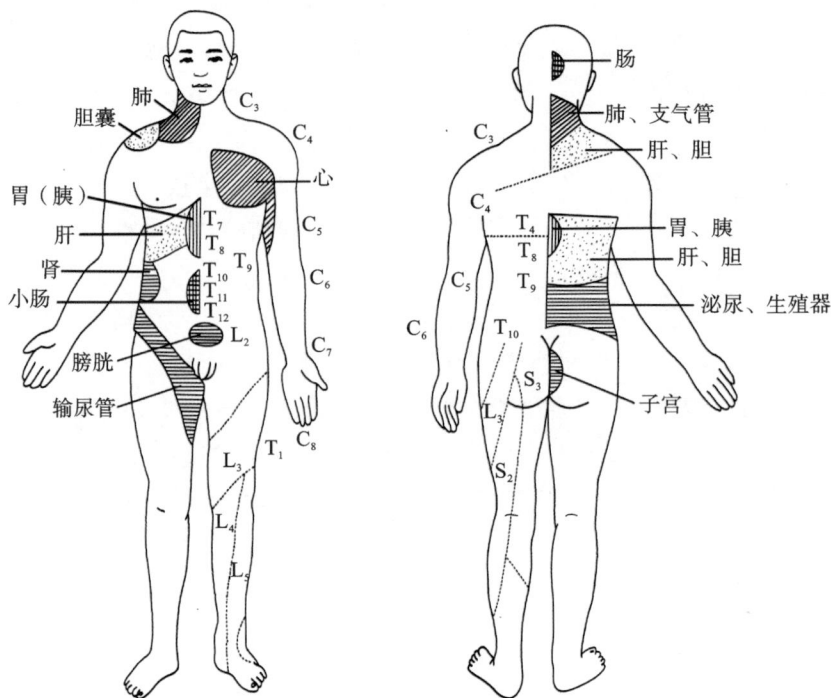

图 18-46　内脏病变器官的牵涉性痛区

第四节　临床应用要点

一、周围神经损伤

周围神经损伤指脑神经、脊神经和自主神经(交感神经、副交感神经)所支配区域出现感觉障碍、运动障碍、营养失调等症状的疾病。损伤的原因如下：①外伤，如车祸、运动伤、砸伤等。②职业原因导致的周围神经损伤，如腕管综合征等。③继发性损伤，如继发于糖尿病的损伤。较为常见的周围神经损伤，如正中神经、尺神经、桡神经损伤，患者可能出现猿手、爪形手等相应的神经功能损伤表现。其次是神经根受压，如颈椎、腰椎间盘突出压迫神经根，患者出现上肢或下肢麻木，还可能出现尿便失禁、尿便潴留的临床症状。臂丛神经受损患者，可能出现上肢麻木，或者感觉障碍、无力等相应症状。下肢神经损伤(如腓总神经、腓肠神经等)患者，会出现下肢肌肉萎缩、关节畸形、足外翻、足内翻等相应的功能障碍。一旦周围神经受损，患者往往出现明显的肢体畸形。一般轻度的周围神经损伤需要数个月时间才能恢复，因神经断裂而出现的畸形往往是永久性的。通常情况下，周围神经损伤后需要及时就医，根据症状进行对症治疗。

二、三叉神经痛和周围性面瘫

十二对脑神经从大脑发出后直接分布到头面部不同部位，除了管理基本的运动和感觉功能之外，还管理味觉、视觉、听觉等内脏感觉。任何一对脑神经出现功能缺损，都属于脑神经疾病的范畴。三叉神经和面神经较常受累，三叉神经痛、周围性面瘫较为多见。三叉神经主要管理面部的感觉，所以三叉神经痛患者主要表现为面部骤然发生的剧烈疼痛，反复发作，常严格

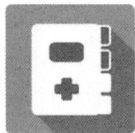

限于三叉神经感觉支配区域,在唇、鼻周等处常有疼痛敏感的"触发点"。需要与牙痛、三叉神经炎、舌咽神经痛鉴别。面神经主要管理表情肌的运动,所以面神经损伤者以表情肌瘫痪为主要表现。周围性面瘫,又称面神经炎、贝尔麻痹,由于表情肌运动障碍,患者主要表现为口角歪斜、流涎、讲话漏风,吹口哨和发笑时尤其明显,患者眼球转向外上方时可露出白色巩膜。需要与脑桥小脑角肿瘤压迫、中枢性面瘫、格林巴利综合征,以及糖尿病性脑神经麻痹鉴别。

三、植物神经系统疾病

植物神经系统(即自主神经系统)主要管理内脏、血管和腺体,活动无意识而且不能随意控制。植物神经(即自主神经)的功能是通过其神经纤维末梢释放不同化学递质(乙酰胆碱和去甲肾上腺素)来实现的。许多疾病牵涉植物神经系统,有些疾病则以植物神经损害为主。常见的遗尿、体位性低血压都是由植物神经系统功能障碍引起的。植物神经系统功能发生障碍后患者可以出现全身或局部症状,临床表现涉及心血管系统、呼吸系统、消化系统、内分泌系统、代谢系统、泌尿生殖系统等多个系统,症状多样化。可有血压变化(主要是体位性低血压)、局部循环障碍(如雷诺病、红斑性肢痛症等)、体温调节障碍、膀胱功能障碍、肠功能障碍、性功能障碍、出汗异常、睡眠障碍、疼痛等多种形式。长期患病容易导致焦虑、抑郁等精神疾病。临床上有时难以区别是内脏本身器质性疾病的症状,还是植物神经系统疾病的症状。植物神经系统疾病在整个神经病学中是较薄弱的一个领域,基础研究也不充分,人们对植物神经系统疾病的病因及病理了解甚少,故迄今尚未形成公认的全面而完整的分类体系。

本章知识点

1. 脊神经的构成、分部和纤维成分。

2. 膈神经的行程和分布。

3. 臂丛的组成及位置。

4. 正中神经、尺神经、桡神经的发起、行程,主要分支和分布。

5. 肌皮神经、腋神经、胸长神经、胸背神经的分布。

6. 腰丛的组成及位置。

7. 股神经的行程,主要分支及分布。

8. 骶丛的组成及位置。

9. 坐骨神经的发起、行程和分布。

10. 胫神经、腓总神经、腓浅神经和腓深神经的行程、皮支分布区及所支配的肌群。

11. 脑神经的名称、顺序,连脑部位和进出颅的部位,脑神经的纤维成分。

12. 与脑神经有关的副交感神经节的名称与位置。

13. 动眼神经的纤维成分、主要行程和分布。

14. 滑车神经的分布。

15. 三叉神经的纤维成分、半月节的位置、三大主支在头面部的主要分支和感觉分布区。

16. 展神经的行程、分布。

17. 面神经的纤维成分、行程、主要分支(鼓索、表情肌支)的分布概况。

18. 前庭蜗神经的行程和功能性质。

19. 舌咽神经的纤维成分,主要分支(舌支、颈内动脉窦支)的分布概况。

20. 迷走神经的纤维成分,主干行程及分布概况;喉上神经的位置、分布;左、右喉返神经的行程与分布。

21. 副神经主干的行程、分布概况,以及损伤后的表现。

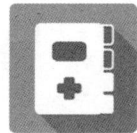

Note

22．舌下神经的分布概况及损伤后的表现。

23．内脏运动神经的结构特点。

24．交感神经低级中枢的部位。

25．交感干的组成，交感神经节的椎旁神经节和主要的椎前神经节的位置。

26．副交感神经低级中枢的部位。

27．动眼神经内副交感节前纤维的起始、交换神经元的部位和功能。

28．迷走神经副交感节前纤维的起始与分布概况。

29．盆内脏神经的分布概况。

30．交感神经与副交感神经双重分布概念及它们之间的主要区别。

（姜美花）

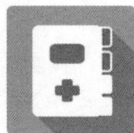

第十九章　神经系统传导通路

神经系统在信息的传递、调节和整合过程中，一方面，感受器接受机体内、外环境的各种刺激并将其转变成神经冲动，沿传入神经传递至中枢神经系统相应部位，最后至大脑皮质高级中枢产生感觉。另一方面，大脑皮质将这些感觉信息分析整合后发出指令，沿传出纤维经脑干和脊髓的运动神经元到达躯体和内脏效应器，引起反应。因此，在神经系统内存在两大类传导通路（conductive pathway）：**感觉（上行）传导通路**（sensory（ascending）pathway）和**运动（下行）传导通路**（motor（descending）pathway）。

第一节　感觉传导通路

感觉传导通路包括本体感觉传导通路、浅感觉传导通路、视觉传导通路、听觉传导通路、平衡觉传导通路和内脏感觉传导通路。

一、本体感觉传导通路

本体感觉又称深感觉，包括位置觉、运动觉和震颤觉，是指肌、肌腱、关节、骨膜等运动器官本身在不同状态（如运动或静止）时产生的感觉。皮肤的精细触觉（如辨别两点间距离和物体的纹理粗细等）和意识性本体感觉属于同一个传导通路。

因为头面部本体感觉传导通路尚不明了，此处主要叙述躯干和四肢的本体感觉的传导。躯干和四肢的本体感觉的传导包括两条传导通路：①意识性本体感觉和精细触觉传导通路：传至大脑皮质，引起意识性感觉。②非意识性本体感觉传导通路：传至小脑，不产生意识性感觉，而是经锥体外系反射性地调节肌张力，协调随意运动，维持身体平衡和姿势。

（一）躯干、四肢意识性本体感觉和精细触觉传导通路

躯干、四肢意识性本体感觉和精细触觉传导通路由 3 级神经元组成（图 19-1）。第 1 级神经元为脊神经节内假单极神经元，其周围突分布于肌、腱、关节等处的本体感觉感受器和皮肤的精细触觉感受器，中枢突经脊神经后根的内侧部进入脊髓后索，分为长的升支和短的降支。其中，来自第 5 胸节以下的升支行于后索的内侧部，形成薄束；来自第 4 胸节以上的升支行于后索的外侧部，形成楔束。两束上行，分别止于延髓的薄束核和楔束核。短的降支至后角或前角，完成脊髓牵张反射。第 2 级神经元的胞体在薄、楔束核内，由此二核发出的纤维向前绕过中央灰质的腹侧，在中线上与对侧的交叉，称内侧丘系交叉，交叉后的纤维转折向上，在锥体束的背侧呈前后方向排列，行于延髓中线两侧，称内侧丘系。内侧丘系在脑桥呈横位，居被盖的前缘，在中脑，被盖则居红核的后外侧，最后止于背侧丘脑的腹后外侧核。第 3 级神经元的胞体在丘脑腹后外侧核，发出纤维称**丘脑中央辐射**（central thalamic radiation）。经内囊后肢主要投射至中央后回的中、上部和中央旁小叶后部。

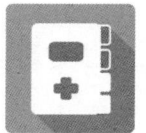

中央后回

豆状核
背侧丘脑
内囊
腹后外侧核

中脑

脑桥

延髓

内侧丘系
薄束核
楔束核
延髓
楔束
内侧丘系交叉

C_8

薄束

T_4

L_3

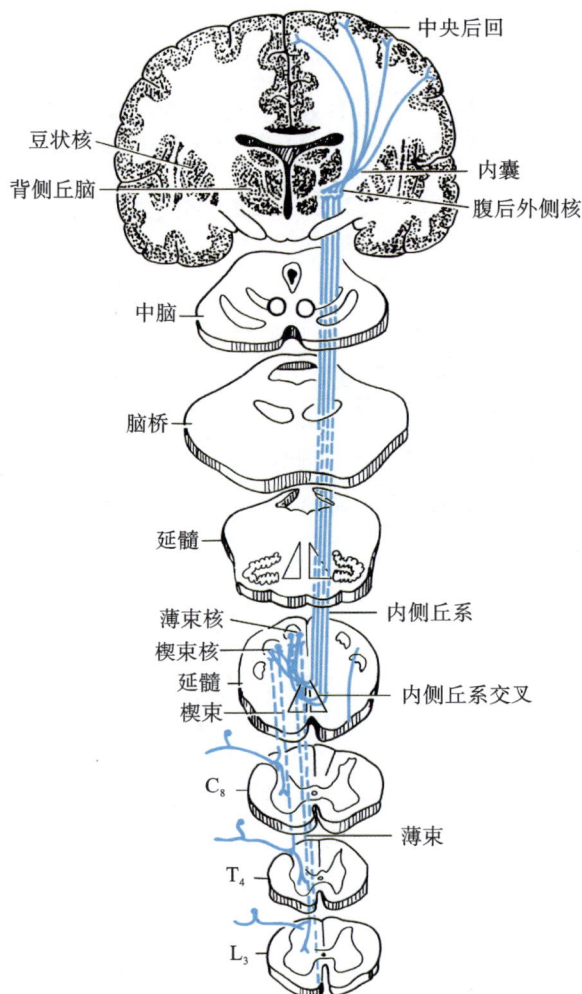

图 19-1　躯干、四肢意识性本体感觉和精细触觉传导通路

（二）躯干、四肢非意识性本体感觉传导通路

非意识性本体感觉传导通路实际上是反射通路的上行部分，是向小脑传入深感觉的传导通路，由 2 级神经元组成（图 19-2）。第 1 级神经元为脊神经节内假单极神经元，其周围突分布于肌、腱、关节、骨膜等处的本体感受器；中枢突经脊神经后根内侧部进入脊髓，终于 $C_8\sim L_2$ 的胸核和腰骶膨大第 V～VII 层外侧部，即第 2 级神经元。由胸核发出的第 2 级纤维在同侧外侧索组成脊髓小脑后束，向上经小脑下脚进入旧小脑皮质；由腰骶膨大第 V～VII 层外侧部发出的第 2 级纤维，大部分经白质前连合交叉，小部分未交叉，组成对侧和同侧的脊髓小脑前束，经小脑上脚止于旧小脑皮质。以上第 2 级神经元传导躯干（除颈部外）和下肢的本体感觉。传导上肢和颈部的本体感觉的第 2 级神经元胞体在颈膨大第 VI、VII 层和延髓的楔副核，这两处神经元发出的第 2 级纤维也经小脑下脚进入小脑皮质。

二、痛、温觉和粗略触觉传导通路

痛、温觉和粗略触觉传导通路又称浅感觉传导通路，传导皮肤、黏膜的痛、温觉和粗略触觉，躯干、四肢和头面部的浅感觉传导通路均由 3 级神经元组成（图 19-3）。

（一）躯干、四肢的痛、温觉和粗略触觉传导通路

第 1 级神经元为脊神经节内假单极神经元，其周围突经脊神经分布于躯干、四肢皮肤内的

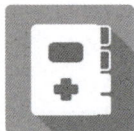

小脑上脚

大脑脚

小脑皮质

小脑中脚

脑桥

小脑下脚

齿状核

延髓

脊髓小脑前束

脊髓

脊髓小脑后束

脊髓

脊神经节

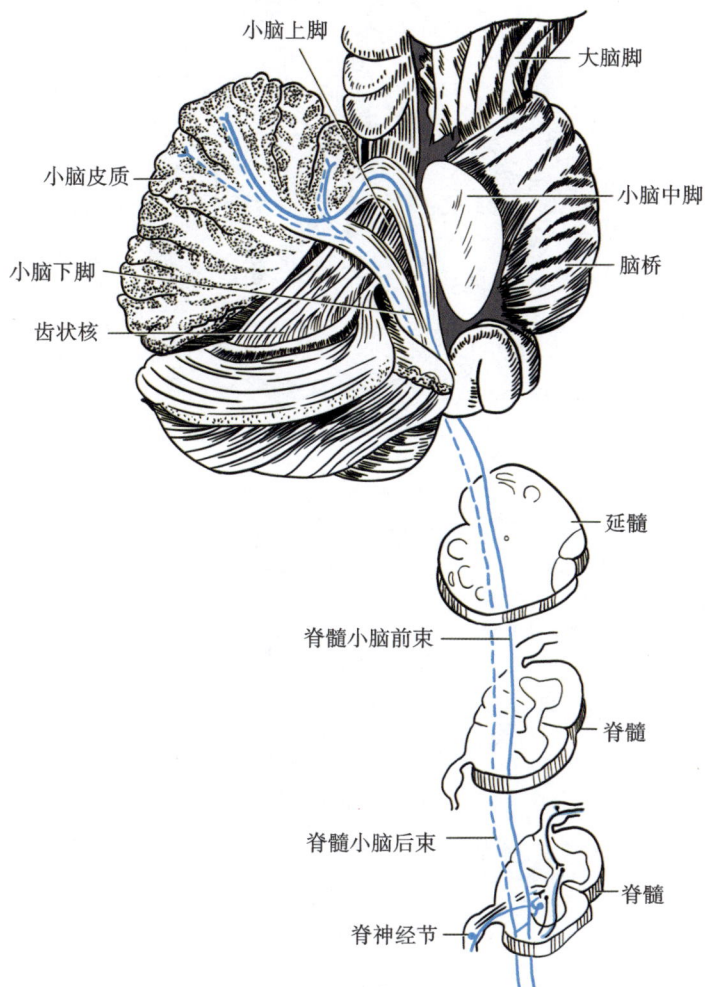

图 19-2　躯干、四肢非意识性本体感觉传导通路

感受器;传导痛、温觉的中枢突经脊神经后根外侧部进入**脊髓背外侧束**(Lissauer 束),传导粗略触觉的中枢突经后根内侧部进入脊髓后索,在脊髓内上升 1~2 个节段后终止于第 2 级神经元。第 2 级神经元胞体主要位于后角第Ⅰ、Ⅳ、Ⅴ层,发出纤维经白质前连合交叉到对侧的外侧索和前索上升,组成脊髓丘脑侧束(传导痛、温觉)和脊髓丘脑前束(传导触、压觉)。脊髓丘脑束纤维的排列有一定的顺序,来自骶、腰、胸、颈部的纤维由外侧向内侧依次排列。两束进入脑干后合并上行,称脊髓丘系,经延髓下橄榄核背外侧,脑桥和中脑内侧丘系外侧,终于背侧丘脑腹后外侧核,即第 3 级神经元。由背侧丘脑腹后外侧核发出纤维组成丘脑中央辐射,经内囊后肢投射到中央后回中、上部和中央旁小叶后部(图 19-3)。

（二）头面部的痛、温觉和粗略触觉传导通路

第 1 级神经元为三叉神经节内的假单极神经元,其周围突组成三叉神经三大分支,分布于头面部皮肤及口、鼻腔黏膜感受器;中枢突经三叉神经根入脑桥,传导痛、温觉的纤维下降为三叉神经脊束,止于三叉神经脊束核;传导触、压觉的纤维终于三叉神经脑桥核。第 2 级神经元胞体位于三叉神经脊束核和三叉神经脑桥核内,两核发出纤维交叉到对侧,组成三叉丘系,在脑干内上行于内侧丘系的背外侧,止于背侧丘脑腹后内侧核,即第 3 级神经元。背侧丘脑腹后内侧核发出纤维组成丘脑中央辐射,经内囊后肢,投射到中央后回下部(图 19-3)。

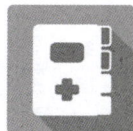

Note

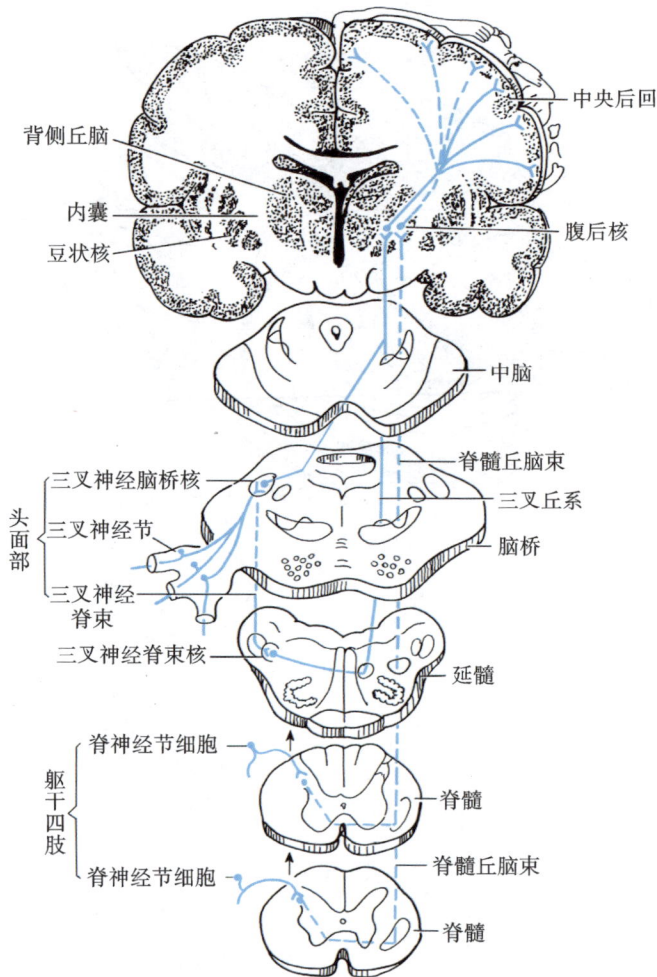

图 19-3　痛、温觉和粗略触觉传导通路

三、视觉传导通路和瞳孔对光反射通路

(一) 视觉传导通路

视觉传导通路由 3 级神经元组成(图 19-4)。第 1 级神经元为视网膜内的双极细胞,其周围突分布至光感受器(视锥细胞和视杆细胞),中枢突分布至视网膜内的节细胞,即第 2 级神经元。节细胞的轴突在视神经盘处汇集成视神经,经视神经管入颅腔,形成视交叉后延续为视束。在视交叉中,来自两眼视网膜鼻侧半的纤维交叉,交叉后加入对侧视束;来自视网膜颞侧半的纤维不交叉,进入同侧视束。因此,左侧视束内含有来自两眼视网膜左侧半的纤维,右侧视束内含有来自两眼视网膜右侧半的纤维。视束绕大脑脚向后,终于后丘脑的外侧膝状体,即第 3 级神经元。由外侧膝状体核发出纤维组成**视辐射**(optic radiation),经内囊后肢投射到枕叶内侧面距状沟两侧的视区皮质,产生视觉。

在视束中,少数纤维经上丘臂止于上丘和顶盖前区。上丘发出的纤维组成顶盖脊髓束,下行至脊髓,完成视觉反射。顶盖前区则与瞳孔对光反射通路有关。

视野指眼球固定向前平视时所能看到的空间范围。由于眼球屈光装置对光线的折射作用,鼻侧半视野的物像投射到颞侧半视网膜,颞侧半视野的物像投射到鼻侧半视网膜,上半视野的物像投射到下半视网膜,下半视野的物像投射到上半视网膜。

当视觉传导通路的不同部位受损时,可引起不同的视野缺损:①视网膜损伤引起的视野缺

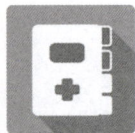

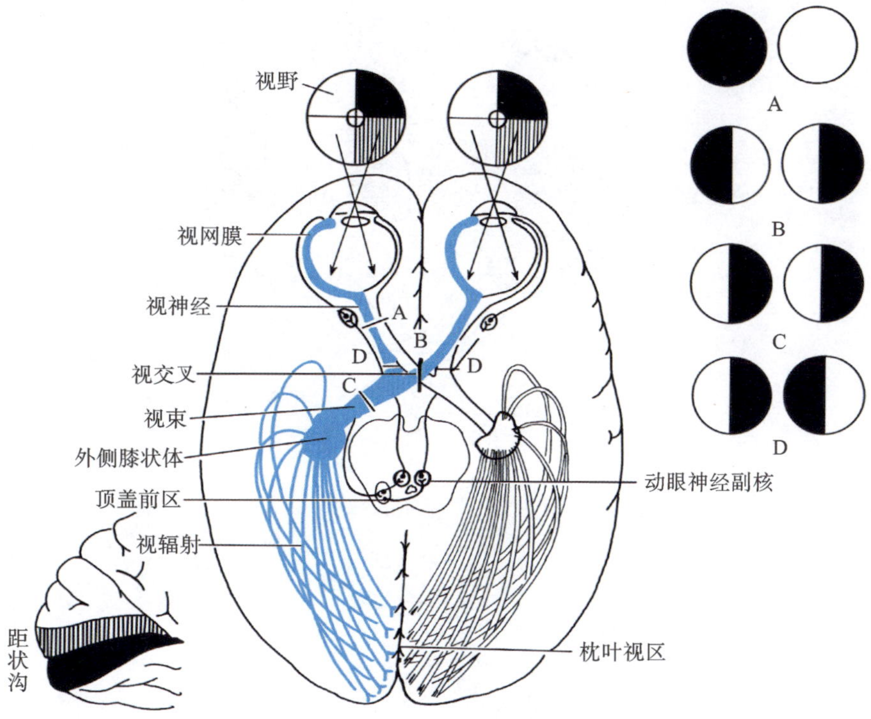

图 19-4 视觉传导通路和瞳孔对光反射通路

损与损伤的位置和范围有关,若损伤在视神经盘则视野中出现较大暗点,若黄斑部受损则中央视野有暗点,其他部位损伤则对应部位有暗点。②一侧视神经损伤可致该侧眼视野全盲。③视交叉中交叉纤维损伤可致双眼视野颞侧半偏盲。④一侧视交叉外侧部的不交叉纤维损伤,则患侧眼视野的鼻侧半偏盲。⑤一侧视束及以后的视觉传导通路(视辐射、视区皮质)受损,可致双眼病灶对侧半视野同向性偏盲(如右侧受损则右眼视野鼻侧半和左眼视野颞侧半偏盲)。

(二)瞳孔对光反射通路

光照一侧瞳孔时,引起两眼瞳孔缩小的反应,称瞳孔对光反射(图 19-4)。光照侧的反应称直接对光反射,未照射侧的反应称间接对光反射。瞳孔对光反射的通路如下:视网膜→视神经→视交叉→两侧视束→上丘臂→顶盖前区→两侧动眼神经副核→动眼神经→睫状神经节→节后纤维→瞳孔括约肌收缩→两侧瞳孔缩小。瞳孔对光反射在临床上有重要意义,反射消失,可能预示病危。

四、听觉传导通路

听觉传导通路由 4 级神经元组成。第 1 级神经元为蜗神经节内的双极细胞,其周围突分布于内耳螺旋器(Corti 器);中枢突构成蜗神经,与前庭神经一起组成前庭蜗神经,经内耳道入颅腔,经延髓脑桥沟入脑,止于蜗腹侧核和蜗背侧核(图 19-5)。第 2 级神经元胞体为蜗腹侧核和蜗背侧核,发出纤维大部分在脑桥内经斜方体交叉至对侧,于上橄榄核外侧折向上行,称**外侧丘系**。少数不交叉纤维在上橄榄核交换神经元,加入同侧外侧丘系。外侧丘系上行于内侧丘系的外侧,经中脑被盖的背外侧部,多数纤维止于下丘。第 3 级神经元胞体在下丘,其纤维经下丘臂止于内侧膝状体。第 4 级神经元胞体为内侧膝状体,发出纤维组成**听辐射**(acoustic radiation),经内囊后肢,投射到大脑皮质听区,即颞横回。

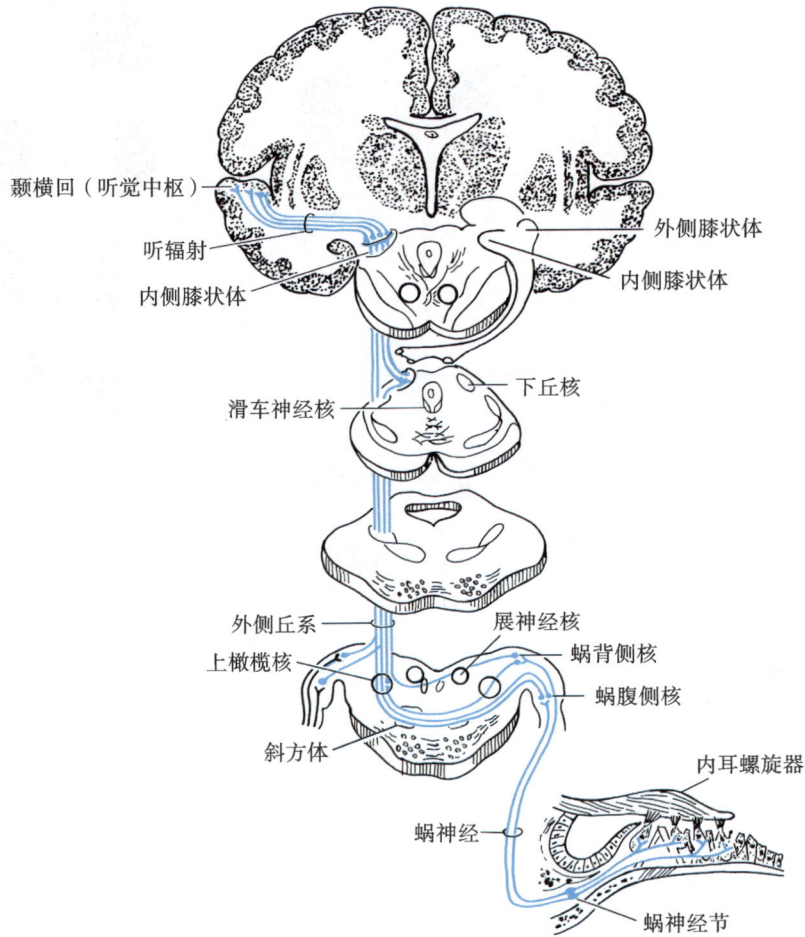

图 19-5　听觉传导通路

听觉冲动为双侧传导。若一侧传导通路在外侧丘系及以上受损，不会产生明显症状，但若损伤了蜗神经、内耳或中耳，将导致听觉障碍。

下丘为听觉反射中枢。下丘神经元发出纤维至上丘，再由上丘神经元发出纤维组成顶盖脊髓束下行至脊髓，经前角运动神经元完成听觉反射。

五、平衡觉传导通路

由 3 级神经元组成。第 1 级神经元是前庭神经节内的双极细胞，其周围突分布于内耳膜迷路的壶腹嵴、球囊斑和椭圆囊斑；中枢突组成前庭神经，与蜗神经一起入脑干，止于前庭神经核群（图 19-6）。第 2 级神经元为前庭神经核群，发出纤维止于双侧背侧丘脑腹后外侧核，即第 3 级神经元。由背侧丘脑腹后外侧核发出纤维投射到中央后回下部的头面部代表区。

前庭神经核（第 2 级神经元）还发出纤维分布到不同的部位，以完成前庭反射：①在中线两侧组成内侧纵束，上升纤维止于动眼神经核、滑车神经核和展神经核，完成眼球外肌前庭反射（如眼球震颤）；下降纤维至副神经核和上段颈髓前角神经元，完成转眼、转头的协调运动。②组成前庭脊髓束，在前索中下行，止于脊髓前角运动神经元，完成躯干、四肢的姿势反射（伸肌兴奋、屈肌抑制）。③与来自前庭神经的部分纤维组成前庭小脑束，经小脑下脚进入古小脑，参与平衡调节。④通过脑干网状结构，与迷走神经背核和疑核联系，完成前庭自主神经反射，故当平衡觉传导通路或前庭器受刺激时，可引起眩晕、恶心、呕吐等症状。

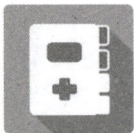

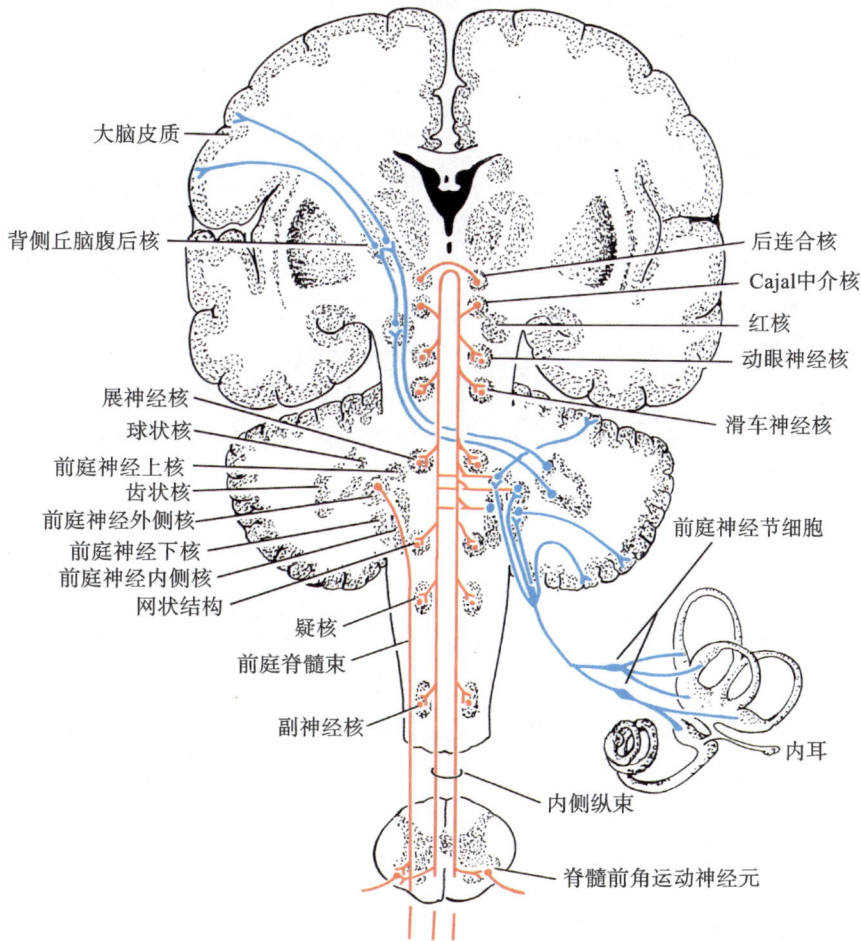

图 19-6　平衡觉传导通路

六、内脏感觉传导通路

（一）一般内脏感觉传导通路

一般内脏感觉传导通路有两条，经脑神经或脊神经传导，也是由 3 级神经元组成。①经脑神经传导：第 1 级神经元胞体位于脑神经节（舌咽神经、迷走神经的下神经节），其中枢突随舌咽神经、迷走神经入脑干后止于孤束核，即第 2 级神经元；孤束核发出纤维上行，可能经臂旁核至背侧丘脑腹后内侧核或下丘脑外侧区中继，即第 3 级神经元，再传向大脑皮质岛叶。②经脊神经传导：第 1 级神经元的胞体位于脊神经节，其中枢突经脊神经后根入脊髓后终止于中央管背外侧的后连合核，即第 2 级神经元；后连合核发出纤维上行，经臂旁核中继，即第 3 级神经元，再传向大脑皮质。

（二）内脏痛觉的传导通路

内脏痛觉的传导通路一般认为有两条，分别传导快痛和慢痛。也可以看成是 3 级神经元传导。①传导快痛：第 1 级神经元胞体位于脊神经节内，其周围突伴随交感神经或骶副交感神经分布于各器官（内脏、心、血管、腺体），其中枢突经脊神经后根入脊髓终于后角灰质，即第 2 级神经元。后角灰质发出纤维在同侧和对侧脊髓前外侧索上升，与脊髓丘脑束伴行至背侧丘脑腹后外侧核，即第 3 级神经元。第 3 级神经元发出的纤维经内囊后肢，到达大脑皮质中央后回和大脑外侧沟上壁皮质。②传导慢痛：第 1 级神经元也是脊神经节内假单极神经元，其中枢

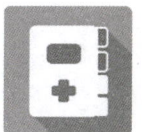

突进入脊髓后可能在固有束内上行,在脊髓和脑干网状结构内经过多次中继,即第 2 级神经元,再经背侧丘脑背内侧核中继,即第 3 级神经元,传向大脑皮质边缘叶。

(三) 特殊内脏感觉传导通路

嗅觉和味觉的传导也是 3 级神经元传导。传导嗅觉的第 1 级神经元为鼻腔嗅黏膜内的嗅细胞(双极神经元),其周围突分布于嗅黏膜;中枢突形成嗅丝(即嗅神经),穿筛骨的筛板(筛孔)入颅腔,止于嗅球,即第 2 级神经元。由嗅球发出二级纤维组成嗅束,向后延为嗅三角,即第 3 级神经元,再经外侧嗅纹将嗅觉冲动传至颞叶海马旁回的钩及附近皮质,产生嗅觉。

传导味觉的第 1 级神经元位于面神经的膝神经节、舌咽神经的下神经节和迷走神经的下神经节内,它们的周围突随面神经、舌咽神经和迷走神经分布于舌和会厌的味蕾;中枢突进入脑干后止于孤束核上端,即第 2 级神经元。孤束核发出纤维通过中央被盖束上行至同侧背侧丘脑腹后内侧核,即第 3 级神经元。背侧丘脑腹后内侧核发出纤维投射到中央后回下端的岛盖皮质。

第二节　运动传导通路

运动传导通路指从大脑皮质至躯体运动效应器的神经联系,主要管理骨骼肌运动,包括锥体系和锥体外系两个部分。

一、锥体系

锥体系(pyramidal system)由上运动神经元和下运动神经元两级神经元组成。**上运动神经元**(upper motor neuron)为大脑皮质运动神经元,即位于中央前回和中央旁小叶前部的巨型锥体细胞(Betz 细胞)和其他类型的锥体细胞,以及位于额、顶叶部分区域的锥体细胞。神经元轴突组成**锥体束**,其中下行止于脊髓灰质前角运动神经元的纤维束称**皮质脊髓束**(图 19-7);止于脑干脑神经运动核的纤维束称**皮质核束**(图 19-8)。**下运动神经元**(lower motor neuron)为脊髓灰质前角运动神经元和脑干脑神经运动核的运动神经元(躯体运动核和特殊内脏运动核)。脊髓前角运动神经元的轴突组成脊神经躯体运动纤维,支配躯干和四肢骨骼肌;脑神经运动核运动神经元的轴突组成脑神经相应的运动纤维,支配头面部骨骼肌(眼外肌、舌肌及由鳃弓演化的骨骼肌)。下运动神经元的胞体和轴突构成传导运动冲动的**最后公路**(final common pathway)。

(一) 皮质脊髓束

皮质脊髓束(corticospinal tract)由中央前回上、中部和中央旁小叶前部等处锥体细胞的轴突聚集而成,下行经内囊后肢的前部、大脑脚底中 3/5 的外侧部、脑桥基底部至延髓锥体。在锥体下端,75%~90%的纤维交叉至对侧,形成锥体交叉,交叉后的纤维下行于对侧脊髓外侧索内,称皮质脊髓侧束,此束沿途发出侧支,逐节终于脊髓前角运动神经元(可达骶节),支配四肢肌。在延髓锥体,小部分未交叉的纤维在同侧脊髓前索内下行,称皮质脊髓前束(仅达胸节),此束的大部分纤维经白质前连合逐节交叉至对侧,终于脊髓前角运动神经元,主要支配躯干肌。皮质脊髓前束中有一部分纤维始终不交叉,止于同侧脊髓前角运动神经元(图 19-7),支配躯干肌。因此,躯干肌受双侧大脑皮质支配。若一侧皮质脊髓束在锥体交叉以上受损,主要引起对侧肢体瘫痪,对躯干肌的运动没有明显影响。

皮质脊髓束只有 10%~20% 的纤维直接终止于前角运动神经元,主要支配肢体远端肌,

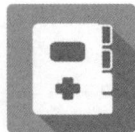

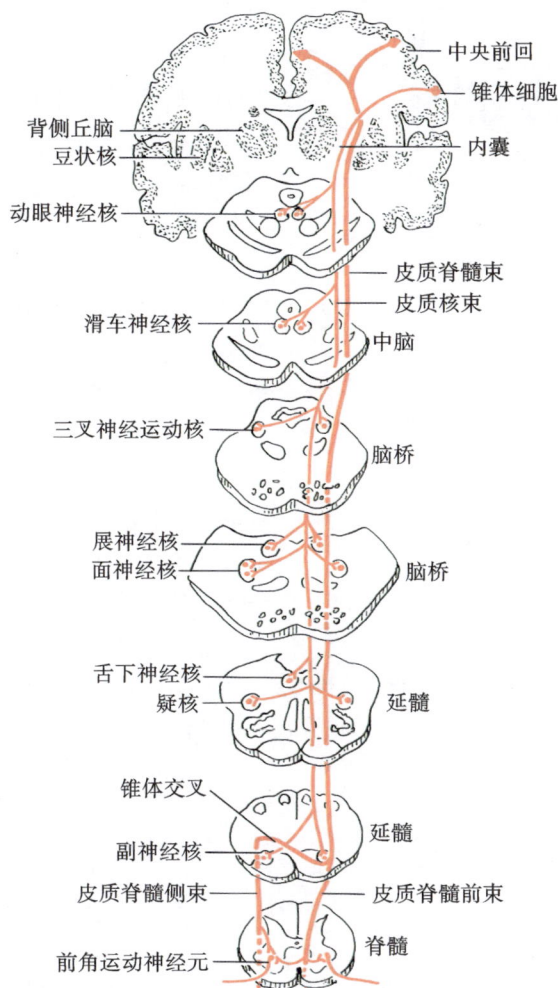

图 19-7　皮质脊髓束和皮质核束

大部分纤维经中间神经元与前角运动神经元联系。

（二）皮质核束

皮质核束（corticonuclear tract）又称皮质脑干束，主要由中央前回下部皮质锥体细胞的轴突集合而成，下行经内囊膝至大脑脚底中 3/5 的内侧部，由此向下，陆续分出纤维，大部分终于双侧脑神经运动核（动眼神经核、滑车神经核、展神经核、三叉神经运动核、面神经核上部、疑核和副神经核），支配眼球外肌、咀嚼肌、面上部（眼裂以上）表情肌、咽喉肌和胸锁乳突肌、斜方肌；小部分纤维完全交叉到对侧，止于面神经核下部和舌下神经核，支配面下部表情肌和舌肌。因此，除面神经核下部和舌下神经核为单侧（对侧）支配外，其他脑神经运动核均接受双侧皮质核束的纤维（图 19-8）。一侧皮质核束（上运动神经元）受损，对侧眼裂以下的面肌和对侧舌肌瘫痪，表现为病灶对侧鼻唇沟消失，口角低垂，并向病灶侧偏斜，流涎，不能做鼓腮、露齿等动作，伸舌时舌尖偏向病灶对侧（图 19-9）。一侧面神经核或面神经（下运动神经元）受损，可致病灶侧所有面肌瘫痪，表现为额纹消失，眼不能闭，鼻唇沟消失，口角下垂等。一侧舌下神经核或舌下神经（下运动神经元）受损，可致病灶侧全部舌肌瘫痪，表现为伸舌时舌尖偏向病灶侧（图 19-10）。

锥体系的任何部位损伤都可引起其支配区的随意运动障碍——瘫痪。瘫痪可分为两类，其中上运动神经元损伤引起的瘫痪，称核上瘫，下运动神经元损伤引起的瘫痪，称核下瘫。通

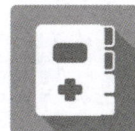

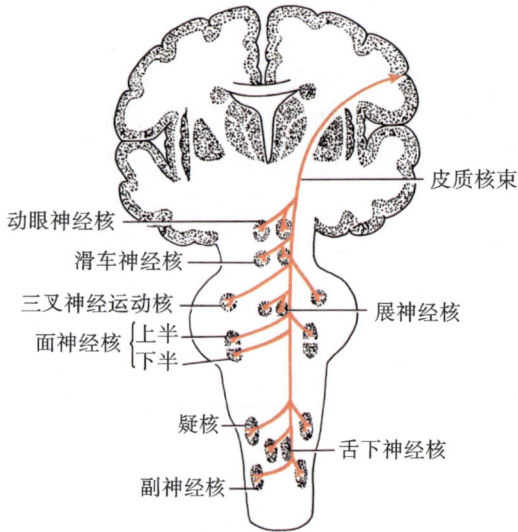

图 19-8　皮质核束与脑神经运动核的关系

常,上运动神经元对下运动神经元具有一定的抑制作用,所以不同神经元受损时,临床表现也有所不同。①上运动神经元损伤(核上瘫):脊髓灰质前角运动神经元和脑神经运动核以上的锥体系(大脑皮质或锥体束)损伤,表现为随意运动障碍,肌张力增高,故称痉挛性瘫痪(硬瘫),主要是由于上运动神经元对下运动神经元的抑制作用消失(脑神经核上瘫时肌张力增高不明显),肌并不萎缩(因其未失去直接的神经支配)。深反射亢进(因失去高级控制),浅反射(如腹壁反射、提睾反射等)减弱或消失(因锥体束的完整性被破坏),出现锥体束功能受到破坏的特征表现——病理反射(如巴宾斯基征)阳性等。两岁以下幼儿,因为锥体束尚未发育完善,可出现病理反射;成人在深睡、全身麻醉、深度昏迷时,锥体束功能受到抑制,也能出现病理反射。②下运动神经元损伤(核下瘫):脊髓灰质前角运动神经元和脑神经运动核及其以下的锥体系损伤,表现为失去神经直接支配所致的随意运动障碍,肌张力降低,又称弛缓性瘫痪(软瘫)。由于神经营养障碍,机体出现肌萎缩。所有反射弧均中断,故浅反射和深反射均消失,也不出现病理反射。

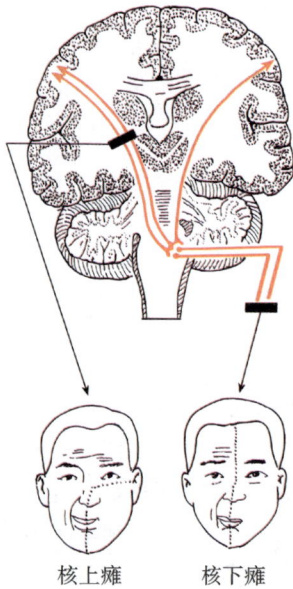

图 19-9　核上瘫与核下瘫(面肌)

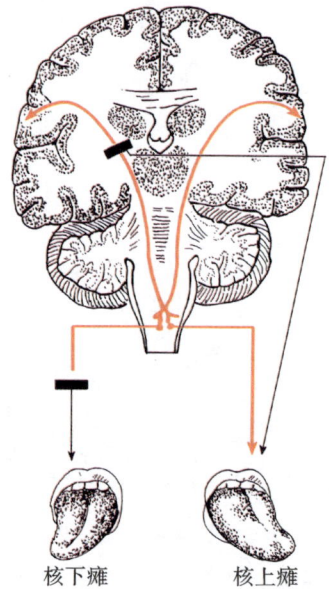

图 19-10　核上瘫与核下瘫(舌肌)

二、锥体外系

锥体外系(extrapyramidal system)指锥体系以外影响和控制躯体运动的所有传导通路。在结构上,它包括大脑皮质、纹状体、背侧丘脑、底丘脑、红核、黑质、脑桥核、前庭核、小脑、脑干网状结构等,以及它们的纤维联系,其结构十分复杂,纤维联系广泛,为多级神经元传导,形成许多反馈回路。锥体外系的纤维最后经红核脊髓束、网状脊髓束等中继,止于脑神经运动核和脊髓灰质前角运动神经元。在种系发生上,锥体外系是较古老的部分,从鱼类开始出现,在鸟

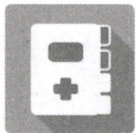

类成为控制躯体运动的主要系统。但到了哺乳类,尤其是人类,由于大脑皮质和锥体系的高度发展,锥体外系逐渐处于从属地位。在功能上,锥体系和锥体外系是不可分割的统一整体,互相协调、互相依赖,共同完成各种复杂的随意运动。锥体系主要管理各种随意运动;锥体外系主要协调锥体系的活动,包括调节肌张力、协调肌群活动、维持身体平衡、保持体态姿势、做习惯性或节律性动作(如走路时双臂自然协调的摆动)等。锥体外系的活动是在锥体系的主导下完成的,而锥体外系又给锥体系的活动提供了适宜的条件,只有在锥体外系保持肌张力稳定协调的前提下,锥体系才能完成一些精确的随意运动,如写字、刺绣等。另外,锥体外系对锥体系也有一定的依赖性,有些习惯性动作开始是由锥体系发起的,然后才处于锥体外系的管理之下,如游泳、骑车等。

(一)新纹状体-苍白球系

纹状体是控制运动的一个重要调节中枢,纤维联系复杂,形成多条环路,其中主要环路如下。

1. 皮质-新纹状体-背侧丘脑-皮质环路 由大脑皮质(主要为额、顶叶)发出纤维,经内囊进入新纹状体(尾状核和豆状核的壳),后者发出纤维止于苍白球,再由苍白球发出纤维止于背侧丘脑腹前核、腹外侧核,此二核发出纤维投射到大脑皮质运动区。该环路对发出锥体束的皮质躯体运动区活动有重要的反馈调节作用。简要归纳如下。

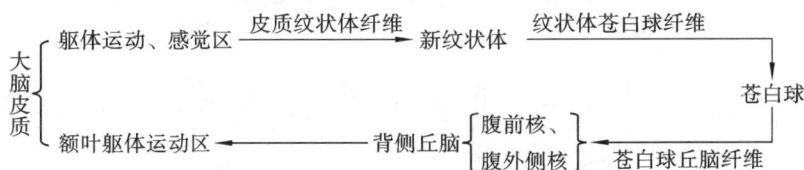

2. 新纹状体-黑质环路 自尾状核和壳发出纤维止于黑质;再由黑质发出纤维返回尾状核和壳。黑质神经元产生和释放多巴胺,当黑质变性后,输送到纹状体内的多巴胺含量降低,这是造成帕金森(Parkinson)病的主要原因。

3. 苍白球-底丘脑核环路 苍白球发出纤维终于底丘脑核,后者发出纤维返回苍白球。底丘脑核对苍白球有抑制性影响,底丘脑核受损时机体将出现对侧肢体大幅度的颤搐。

(二)皮质-脑桥-小脑系

皮质-脑桥-小脑-背侧丘脑-皮质环路起于额叶皮质的纤维,组成额桥束,起于顶、枕、颞叶皮质的纤维组成顶枕颞桥束,这些纤维束经内囊下行,经大脑脚底,止于脑桥核。自脑桥核发出纤维越过中线,经对侧小脑中脚进入小脑,主要止于新小脑皮质。新小脑皮质发出纤维至齿状核,齿状核再发出纤维经小脑上脚、小脑上脚交叉后上行止于背侧丘脑腹前核、腹外侧核,此二核发出纤维投射到皮质躯体运动区(图 19-11)。简要归纳如下。

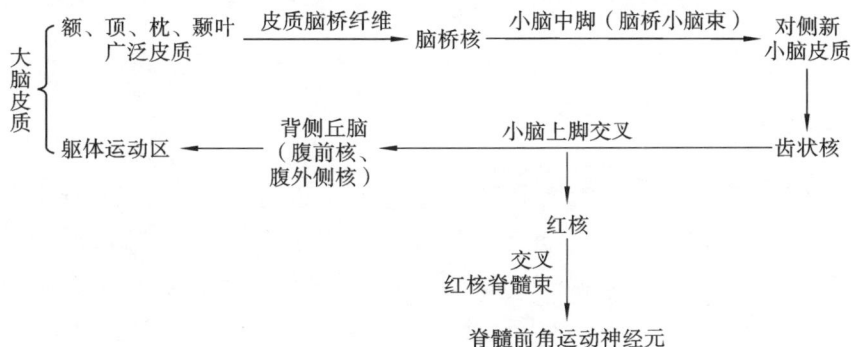

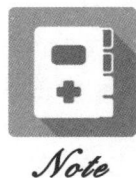

通过皮质-新纹状体-背侧丘脑-皮质环路及皮质-脑桥-小脑-背侧丘脑-皮质环路,大脑皮质的广泛区域可分别影响新纹状体和小脑,再通过背侧丘脑反馈调节皮质躯体运动区的活动,修正锥体束的活动,以调节随意运动,使运动更加协调、圆滑、精细和准确。

新小脑的冲动经齿状核中继后,除止于背侧丘脑腹前核、腹外侧核外,也终于红核,经红核脊髓束影响脊髓前角运动神经元。旧小脑的冲动传至球状核、栓状核,此二核的传出纤维经小脑上脚、小脑上脚交叉,终于红核和脑干网状结构,然后经红核脊髓束、网状脊髓束影响脊髓前角运动神经元,下达的神经冲动最终经脊神经达躯干四肢骨骼肌,调节肌张力、维持体态姿势。古小脑和部分旧小脑的传出纤维经顶核中继,经小脑下脚终于前庭神经核和脑干网状结构,由此发出的前庭脊髓束、网状脊髓束下行达脊髓,影响前角运动神经元的活动,维持身体平衡。上述环路的任何部位损伤都会导致共济失调、平衡障碍,如行走蹒跚和醉汉步态等。

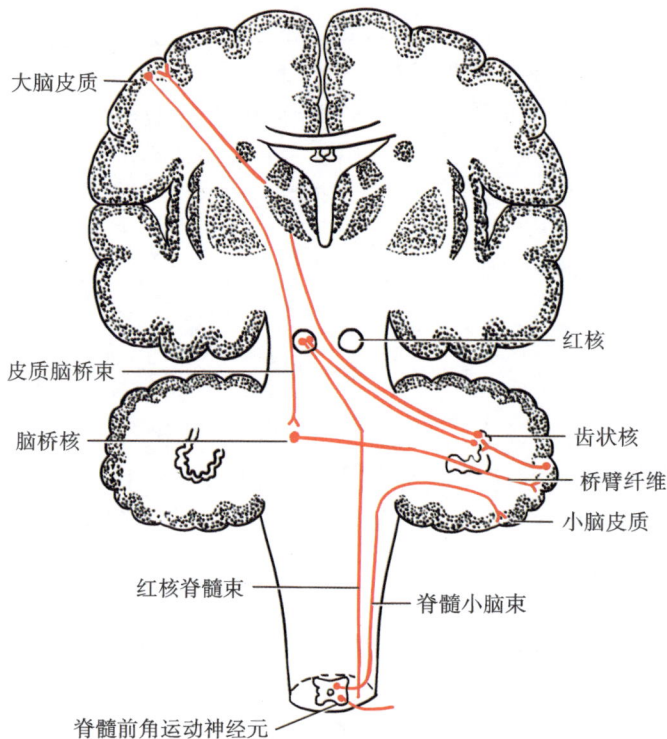

图 19-11　锥体外系的皮质-脑桥-小脑-皮质环路

第三节　临床应用要点

一、感觉障碍

感觉障碍为感觉传导通路出现异常所引起的感觉方面的症状。按照病变损害的部位,可以分为周围神经型感觉障碍、脊髓型感觉障碍、脑干型感觉障碍、丘脑型感觉障碍、内囊型感觉障碍和皮质型感觉障碍六种。①周围神经型感觉障碍:包括神经末梢型、神经干型、神经根型。神经末梢型往往出现对称性四肢远端的各种感觉障碍,越向远端越重,呈手套、袜筒状,伴有运动及自主神经功能障碍。某一神经干受损时,其支配区域的各种感觉呈条、块状障碍。某一脊

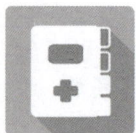

神经后根或后根神经节受损,常见于椎间盘突出症,支配节段范围的皮肤出现带状分布的感觉减退或消失,并常伴有放射性疼痛。②脊髓型感觉障碍:如果是脊髓横贯性损害,受损节段平面以下各种感觉会缺失或减退。如果只是脊髓半横断,机体会出现受损平面以下同侧深感觉障碍,对侧痛、温觉障碍。脊髓后角病变,机体会出现分离性感觉障碍,即节段性分布的痛觉、温觉障碍,深感觉和触觉存在。③脑干型感觉障碍:延髓旁正中部病变损伤内侧丘系时,患者出现对侧肢体的深感觉障碍和感觉性共济失调,而无痛觉、温觉感觉障碍,即分离性感觉障碍。如果病变累及延髓外侧部,患者出现病变对侧肢体的痛觉、温觉感觉障碍和病灶同侧的面部感觉障碍,即交叉性感觉障碍。脑桥和中脑损害时,患者出现对侧偏身和面部的各种感觉缺失时,一般伴有病变同侧脑神经运动障碍,即偏身感觉障碍。④丘脑型感觉障碍:患者出现以肢体重于躯干,上肢重于下肢,肢体远端重于近端,深感觉受累重于浅感觉为特征的偏身感觉障碍。在感觉的部分恢复过程中,患者出现对侧偏身自发的、难以忍受的"丘脑痛",以定位不准、性质难以形容为特征。⑤内囊型感觉障碍:特点为肢体重于躯干,肢体远端重于近端,深感觉受累重于痛、温觉。常合并运动、视纤维的受累,表现为"三偏",即偏瘫、偏身感觉障碍和偏盲。⑥皮质型感觉障碍:往往累及对侧身体的某一部分,称为单肢感觉障碍。上肢比下肢重,远端重于近端,上肢的尺侧和下肢的外侧常较明显。如果有刺激性病变,患者可出现对侧局限性的感觉性癫痫。

二、运动障碍

运动功能有随意运动和不随意运动两类。随意运动是有意识的,能随自己的意志进行的运动,又称自主运动。不随意运动指内脏运动神经和血管运动神经所支配的心肌、平滑肌的运动,是不经意识、不受自己意志控制的运动。一般所说的运动指随意运动,接受锥体系和锥体外系的调控。运动障碍的症状包括瘫痪、不自主运动和共济失调。

(1)瘫痪:包括中枢性瘫痪和周围性瘫痪。①中枢性瘫痪:上运动神经元(从大脑皮质、锥体束至脊髓前角运动神经元)损害所致的瘫痪,表现为痉挛性瘫痪、肌张力增高、肌腱反射亢进、瘫痪侧的浅反射(腹壁反射、提睾反射等)减低或消失,并出现病理反射,如巴宾斯基征、霍夫曼征阳性。但急性发病的中枢性瘫痪,初起时为弛缓性瘫痪,是锥体束休克的表现。2周后表现为痉挛性瘫痪。常见于脑血管疾病、脑肿瘤、颅内占位性病变等。②周围性瘫痪:由下运动神经元(前角细胞或脑神经运动核)、外周神经、神经肌肉接头等部位损害引起,为弛缓性瘫痪,出现肌张力降低,深反射减低或消失。持久而严重的瘫痪可伴有肌肉萎缩。

(2)不自主运动:又称异常运动,为随意肌的某一部分,或者一块肌肉、某些肌群出现不自主收缩。临床上常见的症状包括抽搐、痉挛、震颤、肌阵挛、舞蹈样动作、足徐动、扭转痉挛,还包括偏侧投掷运动、肌纤维震颤等。

(3)共济失调:由大脑、小脑、前庭系统、深感觉等损害所致的运动障碍。分为小脑、大脑、深感觉障碍性及前庭性共济失调。可表现为躯干平衡障碍、肢体协同运动障碍、辨距不良、动作幅度过度、不能辨别肢体的位置和运动方向,无法执行正确的自主运动等。

三、视野缺损

视野指眼球不动,向前注视一个点所能看到的空间范围,是黄斑中央凹以外的视力。视野缺损指视野范围受损。患者如果表现出视野缺损,所看到的范围会缩小,在所见范围内有可能会表现出片状的阴影遮挡,需要做视野检查来分析视野缺损的大小,以及光敏感度下降的程度。眼科的许多疾病可以导致视野缺损。例如,青光眼会导致鼻侧阶梯、旁中心暗点、环形暗点、弓形暗点等视野缺损;视神经炎、黄斑变性等会导致中央视野缺损。而视网膜脱离,视网膜分支动脉阻塞,缺血性视神经病变、视交叉、视束、颅内病变会导致不规则视野缺损,表现为某

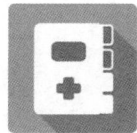

个方向的片状遮挡感。其中垂直性偏盲（以注视点为界，视野的鼻侧或颞侧半缺损）对脑部疾病定位诊断有重要参考价值。因为双眼视野互补，单眼或轻度的视野缺损常难以发现，若发现视野缺损应及时就医。一般垂直性偏盲对脑部疾病定位诊断极为重要，特征性的视野缺损是青光眼的重要诊断依据，因此，做视野检查明确视野缺损的具体类型，对于眼和脑部病变的诊断有很大的价值。

本章知识点

1. 传导通路的基本概念。

2. 躯干、四肢意识性本体感觉和精细触觉传导通路的组成，各级神经元位置、纤维走行和投射区，以及损伤后的主要表现。

3. 躯干、四肢的痛、温觉和粗略触觉传导通路的组成，各级神经元胞体所在的位置、纤维走行和投射区。

4. 头面部痛、温觉和触觉传导通路障碍的特点。

5. 视觉传导路的组成，纤维部分交叉（视交叉）的情况与在内囊的位置、皮质投射区。

6. 瞳孔对光反射通路。

7. 骨骼肌随意运动上、下两级神经元管理的规律和特点。

8. 皮质核束的起止、通过内囊的部位、对脑神经运动核的管理特点，以及核上瘫与核下瘫不同表现的形态学基础。

9. 皮质脊髓束的起止、在内囊和脑干各段的位置，锥体交叉、皮质脊髓侧束与皮质脊髓前束的走行和终止特点。

10. 锥体系上、下运动神经元损伤后的不同表现。

（廖　华）

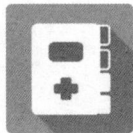

第二十章　脊髓和脑的被膜、血管及脑脊液循环

第一节　脊髓和脑的被膜

脊髓和脑的表面包有三层被膜,由外向内依次为硬膜、蛛网膜和软膜,有支持、保护脊髓和脑的作用。

一、脊髓的被膜

脊髓的被膜由外向内为硬脊膜、脊髓蛛网膜和软脊膜。

(一) 硬脊膜

硬脊膜(spinal dura mater)由致密结缔组织构成,厚而坚韧。上端附于枕骨大孔边缘,与硬脑膜相延续;在第 2 骶椎水平逐渐变细,包裹终丝;下端附于尾骨。硬脊膜与椎管内面骨膜之间的间隙称**硬膜外隙**(extradural space),内含疏松结缔组织、脂肪、淋巴管、静脉丛和脊神经根等。此间隙略呈负压,不与颅腔内相通(图 20-1)。临床上进行硬膜外麻醉时,将药物注入此间隙,以阻滞脊神经根内的神经传导。在硬脊膜与脊髓蛛网膜之间有潜在的硬膜下隙。硬脊膜在椎间孔处与脊神经的被膜相延续。

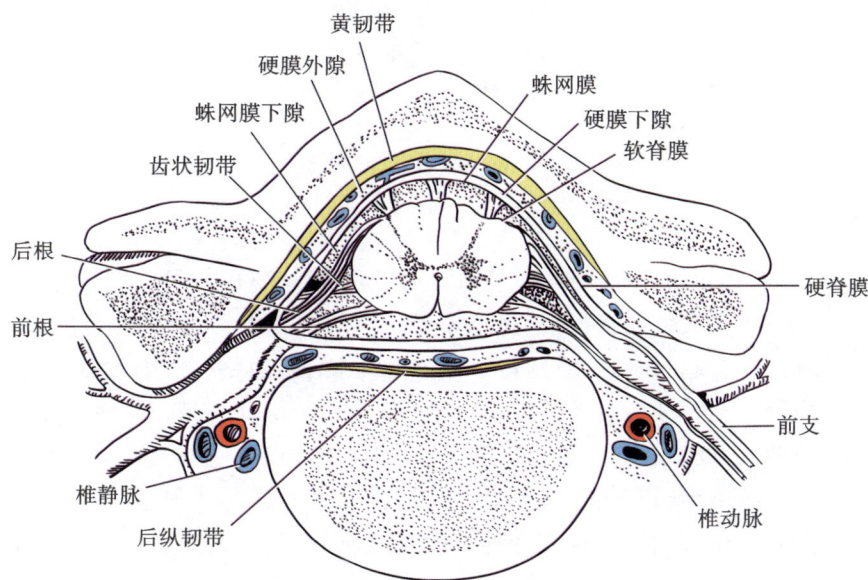

图 20-1　脊髓的被膜

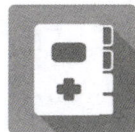

（二）脊髓蛛网膜

脊髓蛛网膜（spinal arachnoid mater）为半透明而无血管的薄膜，向上与脑蛛网膜相延续。脊髓蛛网膜与软脊膜之间有较宽阔的间隙，称**蛛网膜下隙**（subarachnoid space），两层膜之间有许多结缔组织小梁相连，间隙内充满脑脊液。脊髓蛛网膜下隙的下部，自脊髓下端至第 2 骶椎之间扩大的蛛网膜下隙，称**终池**（terminal cistern），其内容纳马尾。临床上常在第 3、4 或第 4、5 腰椎间行腰椎穿刺，以抽取脑脊液或注入药物（临床上的腰麻）而不伤及脊髓。脊髓蛛网膜下隙向上与脑蛛网膜下隙相通。

（三）软脊膜

软脊膜（spinal pia mater）薄而富含血管，紧贴脊髓表面，并延伸至脊髓沟裂中，在脊髓下端移行为终丝。软脊膜在脊髓两侧，脊神经前、后根之间形成**齿状韧带**（denticulate ligament）。该韧带呈齿状，其尖端附于硬脊膜。脊髓借齿状韧带和脊神经根固定于椎管内，并浸泡于脑脊液中，硬膜外隙内的脂肪组织和椎内静脉丛的弹性垫作用，使脊髓不易遭受震荡而造成损伤。

二、脑的被膜

脑的被膜由外向内依次为硬脑膜、脑蛛网膜和软脑膜（图 20-2）。

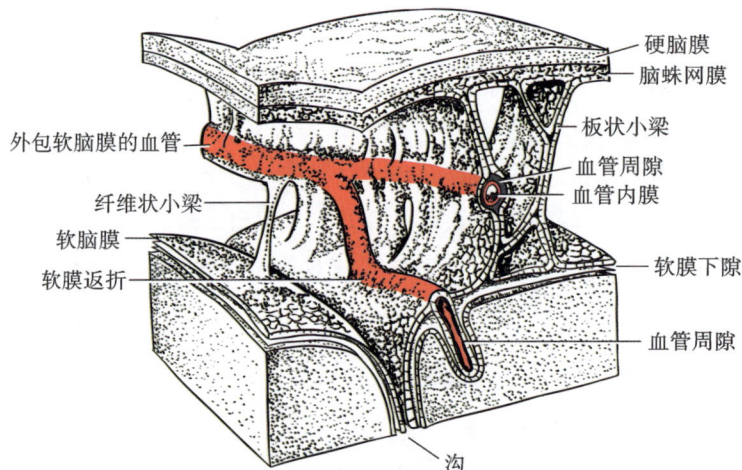

图 20-2　脑的被膜模式图

（一）硬脑膜

硬脑膜（cerebral dura mater）是厚而坚韧的双层膜，有丰富的神经和血管行经其间。外层为颅骨内面的骨膜，与颅盖骨连接疏松，易于分离。当硬脑膜血管受损时，硬脑膜与颅骨之间可形成硬膜外血肿。在颅底处硬脑膜则与颅骨结合紧密，故颅底骨折时，硬脑膜与脑蛛网膜易同时撕裂，使脑脊液外漏。颅前窝骨折时，脑脊液可流入鼻腔，形成鼻漏。硬脑膜在脑神经出颅处移行为神经外膜。硬脑膜内层可折叠形成若干板状突起伸入各脑部之间，更好地保护脑，在枕骨大孔的边缘与硬脊膜相延续。由硬脑膜形成的结构（图 20-3）如下。

1. 大脑镰（cerebral falx）　呈镰刀形伸入大脑纵裂，分隔两大脑半球。前端连于鸡冠，后端连于小脑幕的顶，下缘游离于胼胝体的上方。

2. 小脑幕（tentorium of cerebellum）　呈半月形伸入大脑横裂，分隔大脑和小脑。其后外侧缘附于枕骨横窦沟和颞骨岩部上缘，前内侧缘游离形成小脑幕切迹。切迹与鞍背之间形成

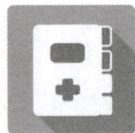

Note

一环形孔,称小脑幕裂孔,内有中脑通过。小脑幕将颅腔不完全地分割成上、下两部。当上部颅脑病变引起颅内压增高时,小脑幕切迹上方的海马旁回和钩可受挤压而移位至小脑幕切迹,形成小脑幕切迹疝压迫大脑脚和动眼神经。

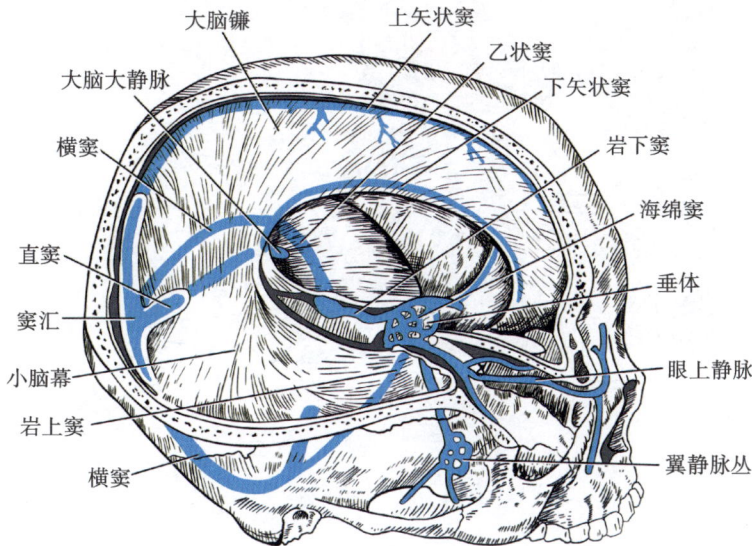

图 20-3　硬脑膜及硬脑膜窦

3. 小脑镰(cerebellar falx) 自小脑幕下面正中伸入两小脑半球之间。

4. 鞍隔(diaphragma sellae) 位于蝶鞍上方,张于前床突、鞍结节和鞍背上缘之间,封闭垂体窝,中央有一小孔容垂体柄通过。

硬脑膜在某些部位两层分开,内面衬以内皮细胞,构成**硬脑膜窦**(sinus of dura mater),窦内含静脉血,窦壁无平滑肌,不能收缩,故损伤出血时难以止血,容易形成颅内血肿。主要的硬脑膜窦如下。

上矢状窦(superior sagittal sinus)位于大脑镰上缘内,前端起自盲孔,向后流入**窦汇**(confluence of sinuses)。

下矢状窦(inferior sagittal sinus)位于大脑镰下缘内,其走向与上矢状窦一致,向后汇入直窦。

直窦(straight sinus)位于大脑镰与小脑幕连接处,由大脑大静脉和下矢状窦汇合而成,向后通窦汇。

窦汇(confluence of sinus)由上矢状窦与直窦在枕内隆凸处汇合扩大而成,向两侧移行为左、右横窦。

横窦(transverse sinus)成对,位于小脑幕后外侧缘附着处的枕骨横窦沟处,连接窦汇与乙状窦。

乙状窦(sigmoid sinus)成对,位于乙状窦沟内,是横窦的延续,向前下在颈静脉孔处出颅延续为颈内静脉。

海绵窦(cavernous sinus)位于蝶鞍两侧,为两层硬脑膜间的不规则腔隙。腔隙内有许多结缔组织小梁,形似海绵而得名(图 20-4),两侧海绵窦借横支相连。窦腔内侧壁有颈内动脉和展神经通过,在窦的外侧壁,自上而下有动眼神经、滑车神经、三叉神经的分支眼神经(V_1)和上颌神经(V_2)通过。

海绵窦与周围的静脉有广泛的交通和联系。其前方接受眼静脉,两侧接受大脑中浅静脉,向后外经岩上窦和岩下窦连通横窦、乙状窦或颈内静脉。海绵窦向前借眼静脉与面静脉交通,

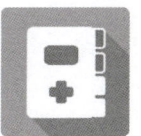

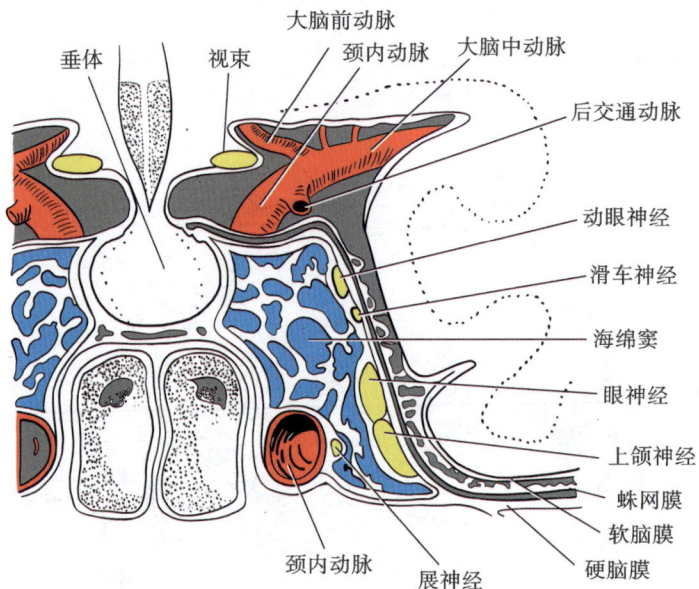

图 20-4　海绵窦

向下经卵圆孔的小静脉与翼静脉丛相通,故面部感染可经上述交通蔓延至海绵窦,引起海绵窦炎和血栓形成,继而累及经过海绵窦的神经。

　　岩上窦和岩下窦分别位于颞骨岩部的上缘和后缘,将海绵窦的血液分别导入横窦、乙状窦或颈内静脉。硬脑膜窦还借导静脉与颅外静脉相交通,故头皮感染也可蔓延至颅内。

　　硬脑膜窦内血液流向归纳如下。

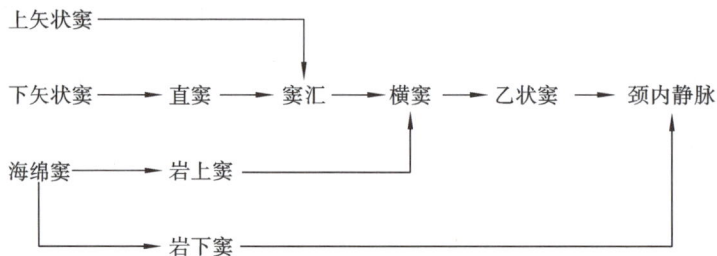

```
上矢状窦 ─────────────────┐
                              ↓
下矢状窦 ── 直窦 ── 窦汇 ── 横窦 ── 乙状窦 ── 颈内静脉
                              ↑
海绵窦 ──── 岩上窦 ──────────┘
        └─ 岩下窦 ──────────────────────────┘
```

(二) 脑蛛网膜

　　脑蛛网膜(cerebral arachnoid mater)薄而透明,缺乏血管和神经,与硬脑膜之间有硬膜下隙,与软脑膜之间有蛛网膜下隙。脑蛛网膜下隙内充满脑脊液,此隙向下与脊髓蛛网膜下隙相通。颅内血管或动脉瘤破裂出血,血液流入蛛网膜下隙,称为蛛网膜下隙(腔)出血。脑蛛网膜除在大脑纵裂和大脑横裂处以外,均跨越脑的沟裂而不深入沟内,故蛛网膜下隙的大小不一,此隙在某些部位扩大称**蛛网膜下池**(subarachnoid cistern)。在小脑与延髓之间有**小脑延髓池**(cerebellomedullary cistern)。在视交叉前方有交叉池,两侧大脑脚之间有脚间池,脑桥腹侧有桥池,胼胝体压部下方与小脑上面前上方和中脑背面之间有四叠体上池,内有松果体和大脑大静脉。

　　脑蛛网膜紧贴硬脑膜,在上矢状窦处形成许多绒毛状突起,突入上矢状窦内,称**蛛网膜粒**(arachnoid granulation)(图 20-5)。脑脊液经这些蛛网膜粒渗入硬脑膜窦内,回流入静脉。

(三) 软脑膜

　　软脑膜(cerebral pia mater)薄而富有血管和神经,覆盖于脑的表面并伸入沟裂内。在脑室的一定部位,软脑膜及其血管与该部的室管膜上皮共同构成脉络组织。在某些部位,脉络组

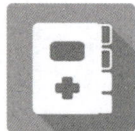

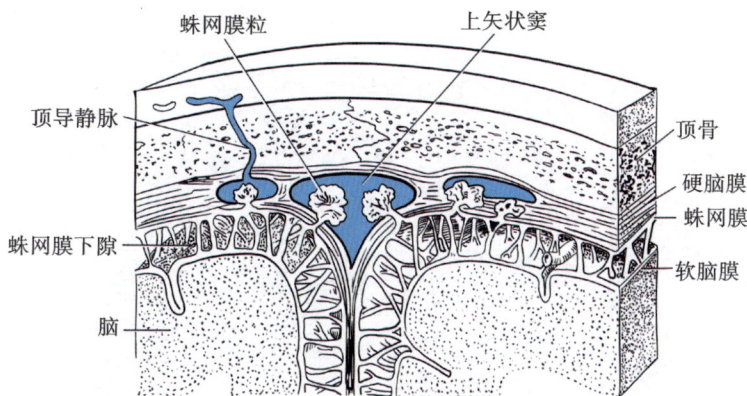

图 20-5 蛛网膜粒和硬脑膜窦

织的血管反复分支成丛,连同其表面的软脑膜和室管膜上皮一起突入脑室,形成脉络丛。脉络丛是产生脑脊液的主要结构。

第二节 脑和脊髓的血管

一、脑的血管

(一)脑的动脉

脑的动脉来源于颈内动脉和椎动脉(图 20-6)。由于左、右椎动脉入颅后很快合并成一条基底动脉,故可将脑的动脉分为颈内动脉系和椎-基底动脉系。以顶枕沟为界,大脑半球的前 2/3 和部分间脑由颈内动脉系供应,大脑半球后 1/3 及部分间脑、脑干和小脑由椎-基底动脉系供应。这两系动脉在大脑的分支可分为皮质支和中央支。皮质支营养大脑皮质及其深面的髓质,中央支供应基底核、内囊及间脑等。

1. 颈内动脉(internal carotid artery) 起自颈总动脉,自颈部向上至颅底,经颈动脉管进入颅腔,紧贴海绵窦的内侧壁穿海绵窦腔行向前上,至前床突的内侧弯行向上并穿出海绵窦而发出分支。颈内动脉按其行程可分为 4 部:颈部、岩部、海绵窦部和前床突上部。其中海绵窦部和前床突上部合称为虹吸部,常呈 U 形或 V 形,是动脉硬化的好发部位。临床上的颈动脉海绵窦瘘指海绵窦部的颈内动脉破裂出血至窦内,导致颈内动脉与海绵窦之间形成异常的动-静脉直接交通。患者可出现搏动性突眼、眼球运动障碍等症状。颈内动脉在穿出海绵窦处发出眼动脉(见视器)。颈内动脉供应脑的主要分支如下。

(1)**大脑前动脉**(anterior cerebral artery):在视神经上方行向前内,进入大脑纵裂,与对侧同名动脉借前**交通动脉**(anterior communicating artery)相连,后沿胼胝体沟向后行(图 20-7)。皮质支分布于顶枕沟以前的半球内侧面、额叶底面的一部分和额、顶两叶上外侧面的上部。中央支自大脑前动脉的近侧段发出,经前穿质入脑实质,供应尾状核、豆状核前部和内囊前肢。

(2)**大脑中动脉**(middle cerebral artery):可视为颈内动脉的直接延续,向外走行入外侧沟内,分为数条皮质支,营养大脑半球外侧面大部分和岛叶(图 20-8),其中包括躯体运动区、躯体感觉区和语言中枢。若该动脉发生阻塞,将对机体运动、感觉功能产生严重影响,若左侧大脑中动脉阻塞,还会影响语言功能。大脑中动脉途经前穿质时,发出一些细小的中央支(图

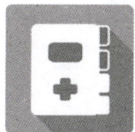

Note

375

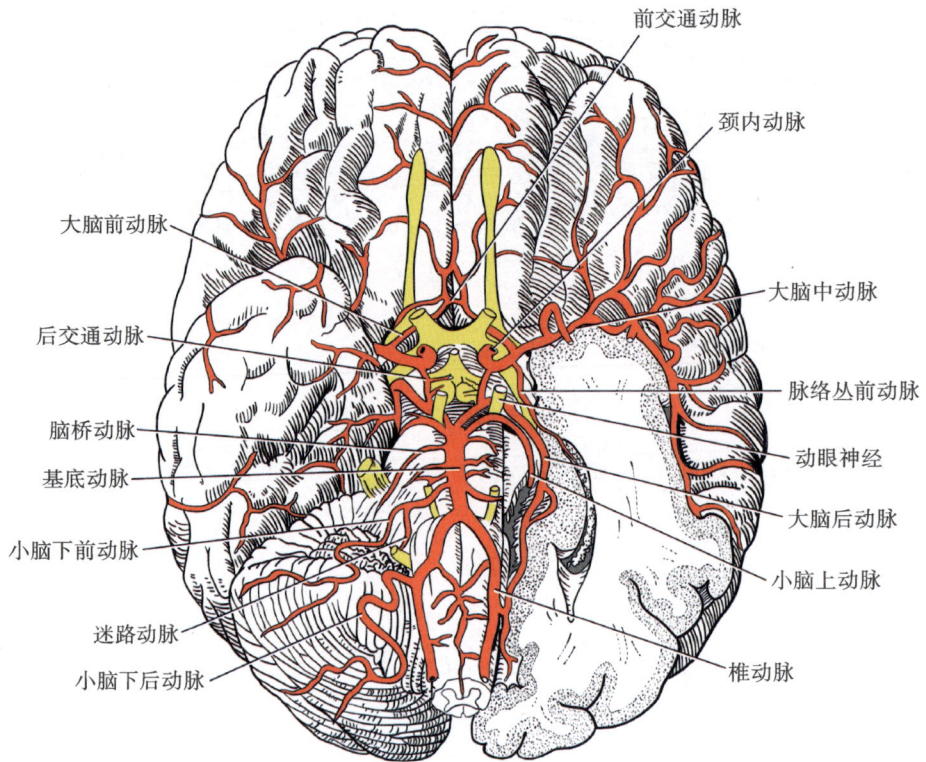

图 20-6　脑底的动脉

20-9)，又称豆纹动脉，垂直向上进入脑实质，营养尾状核、豆状核、内囊膝和后肢的前部。豆纹动脉行程呈 S 形弯曲，因血流动力学关系，在高血压动脉硬化时容易破裂（故又称出血动脉），导致脑出血，引起严重的功能障碍。

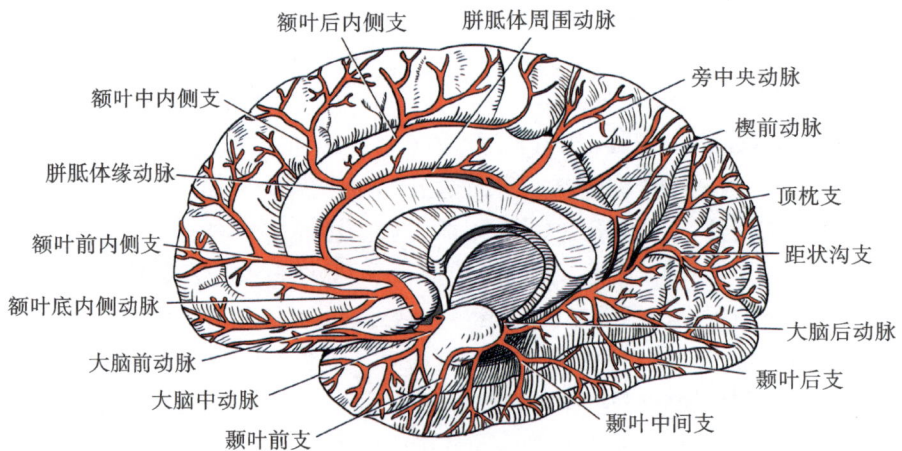

图 20-7　大脑半球的动脉（内侧面）

（3）**脉络丛前动脉**（anterior choroidal artery）：沿视束下面行向后外，经大脑脚与海马旁回的钩之间进入侧脑室下角，终止于脉络丛。沿途发出分支供应外侧膝状体、内囊后肢的后下部、大脑脚底的中 1/3 及苍白球等结构。此动脉细小且行程较长，易被血栓阻塞。

（4）**后交通动脉**（posterior communicating artery）：在视束下面向后行，与大脑后动脉吻合，是颈内动脉系与椎-基底动脉系的吻合支。

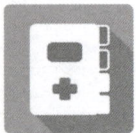

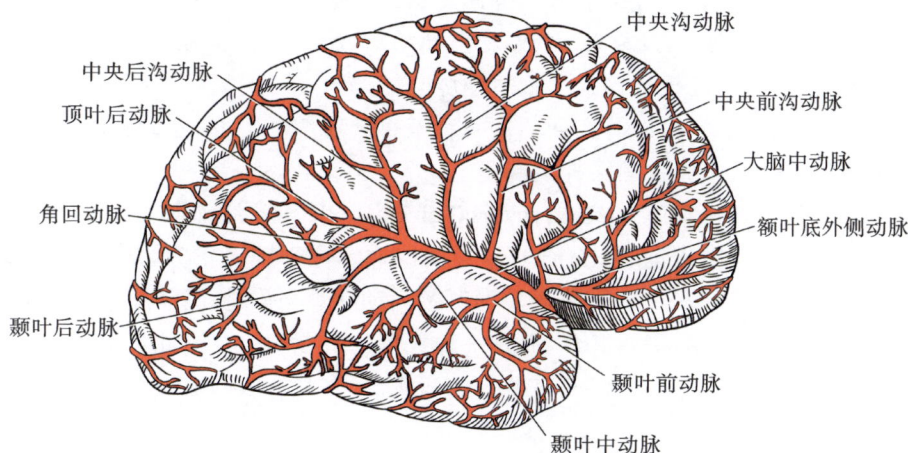

图 20-8 大脑半球的动脉(外侧面)

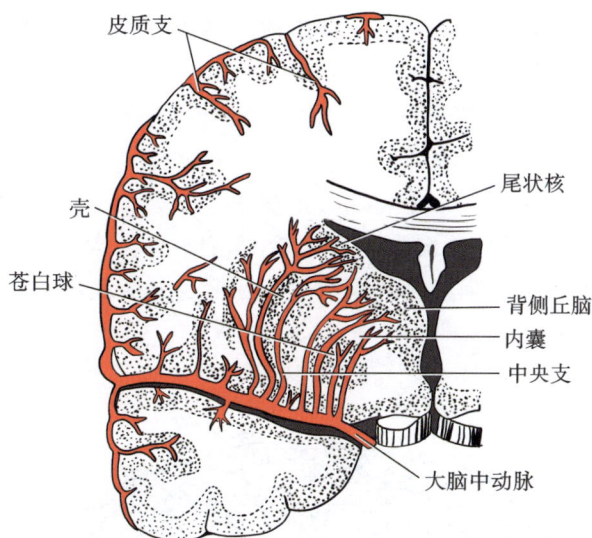

图 20-9 大脑中动脉的皮质支和中央支

2. 椎-基底动脉 起自锁骨下动脉,向上穿第 6 至第 1 颈椎横突孔,经枕骨大孔进入颅腔,在脑桥与延髓交界处的腹侧面,左、右椎动脉汇合成一条基底动脉(basilar artery)。基底动脉沿脑桥腹侧的基底沟上行,至脑桥上缘分为左、右大脑后动脉两大终支。

(1)**椎动脉的主要分支**:①脊髓前、后动脉(见脊髓的血管)。②**小脑下后动脉**(posterior inferior cerebellar artery):小脑下后动脉是椎动脉的最大分支,在平橄榄下端附近发出,向后外行经延髓与小脑扁桃体之间,发出分支分布于小脑下面的后部和延髓后外侧部(图 20-6)。该动脉行程弯曲,易发生栓塞,临床上称为延髓外侧综合征(Wallenberg 综合征),表现为同侧面部浅感觉障碍、对侧上下肢及躯干的浅感觉障碍(交叉性感觉麻痹)和小脑共济失调等。

(2)**基底动脉的主要分支**:①**小脑下前动脉**(anterior inferior cerebellar artery):发自基底动脉起始段,经展神经、面神经和前庭蜗神经的腹侧达小脑下面(图 20-6),供应小脑下部的前份。②**迷路动脉**(labyrinthine artery):细长,伴随面神经和前庭蜗神经进入内耳道,供应内耳迷路。80%以上的迷路动脉发自小脑下前动脉。③**脑桥动脉**(pontine artery):一些细小的动脉分支,供应脑桥基底部。④**小脑上动脉**(superior cerebellar artery):发自基底动脉的末端处,绕大脑脚向后,供应小脑上部。⑤**大脑后动脉**(posterior cerebral artery):大脑后动脉是基

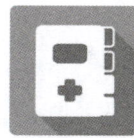

Note

377

底动脉的终末分支,绕大脑脚向后,沿海马旁回的钩转至颞叶和枕叶的内侧面(图 20-7)。皮质支分布于颞叶的内侧面、底面及枕叶;中央支由起始部发出,经后穿质入脑实质,供应背侧丘脑、内侧膝状体、下丘脑和底丘脑等。大脑后动脉起始部与小脑上动脉根部之间有动眼神经穿行(图 20-6),当颅内压增高时,海马旁回的钩可移至小脑幕切迹下方,使大脑后动脉向下移位,牵拉并压迫动眼神经,从而导致动眼神经麻痹。

3. 大脑动脉环(Willis 环)(cerebral arterial circle) 由两侧大脑前动脉起始段、两侧颈内动脉末段、两侧大脑后动脉借前、后交通动脉共同组成。位于脑底下方,蝶鞍上方,环绕视交叉、灰结节及乳头体周围(图 20-6)。此环使两侧颈内动脉系与椎-基底动脉系相交通。正常情况下,大脑动脉环两侧的血液不相混合,而是一种代偿的潜在结构。当此环的某一处发育不良或阻塞时,此环可在一定程度上使血液重新分配和代偿,以维持脑的血液供应。

(二)脑的静脉

脑的静脉无瓣膜,不与动脉伴行,分为浅、深两组,两组之间相互吻合(图 20-10、图20-11)。浅组收集脑皮质及皮质下髓质的静脉血,直接注入邻近的静脉窦;深组收集大脑深部的髓质、基底核、间脑、脑室脉络丛等处的静脉血,最后汇成一条大脑大静脉注入直窦。两组静脉最终经硬脑膜窦回流至颈内静脉。

1. 浅组 以大脑外侧沟为界分为 3 组:①大脑上静脉(外侧沟以上),收集大脑半球上外侧面和内侧面上部的血液,注入上矢状窦。②大脑下静脉(外侧沟以下),收集大脑半球上外侧面下部和半球下面的血液,主要注入横窦和海绵窦。③分大脑中浅静脉、大脑中深静脉,大脑中浅静脉收集半球上外侧面近外侧沟附近的静脉,本干沿外侧沟向前下,注入海绵窦;大脑中深静脉收集岛叶的血液,与大脑前静脉和纹状体静脉汇合成**基底静脉**(basal vein)。基底静脉注入大脑大静脉(图 20-10)。

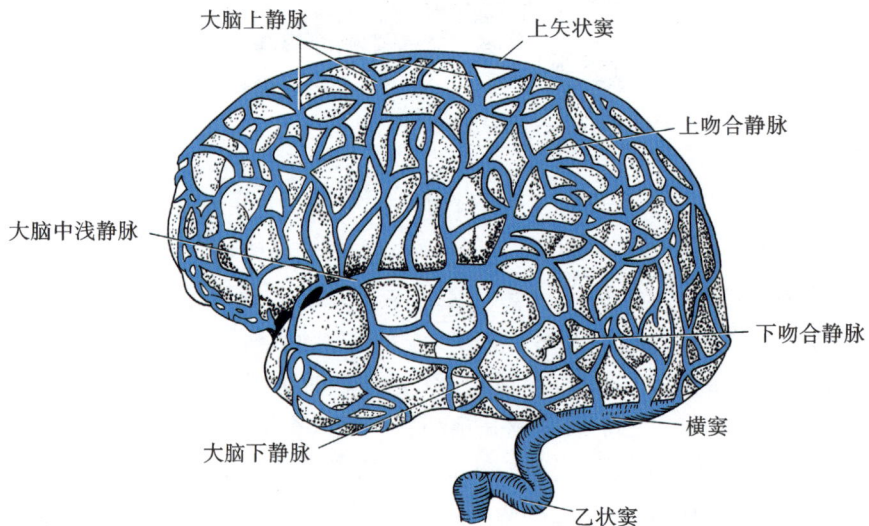

图 20-10 脑的静脉(浅组)

2. 深组 包括大脑内静脉和大脑大静脉。**大脑内静脉**(internal cerebral vein)由脉络膜静脉和丘脑纹静脉在室间孔后上缘合成,向后至松果体后方,与对侧的大脑内静脉汇合成一条**大脑大静脉**(great cerebral vein)(Galen 静脉)。大脑大静脉很短,收纳大脑半球深部髓质、基底核、间脑和脉络丛等处的静脉血,在胼胝体压部的后下方注入直窦(图 20-11)。

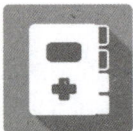

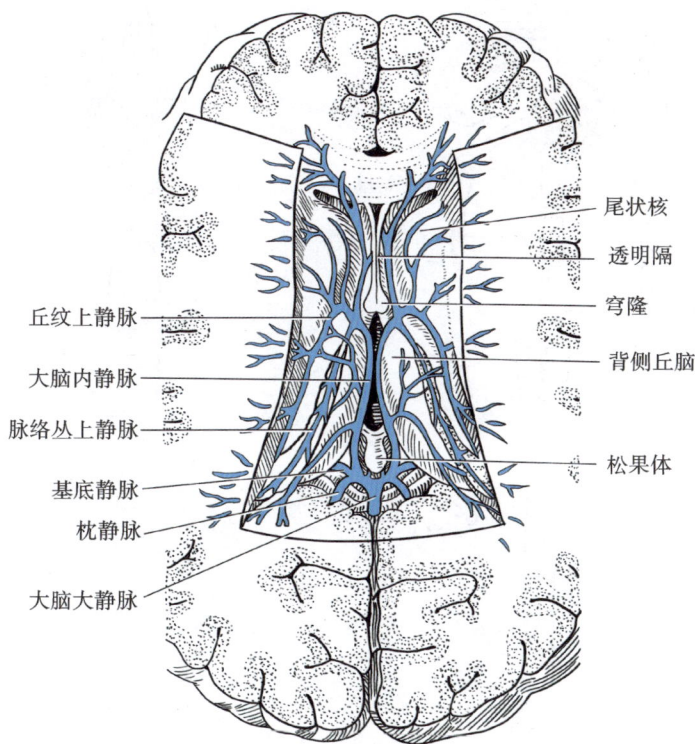

图 20-11　脑的静脉(深组)

二、脊髓的血管

(一) 脊髓的动脉

脊髓的动脉有两个来源,即椎动脉和节段性动脉(图 20-12)。椎动脉发出**脊髓前动脉**(anterior spinal artery)和**脊髓后动脉**(posterior spinal artery)。它们在下行过程中,不断得到节段性动脉(由颈升动脉、肋间后动脉、腰动脉和骶外侧动脉等发出)分支的补充,以保障足够的血液供应脊髓。

脊髓前动脉由椎动脉末端发出,左、右脊髓前动脉在延髓腹侧合成一干,沿前正中裂下行至脊髓末端。脊髓后动脉自椎动脉发出向后行,经枕骨大孔出颅后沿脊髓后外侧沟下行,直至脊髓末端。脊髓前、后动脉之间借环绕脊髓表面的吻合支互相交通,形成动脉冠(图 20-13),由动脉冠再发出分支进入脊髓内部。脊髓前动脉的分支主要分布于脊髓前角、侧角、灰质连合、后角基部、前索和外侧索。脊髓后动脉的分支则分布于脊髓后角的其余部分和后索。

由于脊髓动脉的来源不同,有些节段因两个来源的动脉吻合薄弱,血液供应不够充分,脊髓易因缺血而受损,这些节段称为危险区,如第 1～4 胸节(特别是第 4 胸节)和第 1 腰节的腹侧面。

(二) 脊髓的静脉

脊髓的静脉较动脉多而粗。脊髓前、后静脉由脊髓内的小静脉汇集而成,通过前、后根静脉注入硬膜外隙的椎内静脉丛。

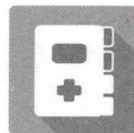

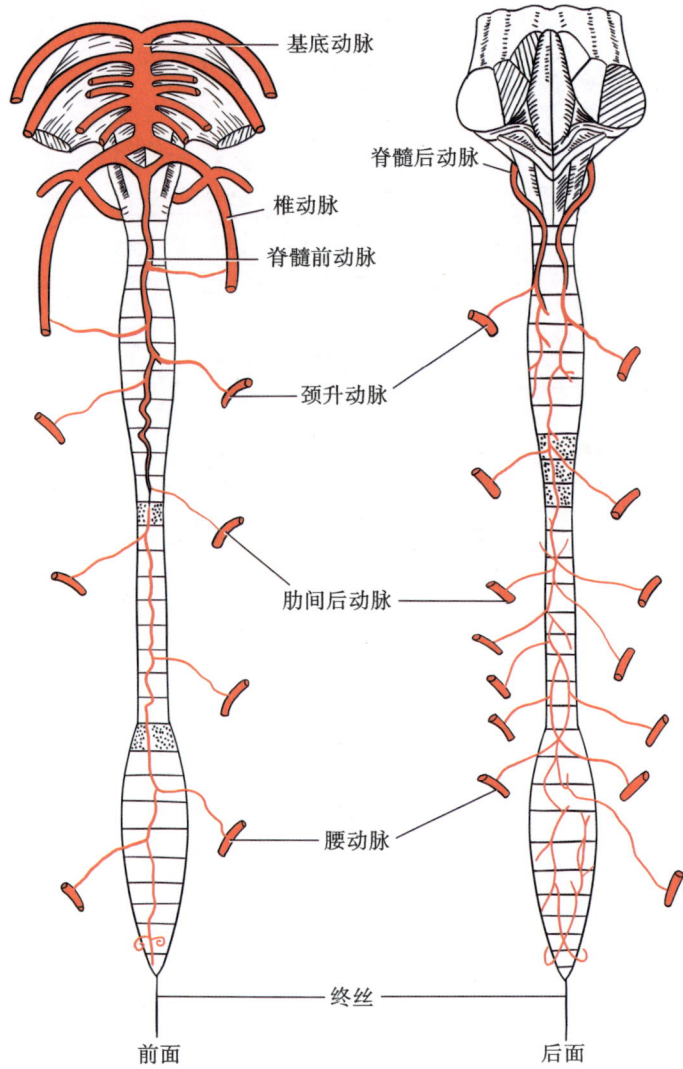

图 20-12　脊髓的动脉

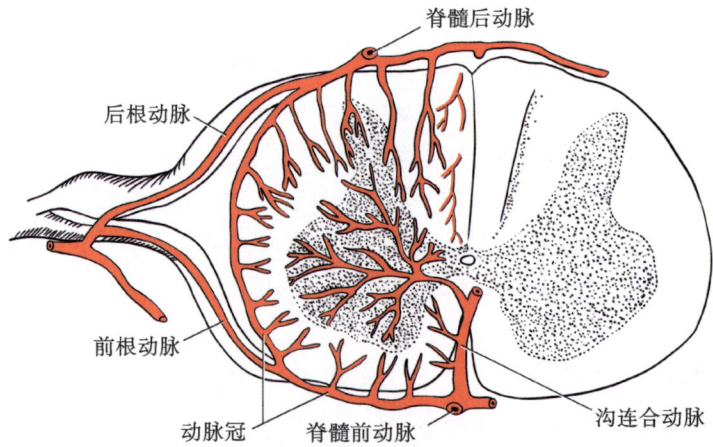

图 20-13　脊髓内部的动脉分布

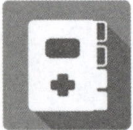

第三节 脑脊液及其循环

脑脊液(cerebro spinal fluid,CSF)是充满脑室系统、蛛网膜下隙和脊髓中央管内的无色透明液体。其内含多种浓度不等的无机离子、葡萄糖、微量蛋白和少量淋巴细胞,pH 为 7.4,对中枢神经系统起缓冲、保护、运输代谢产物和调节颅内压等作用。它处于不断产生、循环和回流的平衡状态中(图 20-14)。

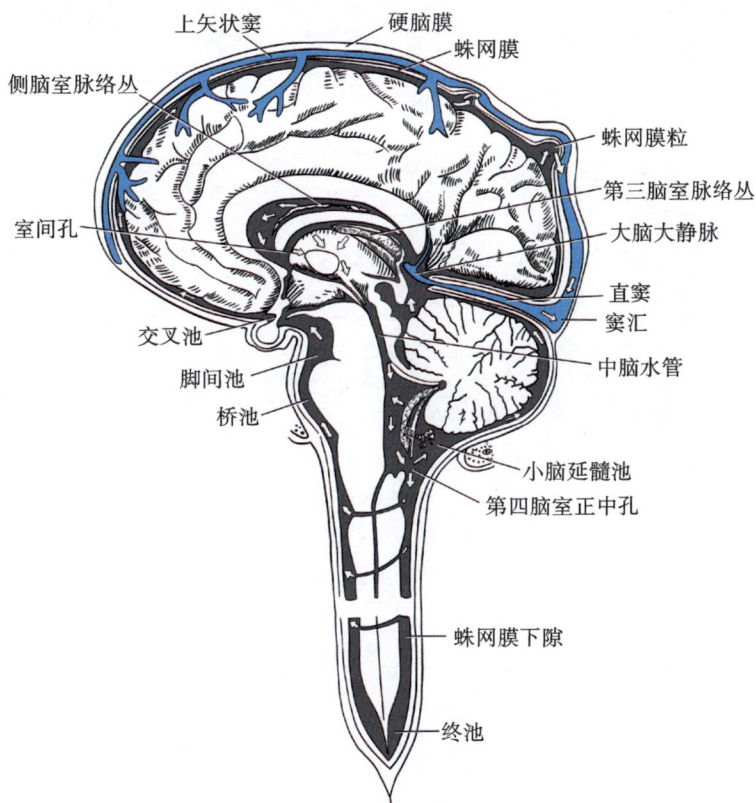

图 20-14 脑脊液循环模式图

脑脊液主要由脑室脉络丛产生,少量由室管膜上皮和毛细血管产生。侧脑室脉络丛产生的脑脊液经室间孔流至第三脑室,与第三脑室脉络丛产生的脑脊液一起,经中脑水管流入第四脑室,再汇合第四脑室脉络丛产生的脑脊液一起经第四脑室正中孔和两个外侧孔流入脑和脊髓周围的蛛网膜下隙,脑脊液再沿此隙流向大脑背面的蛛网膜下隙,经蛛网膜粒渗透到硬脑膜窦内(主要是上矢状窦),回流入血液中。若脑脊液在循环途中发生阻塞,可导致脑积水和颅内压升高,使脑组织受压移位,甚至出现脑疝而危及生命。

第四节 脑 屏 障

中枢神经系统内有对物质在毛细血管或脑脊液与脑组织间转运过程中进行一定限制或选

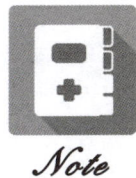

Note

择的相应结构,该结构即**脑屏障**(brain barrier)(图 20-15)。脑屏障对保持中枢神经系统内神经元的正常活动,维持稳定的微环境,使微环境中的氧、有机物及无机离子浓度平衡和稳定,具有重要作用。微环境的细微变化,都会影响神经元的活动。脑屏障由 3 个部分组成:①**血-脑屏障**(blood-brain barrier):位于血液与脑、脊髓的神经细胞之间。②**血-脑脊液屏障**:位于脑室脉络丛的血液与脑脊液之间。③**脑脊液-脑屏障**:位于脑室和蛛网膜下隙的脑脊液与脑、脊髓的神经元之间。

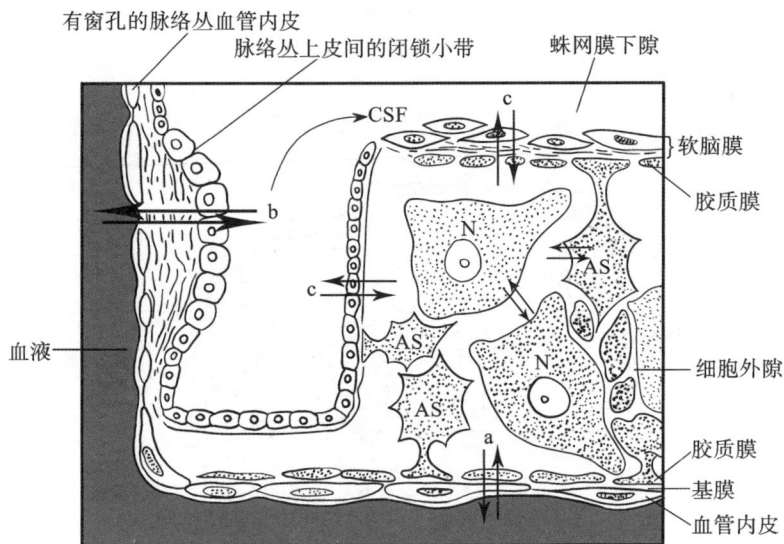

图 20-15　脑屏障的结构和位置关系
a. 血-脑屏障;b. 血-脑脊液屏障;c. 脑脊液-脑屏障
AS. 星形胶质细胞;N. 神经元;CSF. 脑脊液

脑屏障的存在,保证中枢神经系统的神经元周围有一个相对稳定的微环境,使脑和脊髓不致受到内、外环境各种化学和物理因素变化的影响,以保障神经元的功能正常发挥。若脑屏障受到损害(如脑或脊髓有外伤、炎症或血管疾病时),脑屏障的通透性增高或减低,脑或脊髓的神经元则会直接受到各种致病因素的刺激,导致脑水肿、脑出血、免疫异常等严重后果。

第五节　临床应用要点

一、脑血管疾病

脑血管疾病是指脑血管病变引起脑功能障碍的一类疾病的总称,包括由于脑动脉粥样硬化、脑血栓形成、脑血管破裂等引起的一系列脑部疾病,分为缺血性脑血管病和出血性脑血管病。好发于中老年人群,但年轻化趋势明显。脑血管病的类型不同,症状也不同,主要表现为肢体瘫痪、口角歪斜、头痛、呕吐、意识障碍、语言表达能力丧失、精神行为障碍等,严重者可危及生命。一旦出现突发肢体无力、麻木、口角歪斜、头晕、头痛、呕吐、意识模糊等脑血管病相关症状时,应立即到医院就诊。根据疾病不同的类型采取不同的治疗方法,包括药物治疗、介入治疗、手术治疗。不同类型的脑血管病预后不同,仅少数患者可痊愈,多数患者会出现不同程度的肢体运动障碍、认知障碍、言语障碍等,严重影响生活质量,且复发的可能性较高。各级医院建立的卒中中心,对早期卒中的识别与诊断有极大的促进作用,并建立起一整套积极、规范、

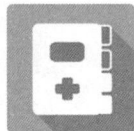

有效的溶栓与取栓的标准流程。

二、脑积水

脑积水,顾名思义,是指脑室积蓄了过多的脑脊液。脑积水不是一种单一的疾病,而是多种疾病共有的表现。脑积水见于任何年龄段,以婴幼儿和 60 岁以上的成人较为多见。脑脊液是脑室、脊髓中央管、蛛网膜下隙里的正常液体,平时这些"管道"是通畅的,液体产生也是适量的。当出现异常情况,脑脊液生成过多、吸收障碍或循环受阻,就会引起脑积水。其主要原因如下:①梗阻:脑脊液正常流动的任何一部分发生梗阻都会导致脑积水。②吸收不良:通常与身体疾病或脑部受损引起的脑组织炎症有关。③生成过多:脑脊液产生的速度比它能被吸收的速度快。无论是儿童还是成人,均以神经系统症状为主,影像学检查以脑室扩大和大脑皮质萎缩为主要特征。治疗的重点在于及时脱水、降低颅内压,防止脑疝形成。针对梗阻部位解除梗阻,或者把脑脊液引流至腹腔,是常用的手术治疗方案。

▣ 本章知识点

1. 硬脑膜的组成特点、形成物及它们的功能。
2. 上矢状窦、下矢状窦的位置、交通。
3. 蛛网膜及蛛网膜下隙、主要蛛网膜下池(小脑延髓池、终池)的位置。
4. 颈内动脉系与椎-基底动脉系的概念。
5. 颈内动脉的行程及主要分支、分布。
6. 大脑动脉环的组成、位置及功能意义。
7. 脑脊液的产生、回流情况,脑脊液的循环途径。

（熊　鲲）

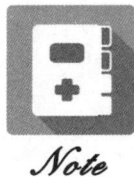

第二十一章　内分泌系统

　　内分泌系统(endocrine system)是机体的调节系统,与神经系统相辅相成,共同维持机体内环境的平衡与稳定,调节机体的生长发育和各种代谢活动,以及生殖行为等。

　　内分泌系统由内分泌腺和内分泌组织组成。**内分泌腺**(endocrine gland)的毛细血管丰富,无导管,分泌的物质称为**激素**(hormone)。激素直接进入血液循环,作用于特定的靶器官。内分泌腺包括垂体、甲状腺、甲状旁腺、肾上腺、松果体、胸腺和生殖腺等。**内分泌组织**(endocrine tissue)以细胞团分散存在于机体的器官或组织内,如胰内的胰岛、睾丸内的间质细胞、卵巢内的卵泡和黄体等(图 21-1)。内脏和脉管等系统的许多器官也兼具内分泌功能。

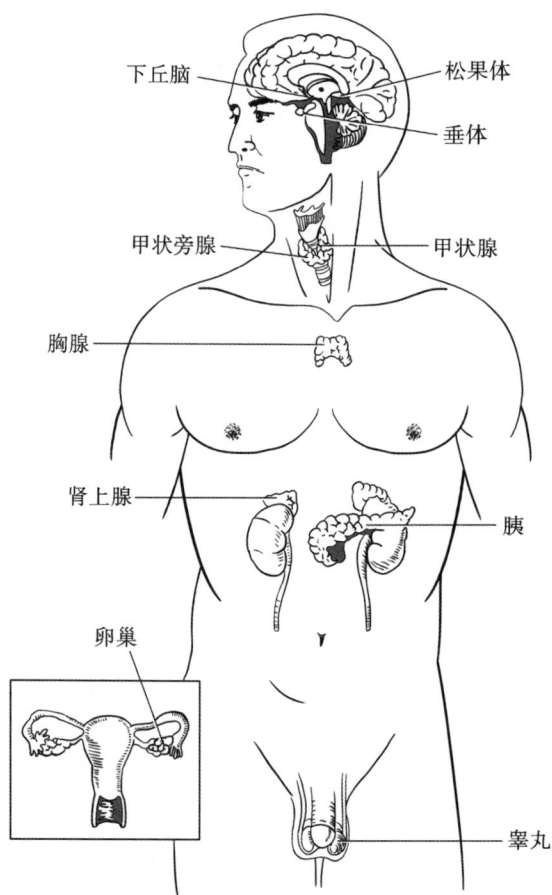

图 21-1　内分泌系统概观

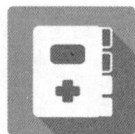

第一节 内分泌腺

一、垂体

垂体(pituitary gland，hypophysis)为一灰红色的椭圆形小体,位于颅底蝶鞍的垂体窝内(图 21-2)。垂体表面包裹结缔组织被膜,分为腺垂体和神经垂体两个部分。**腺垂体**(adenohypophysis)又分为远侧部、结节部和中间部三个部分,远侧部最大,中间部位于远侧部与神经部之间,结节部围绕在漏斗周围。**神经垂体**(neurohypophysis)分为神经部和漏斗两个部分,漏斗与下丘脑相连,包括漏斗柄和正中隆起。

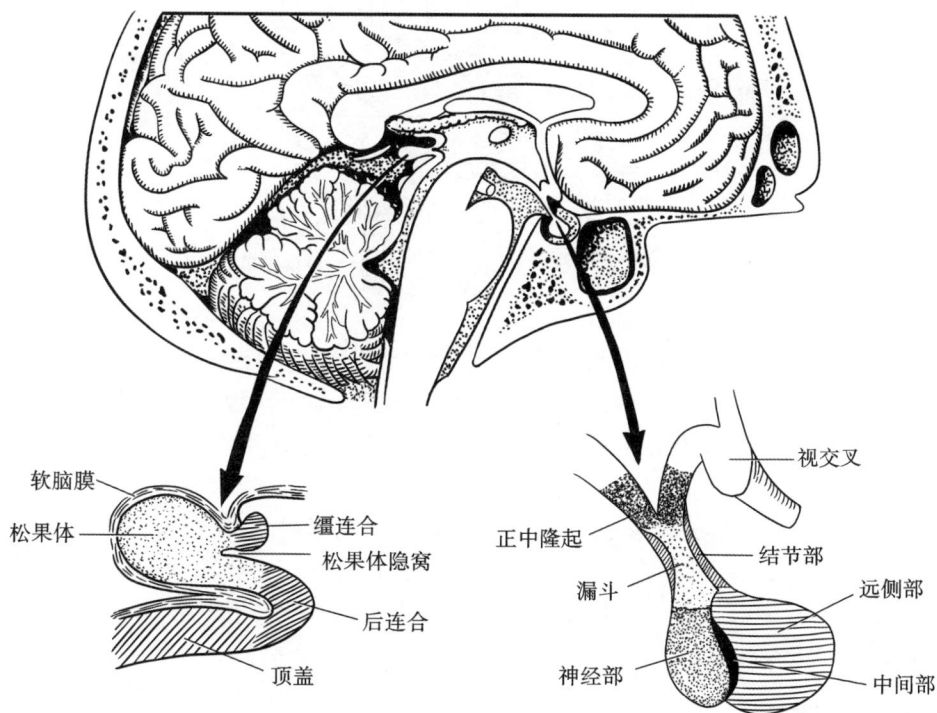

图 21-2 垂体和松果体

腺垂体的远侧部和结节部合称为垂体前叶,能分泌生长激素、促甲状腺激素、促肾上腺皮质激素、促性腺激素,后三种激素分别促进甲状腺、肾上腺皮质和生殖腺的分泌活动。生长激素可促进肌、内脏的生长和多种代谢过程,尤其是刺激骺软骨生长,使骨增长。幼年时该激素分泌不足可导致垂体性侏儒症;如果该激素分泌过多,在骨骼发育成熟前则引起巨人症,在骨骼发育成熟后可引起肢端肥大症。神经垂体的神经部和腺垂体的中间部合称为垂体后叶,能储存和释放视上核、室旁核的神经内分泌细胞合成的抗利尿激素(加压素)和催产素。抗利尿激素主要促进肾远曲小管和集合管重吸收水,使尿液浓缩。若抗利尿激素分泌减少,可导致尿崩症。催产素可促进子宫平滑肌收缩,还可促进乳腺分泌。

二、甲状腺

甲状腺(thyroid gland)是人体最大的内分泌腺,为红褐色腺体,呈 H 形,由左、右侧叶和中

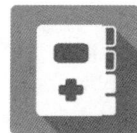

间的甲状腺峡组成(图 21-3)。甲状腺侧叶位于喉下部和气管颈部的前外侧。左、右侧叶分为前后缘、上下端和前外侧面、内侧面;上端到达甲状软骨中部,下端至第 6 气管软骨环,后方平对第 5~7 颈椎高度。甲状腺峡位于第 2~4 气管软骨环的前方,连接甲状腺左、右侧叶。约50%人的甲状腺峡部向上伸出一锥状叶,可到达舌骨平面。

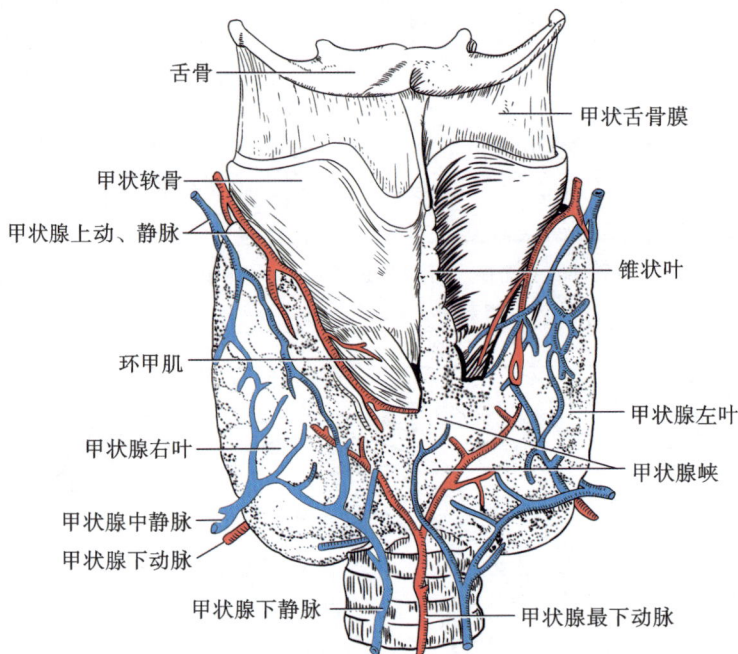

图 21-3　甲状腺(前面观)

　　甲状腺被气管前筋膜包裹,该筋膜形成甲状腺假被膜,即甲状腺鞘。甲状腺的外膜称为真被膜,即纤维囊,二者之间形成的间隙为囊鞘间隙,内有疏松结缔组织、血管、神经和甲状旁腺。假被膜内侧增厚形成甲状腺悬韧带,使甲状腺两侧叶内侧和峡部连于甲状软骨、环状软骨和气管软骨环,将甲状腺固定于喉和气管壁上。当吞咽时,甲状腺可随喉的活动而上下移动。

　　甲状腺分泌甲状腺素,可提高神经兴奋性,促进生长发育。甲状腺素对婴幼儿的骨骼发育和中枢神经系统发育影响显著。甲状腺功能低下的小儿,不仅身体矮小,由于脑发育障碍还会出现呆小症。

三、甲状旁腺

　　甲状旁腺(parathyroid gland)为棕黄色、黄豆大小的扁椭圆形腺体(图 21-4),位于甲状腺左、右侧叶的后面,甲状旁腺亦可埋入甲状腺实质内或位于甲状腺鞘外。一般分为上、下两对,表面覆有薄层的结缔组织被膜。上甲状旁腺的位置恒定,位于甲状腺侧叶后缘的上、中 1/3 交界处;下甲状旁腺的位置变异较大,多位于甲状腺侧叶后缘靠近下端的甲状腺下动脉处。甲状旁腺分泌甲状旁腺素,主要作用是调节体内钙和磷的代谢。

四、肾上腺

　　肾上腺(suprarenal gland)位于肾的上方(图 21-5),质软,呈淡黄色,与肾共同包裹于肾筋膜内。左侧肾上腺呈半月形,右侧肾上腺呈三角形,重 6.8~7.2 g。肾上腺前面有不太明显的**肾上腺门**(suprarenal hilum),是血管、神经和淋巴管出入之处。肾上腺表面包裹有结缔组织被膜,少量结缔组织伴随血管和神经伸入肾实质内。肾上腺实质由周边的皮质和中央的髓质两个部分构成。

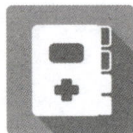

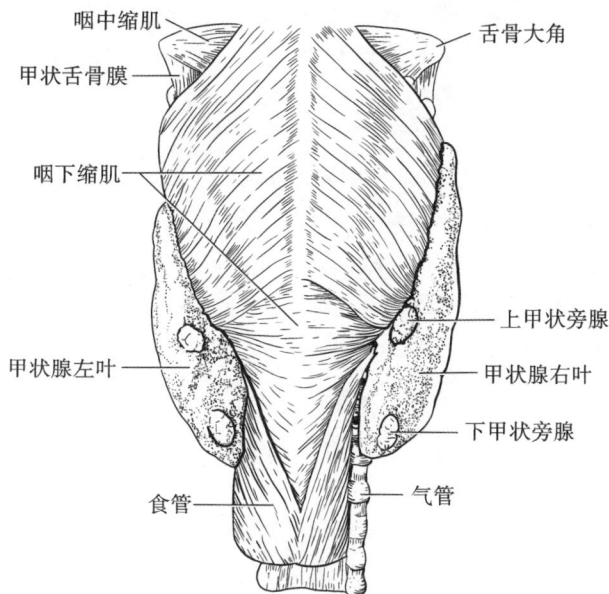

图 21-4 甲状旁腺(后面观)

肾上腺皮质分泌盐皮质激素、糖皮质激素和性激素,分别调节体内水盐代谢、调节碳水化合物代谢、影响第二性征等。肾上腺髓质可分泌肾上腺素和去甲肾上腺素,前者的主要功能是作用于心肌,使心跳加快,心肌收缩力加强;后者的主要作用是使小动脉平滑肌收缩,以维持血压稳定等。

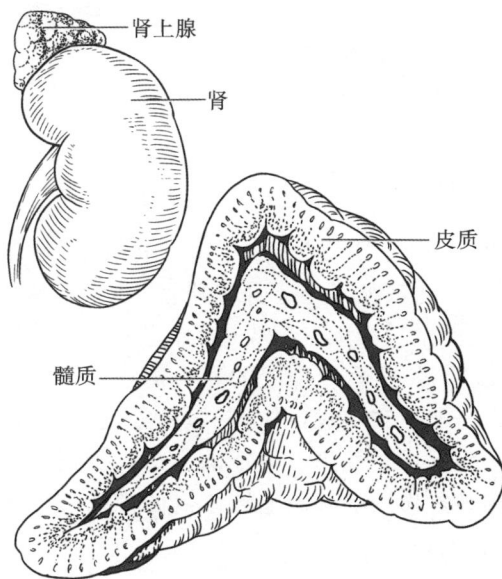

图 21-5 肾上腺

五、松果体

松果体(pineal body)为一灰红色的椭圆形腺体(图 21-2),重 120~200 mg。松果体位于上丘脑的后上方,以柄附着于第三脑室顶的后部,表面包以软脑膜。松果体在儿童期比较发达,一般在 7 岁左右开始退化,青春期后松果体可有钙盐沉积,出现大小不一的脑砂,随年龄增长而增多,脑砂可作为影像学诊断颅内占位性病变的定位标志。

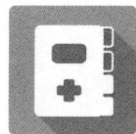

Note

松果体合成和分泌褪黑素,可抑制垂体促性腺激素的释放,间接影响性腺的发育。褪黑素参与调节生殖系统的发育、月经周期的节律和许多神经功能活动。

六、胸腺

胸腺(thymus)位于胸骨柄的后方,上纵隔的前部(图21-6),贴近心包上方和大血管前面,向上到达胸廓上口,向下至前纵隔。胸腺由左、右叶构成,呈不对称的扁条状,质软,两叶之间借结缔组织相连。新生儿和幼儿的胸腺相对较大,性成熟后胸腺发育至最高峰,随后逐渐萎缩,多被结缔组织替代。胸腺属于淋巴器官,兼有内分泌功能,可分泌胸腺素和促胸腺生成素,参与机体的免疫反应。

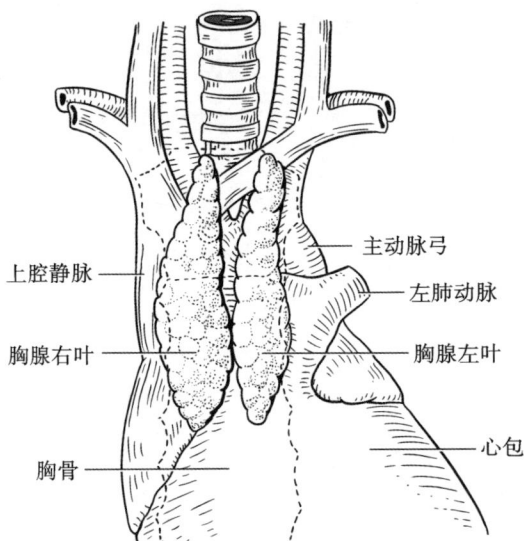

上腔静脉 / 主动脉弓 / 左肺动脉 / 胸腺右叶 / 胸腺左叶 / 心包 / 胸骨

图 21-6　胸腺

七、生殖腺

睾丸(testis)是男性生殖腺,位于阴囊内,产生精子和雄激素。雄激素由生精小管之间的间质细胞产生,经毛细血管进入血液循环至全身靶器官,其作用是激发男性第二性征的出现,并维持正常的性功能,同时促使生精细胞发育成精子,促进人体的合成代谢活动。

卵巢(ovary)是女性生殖腺,位于盆腔侧壁的卵巢窝内,可产生卵泡。卵泡壁的细胞主要产生雌激素和孕激素。卵泡排卵后转变成黄体,黄体可分泌孕激素和雌激素。雌激素可刺激子宫、阴道和乳腺的生长发育,促进女性第二性征的出现,并维持女性第二性征。孕激素的主要作用是促进子宫内膜在雌激素作用的基础上继续生长发育,为受精卵在子宫内着床做准备,亦促进乳腺的发育,为哺乳做准备。

八、胰岛

胰岛(pancreatic islet)是胰的内分泌部,为许多大小不等、形状不一的球形细胞团(图21-7),散在于胰实质内,以胰尾居多。成人胰腺约有100万个胰岛,约占胰腺体积的1.5%。胰岛 α 细胞分泌胰高血糖素,胰岛 β 细胞分泌胰岛素。胰高血糖素和胰岛素的协同作用能调节血糖浓度,维持血糖稳态。

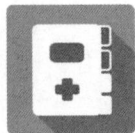

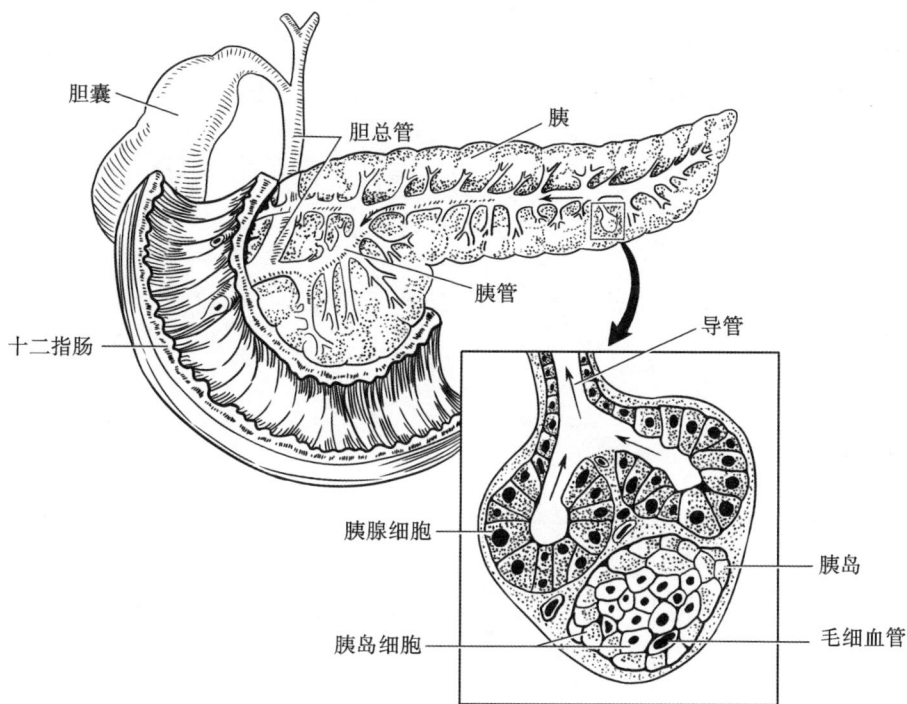

图 21-7 胰岛

第二节 临床应用要点

一、垂体功能减退

垂体功能减退就是垂体前叶(腺垂体)功能减退,是由垂体前叶功能受损而导致的一种或多种垂体前叶激素分泌不足的综合征,可以是部分性的,也可以是完全性功能减退。垂体前叶主要分泌生长激素、催乳素、黄体生成素、卵泡刺激素、促肾上腺皮质激素和促甲状腺激素,直接或间接刺激其他腺体分泌激素。由于垂体前叶的分泌活动受下丘脑调节,因此垂体本身或下丘脑受损均可导致腺垂体分泌异常。垂体功能减退首先破坏性腺轴,其次是甲状腺轴,最后是肾上腺轴。由于缺乏的激素不同,症状表现多种多样。在分娩时因大出血、休克而导致垂体缺血坏死从而引发的腺垂体功能减退,称为席汉综合征。补充缺乏的激素后,病情可迅速得到缓解。不及时治疗可导致垂体危象,危及生命。

二、甲状腺功能亢进

甲状腺功能亢进简称"甲亢",是由于甲状腺合成、释放过多的甲状腺激素,造成机体代谢亢进和交感神经兴奋,引起心悸、出汗、进食、便次增多和体重减少的病症。一般情况下,人体自身甲状腺产生和分泌的甲状腺激素维持在一定水平,以满足身体需求,当甲状腺本身产生过多甲状腺激素时,即出现甲亢。具备以下三个方面的表现即可诊断:①高代谢症状和体征(易激动、体重下降、低热、腹泻、心动过速、心房颤动、突眼等)。②甲状腺肿大。③血清甲状腺激素(T_3、T_4)水平增高和促甲状腺激素(TSH)水平降低。现阶段甲亢的治疗方式包括药物治疗

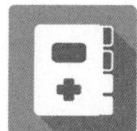

Note

（抑制甲状腺激素的合成）、^{131}I 治疗（放射性碘剂破坏甲状腺组织）和手术治疗（部分或全部切除甲状腺）。针对疾病的严重程度，不同的患者可以接受不同的治疗措施，但每种治疗措施都是以有效降低已升高的甲状腺激素水平为目的。

本章知识点

1. 垂体的位置和分部。
2. 甲状腺、甲状旁腺、胸腺、肾上腺、松果体的形态和位置。

（钟光明　张吉凤）

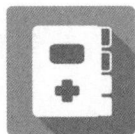

主要参考文献

[1] 丁文龙,刘学政. 系统解剖学[M]. 9 版. 北京:人民卫生出版社,2018.

[2] 黄文华,萧洪文. 系统解剖学[M]. 2 版. 北京:高等教育出版社,2020.

[3] 徐达传,唐茂林. 系统解剖学[M]. 北京:科学出版社,2012.

[4] 张红旗. 系统解剖学[M]. 上海:复旦大学出版社,2015.

[5] 钟世镇. 系统解剖学[M]. 北京:高等教育出版社,2003.

[6] 朱长庚. 神经解剖学[M]. 北京:人民卫生出版社,2002.

[7] 赵铁建,郭健. 神经生理学[M]. 2 版. 北京:人民卫生出版社,2018.

[8] 李继承,曾园山. 组织学与胚胎学[M]. 9 版. 北京:人民卫生出版社,2018.

[9] Susan Standring. 格氏解剖学——临床实践的解剖学基础:41 版[M]. 丁自海,刘树伟,译. 济南:山东科学技术出版社,2017.

[10] 基恩·L·莫尔,阿瑟·F·达利. 临床应用解剖学:4 版[M]. 李云庆,译. 郑州:河南科学技术出版社,2006.